SUS
Sistema Único de Saúde
Tudo o que você precisa saber

Organizador

Jairnilson Silva Paim

Médico. Mestre em Medicina e Doutor em Saúde Pública. Professor Titular em Política de Saúde do Instituto de Saúde Coletiva da Universidade Federal da Bahia (UFBA) e Pesquisador 1-A do Conselho Nacional de Desenvolvimento Científico e Tecnológico (CNPq).

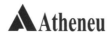

EDITORA ATHENEU

São Paulo	*Rua Maria Paula, 123, 13ª andar –* *Conjuntos 133 e 134* *Tel.: (11) 2858-8750* *E-mail: atheneu@atheneu.com.br*
Rio de Janeiro	*Rua Bambina, 74* *Tel.: (21) 3094-1295* *E-mail: atheneu@atheneu.com.br*

CAPA: Equipe Atheneu
ILUSTRAÇÃO DA CAPA: Gilson Rabelo e Catarina Gomes. Colaboração: Elaine Carvalho (revisão final)
PRODUÇÃO EDITORIAL: Sandra Regina Santana

CIP-BRASIL. CATALOGAÇÃO NA PUBLICAÇÃO
SINDICATO NACIONAL DOS EDITORES DE LIVROS, RJ

S962

SUS - Sistema Único de Saúde : tudo o que você precisa saber / organizador
Jairnilson
   404 p. ; 21 cm.

   Inclui bibliografia e índice
   ISBN 978-85-388-1034-6

   1. Sistema Único de Saúde (Brasil). 2. Política de saúde - Brasil. 3. Saúde
pública - Administração - Brasil. I. Paim, Jairnilson Silva.

19-59155   CDD: 353.60981
                                                     CDU: 614.2(81)

Meri Gleice Rodrigues de Souza - Bibliotecária CRB-7/6439

14/08/2019   21/08/2019

PAIM, J. S.
SUS – Sistema Único de Saúde. Tudo o Que Você Precisa Saber

© *Direitos reservados à EDITORA ATHENEU – São Paulo, Rio de Janeiro, 2019.*

Sobre os Colaboradores

Ana Luiza d'Ávila Viana

Orientadora no Programa de Pós-Graduação do Departamento de Medicina Preventiva da Faculdade Medicina da Universidade de São Paulo (FMUSP), com experiência na área de Análise de Políticas Públicas. Professora aposentada do Departamento de Medicina Preventiva da FMUSP. Doutora em Economia pela Universidade Estadual de Campinas (Unicamp). Mestre em Ciências Econômicas pela Unicamp. Graduada em Ciências Econômicas pela Universidade Cândido Mendes. Foi Pesquisadora do Núcleo de Estudo de Políticas Públicas da Unicamp. Professora do Departamento de Planejamento e Administração do Instituto de Medicina Social da Universidade do Estado do Rio de Janeiro (UERJ). Ex-Diretora do Departamento de Ciência e Tecnologia da Secretaria de Ciência, Tecnologia e Insumos Estratégicos do Ministério da Saúde. Autora do livro: *Descentralização e política de saúde – origens, contexto e alcance da descentralização* – 2ª edição. Organizadora (com outros pesquisadores) dos livros: *O SUS em dez anos de desafio; Proteção social: dilemas e desafios; Saúde, desenvolvimento e território; Regionalização e relações federativas na política de saúde do Brasil e Saúde, desenvolvimento, ciência, tecnologia e inovação,* entre outros. Coordenadora do projeto em andamento: *Política, Planejamento e Gestão das Regiões e Redes de Atenção à Saúde no Brasil* da FMUSP. Bolsista de Produtividade do Conselho Nacional de Desenvolvimento Científico e Tecnológico (CNPq).

Ana Luiza Queiroz Vilasbôas

Médica. Doutora em Saúde Pública. Professora-Associada do Instituto de Saúde Coletiva da Universidade Federal da Bahia (UFBA).

Ana Maria Costa

Médica. Doutora em Ciências da Saúde. Professora do Programa de Pós-Graduação da Escola Superior de Ciências da Saúde do Distrito Federal.

Ana Paula Chancharulo de Morais Pereira

Graduada em Enfermagem, Mestre em Saúde Coletiva pela Universidade Estadual de Feira de Santana (UEFS) e Doutora na área de Políticas, Planejamento e Gestão em Saúde pelo Departamento de Medicina Preventiva da Faculdade de Medicina da Universidade de São Paulo (FMUSP). Pesquisadora integrante da Unidade Gestora da Pesquisa *Política, Planejamento e Gestão das Regiões e Redes de Atenção à Saúde no Brasil.* Professora-Assistente da Universidade do Estado da Bahia (UNEB) e Auditora em Saúde da Secretaria da Saúde do Estado da Bahia.

Carlos Octávio Ocké-Reis

Economista. Doutor em Saúde Coletiva pela Universidade do Estado do Rio de Janeiro (UERJ). Pós-Doutor pela *Yale School of Management*, New Haven, Estados Unidos. Técnico de Planejamento e Pesquisa do Instituto de Pesquisa Econômica Aplicada (Ipea). Especialista em *International Health Economics* pelo *Centre for Health Economics*, Universidade de York, York, Inglaterra. Ex-Pesquisador Visitante da *Yale University*, New Haven, da *Columbia University*, Nova York, Estados Unidos; e *Universität Mannheim*, Alemanha. Autor do livro *SUS: o desafio de ser único*, além de diversos artigos na área da Economia Política de Saúde, Regulação do Mercado de Planos de Saúde e Sistemas Comprados de Saúde, em periódicos nacionais e internacionais. Recebeu prêmio na área da Economia da Saúde pelo trabalho *A reforma institucional do mercado de planos de saúde: uma proposta para criação de* benchmarks, organizado pelos Ministérios da Saúde, do Planejamento, Orçamento e Gestão, Ipea e The Department for International Development, Reino Unido.

Carmen Fontes de Souza Teixeira

Médica pela Escola Bahiana de Medicina e Saúde Pública. Mestre em Saúde Comunitária pela Universidade Federal da Bahia (UFBA). Doutora em Saúde Pública pela UFBA. Professora Titular do Instituto de Humanidades, Artes e Ciências da UFBA. Docente do Programa de Pós-Graduação do Instituto de Saúde Coletiva da UFBA, na área de Política, Planejamento e Gestão de Sistemas de Saúde. Pesquisadora do Observatório de Análise Política em Saúde do Instituto de Saúde Coletiva da UFBA. Atua principalmente nas áreas de Política, Planejamento e Gestão de Sistemas de Saúde, Organização de Serviços de Saúde e Formação de Pessoal em Saúde.

Cláudia Marques Canabrava

Doutora em Saúde Pública pelo Instituto de Saúde Coletiva da Universidade Federal da Bahia (UFBA). Empregada Pública da Empresa Brasileira de Serviços Hospitalares Analista Gestão Hospitalar do Hospital das Clínicas da Universidade Federal de Minas Gerais (UFMG). Chefe da Unidade de Oncologia, Hematologia e Transplante de Medula Óssea do Hospital das Clínicas da UFMG.

Catharina Leite Matos Soares

Graduada em Odontologia pela Universidade Estadual de Feira de Santana (UEFS). Mestre em Saúde Comunitária pelo Instituto de Saúde Coletiva da Universidade Federal da Bahia (UFBA). Doutora em Saúde Pública pela pelo Instituto de Saúde Coletiva da UFBA na área de Planejamento e Gestão, com ênfase em Análise de Política. Docente do Instituto de Saúde Coletiva da UFBA. Atua na área de concentração de Política, Planejamento, Gestão e Avaliação de Saúde na UFBA.

Elizabeth Costa Dias

Médica Sanitarista e do Trabalho. Doutora em Saúde Coletiva pela Universidade Estadual de Campinas (Unicamp). Pós-Doutorado na *Johns Hopkins University School of Public Health*, Baltimore, Estados Unidos. Professora do Departamento de Medicina Preventiva e Social da Faculdade de Medicina da Universidade Federal de Minas Gerais (UFMG).

Enny Santos da Paixão

Graduada em Enfermagem. Mestre em Saúde Coletiva pelo Instituto de Saúde Coletiva da Universidade Federal da Bahia (UFBA). Doutora pela *London School of Hygiene & Tropical Medicine* (LSHTM).

Estevão Toffoli Rodrigues

Graduado em Medicina pela Universidade Federal de Uberlândia (UFU). Mestre em Saúde Comunitária pelo Instituto de Saúde Coletiva da Universidade Federal da Bahia (UFBA). Professor-Assistente do Departamento de Medicina Preventiva e Social da Faculdade de Medicina da Bahia da UFBA.

Fernanda Silva Scher

Bacharel em Saúde Coletiva pela da Universidade Federal da Bahia (UFBA). Especialista em Medicina Social com ênfase em Saúde da Família e Estudante do Mestrado em Saúde Coletiva pelo Instituto de Saúde Coletiva da UFBA.

Florisneide Rodrigues Barreto

Professora Adjunta do Instituto de Saúde Coletiva da Universidade Federal da Bahia (UFBA). Doutora em Saúde Pública. Mestre em Saúde Comunitária. Especialização em Epidemiologia. Graduada em Ciências Biológicas.

Heleno Rodrigues Corrêa Filho

Médico Sanitarista, Epidemiologista, Livre-Docente pela Universidade Estadual de Campinas (Unicamp). Pesquisador Colaborador da Faculdade de Ciências da Saúde do Departamento de Saúde Coletiva da Universidade de Brasília (UnB).

Isabela Cardoso de Matos Pinto

Professora-Associada do Instituto de Saúde Coletiva da Universidade Federal da Bahia (UFBA). Mestre em Saúde Coletiva e Doutora em Administração Pública. Coordenadora do Grupo de Pesquisa Trabalho, Educação e Gestão do Instituto de Saúde Coletiva da UFBA. Pesquisadora e Membro do Conselho Gestor do Observatório de Análise Política em Saúde.

Jandira Maciel da Silva

Graduada em Medicina pela Universidade Federal de Minas Gerais (UFMG). Doutora em Saúde Coletiva pela Universidade Estadual de Campinas (Unicamp). Professora-Associada do Departamento de Medicina Preventiva e Social da Faculdade de Medicina da UFMG.

Juarez Pereira Dias

Graduado em Medicina pela Universidade Federal da Bahia (UFBA). Mestre em Saúde Coletiva pela UFBA. Doutor em Saúde Coletiva pela UFBA. Pós-Doutor em Saúde Coletiva pela UFBA. Professor-Assistente da Fundação para o Desenvolvimento das Ciências.

Ligia Bahia

Professora-Associada da Universidade Federal do Rio de Janeiro (UFRJ). Graduada em Medicina pela UFRJ. Mestre em Saúde Pública pela Fundação Oswaldo Cruz (Fiocruz). Doutora em Saúde Pública pela Fiocruz.

Liliana Santos

Psicóloga. Mestre em Psicologia. Doutora em Saúde Pública. Professora Adjunta do Instituto de Saúde Coletiva da Universidade Federal da Bahia (UFBA).

Liza Yurie Teruya Uchimura

Graduada em Medicina e Residência Médica em Medicina da Família e Comunidade pela Pontifícia Universidade Católica do Paraná. Mestre em Ciências pelo Departamento de Medicina Preventiva da Faculdade de Medicina da Universidade de São Paulo (FMUSP). Doutoranda na área de Políticas, Planejamento e Gestão em Saúde no Departamento de Medicina Preventiva da FMUSP, com estágio no *Institute of Health Policy, Management and Evaluation* da *University of Toronto*, Canadá. Pesquisadora Integrante da Unidade Gestora da pesquisa *Política, Planejamento e Gestão das Regiões e Redes de Atenção à Saúde no Brasil* e Pesquisadora do Centro de Estudos Augusto Leopoldo Ayrosa Galvão.

Luís Eugênio Portela Fernandes de Souza

Graduado em Medicina pela Universidade Federal da Bahia (UFBA). Mestre em Saúde Comunitária pela UFBA. Doutor em Saúde Pública pela *Université de Montreal*. Professor-Associado da UFBA.

Marcelo Nunes Dourado Rocha

Professor Adjunto do Instituto de Humanidades, Artes e Ciências Professor Milton Santos da Universidade Federal da Bahia (UFBA). Coordenador do Programa de Pós-Graduação em Estudos Interdisciplinares sobre a Universidade da UFBA. Graduado em Odontologia pela Faculdade de Odontologia da Universidade Federal de Feira de Santana. Mestre em Saúde Comunitária e Doutor em Saúde Pública pelo Instituto de Saúde Coletiva da UFBA. Possui experiência de ensino, pesquisa e extensão nas áreas de Política, Planejamento e Gestão em Saúde, História da Educação Médica, Formação de Recursos Humanos em Saúde e Educação Superior em Saúde.

Marco Antonio Gomes Pérez

Médico graduado pela Faculdade de Ciências Médicas da Santa Casa de São Paulo (FCMSCSP). Especialista em Saúde Pública pela Universidade Estadual de Campinas (Unicamp). Especialista em Medicina Preventiva e Social pela Unicamp. Mestre em Saúde Coletiva pela Unicamp. Máster en *Prevención y Protección de Riesgos Laborales* pela *Universidad de Alcalá*, Espanha. Ex-Coordenador de Saúde do Trabalhador dos municípios de Campinas e São Paulo. Coordenador Geral de Saúde e Previdência do Servidor do Ministério do Orçamento, Planejamento e Gestão. Diretor de Saúde e Segurança Ocupacional do Ministério da Previdência Social (posteriormente incorporado ao Ministério da Fazenda).

Maria Angélica Borges dos Santos

Médica pela Universidade do Estado do Rio de Janeiro (UERJ). Doutora em Saúde Pública pela Escola Nacional de Saúde Sérgio Arouca/Fundação Oswaldo Cruz (Fiocruz). Membro do Grupo Executivo das Contas de Saúde do Brasil. Pesquisadora e Professora lotada no Núcleo de Tecnologia e Logística em Saúde da Escola Nacional de Saúde Sérgio Arouca/Fiocruz.

Maria da Conceição Nascimento Costa

Graduada em Medicina pela Faculdade de Medicina da Universidade Federal da Bahia (UFBA). Mestre em Saúde Comunitária pela Faculdade de Medicina da UFBA. Doutora em Saúde Pública, área de concentração em Epidemiologia, pelo Instituto de Saúde Coletiva da UFBA. Professora-Associada IV do Instituto de Saúde Coletiva da UFBA.

Maria da Glória Lima Cruz Teixeira

Médica pela Faculdade de Medicina da Universidade Federal da Bahia (UFBA). Mestre em Doenças Infecciosas e Parasitárias pela Universidade Federal do Rio de Janeiro (UFRJ). Doutora em Saúde Pública pelo Instituto de Saúde Coletiva da UFBA. Professora Titular de Epidemiologia pelo Instituto de Saúde Coletiva da UFBA. Pós-Doutora pelo *Center for Global Health & Diseases – Case Western Reserve University*.

Mário César Scheffer

Professor do Departamento de Medicina Preventiva da Faculdade de Medicina da Universidade de São Paulo (FMUSP).

Martha Suely Itaparica de Carvalho Santiago

Doutora em Saúde Pública pelo Instituto de Saúde Coletiva da Universidade Federal da Bahia (UFBA). Sanitarista da Secretaria Municipal de Saúde de Salvador. Pesquisadora do Instituto de Saúde Coletiva por meio do Convênio Colaboração Técnico-Científico entre a Secretaria Municipal de Saúde de Salvador e a UFBA.

Paulo Amarante

Médico Psiquiatra. Mestre em Medicina Social. Doutor em Saúde Pública. Pós-Doutorado em Saúde Mental (Imola/Itália). Professor e Pesquisador Titular do Laboratório de Estudos e Pesquisas em Saúde Mental e Atenção Psicossocial da Escola Nacional de Saúde Pública Sérgio Arouca da Fundação Oswaldo Cruz (Fiocruz).

Paulo Henrique dos Santos Mota

Graduado em Fisioterapia pela Universidade de São Paulo (USP). Mestre em Ciências pelo Departamento de Medicina Preventiva da Faculdade de Medicina da USP. Doutor pelo Programa de Saúde Pública da Faculdade de Saúde Pública da USP. Preceptor da Disciplina de Fisioterapia na Atenção Primária à Saúde do Curso de Fisioterapia da USP. Pesquisador integrante da Unidade Gestora da Pesquisa *Política, Planejamento e Gestão das Regiões e Redes de Atenção à Saúde no Brasil* e Pesquisador do Centro de Estudos Augusto Leopoldo Ayrosa Galvão.

Sônia Cristina de Lima Chaves

Graduada em Odontologia pela Universidade Federal da Bahia (UFBA). Mestre em Saúde Comunitária pelo Instituto de Saúde Coletiva da UFBA. Doutora em Saúde Pública pela UFBA na área de Planejamento e Gestão, com ênfase em Estudos Avaliativos. Docente da Faculdade de Odontologia da UFBA e faz parte do quadro permanente do Programa de Pós-Graduação em Saúde Coletiva na área de Política, Planejamento, Gestão e Avaliação de Saúde do Instituto de Saúde Coletiva da UFBA. Pós-Doutora em Sociologia pela UFBA.

Thadeu Borges Souza Santos

Enfermeiro. Doutor em Saúde Pública pelo Instituto de Saúde Coletiva da Universidade Federal da Bahia (UFBA). Mestre em Enfermagem. Especialista em Terapia Intensiva e Auditoria de Sistemas e Serviços de Saúde pela Escola de Enfermagem da UFBA. Professor-Assistente da Universidade do Estado da Bahia (UNEB).

Thais Regis Aranha Rossi

Professora da Universidade do Estado da Bahia (UNEB). Pesquisadora da Universidade Federal da Bahia (UFBA). Doutora e Mestre em Saúde Coletiva pelo Programa de Pós-Graduação do Instituto de Saúde Coletiva da UFBA (Conceito 7 CAPES). Doutorado Sanduíche no *Centre Européen de Sociologie et de Science Politique*, Paris, França, tendo sido bolsista da Coordenação de Aperfeiçoamento de Pessoal de Nível Superior (CAPES) nesse período. Graduada em Odontologia pela UFBA. Coordenadora do Mestrado Profissional em Saúde Coletiva da UNEB.

Vilma Sousa Santana

Graduada em Medicina. Mestre em Saúde Pública pela Universidade Federal da Bahia (UFBA). Ph.D. em Epidemiologia pela *University of North Carolina*, onde também realizou Pós-Doutorado em Epidemiologia Ocupacional. Professora Titular do Instituto de Saúde Coletiva da UFBA, onde coordena o Programa Integrado em Saúde Ambiental e do Trabalhador (PISAT).

Yara Oyram Ramos Lima

Professora Adjunta do Instituto de Saúde Coletiva da Universidade Federal da Bahia (UFBA). Doutora em Saúde Pública pela UFBA. Graduada em Direito pela Universidade Estadual de Santa Cruz (UESC).

Dedico este trabalho a Luquinha e Rafinha, meus queridos netos;
A Marcele e a Maurício, filha e filho;
E a Teca, com o afeto de sempre.

Apresentação

A saúde é uma questão que desperta o interesse de muita gente. Conhecer o Sistema Único de Saúde (SUS), sua utilidade, suas possibilidades e seus desafios é um dos passos necessários para o exercício do direito à saúde. Essa é uma responsabilidade dos profissionais de saúde, que têm como missão assegurar a melhor atenção e os mais elevados níveis de saúde. Porém, ao mesmo tempo, representa um compromisso de todo o cidadão e cidadã no sentido de participar do esforço coletivo, para a melhoria das condições de vida e do bem-estar de todos.

A prevenção de doenças e riscos, a promoção, a proteção, a atenção, a recuperação e a reabilitação da saúde são ações realizadas pelos trabalhadores de saúde e podem envolver as pessoas, individualmente, assim como grupos sociais, instituições e o conjunto da sociedade. Nessa perspectiva, o SUS representa uma iniciativa construída no Brasil, reconhecido pela Constituição e pelas leis, para organizar e prestar serviços de saúde nos níveis comunitário, ambulatorial, hospitalar e institucional. Integra e coordena diversos trabalhos, recursos, serviços, estabelecimentos e instituições, que contribuem para a qualidade de vida, individual e coletiva.

Este livro, de caráter introdutório, conta com a colaboração de especialistas convidados que, gentilmente, escreveram capítulos com o propósito de sistematizar informações e conhecimentos, para quem pretende participar do SUS, seja como trabalhador, seja como interessado em sua defesa, desenvolvimento e aprimoramento.

Está organizado em dez partes, sendo a primeira (introdução) voltada para os aspectos históricos, conceituais e jurídico-normativos. Em seguida apresenta alguns componentes do SUS, como infraestrutura (Parte II), organização (Parte III), financiamento (Parte IV), gestão (Parte V), prestação de serviços (Parte VI), cobertura (Parte VII), além da relação público-privado (Parte VIII). A seleção de temas especiais (Parte IX) permite, também, ao leitor e à leitora, informar-se sobre o trabalho e as práticas de saúde, o perfil epidemiológico, a vigilância em saúde, a saúde bucal, a saúde mental e a participação social. O livro finaliza com uma análise da situação atual e perspectivas do SUS (Parte X) após três décadas de existência.

Agradecemos imensamente a contribuição das colegas e dos colegas que atenderam, prontamente, ao nosso convite para a elaboração dos capítulos e esperamos que o conhecimento construído acerca do SUS possa inspirar a cidadania, os trabalhadores e os gestores na concretização do direito à saúde, para toda a população brasileira.

Jairnilson Silva Paim

Prefácio

Prezados leitores,

É com imensa alegria que escrevo o prefácio deste livro, intitulado *SUS – Sistema Único de Saúde – Tudo o que você precisa saber*, organizado pelo Professor Jairnilson Silva Paim. Se você já é leitor habitual, identificará aqui mais uma "conexão sentimental com as lutas sociais do povo brasileiro" (PAIM, 2008, p. 21) e, se está aqui pela primeira vez, prepare-se para iniciar esta conexão!

O "Professor JairnilSUS", como costuma ser carinhosamente chamado, por sua competência e dedicação acerca do tema da Reforma Sanitária Brasileira (RSB), é um expoente na área de saúde coletiva, nacional e internacionalmente. Professor crítico-reflexivo, *expert* na análise política em saúde, acima de tudo, ele nos inspira e motiva! Nas palavras dele: "Projetos, sonhos, engenho, trabalho e arte... podem compor movimentos contra-hegemônicos capazes de constituir sujeitos públicos comprometidos com novos modos de vida" (PAIM, 2006, p. 9).

O médico-sanitarista-docente-pesquisador-militante Jairnilson Silva Paim é baiano, casado com Teresinha, pai e avô apaixonado. E foi com muito "engenho, trabalho e arte" que organizou este novo livro! Tarefa realizada em parceria com uma equipe seleta e talentosa, composta por 35 autores que deram vida a cada parte da obra, construindo, juntos, o que antes eram sonhos e projetos! A Editora Atheneu, referência na publicação de títulos na área da saúde, dá concretude aos sonhos sonhados, publicando a primeira edição deste livro, que encerra uma demanda relevante, atual, necessária e urgente.

O livro é de interesse público, tanto para usuários como para não usuários do SUS. Tem especial relevância para os trabalhadores desse sistema, incluindo o contingente de pessoas envolvidas com a formação superior em saúde, como professores, estudantes de graduação e pós-graduação, gestores e preceptores, tendo em vista que é fundamental conhecer o SUS para nele atuar, participando de sua expansão e qualificação, e para defendê-lo enquanto política pública universal.

No caso da formação em Odontologia, por exemplo, os esforços empreendidos pelos defensores da RSB e da saúde bucal, como direito de cidadania e, mais recentemente, a publicação das Diretrizes Curriculares Nacionais, em 2002, contribuíram para a inserção da formação do cirurgião-dentista no SUS. Entre os anos de 2006 e 2010, observou-se ampliação desse processo de modo mais ou menos estruturado, a depender do êxito alcançado pelas políticas interinstitucionais de integração ensino--serviço-comunidade. Já se passaram quatro décadas, o processo continua em curso, e ainda são muitos os desafios. Há, sem sombra de dúvidas, muito a conhecer sobre o SUS!

Sobretudo para as novas gerações, em particular para nossos estudantes ingressantes nascidos nos anos 2000, a leitura deste livro é imprescindível, pois não vivenciaram o cenário brasileiro de política de saúde antes do SUS. Os aspectos históricos, conceituais e jurídico-normativos do SUS estão descritos na Introdução e são cotejados ao longo de todo o livro.

Também, os profissionais que produzem notícia, seja por mídia impressa, digital, rádio ou televisão, terão, neste livro, informação produzida com o rigor teórico-metodológico necessário para esclarecer à população sobre o maior sistema de saúde do mundo.

A obra está organizada em dez partes, verdadeiras paragens do caminho de construção do conhecimento do SUS! Em nove das dez paragens, Professor Jairnilson conta com a participação de autores com trabalho acadêmico reconhecido no campo da saúde coletiva e parceiros da rede de pesquisadores, que compõem o Observatório de Análise Política em Saúde (OAPS) do Instituto de Saúde Coletiva (ISC) da Universidade Federal da Bahia (UFBA). Trata-se de um time que acredita e defende um "Sistema Único de Saúde universal, público, democrático, culturalmente sensível, equânime, ético e solidário" (PAIM, 2006, p. 9).

As cinco grandes áreas de um sistema de saúde estão apresentadas em sequência: Infraestrutura (Parte II), Organização (Parte III), Financiamento (Parte IV), Gestão (Parte V) seguidos do tema Prestação de Serviços (Parte VI). A sétima parte discute os níveis de atenção, a produção de serviços e a cobertura do SUS, e a oitava expõe a discussão sobre a relação entre público e privado. A saúde bucal está presente na nona parte do livro, reservada a temas especiais, como trabalho e qualificação dos agentes das práticas de saúde; perfil epidemiológico da população brasileira; vigilância em saúde; saúde mental, atenção psicossocial e reforma psiquiátrica no contexto do SUS; a construção do campo da saúde do trabalhador e sua institucionalização no SUS e participação e controle social em saúde. Na última parte, o Professor Jairnilson traz importantes reflexões sobre o futuro do SUS e da RSB.

Todo esse conteúdo está presente no livro de forma problematizadora; a linguagem dialética suscita questionamentos, tornando mais fácil perceber o SUS em nosso dia a dia!

O livro baseia-se em valores democráticos e emancipatórios, expressando posição clara em defesa do SUS, da integração ensino-serviço-comunidade, da interprofissionalidade, da interdisciplinaridade, da paz, do amor, da justiça social e da liberdade.

A leitura provocará em você enorme transformação. Para além do conteúdo, este é um livro que te convida a pensar, a "ouvir estrelas", como Olavo Bilac, em seu poema "Via-Láctea":

"Ora (direis) ouvir estrelas! Certo
Perdeste o senso!" e eu vos direi, no entanto,
Que, para ouvi-las, muita vez desperto
E abro as janelas, pálido de espanto...
... E eu vos direi: "amai para entendê-las!
Pois só quem ama pode ter ouvido
Capaz de ouvir e de entender estrelas."

Vale a pena se organizar e dedicar um tempo de seu dia a esta leitura! Desfrute deste momento!

Daniela Lemos Carcereri
Professora-Associada do Departamento de Odontologia da
Universidade Federal de Santa Catarina (UFSC). Atua no Curso de Graduação em
Odontologia, no Programa de Pós-Graduação em Odontologia e no
Programa de Residência Multiprofissional em Saúde da Família.

Referências

PAIM, J.S. **Reforma Sanitária Brasileira – Contribuição para a compreensão e crítica**. Salvador/Rio de Janeiro: EDUFBA/FIOCRUZ; 2008.

_____. **Desafios para a Saúde Coletiva no Século XXI**. Salvador: EDUFBA; 2006.

Sumário

PARTE I • INTRODUÇÃO

1. Aspectos históricos, 3
Jairnilson Silva Paim

2. Aspectos conceituais, 19
Jairnilson Silva Paim

3. Aspectos jurídico-normativos , 29
Yara Oyram Ramos Lima

PARTE II • INFRAESTRUTURA

4. Infraestrutura do SUS, 59
Maria Angélica Borges dos Santos

5. A evolução da infraestrutura do sistema de saúde
brasileiro: 2008-2017, 73
Cláudia Marques Canabrava
Luís Eugênio Portela Fernandes de Souza

PARTE III • ORGANIZAÇÃO

6. Organização do Sistema Único de Saúde, 109
Ana Luiza d'Ávila Viana
Paulo Henrique dos Santos Mota
Liza Yurie Teruya Uchimura
Ana Paula Chancharulo de Morais Pereira

PARTE IV• FINANCIAMENTO

7. Financiamento do SUS: a renúncia de arrecadação
fiscal em saúde, 135
Carlos Octávio Ocké-Reis

PARTE V • GESTÃO

8. **Gestão do Sistema Único de Saúde, 151**
Isabela Cardoso de Matos Pinto
Luís Eugênio Portela Fernandes de Souza
Thadeu Borges Souza Santos
Carmen Fontes de Souza Teixeira

PARTE VI • PRESTAÇÃO DE SERVIÇOS

9. **Modelos de atenção, 173**
Ana Luiza Queiroz Vilasbôas

PARTE VII • COBERTURA

10. **Níveis de atenção, produção de serviços e cobertura do SUS, 189**
Isabela Cardoso de Matos Pinto
Thadeu Borges Souza Santos
Catharina Leite Matos Soares
Carmen Fontes de Souza Teixeira

PARTE VIII • RELAÇÃO PÚBLICO-PRIVADO

11. **Público e privado na saúde , 219**
Mário César Scheffer
Ligia Bahia

PARTE IX • TEMAS ESPECIAIS

12. **Trabalho e qualificação dos agentes das práticas de saúde, 235**
Liliana Santos
Estevão Toffoli Rodrigues
Fernanda Silva Scher
Marcelo Nunes Dourado Rocha

13. **Perfil epidemiológico da população brasileira, 253**
Maria da Conceição Nascimento Costa
Enny Santos da Paixão
Juarez Pereira Dias
Florisneide Rodrigues Barreto
Maria da Glória Lima Cruz Teixeira

14. **Vigilância em saúde, 271**
Maria da Glória Lima Cruz Teixeira
Martha Suely Itaparica de Carvalho Santiago
Florisneide Rodrigues Barreto
Enny Santos da Paixão
Maria da Conceição Nascimento Costa

15. Saúde bucal, 289
Catharina Leite Matos Soares
Sônia Cristina de Lima Chaves
Thais Regis Aranha Rossi

16. Saúde mental, atenção psicossocial e reforma psiquiátrica no contexto do SUS, 309
Paulo Amarante

17. A construção do campo da saúde do trabalhador e sua institucionalização no SUS, 327
Vilma Sousa Santana
Heleno Rodrigues Corrêa Filho
Jandira Maciel da Silva
Marco Antonio Gomes Pérez
Elizabeth Costa Dias

18. Participação e controle social em saúde, 349
Ana Maria Costa

PARTE X • SITUAÇÃO ATUAL E PERSPECTIVAS DO SUS

19. O futuro do SUS e a Reforma Sanitária Brasileira, 359
Jairnilson Silva Paim

Índice remissivo, 369

Parte I

INTRODUÇÃO

Aspectos históricos

Jairnilson Silva Paim

Introdução

Na história oficial, existe o registro de que o Sistema Único de Saúde (SUS) surgiu com a Constituição Cidadã, em 5 de outubro de 1988. Para muitos, essa grande conquista social tem três décadas de existência, podendo ser comemorada no presente ou examinada criticamente como um balanço entre progressos e retrocessos.

Entretanto, se forem recuperados os antecedentes do SUS, pode-se assinalar um longo processo de crises e reformas, que culminaram na proposta da Reforma Sanitária Brasileira (RSB) a partir da década de 1970 do século 20 (PAIM, 2008). Desse modo, caberia ressaltar que o SUS é um dos frutos dessa reforma (PAIM, 2015) e, consequentemente, faz-se necessário conhecê-la para explicar seus avanços, obstáculos, impasses e desafios.

Mesmo sem o propósito de ser exaustivo, o presente capítulo tem o objetivo de sublinhar os principais fatos, eventos e acontecimentos no desenvolvimento histórico do SUS, a partir de certos antecedentes, ilustrando-os com a apresentação de uma linha do tempo.

Antecedentes do SUS

Desde o século 16, entre as iniciativas voltadas para a saúde no Brasil, destaca-se a criação de hospitais da Santa Casa de Misericórdia em Santos (SP), São Paulo (SP), Bahia, Rio de Janeiro (RJ), Belém (PA) e Olinda (PE). Durante o período de colônia até a Independência, constata-se uma organização sanitária incipiente. No Império, as estruturas de saúde voltavam-se para a polícia sanitária, com parte da administração centrada nos municípios, verificando-se a implantação das primeiras instituições de controle sanitário dos portos e de epidemias de modo centralizado entre 1828 e 1850. Já o alvorecer do século 20 foi marcado, entre outros acontecimentos históricos, pela propagação de epidemias e doenças pestilenciais,

Parte I • Introdução

quando os governantes recorreram a um conjunto de medidas identificadas como de polícia sanitária, ao tempo em que apoiaram a realização de pesquisas e ações de controle, como o combate a vetores e a vacinação obrigatória (PAIM *et al.*, 2011).

Essas intervenções, consideradas campanhas sanitárias, indicam certa institucionalização da saúde pública, obrigando o estado a atuar, mas de modo limitado naquilo – e somente naquilo – que o indivíduo ou a iniciativa privada não fosse capaz de realizar.

Esta ação supletiva do estado passou a ser admitida pelo liberalismo de então, no sentido de minorar as repercussões da situação sanitária em uma economia agrário-exportadora, particularmente em populações que viviam em cidades portuárias. Assim, foram organizados departamentos de saúde pública e adotadas medidas de alcance coletivo por pesquisadores que assumiram a direção de órgãos de governo, como Oswaldo Cruz, Carlos Chagas, Emílio Ribas, Belisário Pena, Barros Barreto, entre outros. Em 1897, foi instituída a Diretoria Geral de Saúde Pública (DGSP), sendo posteriormente estabelecidas reformas das suas competências em 1907 por Oswaldo Cruz (PAIM, 2015).

A assistência médica não era prioridade naquele contexto, e o acesso aos médicos e hospitais dependia da capacidade de pagamento do paciente e de sua família ou, na ausência do poder de compra, recorria-se à caridade e à filantropia, enquanto indigentes – particularmente nas Santas Casas de Misericórdia. O estado concentrava sua atuação apenas em alguns estabelecimentos, como hospitais de isolamento, sanatórios para tuberculose, leprosários e hospícios. Em seguida, ampliou-se um pouco a oferta de serviços públicos, por meio de postos de puericultura, centros de saúde e hospitais de pronto-socorro.

Todavia, com o aumento da urbanização, a expansão da industrialização, a constituição da classe operária, a elevação das tensões sociais e as lutas populares e dos trabalhadores, a problemática social passou a ser considerada pelas classes dirigentes para além de uma questão de polícia. Assim, no início da segunda década daquele século, foi aprovada a legislação sobre as caixas de aposentadoria e pensões (CAPs), que, de forma complementar à previdência social, incluíam a assistência médica, quando houvesse sobra de recursos orçamentários (Lei Eloy Chaves) em 1923. Tratava-se de uma incipiente assistência à saúde pela previdência social, porém configurando uma dicotomia entre saúde pública e previdência social (PAIM, 2015).

O desenvolvimento da medicina previdenciária e os sanitarismos

Após a década de 1930, essas caixas foram progressivamente substituídas por Institutos de Aposentadoria e Pensão (IAPs) para diferentes

1 • Aspectos históricos

categorias de trabalhadores, a saber: marítimos (IAPM), comerciários (IAPC), servidores do estado (IPASE), bancários (IAPB), industriários (IAPI), trabalhadores de transportes e cargas (IAPETEC) etc. Tal como no caso das CAPs, a legislação que criou esses institutos incluía a assistência médica de forma complementar, na dependência de disponibilidade financeira.

Vale ressaltar que a organização sanitária que se formava no Brasil separava as ações de saúde pública daquelas referentes à medicina previdenciária. Ou seja, nas origens do sistema de saúde brasileiro, existia uma dicotomia entre a assistência médica (previdenciária, liberal ou filantrópica), de um lado, e a saúde pública (estatal), de outro. A primeira tinha caráter individual e curativo, e a segunda era voltada para a coletividade e a profilaxia, incluindo a educação sanitária. Campanhas como a de combate à febre amarela, serviços voltados para a assistência à criança, com vistas à redução da mortalidade infantil, e programas de controle da tuberculose e da hanseníase reproduzem esse sanitarismo campanhista ao longo da história.

Algumas iniciativas de integração entre ações preventivas e curativas aparecem a partir da década de 1940, com a criação do Serviço Especial de Saúde Pública (SESP) na Amazônia e, depois, em regiões dos vales do Rio Doce e do Rio São Francisco, posteriormente conhecido como Fundação SESP, com o apoio do governo americano como parte do esforço de guerra. Assim, foram implantados centros de saúde e unidades mistas (com leitos de internação), dispondo de trabalho de campo por meio de visitadoras sanitárias e de programas de saúde voltados, especialmente, para a assistência materno-infantil, e o controle da tuberculose e da hanseníase, além das imunizações.

Esse formato, conhecido como sanitarismo dependente, por reproduzir experiências americanas, especialmente apoiadas pela Fundação Rockefeller, consegue se manter até quase o final do século 20, embora em regiões restritas, face às suas características especiais, como a contratação de profissionais em tempo integral e dedicação exclusiva, e o pagamento de salários superiores aos praticados em outros serviços públicos.

Durante a Ditadura Vargas (1930-1945), a saúde pública foi institucionalizada pelo Ministério da Educação e Saúde Pública (MESP), e a previdência social e a saúde ocupacional, pelo Ministério do Trabalho, Indústria e Comércio. As campanhas de saúde pública, como a contra a febre amarela e contra a tuberculose, eram conduzidas pelo MESP, enquanto os IAPs estendiam a previdência social à maior parte dos trabalhadores urbanos, particularmente entre 1933 e 1938 (PAIM *et al.*, 2011).

No pós-guerra, crescem consultórios, laboratórios, clínicas e hospitais privados, muitos deles contratados pela previdência social, constituindo empresas médicas. Eles se disseminam na passagem da década de 1950

Parte I • Introdução

para a de 1960, com o avanço da industrialização, especialmente quando indústrias automobilísticas criavam serviços médicos nas empresas ou contratavam empresas de medicina de grupo, para selecionar e manter sua força de trabalho.

Assim, interesses econômicos capitalistas foram se cristalizando no sistema de saúde brasileiro em formação, com apoios políticos e econômicos do próprio estado e em parte da sociedade, repercutindo na formação e no mercado de trabalho dos profissionais e trabalhadores de saúde. No âmbito da previdência social, leis unificaram os direitos dos trabalhadores urbanos em 1960, verificando-se a expansão da assistência hospitalar e o surgimento da medicina empresarial.

No lado da saúde pública, foi criado o Ministério da Saúde em 1953, reunindo campanhas, programas e departamentos em seu organograma. Assim, foram realizadas campanhas contra a malária e a varíola, e foi implantado o Departamento Nacional de Endemias Rurais (DNERu). Ademais, o Ministério da Saúde e, particularmente, a Fundação SESP participaram no período dos debates sobre as relações entre saúde e desenvolvimento, com questionamentos sobre a assistência médica hospitalar e a defesa da municipalização dos serviços de saúde, com destaque na 3ª Conferência Nacional de Saúde, realizada em 1963, conformando o denominado sanitarismo desenvolvimentista (PAIM *et al.*, 2011).

Golpe de 1964, centralização e privatização da saúde

O golpe militar de 1964 lidou com esses diferentes projetos, priorizando a privatização e a centralização do setor saúde. Assim, unificou praticamente todos os IAPS no Instituto Nacional de Previdência Social (INPS) e privilegiou a compra de serviços de saúde no setor privado, pela medicina previdenciária. Apoiou a expansão das empresas médicas por meio de contratos e convênios, como o caso do "convênio-empresa", no qual a previdência dispensava parte das contribuições dos empresários que participassem dessa articulação entre estado, grandes empresas e medicina de grupo, acrescida posteriormente das cooperativas médicas.

Mesmo no período do chamado "milagre econômico" (1968-1973), em que o Produto Interno Bruto (PIB) crescia em média 10% ao ano, não houve respostas governamentais efetivas para os problemas do sistema de saúde, enquanto pioravam as condições de saúde da população brasileira, a ponto de um dos generais presidente declarar na Região Nordeste que a economia ia bem, mas o povo passava mal.

O governo autoritário seguinte elaborou o II Plano Nacional de Desenvolvimento (II PND), abrindo espaço para políticas sociais compensatórias, criando o Ministério da Previdência e Assistência Social (MPAS), reestruturando o Ministério da Saúde – com destaque para os programas especiais e a vigilância epidemiológica – e promulgando a lei

1 • Aspectos históricos

6.229/75,que estabelecia o Sistema Nacional de Saúde. Essas iniciativas racionalizadoras não foram suficientes para superar a crise do setor, cujo sistema se apresentava como insuficiente, descoordenado, mal distribuído, ineficiente, ineficaz e inadequado. A lei 6.229 sacramentava a dicotomia entre a saúde pública e a assistência médica, configurando uma espécie de Tratado das Tordesilhas, apesar do intuito de especificar as atribuições e responsabilidades dos diferentes ministérios e órgãos do sistema de saúde. A resistência e a oposição do setor privado a essa legislação, mesmo limitada por referência aos desafios postos pela crise do setor, impediram que ela fosse regulamentada, preferindo o governo implementar Programas de Extensão de Cobertura (PEC) de serviços e ações de saúde, especialmente destinados a áreas geográficas e segmentos populacionais não contemplados pela medicina privada.

Nessa conjuntura pós-1974, apareceram trabalhos de pesquisa, críticas e denúncias, questionando a ditadura, bem como as repercussões do autoritarismo na saúde. Estudantes, segmentos populares, profissionais e trabalhadores de saúde, sindicatos e acadêmicos passaram a se mobilizar, organizar e lutar pela democratização da saúde. A criação do Centro Brasileiro de Estudos de Saúde (Cebes), em 1976, e a Associação Brasileira de Pós-Graduação em Saúde Coletiva (ABRASCO), em 1979, juntamente de outros movimentos sociais e sindicais, inclusive o Movimento de Renovação Médica (REME), postularam pelo reconhecimento do direito à saúde e por mudanças no sistema de saúde, configurando a emergência do Movimento da Reforma Sanitária Brasileira (MRSB).

Assim, o período autoritário pode ser caracterizado pela unificação dos IAPs da Era Vargas no INPS, pela ampla privatização da assistência médica e pela capitalização do setor da saúde, especialmente por meio da previdência social. Configurou-se uma conjuntura de crises e reformas, com destaque para os PEC e a criação do Instituto Nacional da Assistência Médica da Previdência Social (INAMPS), em1977, no âmbito governamental, financiando estados e municípios para expandirem a cobertura assistencial. Na sociedade civil verificaram-se a organização e o avanço do MRSB, não obstante a centralização do sistema de saúde, a fragmentação institucional e o privilegiamento do setor privado (PAIM *et al.*, 2011).

O movimento sanitário e a transição democrática

Nesse contexto, foi elaborado o documento "A questão democrática na área da saúde" (CEBES, 1980) propondo, pela primeira vez, a criação do Sistema Único de Saúde (SUS). O referido documento foi apresentado pelo Cebes no I Simpósio de Política Nacional de Saúde da Câmara dos Deputados em 1979, tendo sido formulados e explicitados praticamente todos os princípios e as proposições que conformam o SUS. Na realidade,

Parte I • Introdução

o SUS foi concebido e proposto 7 anos antes da 8ª Conferência Nacional de Saúde e 9 anos antes da promulgação da Constituição de 1988.

A RSB avançou na transição democrática, possibilitando que o governo autoritário respondesse, inicialmente, com políticas racionalizadoras, a exemplo do Programa Nacional de Serviços Básicos de Saúde (Prev-Saúde), da Reorientação da Assistência à Saúde no Âmbito da Previdência Social (Plano do Conselho Consultivo de Administração de Saúde Previdenciária – CONASP) e expansão das Ações Integradas de Saúde (AIS). Com a chamada "Nova República", em 1985, algumas dessas iniciativas avançaram para políticas democratizantes, a exemplo dos Sistemas Unificados e Descentralizados de Saúde (SUDS), desde 1987, que representaram uma estratégia-ponte para o SUS (PAIM, 2008).

A 8ª Conferência Nacional de Saúde e o processo constituinte

Durante a redemocratização (1985-1988), o INAMPS continuou a financiar estados e municípios via AIS, sobretudo com a implementação dos SUDS, quando se constataram certa contenção das políticas privatizantes e o estabelecimento de novos canais de participação social nas políticas de saúde.

A realização da 8ª Conferência Nacional de Saúde em março de 1986, logo após o anúncio do Plano Cruzado, representou grande fato político para a construção da RSB. Além de contar com a participação de autoridades e técnicos do estado e de representantes da sociedade civil, a 8ª Conferência Nacional de Saúde caracterizou-se pela ampla participação popular e pelo exercício vibrante da democracia. Seu *Relatório Final*, conciso, crítico e propositivo, expressa o projeto da RSB, que ia além de uma reforma institucional, administrativa e financeira, tal como se pode verificar no fragmento a seguir, quando o direito à saúde é concebido em uma perspectiva ampla, ou seja, para além do acesso universal e igualitário a ações e a serviços de saúde:

1. Em seu sentido mais abrangente, a saúde é a resultante das condições de alimentação, habitação, educação, renda, meio ambiente, transporte, emprego, lazer, liberdade, acesso e posse da terra e acessos a serviços de saúde. É assim, antes de tudo, o resultado das formas de organização social da produção, as quais podem gerar grandes desigualdades nos níveis de vida.

2. A saúde não é um conceito abstrato. Define-se no contexto histórico de determinada sociedade e num dado momento do seu desenvolvimento, devendo ser conquistada pela população em suas lutas cotidianas.

1 • Aspectos históricos

3. Direito à saúde significa a garantia, pelo Estado, de condições dignas de vida e acesso universal e igualitário às ações de promoção, proteção e recuperação da saúde, em todos os seus níveis, a todos os habitantes do território nacional, levando ao desenvolvimento pleno do ser humano em sua individualidade.

4. Esse direito não se materializa, simplesmente, pela sua formalização no texto constitucional. Há, simultaneamente, necessidade de o estado assumir explicitamente uma política de saúde consequente e integrada às demais políticas econômicas e sociais, assegurando os meios que permitam efetivá-las. Entre outras condições, isto será garantido mediante controle do processo de formulação, gestão e avaliação das políticas sociais e econômicas pela população.

5. Deste conceito amplo de saúde e desta noção de direito como conquista social, emerge a ideia de que o pleno exercício do direito à saúde implica em garantir: trabalho em condições dignas com amplo conhecimento e controle dos trabalhadores sobre o processo e o ambiente de trabalho; alimentação para todos, segundo as suas necessidades; moradia higiênica e digna; educação e informação plenas; qualidade adequada do meio ambiente; transporte seguro e acessível; repouso, lazer e segurança; participação da população na organização, gestão e controle dos serviços e ações de saúde; direito à liberdade, à livre organização e expressão; acesso universal e igualitário aos serviços setoriais em todos os níveis.

6. As limitações e obstáculos ao desenvolvimento e aplicação do direito à saúde são de natureza estrutural.

7. A sociedade brasileira, extremamente estratificada e hierarquizada, caracteriza-se pela alta concentração da renda e da propriedade fundiária, observando-se a coexistência de formas rudimentares de organização do trabalho produtivo com a mais avançada tecnologia da economia capitalista. As desigualdades sociais e regionais existentes refletem estas condições estruturais que vêm atuando como fatores limitantes ao pleno desenvolvimento de um nível satisfatório de saúde, e de uma organização de serviços socialmente adequada. (BRASIL, 1987, p. 382-383)

Após a realização da 8ª Conferência Nacional de Saúde, foi instalada a Comissão Nacional da Reforma Sanitária (CNRS), formada por representantes do governo e da sociedade civil, inclusive com a participação de entidades representativas das empresas de saúde. Esta comissão produziu estudos, discussões e documentos, visando à implantação da RSB, embora com grande ênfase no SUS. Entre as iniciativas levadas a cabo pela CNRS destaca-se a elaboração de um texto para a saúde na Constituição, que foi enviado à Constituinte (PAIM, 2008).

O processo constituinte, embora tumultuado diante das divergências entre o Presidente da República e as lideranças progressistas da

Parte I • Introdução

Constituinte, propiciou o aparecimento do chamado "centrão", composto por parlamentares de partidos liberais e conservadores, visando conter os avanços sociais incluídos pela Comissão de Sistematização. O resultado foi um capítulo sobre saúde abrangente, que incorporava muitas das proposições do projeto da RSB.

O período pós-constitunte

Os vários governos que dirigiram o Brasil depois da promulgação da Constituição Cidadã não se comprometeram efetivamente com a implementação da RSB, embora implantassem certas medidas que possibilitaram a estruturação do SUS nas últimas três décadas.

Período Collor-Itamar

Entre as medidas adotadas logo após a Constituição de 1988, destaca-se a montagem do arcabouço jurídico-normativo do SUS, a partir do capítulo saúde da Constituição, particularmente a Lei Orgânica da Saúde (8.080/90 e 8.142/90), além de normas operacionais, decretos, portarias e resoluções, a serem sistematizadas e discutidas no capítulo a seguir.

A formalização do SUS por tais medidas permitiu certo respaldo institucional para a descentralização, embora as restrições ao seu financiamento, dificultassem seu desenvolvimento, apesar das bases estabelecidas pela Constituição na composição de fontes do orçamento da seguridade social.

Mesmo com certo atraso, foi realizada a 9ª Conferência Nacional de Saúde, em 1992, cujo tema central foi: a municipalização é o caminho. No ano seguinte foi concretizada a extinção do INAMPS e, em 1994, foi criado o Programa Saúde da Família (PSF).

Período FHC

A agudização da crise de financiamento do SUS levou à criação da Contribuição Provisória sobre Movimentação Financeira (CPMF) em 1996, enquanto o repasse de recursos adotou o mecanismo do Piso da Atenção Básica 2 anos depois. Apesar da crise, o SUS garantiu o tratamento gratuito para HIV/AIDS e implantou Normas Operacionais Básicas (NOBs) e Normas de Assistência à Saúde (NOAS), orientando a descentralização e a regionalização.

Seguindo o calendário definido pela lei 8.142/90 de realização de conferências a cada 4 anos, ocorreram a 10ª Conferência Nacional de Saúde, em 1996, e a 11ª, em 2000, assegurando a participação social na avaliação e no estabelecimento de diretrizes para o SUS. No segundo governo FHC, observou-se, também, uma expansão da Atenção Primária.

1 • Aspectos históricos

Mesmo nesses governos que não priorizavam o SUS, foram adotadas medidas importantes, como a regulamentação dos planos de saúde privados (lei 9.656/98) e a criação da Agência Nacional de Vigilância Sanitária (Anvisa), em 1999, e da Agência Nacional de Saúde Suplementar (ANS), em 2000, para regular, respectivamente, produtos e serviços referentes à vigilância sanitária e os planos e seguros privados de saúde. Nesse período foram aprovadas lei dos medicamentos genéricos e a Lei Arouca, que instituiu a saúde do indígena como parte do SUS. Foi, também, estabelecida a emenda constitucional 29 (EC29) em 2000, que visava à estabilidade de financiamento do SUS, definindo as responsabilidades da União, dos estados e do municípios, tendo sido ainda aprovada a Lei da Reforma Psiquiátrica, em 2001 (PAIM *et al.*, 2011).

Período Lula

Com a eleição do presidente Lula e a participação de vários integrantes do movimento sanitário na alta direção do Ministério da Saúde no início de seu governo, muitos tinham a expectativa de avanço no processo da RSB e, particularmente, no desenvolvimento do SUS. No que pesem algumas iniciativas setoriais importantes, a política econômica adotada não foi favorável ao crescimento do sistema público de saúde, e o subfinanciamento crônico do SUS não foi enfrentado.

Ainda assim, foi criado o Serviço de Atendimento Móvel de Urgência (SAMU), e foram implantados o Programa Farmácia Popular (PFP) e a Política Nacional de Saúde Bucal, contemplando a Atenção Primária e o nível especializado (Brasil Sorridente). Em 2003, foi realizada a 12ª Conferência Nacional de Saúde, tendo em conta eixos temáticos selecionados para a discussão do desenvolvimento do SUS, oportunidade em que reaparecem proposições relacionadas com a RSB. Foram formuladas a Política Nacional de Atenção Básica e a Política Nacional de Promoção da Saúde, e foi implementada a Reforma Psiquiátrica, instalando uma rede de Centros de Atenção Psicossocial (CAPS), residências terapêuticas, com redução de leitos psiquiátricos. Em 2006, foi instalada a Comissão Nacional sobre Determinantes Sociais da Saúde (CNDSS), tendo sido estabelecido o Pacto pela Saúde, composto pelos Pactos de Defesa do SUS, de Gestão e pela Vida.

No segundo governo Lula, a indicação do Prof. José Gomes Temporão para Ministro da Saúde renovou as expectativas para a retomada do processo da RSB, sobretudo considerando a agenda definida em seu discurso de posse no Programa Mais Saúde (PAC da Saúde), apresentado ao final do primeiro ano de gestão. Em 2007, foi realizada a 13ª Conferência Nacional de Saúde, na qual o projeto do RSB foi levado em conta e ratificado. Entretanto, a derrota sofrida pelo presidente Lula naquele momento, com a não renovação da CPMF pelo Senado da República, e a resistência

Parte I • Introdução

do governo de regulamentar a EC29 não possibilitaram a ampliação de recursos federais para o SUS, nem o avanço do processo da RSB.

Desse modo, o governo continuou fazendo um pouco mais do mesmo (PAIM, 2008), como a ampliação da Atenção Primária e a implantação das Unidades de Pronto Atendimento (UPA) 24 horas em municípios com populações superiores a 100 mil habitantes e dos Núcleos de Apoio à Saúde da Família (NASF) junto ao PSF, a partir de 2008 (PAIM *et al.*, 2011).

Entre as iniciativas inovadoras, pode ser citado o apoio ao Complexo Econômico Industrial da Saúde (CEIS), articulando o SUS ao setor industrial produtor de medicamentos, vacinas, insumos e equipamentos de saúde, com indução ao desenvolvimento científico, tecnológico e inovação. Mais uma vez, não foi enfrentado o subfinanciamento do SUS, nem aprofundada a regulação do setor privado, sobretudo da chamada saúde suplementar (BAHIA, 2010).

Período Dilma

Os governos Dilma também não se comprometeram com uma agenda progressista no âmbito da saúde, limitando-se a iniciativas pontuais, como a Rede Cegonha, o Programa Mais Médicos e o Mais Especialidades – este último não implementado, diante das dificuldades políticas que culminaram com seu afastamento, em 2016.

Desde o início do governo, o discurso dominante dos dirigentes era de que o grande problema do SUS era gestão e não financiamento, buscando adotar políticas racionalizadoras, que enfatizassem a eficiência, mas sem compromisso com a eficácia, a integralidade, a efetividade e a participação, tal como na conjuntura pós-1974 do autoritarismo.

Ampliou-se o PSF, que passou a ser dominado Estratégia Saúde da Família (ESF), com aumento da cobertura populacional, embora flexibilizando a Política Nacional de Atenção Básica em Saúde já em 2011. Naquele ano, foi realizada a 14ª Conferência Nacional de Saúde e assinado o decreto presidencial 7.508/2011, regulamentando a lei 8.080/90, no sentido de avançar a regionalização e propor a organização de uma Relação Nacional de Serviços de Saúde (RENASES) e a continuidade da Relação Nacional de Medicamentos Essenciais (RENAME), além da assinatura do Contrato Organizativo da Ação Pública da Saúde (COAP).

Finalmente, o Congresso Nacional regulamentou a EC29 redundando a lei complementar 141 de 2012, que manteve a mesma estrutura de financiamento dos três entes federativos definida 12 anos antes, mas explicitando o entendimento do que são serviços de saúde, no sentido de dificultar as manobras de governos para não garantir o cumprimento de suas responsabilidades no financiamento do SUS. O próprio Poder Executivo articulou sua base parlamentar para impedir que o nível federal destinasse 10% de suas receitas brutas para a saúde (PAIM, 2013a), mediante a

1 • Aspectos históricos

emenda popular entregue ao Congresso Nacional com cerca de 2 milhões e 500 mil assinaturas da população.

Após as manifestações populares, iniciadas em junho 2013, quando foram destacadas, inicialmente, a garantia de direitos, incluindo o direito à saúde e a serviços de qualidade, houve a expectativa de que o governo respondesse à altura, fazendo avançar o desenvolvimento do SUS (PAIM, 2013b). Entretanto, a resposta governamental na saúde restringiu-se à implantação do Programa Mais Médicos, enquanto a diversificação das pautas das chamadas Jornadas de Junho não favoreceu o apoio dos movimentos sociais para o reforço ao SUS. Ao contrário, a utilização de parte de demandas do movimento por grupos conservadores e a apropriação de alguns temas por certos políticos da Câmara dos Deputados e do Senado alteraram a correlação de forças contra o executivo, forças políticas e partidos que poderiam apoiar o SUS.

O Programa de Governo apresentado pela candidata à reeleição em 2014 não foi além. O acréscimo do Mais Especialidades não escondia a reprodução de um SUS pobre para pobres, sem solução para o subfinanciamento nem para os abusos das operadoras dos planos de saúde do setor privado.

As eleições presidenciais de 2014 exibiram uma polarização política e ideológica, e os programas dos candidatos na área da saúde não contemplavam as questões fundamentais que representavam obstáculos ou desafios para o desenvolvimento do SUS. A crise política, econômica, ética e social, que se tornou evidente nessa conjuntura, também se expressou em um confronto entre o legislativo e o executivo, com sérias repercussões para as políticas de saúde e para o SUS, em particular.

O último ano do primeiro governo da presidente Dilma, assim como o primeiro ano do seu segundo governo, foi acompanhado de diversos ataques contra o SUS, muitos deles de iniciativa do Congresso Nacional, mas contando com a omissão ou conivência dos Poderes Executivo e Judiciário, como:

*   Abertura da saúde ao capital estrangeiro (Projeto de Lei de Conversão 16 da Medida Provisória 656/14, atual lei 13.019/14), sendo sancionada a lei 13.097/2015.
*   Saúde, educação, e ciência e tecnologia como moeda de troca entre executivo e partidos no Congresso.
*   Proposta de obrigatoriedade de planos de saúde para empregado, exceto domésticos (proposta de emenda constitucional 451/14).
*   Projeto de Lei das Terceirizações (projeto de lei 4.330, aprovado na Câmara e enviado ao Senado).
*   Reconhecimento da constitucionalidade das Organizações Sociais no SUS pelo Supremo Tribunal Federal em 2015.

Parte I • Introdução

- Empenho para a renovação da Desvinculação de Recitas da União (DRU).

- Manifestação do governo, no âmbito internacional, em alinhamento à proposta de Cobertura Universal em Saúde, em vez de defender o SUS como um sistema público e universal de saúde.

- Agenda Brasil, proposta pelo então presidente do Senado, incluindo a cobrança de serviços no SUS.

- Novos pacotes de ajuste fiscal após as eleições de 2014.

- Lançamento dos documentos *Uma Ponte para o Futuro* e *Travessia Social* pela Fundação Ulysses Guimarães, do PMDB, propondo a desvinculação total de receitas e subversão à Constituição e aos direitos sociais.

- Orçamento impositivo.

No segundo governo da presidente Dilma, o único fato relacionado com o desenvolvimento do SUS foi a realização da 15ª Conferência Nacional de Saúde no final de 2015.

Período Temer

A aceitação do pedido de *impeachment* da Presidente da República em dezembro de 2015, seu afastamento em 12 de maio de 2016 e sua destituição em 31 de agosto do mesmo ano criaram espaços e oportunidades para medidas inteiramente contrárias ao desenvolvimento do SUS (Figura 1.1).

Logo nos primeiros dias do governo Temer, o Ministro da Saúde manifestou-se contra o SUS e em favor do setor privado (BAHIA *et al.*, 2016). Posteriormente, ocorreram a prorrogação da DRU, comprometendo 30%, e o acréscimo da Desvinculação de Receitas dos Estados (DRE) e da Desvinculação de Receitas dos Municípios (DRM), bem como a proposta de emenda constitucional 241 e a proposta de emenda constitucional 55, fixando o teto para os gastos públicos por 20 anos que resultaram na Emenda Constitucional (95 (EC95) de 2016, a qual comprometeu radicalmente a expansão do SUS. Ao mesmo tempo, o governo Temer passou a valorizar e a priorizar a proposta dos Planos de Saúde Acessíveis (BAHIA *et al.*, 2016), além de modificar, recentemente, a Política Nacional de Atenção Básica (PNAB) a despeito das manifestações contrárias do Conselho Nacional de Saúde e das análises realizadas em universidades e centros de pesquisa, que alertaram sobre o comprometimento da continuidade da ESF (www.analisepoliticaemsaude.org).

1 • Aspectos históricos

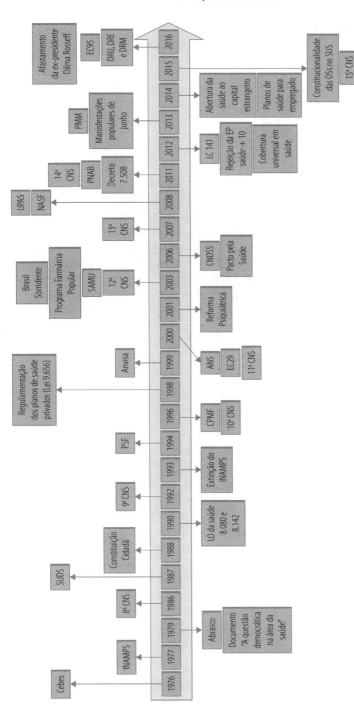

FIGURA 1.1. Linha do tempo referente a fatos relevantes para o desenvolvimento do Sistema Único de Saúde (SUS). Cebes: Centro Brasileiro de Estudos de Saúde; INAMPS: Instituto Nacional da Assistência Médica da Previdência Social; ABRASCO: Associação Brasileira de Pós-Graduação em Saúde Coletiva; CNS: Conferência Nacional de Saúde; LO: lei orgânica; PSF: Programa Saúde da Família; CPMF: Contribuição Provisória sobre Movimentação Financeira; Anvisa: Agência Nacional de Vigilância Sanitária; ANS: Agência Nacional de Saúde Suplementar; EC: emenda constitucional; SAMU: Serviço de Atendimento Móvel de Urgência; CNDSS: Comissão Nacional sobre Determinantes Sociais da Saúde; PNAB: Política Nacional de Atenção Básica; LC: lei complementar; EP: emenda popular; PMM: Programa Mais Médicos; OS: Organizações Sociais; DRU: Desvinculação de Receitas da União; DRE: Desvinculação de Receitas dos Estados; DRM: Desvinculação de Receitas dos Municípios.

Parte I • Introdução

Considerações finais

As dificuldades enfrentadas pelo SUS ao longo de sua história foram ampliadas pela crise política, econômica e social pela qual o país atravessa desde a proclamação dos resultados das eleições presidenciais de 2014. A tentativa de um ajuste fiscal no primeiro ano do segundo mandato da presidente Dilma encontrou uma forte oposição do Congresso Nacional, especialmente da Câmara dos Deputados, que apostava na chamada "pauta bomba", quando eram privilegiados projetos que criavam embaraços econômicos e políticos para o governo. Os ataques ao SUS persistiram e foram radicalizados, inclusive com a substituição do Ministro da Saúde no final de 2015, quando a presidente cedeu sua direção para um deputado do PMDB.

Com movimentos de rua de segmentos da população que defendiam o *impeachment*, a operação Lava Jato e, em seguida, o afastamento da presidente em 2016, configurou-se uma situação na qual os direitos sociais estabelecidos na Constituição Cidadã têm sido questionados e aniquilados, com consequências negativas sobre o SUS.

Finalmente, a aprovação da EC95 em dezembro de 2016, estabelecendo um teto fixo para o gasto público, inclusive em saúde, durante 20 anos, juntamente da aprovação da lei das terceirizações, da reforma trabalhista e da proposta de reforma das Previdência Social, criou grandes obstáculos para a sustentabilidade econômica, política, científico-tecnológica e institucional do SUS.

Referências

BAHIA, L. "A saúde em banho-maria". In: **Os anos Lula**. Contribuições para um balanço crítico 2003-2010. Rio de Janeiro: Garamond; 2010. p.351-368.

BAHIA, L., *et al.* Planos privados de saúde com coberturas restritas : atualização da agenda privatizante no contexto da crise política e econômica no Brasil. **Cadernos de Saúde Pública**, v. 32, n. 12, p. e00185616, 2016.

BRASIL. Ministério da Saúde. Ministério da Previdência Social. **Relatório Final da 8a. Conferência Nacional de Saúde**. Brasília, DF: Centro de Documentação do Ministério da Saúde; 1987. Disponível em: http://bvsms.saude.gov.br/bvs/publicacoes/8_conferencia_nacional_saude_relatorio_final.pdf

CENTRO BRASILEIRO DE ESTUDOS DE SAÚDE (CEBES). A questão democrática na área da saúde. **Saúde em Debate**, n. 9, p. 11-13, 1980.

CONFERÊNCIA NACIONAL DE SAÚDE, 8., 1986, Brasília. **Anais...** Brasília, DF: Centro de Documentação do Ministério da Saúde, 1987. p. 381-389.

PAIM. J.S. **O que é o SUS**: e-book interativo. Rio de Janeiro: Fiocruz; 2015. Disponível em:http://portal.fiocruz.br/pt-br/content/o-que-e-o-sus-e-book-interativo

1 • Aspectos históricos

_____. A Constituição Cidadã e os 25 anos do Sistema Único de Saúde. **Cadernos de Saúde Pública**, v. 29, n. 10, p. 1927-1953, 2013a.

_____. Reforma Sanitária Brasileira: eppur si muove. **Cadernos de Saúde Pública**, v. 29, n. 10, p.1952-1953, 2013b.

_____. **Reforma Sanitária Brasileira**: contribuição para a compreensão e crítica. Salvador/Rio de Janeiro: Edufba/Fiocruz; 2008.

PAIM, J.S., *et al*. The Brazilian health system: history, advances, and challenges. **The Lancet**, v. 377, p. 1778-1797, 2011.

2

Aspectos conceituais

Jairnilson Silva Paim

Introdução

A aproximação ao Sistema Único de Saúde (SUS), seja no estudo, no trabalho, na gestão, na mídia ou na utilização de serviços, pode ser facilitada pela compreensão de alguns termos usados na comunicação, na legislação, nas normas técnicas e administrativas, bem como em livros, revistas, reportagens, audiovisuais e documentos.

Esses termos, muitas vezes, dizem respeito a palavras que adotamos no nosso cotidiano, cujos significados já são conhecidos, enquanto outros podem ser compreendidos com o recurso ao dicionário. Há ainda os que compõem certa linguagem técnico-científica, representando noções ou conceitos bem definidos, e que nem sempre têm o mesmo significado dos vocábulos apresentados pelos dicionários. Nessas situações, o acesso a livros de texto, dicionários especializados e glossários pode ser de grande utilidade, evitando equívocos de compreensão ou mal-entendidos e ruídos na comunicação.

O presente capítulo tem o propósito de sistematizar algumas definições de termos e conceitos acionados frequentemente nas discussões sobre o SUS, no sentido de facilitar o diálogo e o entendimento sobre essa importante política pública, assim como a apropriação do seu conteúdo por estudantes, trabalhadores, cidadãos e cidadãs.

Universalidade

O SUS foi concebido e inserido na Constituição e nas leis como um direito da cidadania. É destinado a todas as pessoas, brasileiros e brasileiras, além de outras que têm residência no país. A universalidade significa que o direito à saúde é de todos, tratando-se de um sistema de saúde de natureza universal, como parte do dever do estado. O acesso aos serviços e a ações

Parte I • Introdução

de saúde deve ser assegurado a todos, cabendo à gestão (nacional, estadual e municipal) do SUS enfrentar e superar as possíveis barreiras geográficas, econômicas, sociais e culturais para a garantia desse direito (PAIM, 2015). Os países que adotaram sistemas universais de saúde apresentam forte componente público, seja no financiamento e na prestação de serviços, seja na gestão e na regulação. Outros que optaram por sistemas segmentados enfrentam problemas de coordenação e, geralmente, dão prioridade ao setor privado.

Como essa relação público-privada envolve conflitos, contradições, controvérsias e disputas, com repercussões no acesso e na qualidade da assistência, o assunto passa a ser de interesse político em todo o mundo. Diante desses problemas, tem surgido, nos últimos anos, a proposta de "cobertura universal em saúde" (NORONHA, 2013) que, à primeira vista, parece trazer a ideia de universalidade, mas não se superpõe à noção e sistemas universais de saúde. Na realidade, ela justifica e busca preservar os sistemas de saúde segmentados e, especialmente, os interesses privados no setor saúde. Nessa proposta, a universalidade é tratada como o somatório de sistemas parciais (não universais), comprometendo outras características do sistema de saúde, como igualdade, integralidade e equidade, consideradas nos próximos tópicos.

Igualdade

O anseio pela igualdade tem acompanhado a humanidade desde os tempos em que existiam escravos e servos, além dos respectivos senhores. Com o surgimento do capitalismo, apareceram os trabalhadores livres, mas, ainda assim, configurava-se a diferenciação entre empregados e patrões. Não por acaso, no lema da Revolução Francesa, encontram-se as palavras de ordem 'liberdade', 'igualdade' e 'fraternidade'.

Embora, para muitos, esse ideário adviesse de uma nova classe social – a burguesia, quando se contrapôs à aristocracia, o povo o incorporou em suas lutas desde então. No caso da igualdade, mesmo que seu sentido dominante expresse a igualdade perante a lei (igualdade formal) em sociedades desiguais, persistem os esforços para o alcance da igualdade real ou para a constituição de sociedades menos desiguais.

O século 20 permitiu a explicitação do direito à saúde na Declaração Universal dos Direitos Humanos, após a Segunda Guerra Mundial, e seu reconhecimento pela Organização Mundial da Saúde, no final daquela década. Contudo, somente 40 anos depois, o Brasil reconheceu a saúde como direito na Constituição de 1988, propugnando por um sistema de saúde com acesso igualitário às ações e aos serviços de saúde.

2 • Aspectos conceituais

Igualdade, no SUS, desse modo, representa uma conquista constitucional e rechaça qualquer distinção ou preconceito em relação à situação social, financeira, educacional, ocupacional, política, cultural, religiosa ou de raça, gênero e sexual. Enquanto princípio do SUS, deve orientar todas suas políticas, programas, serviços e ações.

Integralidade

Como vocábulo da língua portuguesa, a integralidade expressa qualidade, estado de integral, inteiro, completo. Na saúde, o princípio da integralidade envolve diversas visões, ainda que no texto constitucional enfatize o atendimento integral, com prioridade para as ações preventivas, sem prejuízo dos serviços assistenciais (CONASS, 2003).

Pode-se identificar a origem desse princípio na chamada Medicina Integral (*Comprehensive Medicine*), movimento de ideias surgido nos Estados Unidos, que influenciou na criação de Departamentos de Medicina Preventiva e Social nas escolas médicas. Procurava integrar as ações de promoção e de proteção de saúde àquelas referentes à triagem (*screening*), à limitação do dano e à reabilitação. Assim, a Medicina Integral seria aquela capaz de articular cinco "níveis de prevenção" (promoção, proteção, diagnóstico precoce, limitação do dano e reabilitação), considerando o processo saúde-doença (PAIM, 2009).

Antes mesmo do SUS, o Brasil implantou os programas de assistência integral à saúde da mulher e da criança (BRASIL, 1984a; 1984b). Atualmente, a integralidade da atenção compreende, também, a continuidade da assistência em distintos níveis de complexidade do sistema de saúde, seja envolvendo redes assistenciais específicas (redes temáticas), seja definindo linhas de cuidado. Podem ser identificadas pelo menos quatro concepções de integralidade: (1) como integração de ações de promoção, proteção, recuperação e reabilitação da saúde, compondo níveis de prevenção primária, secundária e terciária; (2) como forma de atuação profissional, abrangendo as dimensões biológica, psicológica e social; (3) como garantia da continuidade da atenção nos distintos níveis de complexidade do sistema de serviços de saúde; e (4) como articulação de um conjunto de políticas públicas capazes de incidir sobre as condições de vida e outros determinantes socioambientais da saúde, mediante ação intersetorial.

Ao revisar as reflexões sobre a integralidade, Mattos (2001) identifica três conjuntos de sentidos atribuídos ao termo: como princípio orientador das práticas; como princípio orientador da organização do trabalho; e como princípio orientador da organização das políticas. Assim, os sistemas de serviços de saúde, organizados na perspectiva da integralidade, adotariam as seguintes premissas: primazia das ações de promoção e prevenção;

Parte I • Introdução

garantia de atenção nos três níveis de complexidade da assistência médica; articulação das ações de promoção, prevenção, cura e recuperação; abordagem integral do indivíduo e famílias (GIOVANELLA *et al.*, 2002).

Equidade

A palavra 'equidade' está próxima da 'igualdade', e geralmente elas têm sido admitidas como sinônimos no senso comum. São consideradas um contraponto para as desigualdades, sejam as socioeconômicas, sejam as de saúde. Assim, a Organização Pan-Americana da Saúde (OPAS) distingue a equidade nas condições de saúde como o propósito de diminuir as diferenças evitáveis e injustas, enquanto no que se refere aos serviços de saúde deve expressar acesso e uso, assegurando a atenção em função das necessidades (OPS, 1997).

É possível identificar dois enfoques subjacentes que tentam distinguir a noção de equidade em relação ao conceito de igualdade: o econômico e o da justiça. No enfoque econômico, busca-se a distribuição mais eficiente dos recursos, considerando a justiça distributiva. Já no enfoque centrado na ideia de justiça, considera o igual tratamento para iguais e o tratamento desigual para desiguais (ELIAS, 2005; VIEIRA-DA-SILVA e ALMEIDA FILHO, 2009).

Embora a igualdade seja um valor considerado importante, existiriam situações em que ocorrem grandes desigualdades. Nesse caso, atender igualmente os desiguais poderia resultar na manutenção das desigualdades, de modo que, em relação à distribuição de recursos, a noção de equidade se impõe (CAMPOS, 2006). Admite-se, então, a possibilidade de atender desigualmente os que são desiguais na distribuição de recursos, priorizando aqueles que mais necessitam para poder alcançar a igualdade (COHN, 2005). Muitas ações afirmativas priorizando segmentos da população, como a política de cotas para o ingresso em universidades públicas, ilustram esta "discriminação positiva", ou seja, o tratamento desigual para os desiguais, favorecendo os excluídos, vulneráveis ou sob riscos (PAIM, 2006).

Determinação social e conceito ampliado de saúde

Diversos estudos têm ressaltado a determinação social sobre as condições de saúde, doenças e agravos da população (ALMEIDA FILHO, 2009). Partem da premissa segundo a qual a saúde e a doença na coletividade não podem ser explicadas, exclusivamente, pelas dimensões biológica e ecológica. As reflexões e pesquisas indicavam que os perfis de mortalidade e de morbidade de uma população, particularmente das classes sociais e dos grupos que lhes constituem, eram determinados pela forma como a sociedade organiza a produção e a distribuição dos bens e serviços

2 • Aspectos conceituais

produzidos. Assim, a organização econômica da sociedade determina o modo de vida (condições e estilos de vida) e as condições de trabalho que, em última análise, expressam o estado de saúde de uma população. Cabe lembrar, no entanto, que a não disponibilidade do trabalho, como nas situações de desemprego, subemprego e de precarização, também pode produzir doenças e sofrimento mental.

Desse modo, mesmo reconhecendo a existência e a relevância de fatores físicos, biológicos e ecológicos no aparecimento de doenças, os estudos que enfatizam a determinação social procuram evidenciar a pertinência de um modelo teórico que articule esse conjunto de elementos com as formas de organização da sociedade (PAIM, 1994).

Considerando tais referências, o SUS adota um conceito ampliado de saúde, que também destaca a influência da renda, da educação, da previdência, do saneamento, do trabalho e do lazer, entre os determinantes e os condicionantes do estado de saúde da população. Assim, os determinantes podem ser considerados uma força positiva, que influencia no alcance da saúde, enquanto os condicionantes limitam a atuação dos determinantes e representam uma força negativa.

Nas últimas décadas, os estudos sobre determinantes sociais de saúde (EVANS, MORRIS e MARMOR, 1994) têm sido muito divulgados, a ponto de a Organização Mundial da Saúde (OMS) ter criado uma comissão internacional para sistematizar seus resultados e propor medidas para modificar a situação de saúde, com ênfase na redução das desigualdades. O Brasil foi o primeiro país do mundo que implantou a Comissão Nacional de Determinantes Sociais de Saúde, em 2006, produzindo um relatório analítico e com recomendações entregues ao Ministro da Saúde e ao Presidente da República (CNDSS, 2008).

Práticas de saúde

Embora as palavras 'medicina' e 'prática médica' sejam bem entendidas na linguagem cotidiana, o conceito de 'prática de saúde' nem sempre é claro, até para os profissionais e trabalhadores desse setor. Na linguagem comum, a palavra 'prática' geralmente é compreendida como o contrário da teoria ou, no limite, como uma ação que tem resultados e consequências imediatas e utilitárias sobre a realidade.

No caso do SUS, como um dos resultados do movimento da Reforma Sanitária Brasileira (PAIM, 2015), foi elaborada uma reflexão teórica original, a partir da qual o entendimento de 'prática de saúde' estava vinculado à noção de trabalho, particularmente ao conceito de processo de trabalho. Desse modo, 'prática de saúde' foi entendida como um processo de transformação de um objeto em um produto, com uma visão prévia

Parte I • Introdução

da sua finalidade ou projeto. Para que essa transformação se realize, são necessários meios de trabalho (estetoscópio, termômetro, medicamento, vacinas, hospitais, protocolos etc.) e o desenvolvimento de atividades (trabalho propriamente dito), sob determinadas relações técnicas e sociais. Nessa perspectiva, as práticas de saúde são muito diversificadas, não somente em função da formação específica e da divisão de atividades do trabalho para cada agente (prática de enfermagem, prática odontológica, prática médica etc.), mas sobretudo considerando a diversidade de objetos (doença, acidente, agravo, risco, vulnerabilidade, qualidade de vida etc.) e de instrumentos de trabalho adequados para a aproximação e a transformação do objeto especificado, reconhecido genericamente como necessidades de saúde.

Entendendo as tecnologias (materiais e não materiais) como meios ou instrumentos de trabalho, essa conceituação tem possibilitado discutir e propor mudanças na organização social do trabalho nos serviços e sistemas de saúde (PAIM, 2017).

A partir desses estudos, têm sido elaboradas e experimentadas propostas alternativas de modelos de atenção à saúde como a saúde da família, o acolhimento, a linha de cuidado, a vigilância da saúde, entre outras, a serem discutidas no Capítulo 9.

Público e privado no sistema de saúde

As palavras 'público' e 'privado' aparecem no capítulo saúde da Constituição de 1988 pelo menos em duas oportunidades. Quando se reconhece que saúde é assunto de relevância pública e quando se afirma que é livre à iniciativa privada (CONASS, 2003). Sem entrar no mérito dessa ambiguidade ou contradição, pois tal formulação expressa mais a resultante de um enfrentamento político-ideológico de forças presentes na sociedade e na Constituinte do que uma demonstração de precisão conceitual, é necessário esclarecer alguns significados e sentidos para tais termos.

No senso comum, a palavra 'público' confunde-se com o espaço ao qual todos podem ter acesso ou mesmo que seja de todos. Outros a compreendem como sinônimo de estatal, isto é, referente ao estado, ou o chamado Poder Público e ao governo. Entretanto, o termo 'público' sofre, historicamente, alterações em seu significado, de modo que cientistas políticos e filósofos têm alertado para o fato de que ele não é igual ao estado, ou seja, nem tudo que é estatal é, precisamente, público e nem tudo que é público, necessariamente, corresponde ao estado. No caso do SUS, não obstante sua natureza pública reconhecida nas normas legais, ele vincula-se a um estado em que não prevalece o interesse público, sendo historicamente dominado ou disputado por empresários, corporações, *lobby*, grupos políticos, igrejas, mídias, entre outros.

2 • Aspectos conceituais

A palavra 'privado' muitas vezes remete à vida particular de cada pessoa, à família ou, mais especialmente, à propriedade privada. Esta é traduzida em diversas oportunidades como 'iniciativa privada', tal como referida na Constituição. Nesse sentido, 'privado' pode ser entendido como aquilo que priva outros. Assim, um serviço de saúde privado, muitas vezes chamado de particular, é de uso privativo daqueles que podem pagar – e não dos que têm necessidades ou direitos.

No caso do Brasil, apesar da sigla SUS, o sistema de saúde não é único. Tem uma parte estatal, composta por estabelecimentos e serviços pertencentes à União, aos estados, ao Distrito Federal e aos municípios, incluindo fundações e autarquias, e outra privada, com fins formalmente lucrativos ou não, como consultórios, clínicas e laboratórios particulares ou, ainda, hospitais privados, filantrópicos ou beneficentes, além de certas operadoras de planos e seguros de saúde.

Promoção e proteção da saúde: prevenção de doenças, agravos e riscos no SUS

Além da assistência médica, incluindo consultas, exames diagnósticos, atendimentos de urgência e emergência, internações e medicamentos, já de amplo conhecimento público, o SUS realiza um conjunto de medidas no âmbito do setor saúde, na comunidade, nos territórios e em parceria com outros setores (ação intersetorial) visando à promoção da saúde, à proteção da saúde e à prevenção de doenças e riscos.

Promover saúde supõe impulsionar, fomentar, originar, gerar. Diz respeito a medidas inespecíficas, que não se dirigem a doenças ou agravos determinados, mas visam aumentar a saúde e o bem-estar, como educação, emprego, habitação, renda, alimentação, paz, segurança, lazer, seguridade social, saneamento, atividade física, transporte, meio ambiente saudável, entre outros, as quais exigem a autonomia e o protagonismo dos sujeitos. A maioria desses determinantes e condicionantes dos níveis de saúde é reconhecida pelo arcabouço legal do SUS.

A promoção da saúde requer o fortalecimento da capacidade individual e coletiva, para lidar com a multiplicidade de determinantes e condicionantes da saúde. Assim, tais ações destinam-se a garantir às pessoas e à coletividade condições de bem-estar físico, mental e social.

'Proteger', no sentido comum, é defender alguém ou uma população ou afastar de algum perigo, real ou potencial. A proteção à saúde envolve medidas específicas, mas de caráter coletivo, que reduzem ou eliminam o risco de adoecimento, violências ou de acidentes. Assim, o abastecimento de água; o destino adequado dos dejetos; o controle da qualidade do ar, de alimentos, medicamentos e agrotóxicos; o manejo de substâncias e

Parte I • Introdução

produtos radioativos; a autorização para determinadas construções e obras públicas etc. representam medidas de proteção da saúde.

Muitas dessas medidas, que constituem a área da vigilância sanitária, podem ser tomadas mesmo sem o conhecimento epidemiológico preciso para calcular riscos. Nesse caso, nem sempre a epidemiologia representa a disciplina acionada para definir ou estimar um dado risco. Podem ser utilizadas a engenharia, a toxicologia, a química, a ecologia, o direito, entre outras.

Em situações como o uso de transgênicos na agricultura ou de telefones celulares, nos quais ainda não estão suficientemente estabelecidas as evidências científicas de seus possíveis malefícios, pode-se recorrer ao "princípio da precaução" (BRASIL, 2012), evitando o uso disseminado ou exagerado, até que a ciência produza os conhecimentos científicos pertinentes.

'Prevenir' é um verbo que sugere preparar, chegar antes, impedir que algo aconteça ou se realize. No âmbito da saúde, prevenção significa ação antecipada, baseada no conhecimento da história natural de cada doença, para tornar seu progresso improvável. Assim, a prevenção de doenças, agravos e riscos requer conhecimento epidemiológico para o controle e a redução do aparecimento e do risco de doenças.

Muitos programas de saúde e projetos de prevenção e educação baseiam-se na informação científica e em recomendações técnicas e normativas, para evitar que as doenças ocorram ou mesmo para reduzir sua propagação. No âmbito do SUS, tais ações compõem o sistema de vigilância epidemiológica, que procura articular a análise e o monitoramento da situação de saúde, a notificação e a investigação de casos e epidemias, a adoção de medidas de controle e a implementação de programas especiais, como o Programa Nacional de Imunizações (PNI) ou o Programa Nacional de Controle da Dengue.

Este conjunto de intervenções voltadas para o controle de danos e riscos, bem como as que tomam como foco os determinantes socioambientais, seja no território (Vigilância Ambiental), seja no ambiente de trabalho (Saúde do Trabalhador), apoiadas por laboratórios de saúde pública, é denominado 'Vigilância em Saúde', conforme exposto no Capítulo 14.

Considerações finais

Os conceitos e teorias podem ser considerados, também, meios de trabalho de profissionais que realizam práticas de saúde. Além de facilitarem a comunicação e possibilitarem o desenvolvimento de uma aptidão crítica face à realidade sanitária, contribuem para a formulação de perguntas e a busca de soluções para os problemas identificados na situação de saúde. Assim, o presente capítulo buscou refletir e sistematizar alguns termos e conceitos úteis para a compreensão do SUS, mas que podem ser retomados, oportunamente, nos capítulos seguintes, de modo mais profundo ou abrangente.

2 • Aspectos conceituais

Mesmo sem desenvolver um trabalho teórico e sem explorar, suficientemente, o conhecimento já produzido por pesquisas acerca do SUS, cabe sublinhar a existência de uma distinção entre um conceito e uma palavra, ou mesmo uma expressão comum. Como foi ressaltado, uma palavra comum é usada no cotidiano e, diante de alguma dificuldade na compreensão de seu significado, pode ser consultado um dicionário. Já um conceito corresponde a uma ideia bem elaborada, a partir de uma palavra ou expressão verbal desenvolvida em um campo de estudos. Quando um conceito parte de uma palavra comum, as discussões e reflexões produzidas geram novos significados e sentidos, para sua operacionalização em um dado campo de saber e no âmbito de práticas específicas. Desse modo, os conceitos apresentam pelo menos seis funções na produção e difusão de conhecimentos: comunicar, organizar, generalizar, comparar, problematizar e aprofundar (BARROS, 2016).

Considerando o SUS um sistema complexo, seus aspectos conceituais necessitam ser compreendidos para facilitar o entendimento entre os sujeitos que nele trabalham e, especialmente, entre aqueles que representam sua razão de ser: as cidadãs e os cidadãos. Constituem sujeitos de direitos que apresentam necessidades humanas vinculadas à redução do sofrimento, ao adiamento da morte, ao alívio da dor, à prevenção, ao acolhimento, ao cuidado, à cura, ao bem-estar, à alegria de viver e à felicidade.

Referências

ALMEIDA FILHO, N. A problemática teórica da determinação social da saúde: nota breve sobre desigualdades em saúde como objeto de conhecimento. **Saúde Debate**, v. 33, n. 83, p. 349-370, 2009.

BARROS, J.D. **Os conceitos**: seus usos nas ciências humanas. Petrópolis: Vozes; 2016.

BRASIL. Ministério do Meio Ambiente. **Princípio da Precaução**. Brasília, DF: Ministério do Meio Ambiente; 2012. Disponível em: http://www.mma.gov.br/clima/protecao-da-camada-de-ozonio/item/7512

_____. Ministério da Saúde. **Assistência integral à saúde da criança**: *ações básicas*. Brasília, DF: Centro de Documentação; 1984a. Série B. Textos Básicos de Saúde, 7. Disponível em: http://bvsms.saude.gov.br/bvs/publicacoes/assistencia_integral_saude_crianca.pdf

_____. Ministério da Saúde. Divisão Nacional de Saúde Materno-Infantil. **Assistência integral à saúde da mulher**: bases de ação programática. Brasília, DF: Centro de Documentação; 1984b. Série B. Textos Básicos de Saude, 6. Disponível em: http://bvsms.saude.gov.br/bvs/publicacoes/assistencia_integral_saude_mulher.pdf

CAMPOS, G.W. Reflexões temáticas sobre equidade em saúde: o caso do SUS. **Saúde e Sociedade**, v. 15, n. 2, p. 23-33, 2006.

Parte I • Introdução

COHN, A. Equidade, saúde e critérios para alocação de recursos. **Ciências e Saúde Coletiva**, v. 10, n. 2, p. 287-288, 2005.

COMISSÃO NACIONAL DE DETERMINANTES SOCIAIS DE SAÚDE (CNDSS). **As causas sociais das iniqüidades em saúde no Brasil**. Rio de Janeiro: Fiocruz; 2008. Disponível em: http://bvsms.saude.gov.br/bvs/publicacoes/causas_sociais_iniquidades.pdf

CONSELHO NACIONAL DE SECRETÁRIOS DE SAÚDE (CONASS). **Legislação do SUS**. Programa de informação e apoio técnico às novas equipes gestoras estaduais do SUS de 2003. Brasília, DF: CONASS; 2003. Disponível em: http://bvsms.saude.gov.br/bvs/publicacoes/progestores/leg_sus.pdf

ELIAS, P.E. A utilização da noção de eqüidade na alocação de recursos em tempos do pensamento (neo)liberal: anotações para o debate. **Ciência & Saúde Coletiva**, v. 10, n. 2, p. 289-292, 2005.

EVANS, R.G.; BAREN, M.L.; MARMOR, T.R., eds. **Why are some people healthy and others not?** The determinants of health of populations. Hawthorne: Aldine de Gruyter, 1994.

GIOVANELLA, L.; *et al*. Sistemas municipais de saúde e a diretriz da integralidade da atenção: critérios para avaliação. **Saúde em Debate**, v. 26, n. 60, p. 37-61, 2002.

MATTOS, R.A. "Os sentidos da integralidade: algumas reflexões acerca dos valores que merecem ser definidos". In: PINHEIRO, R.; MATTOS, R.A., org. **Os sentidos da integralidade na atenção e no cuidado à saúde**. Rio de Janeiro: UERJ/IMS/ABRASCO; 2001. p.39-64.

NORONHA, J.C. de. Cobertura universal de saúde: como misturar conceitos, confundir objetivos, abandonar princípios. **Cadernos de Saúde Pública**, v. 29, n. 5, p. 847-849, 2013.

ORGANIZACIÓN PANAMERICANA DE LA SALUD (OPS). **La cooperación de la Organización Panamericana de la Salud ante los procesos de reforma del sector salud**. Washington: OPS; 1997.

PAIM, J.S. "Da teoria do processo de trabalho em saúde aos modelos de atenção". In: SANTOS, L.; AYRES, J.R., org. **Saúde, sociedade & história**. Ricardo Bruno Mendes-Gonçalves. São Paulo/Porto Alegre: Hucitec/Rede Unida; 2017. p. 375-392.

_____. **O que é o SUS**: e-book interativo. Rio de Janeiro: Fiocruz; 2015.

_____. "Vigilância da Saúde: tendências de reorientação de modelos assistenciais para a promoção da saúde". In: CZERESNIA, D., org. **Promoção da Saúde**: conceitos, reflexões, tendências. Rio de Janeiro: Fiocruz; 2009. p. 165-181.

_____. Equidade e reforma em sistemas de serviços de saúde: o caso do SUS. **Saúde e Sociedade**, v. 15, n. 2, p. 34-46, 2006.

_____. "Saúde e estrutura social: introdução ao estudo dos determinantes sociais da saúde". In: SILVA, L.M.V., org. **Saúde coletiva**: textos didáticos. Salvador: Centro Editorial e Didático da UFBA; 1994. p. 35-45.

VIEIRA-DA-SILVA, L.M.; ALMEIDA FILHO, N. Equidade em saúde: uma análise crítica de conceitos. **Cadernos de Saúde Pública**, v. 25, p. S217-S226, 2009.

3

Aspectos jurídico-normativos

Yara Oyram Ramos Lima

Introdução

A inscrição do Direito à saúde e a instituição do Sistema Único de Saúde (SUS) na Constituição de 1988 não aconteceram de forma aleatória, mas como reflexo de lutas e discussões de grupos que pensaram e, acima de tudo, criaram as possibilidades para transformar o projeto em ação. Entre os fatos que possibilitaram a institucionalização do SUS, tem-se como marco o documento *A Questão Democrática na Área da Saúde*, apresentado pelo Centro Brasileiro de Estudos da Saúde (Cebes) no I Simpósio de Política Nacional de Saúde, da Câmara dos Deputados, em 1979, e o *Relatório Final da 8ª Conferência Nacional de Saúde*, conforme Capítulo 1 deste livro. Neste sentido, a primeira proposta para o sistema de saúde brasileiro, como hoje conhecemos, configurou-se quase uma década antes da criação da Comissão Nacional da Reforma Sanitária, que contribuiu para a formulação inscrita posteriormente pelo constituinte, na Constituição Federal Brasileira (BRASIL, 1988).

Apesar de parecer um longo período para organização de uma instituição no estado, os processos sociais demandam tempo e ajustes/adequações em conjunturas específicas. Para a formulação e a inscrição de um direito ou sistematização jurídica de determinado tema, aguarda-se, da sociedade, uma valoração sobre o fato reiterado e, só a partir desta 'apreciação social', é que o estado, por meio dos seus poderes (Executivo, Legislativo e Judiciário), direciona-se ou não para regular, legislar, fiscalizar e dar conta de determinados fatos (REALE, 2005; ALENCAR, 2017). Não se deve ignorar que a inscrição de um direito ou dever no ordenamento jurídico implica em disputas de poder, que podem se valer de instrumentos juridicamente adequados, mas não respaldados socialmente. Desse modo, este capítulo aborda os principais regramentos que apresentam questões relacionadas à saúde, partindo da Constituição Federal de 1988, inscrita

Parte I • Introdução

no ordenamento jurídico, diante da valoração social dada aos fatos relacionados à saúde da coletividade.

Relações entre a 8ª Conferência Nacional de Saúde e a Constituição Federal de 1988

A década de 1980 foi um período de intensa participação popular e redemocratização do estado brasileiro, o que não significa que toda a população brasileira tinha o mesmo ideal e as mesmas perspectivas sobre o futuro deste estado ou no tocante a implementação de um sistema de saúde público, universal e gratuito. O *Relatório Final da 8ª Conferência Nacional de Saúde* se refere à consolidação de trabalho de 135 grupos, durante 3 dias, com pautas sobre saúde como direito, reformulação do sistema nacional de saúde e financiamento setorial. Segundo consta no relatório, o processo de atividades foi "altamente participativo, democrático e representativo", nesta que foi a primeira conferência, que abriu espaço para a participação da população, na qual foi mencionado "alto grau de consenso" no tocante às questões centrais debatidas, apesar de uma gama de distintas propostas sobre a implementação (BRASIL, 1986).

Destaca-se, no relatório, a compreensão de que as propostas de modificação do setor saúde naquele momento iam além de reformas pontuais na estrutura organizativa do estado, mas exigiam, inclusive, melhor entendimento do próprio objeto: a saúde não poderia ser entendida como antes, sendo necessário discutir um "conceito ampliado de saúde" e rever "conceitos de promoção, proteção e recuperação", conforme tratado no Capítulo 2 deste livro (BRASIL, 1986).

Ainda sobre consensos, vale lembrar que, durante a 8ª Conferência Nacional de Saúde (CNS), foram intensas a discussão e a mobilização sobre a proposta da estatização imediata, que resultou no entendimento sobre a necessidade de "fortalecimento e expansão do setor público". Tal escolha pode ter configurado uma das perdas neste processo, pois esta ousadia poderia ter constituído processos distintos dos que abaixo apresentaremos (BRASIL, 1986).

Como resultado do projeto da Reforma Sanitária Brasileira e do momento de democratização ímpar pelo qual passou o Brasil na década de 1980, foram conquistados espaços significativos de validação do direito à saúde na Constituição de 1988, que vão além do capítulo específico desta matéria. Nessa legislação, o tema da saúde ultrapassa os artigos do capítulo específico sobre seguridade social, em sua seção referente à saúde, estando ali disperso em vários trechos da lei magna, como elementos constitutivos e validadores da matéria, desde a organização do preâmbulo até o capítulo referente à saúde.

3 • Aspectos jurídico-normativos

No preâmbulo, a inscrição sobre direitos sociais demonstra a validade/ importância que o constituinte concede ao tema:

Nós, representantes do povo brasileiro, reunidos em Assembleia Nacional Constituinte para instituir um Estado Democrático, destinado a assegurar o exercício dos direitos sociais e individuais, a liberdade, a segurança, o bem-estar, o desenvolvimento, a igualdade e a justiça como valores supremos de uma sociedade fraterna, pluralista e sem preconceitos, fundada na harmonia social e comprometida, na ordem interna e internacional, com a solução pacífica das controvérsias, promulgamos, sob a proteção de Deus, a seguinte CONSTITUIÇÃO DA REPÚBLICA FEDERATIVA DO BRASIL. (BRASIL, 1988)

No título referente aos Princípios Fundamentais da Constituição de 1988, a República Federativa do Brasil é descrita como a união indissolúvel dos estados, dos municípios e do Distrito Federal, que se constitui como um Estado Democrático de Direito que tem como fundamentos relacionados diretamente à saúde os incisos II e III, no tocante à cidadania e à dignidade da pessoa humana, ressaltando, em parágrafo único, que "Todo o poder emana do povo, que o exerce por meio de representantes eleitos ou diretamente, nos termos desta Constituição". Em seu Art. 1°, a constituição também estabelece as bases das principais formas de participação dos cidadãos no estado brasileiro (BRASIL, 1988).

O Art. 3° da Constituição de 1988, sobre os objetivos fundamentais da República Federativa do Brasil, aborda, em todos seus incisos, questões que podem ser relacionadas com a saúde de forma direta ou indireta, inclusive algumas que fazem relação com o próprio SUS, como nos incisos I, sobre construir uma sociedade livre, justa e solidária, que diz que nenhuma outra proposta envolve mais solidariedade na prestação de suas atividades do que os serviços públicos de saúde que se ofertam indistintamente até mesmo aos estrangeiros, entendidos como seres humanos passíveis de dignidade e respeito em qualquer espaço geográfico que estejam; II, sobre garantir o desenvolvimento nacional, segundo o qual o desenvolvimento aqui é posto de forma genérica, e ainda que a nossa mente esteja condicionada, por estar colonizada pelos pressupostos capitalistas, a entender que desenvolvimento se relaciona prioritariamente com questões econômicas, há que se ressaltar, que elementos sociais, entre eles a saúde, são de fundamentais importância para o alcance deste objetivo; III, sobre erradicar a pobreza e a marginalização, e reduzir as desigualdades sociais e regionais, que implica na discussão sobre os direitos sociais, entre eles o direito à saúde para população, o que se vincula ao próximo inciso, o IV, que estabelece promoção do bem de todos, sem preconceitos de origem, raça, sexo, cor, idade e quaisquer outras formas de discriminação.

Parte I • Introdução

Os Direitos Sociais têm um capítulo próprio na Constituição de 1988, no Art. 6º, e são citados como "a educação, a saúde, a alimentação, o trabalho, a moradia, o transporte, o lazer, a segurança, a previdência social, a proteção à maternidade e à infância, a assistência aos desamparados". Para além deste capítulo, o constituinte organizou um título sobre a Ordem Social, que tem por base o primado do trabalho e, como objetivo, o bem--estar e a justiça social (Art. 193), dividindo-se em capítulos, dos quais importa tratar, neste texto, sobre o da seguridade social que "compreende um conjunto integrado de ações de iniciativa dos Poderes Públicos e da sociedade, destinadas a assegurar os direitos relativos à saúde, à previdência e à assistência social" (Art. 194).

Os objetivos da seguridade social inscritos na constituição ora referem à previdência, ora à saúde e, ainda, à assistência, visto que estes três elementos possuem características distintas, como detalhado abaixo:

• Universalidade da cobertura e do atendimento (saúde).

• Uniformidade e equivalência dos benefícios e serviços às populações urbanas e rurais (saúde/previdência).

• Seletividade e distributividade na prestação dos benefícios e serviços (previdência/assistência).

• Irredutibilidade do valor dos benefícios (previdência).

• Equidade na forma de participação no custeio (previdência).

• Diversidade da base de financiamento (saúde/assistência/previdência).

• Caráter democrático e descentralizado da administração, mediante gestão quadripartite, com participação dos trabalhadores, dos empregadores, dos aposentados e do Governo nos órgãos colegiados (previdência).

Segundo o relatório da 8ª CNS, a proposta era separar totalmente a saúde da previdência, mas a escolha da Assembleia Constituinte foi pela organização da seguridade social com um orçamento único para suas instâncias de previdência, conforme a Lei da Previdência Social (lei 8.213/91), saúde e assistência, segundo a Lei Orgânica da Assistência Social (lei 8.742/93) (BRASIL, 1991; 1993). Apesar de fazer todo sentido, a seguridade social (GLOSSÁRIO DE ANÁLISE POLÍTICA EM SAÚDE, s/d), como avanço no que se refere à proteção social, posto que apresenta a cidadania universal e não mais invertida ou regulada (FLEURY e OUVERNEY, 2012), na inscrição constitucional, as três distintas instâncias são regidas por lógicas distintas. A previdência é eminentemente retributiva, e não há que se falar em aposentadoria e nem em benefícios previdenciários sem contribuição e prazos de carências. Em sentido oposto, encontra-se a assistência social, que se propõe a organizar o sistema para proteger aqueles

3 • Aspectos jurídico-normativos

que não conseguem se valer dos benefícios previdenciários ou sustento mínimo condizente com a dignidade humana; neste mesmo bojo, consta a saúde guiada pela gratuidade e universalidade para a oferta das ações e serviços. A observação é relevante, pela distinção dos três componentes, que ainda assim foram agrupados e vinculados a um mesmo orçamento, o da seguridade social (Art. 198).

O orçamento da seguridade social é financiado por toda a sociedade, de forma direta e indireta, por meio de recursos dos orçamentos da União, dos estados, do Distrito Federal e dos municípios, e das contribuições sociais. Entretanto, os componentes da seguridade devem se organizar separadamente, tendo em vista as metas e prioridades estabelecidas na Lei de Diretrizes Orçamentárias (LDO), assegurada a cada área a gestão de seus recursos. A pessoa jurídica em débito com o sistema da seguridade social não poderá contratar com o Poder Público nem dele receber benefícios ou incentivos fiscais ou creditícios (Art. 195).

A saúde é declarada como

> direito de todos e dever do Estado, garantido mediante políticas sociais e econômicas que visem à redução do risco de doença e de outros agravos e ao acesso universal e igualitário às ações e serviços para sua promoção, proteção e recuperação (Art. 196).

As ações e os serviços de saúde são de relevância pública, cabendo ao poder público dispor sobre sua regulamentação, fiscalização e controle, e devendo sua execução ser feita diretamente ou por meio de terceiros, pessoa física ou jurídica de direito privado (Art. 197). Relevância pública é o interesse primário do estado no tema que corresponde à garantia plena do direito à saúde. Suas ações e seus serviços essenciais se atêm à indisponibilidade do direito à saúde pelo estado e pelos indivíduos (FERRAZ, DE VASCONCELLOS e BENJAMIN, 2004).

A qualificação de 'relevância pública' para as ações e os serviços de saúde refere a necessidade de que estas questões tenham prioridade em seu curso frente aos demais direitos sociais, o que não enseja hierarquia entre estes direitos. Ressalte-se que a Constituição Federal de 1988 insere um elemento completamente novo na estrutura administrativa brasileira, que foi o SUS, e, nesse sentido, as ações relacionadas a esta organização exigiam celeridade e prioridade por parte do estado, o que também pode ter contribuído para esta qualificação estabelecida pelo constituinte (FERRAZ, DE VASCONCELLOS e BENJAMIN, 2004).

Os artigos seguintes da constituição tratam das ações e dos serviços públicos de saúde como integrantes de uma rede regionalizada e hierarquizada, estabelecendo as diretrizes de descentralização, com direção única em cada esfera de governo; atendimento integral, com prioridade

Parte I • Introdução

para as atividades preventivas, sem prejuízo dos serviços assistenciais; e participação da comunidade (Art. 198), conforme Capítulo 18 deste livro.

Também estabeleceu que pode ser realizada pela iniciativa privada participação complementar do SUS, preferencialmente por entidades filantrópicas e as sem fins lucrativos, seguindo as diretrizes do sistema de saúde e mediante contrato de direito público ou convênio (Art. 199).

Exceto para casos previstos em lei, foi vedada a participação, direta ou indireta, de empresas ou capitais estrangeiros na assistência à saúde no país. Em 2015, a lei 13.097 inseriu na lei 8.080/90 (BRASIL, 1990d) a possibilidade de as atividades de apoio à assistência à saúde que são desenvolvidas pelos laboratórios de genética humana, produção e fornecimento de medicamentos e produtos para saúde, laboratórios de análises clínicas, anatomia patológica e de diagnóstico por imagem serem livres à participação direta ou indireta de empresas ou de capitais estrangeiros. Importou ao legislador vedar a comercialização de órgãos, tecidos e substâncias humanas e estabelecer a necessidade de legislação posterior para regular questões relativas a transplante, segundo a lei 9.434/97 regulamentada pelo decreto 9.175/2017, pesquisa e tratamento, bem como coleta, processamento e transfusão de sangue e seus derivados (Art. 199), conforme lei 10.205/2001 (BRASIL, 2001b).

No sentido da efetivação do direito à saúde, o Art. 200 estabeleceu atribuições do SUS, que são desenvolvidas em capítulos próprios sobre os temas:

> controle e fiscalização de procedimentos, produtos e substâncias de interesse para a saúde, bem como participação na produção de medicamentos, equipamentos, imunobiológicos, hemoderivados e outros insumos; execução das ações de vigilância sanitária e epidemiológica e de saúde do trabalhador; formação de recursos humanos na área de saúde; participação na formulação da política e da execução das ações de saneamento básico; incentivo ao desenvolvimento científico e tecnológico e a inovação na área de saúde; controle de alimentos, compreendido o controle de seu teor nutricional, bem como bebidas e águas para consumo humano e da produção, transporte, guarda e utilização de substâncias e produtos psicoativos, tóxicos e radioativos; e colaboração na proteção do meio ambiente, nele compreendido o do trabalho (BRASIL, 1988).

A década de 1980 se encerra com o marco da inscrição do direito à saúde na constituição e com grande tarefa da viabilização da efetivação deste direito, que o estado brasileiro, após o período constituinte, organizou no ordenamento jurídico. A continuidade deste processo demonstra que as dificuldades não se limitaram a conseguir inscrever o direito à saúde na constituição, mas apresentam-se como crônicas, valendo o clichê de 'ganhar a batalha, mas não a guerra'. Segundo o relatório da 8ª CNS, o direito à saúde não deve ser materializado apenas no texto constitucional, mas se faz

3 • Aspectos jurídico-normativos

necessária sua incorporação nas demais políticas de estado, a fim de que seja resguardada a possibilidade de efetivação do exercício deste direito, inclusive possibilitando a participação social na discussão atinente à implementação.

Anos 2000 e desdobramentos recentes

A Emenda Constitucional (EC) 29/2000 (BRASIL, 2000a) foi originalmente a Proposta de Emenda Constitucional (PEC) 82/1995, feita por Carlos Mosconi. Esta emenda alterou os artigos da Constituição Federal, acrescentou artigo ao Ato das Disposições Constitucionais Transitórias (ADCT), para assegurar os recursos mínimos para o financiamento das ações e serviços públicos de saúde – Conselho Nacional de Saúde (CNS), pela resolução 322/2003, e regulamentou o parágrafo 3° do Art. 198 da Constituição Federal até a publicação da lei complementar 141/2012. O ADCT é norma constitucional, que visa assegurar a harmonia da transição do regime constitucional anterior (1969) para o novo regime (1988) e possui regras de caráter transitório, cuja eficácia jurídica é exaurida assim que ocorre a situação prevista. Ressalta-se que, por um longo período, não se tinha a definição clara sobre o que seriam os serviços públicos de saúde, o que permitia aos gestores justificar as mais distintas aplicações dos recursos destinados à saúde, dada a ampla possibilidade de nexo de causalidade que permite o tema.

Esta emenda buscou solucionar o problema da falta de regramento no ordenamento jurídico brasileiro, de modo a obrigar os entes federativos a investirem nas ações e nos serviços de saúde valores específicos. Desse modo, a EC 29/2000 estabeleceu os porcentuais mínimos de recursos a serem investidos nas ações e serviços públicos de saúde, que se convencionou chamar 'piso', que podem ser reavaliados a cada 5 anos (CAMPELLI E CALVO, 2007). A EC29 gerou sentimentos paradoxais de vitória, pela possibilidade de organização destes recursos, e de insatisfação, pela análise da insuficiência dos recursos calculados, diante da defasagem dos recursos a serem aplicados segundo a proposta, pois fora aprovada mais de 10 anos após a instituição do SUS.

A lei complementar 141/2012 (BRASIL, 2012) regulamenta o parágrafo 3° do Art. 198 da Constituição Federal de 1988 para

> dispor sobre os valores mínimos a serem aplicados anualmente pela União, Estados, Distrito Federal e Municípios em ações e serviços públicos de saúde; e estabelece os critérios de rateio dos recursos de transferências para a saúde e as normas de fiscalização, avaliação e controle das despesas com saúde.

Um avanço significativo neste regulamento foi o regramento do que pode ser entendido como 'gasto em saúde', visto que, anteriormente,

Parte I • Introdução

qualquer gasto do estado/município poderia estabelecer nexo de causalidade com a saúde.

Segundo esta lei, Art. 3º, as ações e serviços públicos de saúde referem a

vigilância em saúde, incluindo a epidemiológica e a sanitária; atenção integral e universal à saúde em todos os níveis de complexidade, incluindo assistência terapêutica e recuperação de deficiências nutricionais; capacitação do pessoal de saúde do SUS; desenvolvimento científico e tecnológico e controle de qualidade promovidos por instituições do SUS; produção, aquisição e distribuição de insumos específicos dos serviços de saúde do SUS, tais como: imunobiológicos, sangue e hemoderivados, medicamentos e equipamentos médico-odontológicos; saneamento básico de domicílios ou de pequenas comunidades, desde que seja aprovado pelo Conselho de Saúde do ente da federação financiador da ação; saneamento básico dos distritos sanitários especiais indígenas e de comunidades remanescentes de quilombos; manejo ambiental vinculado diretamente ao controle de vetores de doenças; investimento na rede física do SUS, incluindo a execução de obras de recuperação, reforma, ampliação e construção de estabelecimentos públicos de saúde; remuneração do pessoal ativo da área de saúde; ações de apoio administrativo realizadas pelas instituições públicas do SUS e imprescindíveis à execução das ações e serviços públicos de saúde; e gestão do sistema público de saúde e operação de unidades prestadoras de serviços públicos de saúde.

De acordo com o Art. 4º, não constituem despesas com ações e serviços públicos de saúde, para fins de apuração dos porcentuais mínimos da legislação, os gastos decorrentes de

pagamento de aposentadorias e pensões, inclusive dos servidores da saúde; pessoal ativo da área de saúde quando em atividade alheia à referida área; assistência à saúde que não atenda ao princípio de acesso universal; merenda escolar e outros programas de alimentação, ainda que executados em unidades do SUS, ressalvando-se casos recuperação de deficiências nutricionais; saneamento básico; limpeza urbana e remoção de resíduos; preservação e correção do meio ambiente; ações de assistência social; obras de infraestrutura; e ações e serviços públicos de saúde custeados com recursos distintos dos especificados na base de cálculo definida nesta Lei Complementar ou vinculados a fundos específicos distintos daqueles da saúde.

A PEC do orçamento impositivo teve sua primeira proposta em 2000, por meio do Senador Antônio Carlos Magalhães (PEC22/2000), e foi transformada em PEC353/2013, que gerou outras duas propostas, a PEC359/2013 (arquivada) e a PEC358/2013. Esta última foi aprovada como EC86/2015 (BRASIL, 2015), que alterou os Art. 165, 166 e

3 • Aspectos jurídico-normativos

198 da constituição, "para tornar obrigatória a execução da programação orçamentária". Por meio de liminar, foi suspensa a eficácia dos Art. 2° e 3° EC86/2015, justificada na violação dos direitos à vida e à saúde e aos princípios da vedação de retrocesso social e da proporcionalidade, bem como no descumprimento do dever de progressividade na concretização dos direitos sociais, assumido pelo Brasil em tratados internacionais (STF, 2017; GLOSSÁRIO DE ANÁLISE POLÍTICA EM SAÚDE, s/d)

Outra situação recente, foi a proposta de teto dos gastos públicos, de autoria do Executivo, por meio da PEC241/2016, assinada eletronicamente por Henrique de Campos Meirelles e Dyogo Henrique de Oliveira, e aprovada como EC95/2016 (BRASIL, 2016) que alterou o ADCT, para instituir o Novo Regime Fiscal. Essas duas EC se configuram como explícitos retrocessos para as políticas sociais.

A legislação ordinária

A Lei Orgânica da Saúde (BRASIL, 1990d) dispõe sobre as condições de promoção, proteção e recuperação da saúde; e da organização e funcionamento dos serviços, definindo saúde como direito fundamental do ser humano "devendo o Estado prover as condições indispensáveis ao seu pleno exercício". Para tanto, cabe ao estado formular e executar políticas econômicas e sociais que visem à redução de riscos de doenças e de outros agravos, e estabelecer as condições para o acesso universal e igualitário às ações e aos serviços, para sua promoção, proteção e recuperação (Art. 2°).

Apesar de a lei apresentar que o dever do estado não exclui o das pessoas, da família, das empresas e da sociedade, compreende-se que o estado tem preponderância nessa relação, pois tem por objetivo estabelecer as estruturas, a fim de que as organizações social e econômica do país respeitem os determinantes e condicionantes da saúde como "a alimentação, a moradia, o saneamento básico, o meio ambiente, o trabalho, a renda, a educação, a atividade física, o transporte, o lazer e o acesso aos bens e serviços essenciais" (Art. 3°).

Nessa lei, o SUS é descrito como

> um conjunto de ações e serviços de saúde, prestados por órgãos e instituições públicas federais, estaduais e municipais, da Administração direta e indireta e das fundações mantidas pelo Poder Público, incluindo instituições públicas dos entes federados de controle de qualidade, pesquisa e produção de insumos, medicamentos, inclusive, de sangue e hemoderivados, e de equipamentos para saúde (Art. 4°).

Havendo insuficiente cobertura assistencial para a população de uma determinada área, o SUS pode recorrer aos serviços ofertados pela

Parte I • Introdução

iniciativa privada de forma complementar, por meio de contrato ou convênio, observadas, a respeito, as normas de direito público. Nestes casos, as entidades filantrópicas e as sem fins lucrativos têm preferência (Art. 4º). Como estabelecido no Art. 200 da Constituição Federal de 1988, as ações relacionadas ao SUS incluem a

execução de ações de vigilância sanitária; de vigilância epidemiológica; de saúde do trabalhador; e de assistência terapêutica integral, inclusive farmacêutica; a participação na formulação da política e na execução de ações de saneamento básico; a ordenação da formação de recursos humanos na área de saúde; a vigilância nutricional e a orientação alimentar; a colaboração na proteção do meio ambiente, nele compreendido o do trabalho; a formulação da política de medicamentos, equipamentos, imunobiológicos e outros insumos de interesse para a saúde e a participação na sua produção; o controle e a fiscalização de serviços, produtos e substâncias de interesse para a saúde; a fiscalização e a inspeção de alimentos, água e bebidas para consumo humano; a participação no controle e na fiscalização da produção, transporte, guarda e utilização de substâncias e produtos psicoativos, tóxicos e radioativos; o incremento, em sua área de atuação, do desenvolvimento científico e tecnológico; a formulação e execução da política de sangue e seus derivados (Art. 6º).

Vigilância sanitária é considerada como uma das faces mais complexas da organização sanitária brasileira (COSTA e SOUTO, 2014). A vigilância sanitária é descrita pela lei 8.080/90 como "um conjunto de ações capaz de eliminar, diminuir ou prevenir riscos à saúde e de intervir nos problemas sanitários decorrentes do meio ambiente, da produção e circulação de bens e da prestação de serviços de interesse da saúde". Inclui controle de bens de consumo e da prestação de serviços que se relacionam direta ou indiretamente com a saúde.

As ações e os serviços públicos ou privados que integram o SUS seguem as diretrizes de descentralização, com direção única em cada esfera de governo; atendimento integral, com prioridade para as atividades preventivas, sem prejuízo dos serviços assistenciais; e participação da comunidade (Art. 198 da Constituição Federal). Segundo a Lei Orgânica da Saúde, adotam os seguintes princípios (inserção do texto, conforme lei 12.845/2013, que dispõe sobre o atendimento obrigatório e integral de pessoas em situação de violência sexual):

universalidade de acesso aos serviços; integralidade de assistência, autonomia das pessoas na defesa de sua integridade física e moral, bem como o respeito ao direito à informação, às pessoas assistidas, sobre sua saúde; igualdade da assistência à saúde; divulgação de informações quanto ao potencial dos serviços de saúde e a sua utilização pelo usuário; utilização

3 • Aspectos jurídico-normativos

da epidemiologia para o estabelecimento de prioridades, a alocação de recursos e a orientação programática; participação da comunidade; descentralização político-administrativa, com direção única em cada esfera de governo; integração em nível executivo das ações de saúde, meio ambiente e saneamento básico; conjugação dos recursos financeiros, tecnológicos, materiais e humanos dos entes federados na prestação de serviços de assistência à saúde da população; capacidade de resolução dos serviços em todos os níveis de assistência; e organização dos serviços públicos; organização de atendimento público específico e especializado para mulheres e vítimas de violência doméstica em geral, que garanta, entre outros, atendimento, acompanhamento psicológico e cirurgias plásticas reparadoras (Art. 7º).

A lei 8.142/90 (BRASIL, 1990a) entrou no ordenamento jurídico em função de vetos realizados na proposta da lei 8.080/90. Aqui, são tratados os temas relacionados à participação da comunidade e às transferências de recursos financeiros para os entes federados. Estabelece, ainda, que cada esfera de governo deve contar com instâncias colegiadas com participação da comunidade, que são os Conselhos de Saúde, e as distintas esferas de gestão devem realizar conferências de saúde.

Normas Operacionais Básicas e Norma Operacional da Assistência à Saúde

As Normas Operacionais Básicas (NOB) são portarias do Ministro da Saúde que definem os objetivos e as diretrizes estratégicas para o processo de descentralização da política de saúde, e contribuem para normatizar e operacionalizar relações entre as esferas de governo, não previstas nas leis da saúde 8.080 e 8.142, de 1990 (LEVCOVITZ, LIMA e MACHADO, 2001). Tais regramentos têm por característica a provisoriedade, sendo reeditados ou substituídos quando da consecução de seus objetivos. Na tentativa de operacionalizar as ações do SUS, as NOB foram editadas como NOB/91 (Instituto Nacional de Assistência Médica da Previdência Social – INAMPS) (BRASIL, 1991), reeditada como NOB/92 (SUS) entre os anos de 1990-1992; NOB/93 (1993-1995) (BRASIL, 1993), NOB/96 (1996-2000) (BRASIL, 1996a) e a Norma Operacional da Assistência à Saúde (NOAS) 2001 (BRASIL, 2001a), que permaneceram entre 2001 e 2005 (LIMA E QUEIROZ, 2012).

Foram editadas três NOB na década de 1990, que permitiram avanços na descentralização, com foco na municipalização, e fomentaram o estado como coordenador do sistema de referência intermunicipal. A NOB/93 tem por marca o processo de descentralização discutido pela *IX Conferência Municipalização é o Caminho* e pelo documento *Municipalização das Ações e Serviços de Saúde: a Ousadia de Cumprir e Fazer Cumprir as Leis*, elaborado pelo Grupo Especial de Descentralização (GED) (CARVALHO, 2001).

Parte I • Introdução

A importante indução das NOB para a Comissão Intergestores Tripartite (CIT) e as Comissões Intergestores Bipartite (CIB) permitiu o fortalecimento destes "como um espaço permanente de discussão, decisão e celebração de compromissos entre os gestores municipais e estadual", assim como a Programação Pactuada e Integrada (PPI) "induziu a formação de novos acordos intergestores, estimulando a regionalização e a hierarquização do sistema de serviços de saúde" (LEVCOVITZ; LIMA e MACHADO, 2001).

A NOB SUS 01/96 propôs mecanismos de transferência do recurso federal por meio da implantação do Piso da Atenção Básica (PAB) e incentivou a implantação dos Programas Saúde da Família (PSF) e de Agentes Comunitários de Saúde (PACS) pelos municípios, o que também possibilitou ampliação da cobertura e fortaleceu, inclusive, o processo de descentralização da vigilância sanitária (FERRARO, COSTA e VIEIRA-DA-SILVA, 2009). Segundo Carvalho (2001), a NOB/96 trouxe em seu bojo uma perspectiva centralizadora, que se agravou com a NOAS/2001, permitindo várias formas de repasses e ensejando dificuldades operacionais e de compreensão do instrumento. Ainda segundo o autor, todas as Normas Operacionais em maior ou menor grau feriram a Constituição Federal e as Leis Orgânicas da Saúde, pois deveriam viabilizar a efetivação do que fora inscrito anteriormente, mas inovaram no ordenamento jurídico, o que é privativo das leis (CARVALHO, 2001).

Diante das dificuldades encontradas durante a vigência das NOB e NOAS e a manutenção das disparidades nos processos organizativos dos estados, foi proposto o Pacto pela Saúde, por meio das portarias 399/2006 e 699/2006. A portaria 399/2006 organizou o Pacto pela Saúde (BRASIL, 2006c) nas dimensões de Pacto pela Vida, Pacto em Defesa do SUS e Pacto de Gestão do SUS, enquanto a portaria 699/2006 regulamentou a implementação dos Pactos pela Vida e de Gestão (BRASIL, 2006a) e seus desdobramentos para o processo de gestão do SUS, além de unificar os processos de pactuação de indicadores e metas (Art. 1º).

O Pacto pela Vida é o compromisso firmado entre os entes da federação sobre necessidades de saúde da população, priorizadas a partir da análise de situação de saúde e definição pelos governos federal, estaduais e municipais. As ações listadas como prioritárias devem ser executadas "com foco em resultados e com a explicitação inequívoca dos compromissos orçamentários e financeiros para o alcance desses resultados" (BRASIL, 2006a). Inicialmente, foram priorizadas promoção da saúde, Atenção Básica, mortalidade infantil e materna, entre outras.

O Pacto em Defesa do SUS envolve ações desenvolvidas pelas três instâncias federativas "no sentido de reforçar o SUS como política de estado mais do que política de governo" e de defender os princípios do sistema único inscritos na Constituição Federal. Segundo a portaria 399/2006,

40

3 • Aspectos jurídico-normativos

a concretização do Pacto passa por um movimento de repolitização da saúde, com uma clara estratégia de mobilização social envolvendo o conjunto da sociedade brasileira, extrapolando os limites do setor e vinculada ao processo de instituição da saúde como direito de cidadania, tendo o financiamento público da saúde como um dos pontos centrais (BRASIL, 2006a).

As prioridades do Pacto em Defesa do SUS referem a elaboração e a divulgação da carta dos direitos dos usuários do SUS (BRASIL, 2007), que foi aprovada pela portaria 675/2006 (BRASIL, 2006b) e publicada em 2007; e a indução permanente de mobilização social, a fim de

> mostrar a saúde como direito de cidadania e o SUS como sistema público universal garantidor desses direitos; alcançar, a regulamentação da Emenda Constitucional n° 29; garantir o incremento dos recursos orçamentários e financeiros para a saúde. Aprovar o orçamento do SUS, composto pelos orçamentos das três esferas de gestão, explicitando o compromisso de cada uma delas.

O Pacto de Gestão intenta determinar as responsabilidades de cada ente federado de forma a "diminuir as competências concorrentes e estabelecer competências claras contribuindo, assim, para o fortalecimento da gestão compartilhada e solidária do SUS" (BRASIL, 2006a). As prioridades do Pacto de Gestão são

> definir de forma inequívoca a responsabilidade sanitária de cada instância gestora do SUS: federal, estadual e municipal, estabelecer as diretrizes para a gestão do SUS, com ênfase na descentralização; regionalização; financiamento; programação pactuada e integrada; regulação; participação e controle social; planejamento; gestão do trabalho e educação na saúde (BRASIL, 2006a).

Mais recentemente, o decreto 7.508/2011 (BRASIL, 2011) regulamentou a lei 8.080/90, para dispor sobre a organização do SUS e apresentar algumas novas definições de mecanismos/instrumentos para organização das ações e serviços desse sistema de saúde. Foi publicado 11 anos após o processo de implantação do SUS e define alguns elementos para a organização do sistema, como:

* Comissões intergestores: são responsáveis pela pactuação da organização e do funcionamento das ações e serviços de saúde integrados em redes de atenção à saúde, sendo, para efeitos administrativos e operacionais, a CIT, no âmbito da União, vinculada ao Ministério da Saúde; a CIB, no âmbito do estado, vinculada à Secretaria Estadual de Saúde, e a CIR, no âmbito regional, vinculada à Secretaria Estadual de Saúde. Nas Comissões Intergestores, os

Parte I • Introdução

gestores públicos de saúde podem ser representados pelo Conselho Nacional de Secretários de Saúde (CONASS), pelo Conselho Nacional de Secretarias Municipais de Saúde (CONASEMS) e pelo Conselho Estadual de Secretarias Municipais de Saúde (COSEMS) (Art. 31). É de competência exclusiva da CIT a pactuação:

> das diretrizes gerais para a composição da RENASES; dos critérios para o planejamento integrado das ações e serviços de saúde da Região de Saúde, em razão do compartilhamento da gestão; e das diretrizes nacionais, do financiamento e das questões operacionais das Regiões de Saúde situadas em fronteiras com outros países, respeitadas, em todos os casos, as normas que regem as relações internacionais (Art. 32) (BRASIL, 2011).

• Contrato Organizativo da Ação Pública da Saúde (COAPS): é um

> acordo de colaboração firmado entre entes federativos com a finalidade de organizar e integrar as ações e serviços de saúde na rede regionalizada e hierarquizada, com definição de responsabilidades, indicadores e metas de saúde, critérios de avaliação de desempenho, recursos financeiros que serão disponibilizados, forma de controle e fiscalização de sua execução e demais elementos necessários à implementação integrada das ações e serviços de saúde (Art. 2º) (BRASIL, 2011).

O COAPS tem por objeto a organização e a integração das ações e dos serviços de saúde no espaço da Região de Saúde, com vistas à garantia da integralidade da assistência aos usuários (Art. 34); e, por diretrizes para garantia da gestão participativa, o estabelecimento de

> estratégias que incorporem a avaliação do usuário das ações e dos serviços; a apuração permanente das necessidades e interesses do usuário; e a publicidade dos direitos e deveres do usuário na saúde em todas as unidades de saúde do SUS, inclusive nas unidades privadas que dele participem de forma complementar (Art. 37) (BRASIL, 2011).

• Regiões de Saúde: constituem

> espaço geográfico contínuo constituído por agrupamentos de municípios limítrofes, delimitado a partir de identidades culturais, econômicas e sociais e de redes de comunicação e infraestrutura de transportes compartilhados, com a finalidade de integrar a organização, o planejamento e a execução de ações e serviços de saúde (Art. 2º) (BRASIL, 2011),

São referência para transferências de recursos. Os entes federativos definem os limites geográficos, a população usuária das ações e

3 • Aspectos jurídico-normativos

serviços, o rol de ações e serviços ofertados, as responsabilidades e critérios de acessibilidade das Regiões de Saúde (Art. 7°). As Regiões de Saúde podem ser organizadas entre estados ou municípios limítrofes, por ato conjunto dos respectivos entes federativos. Quando forem situadas em áreas de fronteira com outros países, devem respeitar as normas que regem as relações internacionais (Art. 4°). "Para ser instituída, a Região de Saúde deve conter, no mínimo, ações e serviços de Atenção Primária; urgência e emergência; atenção psicossocial; atenção ambulatorial especializada e hospitalar; e vigilância em saúde (Art. 5°)" (BRASIL, 2011).

* Rede de Atenção à Saúde: é um

> conjunto de ações e serviços de saúde articulados em níveis de complexidade crescente, com a finalidade de garantir a integralidade da assistência à saúde (Art. 2°). As Redes de Atenção à Saúde estarão compreendidas no âmbito de uma Região de Saúde, ou de várias delas, em consonância com diretrizes pactuadas nas Comissões Intergestores (Art. 7°) (BRASIL, 2011).

* Portas de entrada: são descritas como os "serviços de atendimento inicial à saúde do usuário no SUS", como a Atenção Primária; a atenção de urgência e emergência; a atenção psicossocial; e as especiais de acesso aberto (Art. 9°). "Os serviços de atenção hospitalar e os ambulatoriais especializados, entre outros de maior complexidade e densidade tecnológica, serão referenciados pelas Portas de Entrada (Art. 10)". Nesse sentido, o Art. 12 assegura ao usuário a "continuidade do cuidado em saúde" (BRASIL, 2011).

* Mapas de saúde: são a

> descrição geográfica da distribuição de recursos humanos e de ações e serviços de saúde ofertados pelo SUS e pela iniciativa privada, considerando-se a capacidade instalada existente, os investimentos e o desempenho aferido a partir dos indicadores de saúde do sistema; será utilizado na identificação das necessidades de saúde e orientará o planejamento integrado dos entes federativos, contribuindo para o estabelecimento de metas de saúde (Art. 17).

* Relação Nacional de Ações e Serviços de Saúde (RENASES): compreende as ações e serviços que o SUS oferece ao usuário, para atendimento da integralidade da assistência à saúde. Com proposta de atualização a cada 2 anos, os entes federativos pactuam nas respectivas Comissões Intergestores suas responsabilidades entre as ações e serviços constantes da RENASES.

> Os estados, o distrito federal e os municípios poderão adotar relações específicas e complementares de ações e serviços de saúde, em consonância

Parte I • Introdução

com a RENASES, respeitadas as responsabilidades dos entes pelo seu financiamento, de acordo com o pactuado nas Comissões Intergestores (Art. 24) (BRASIL, 2011).

Relação Nacional de Medicamentos Essenciais (RENAME): é a seleção e a padronização de medicamentos indicados para atendimento de doenças ou de agravos no âmbito do SUS, que acompanha do Formulário Terapêutico Nacional (FTN), no sentido de subsidiar a prescrição, a dispensação e o uso dos seus medicamentos (Art. 25). Para além da simples dispensação de um medicamento, o Art. 28 estabelece como

acesso universal e igualitário à assistência farmacêutica estar o usuário assistido por ações e serviços de saúde do SUS; ter o medicamento sido prescrito por profissional de saúde, no exercício regular de suas funções no SUS; estar a prescrição em conformidade com a RENAME e os Protocolos Clínicos e Diretrizes Terapêuticas ou com a relação específica complementar estadual, distrital ou municipal de medicamentos; e ter a dispensação ocorrido em unidades indicadas pela direção do SUS (BRASIL, 2011).

Outros dispositivos legais

As décadas seguintes à promulgação da constituição foram marcadas pela publicação de normativas estruturantes para as diversas áreas do estado, entre as quais estão a saúde, como também outras, que se relacionam de forma indireta com o tema.

Lei 8.069/90: Estatuto da Criança e do Adolescente

Relevante pela compreensão das vulnerabilidades inerentes a estas fases da vida, o Estatuto da Criança e do Adolescente (ECA) (BRASIL, 1990b) é uma normativa referenciada internacionalmente sobre sua importância, mas que, como os demais regramentos da época, disputa, no âmbito da sociedade, espaço de consecução de seus princípios e diretrizes, com avanços e retrocessos, para efetivação dos direitos a que se propõe resguardar.

Foi assegurado à criança e ao adolescente, entre outras coisas, o atendimento no Ensino Fundamental, por meio de programas suplementares de material didático-escolar, transporte, alimentação e assistência à saúde (Art. 54). Os direitos protegidos por esta lei respaldam a possibilidade de ação judicial de responsabilidade, por ofender os direitos nela assegurados, referentes ao não oferecimento ou oferta irregular de "serviço de assistência social visando à proteção à família, à maternidade, à infância e à adolescência, bem como ao amparo às crianças e adolescentes que dele necessitem; e de acesso às ações e serviços de saúde" (BRASIL, 1990b), entre outros dispostos na lei (Art. 208).

44

3 • Aspectos jurídico-normativos

É assegurado acesso integral às linhas de cuidado voltadas à saúde da criança e do adolescente, por intermédio do Sistema Único de Saúde, observado o princípio da equidade no acesso a ações e serviços para promoção, proteção e recuperação da saúde (Art. 11). O SUS promoverá programas de assistência médica e odontológica para a prevenção das enfermidades que ordinariamente afetam a população infantil, e campanhas de educação sanitária para pais, educadores e alunos (Art. 14) (BRASIL, 1990b).

Lei 8.078/90 – Código de Defesa do Consumidor

O Código de Defesa do Consumidor (CDC) (BRASIL, 1990c) institui a Política Nacional de Relações de Consumo, que tem por objetivos atender as necessidades e respeitar dignidade, saúde e segurança dos consumidores, e proteger seus interesses econômicos, a melhoria de sua qualidade de vida, bem como a transparência e harmonia das relações de consumo (Art. 4°).

A importância dada pelo legislador a este tema tem por base a identificação de um desequilíbrio inerente às relações de consumo, que exigem do estado a regulação dessa relação com base nos princípios de

reconhecimento da vulnerabilidade do consumidor no mercado de consumo; necessidade de ação governamental no sentido de proteger o consumidor a fim de que produtos e serviços tenham padrões adequados de qualidade, segurança, durabilidade e desempenho; harmonização dos interesses envolvidos nas relações de consumo, que compatibilize a proteção do consumidor com a necessidade de desenvolvimento econômico e tecnológico; incentivo de criação de meios eficientes de controle de qualidade e segurança de produtos e serviços, assim como de mecanismos alternativos de solução de conflitos de consumo; coibição e repressão eficientes de todos os abusos praticados no mercado de consumo, inclusive a concorrência desleal e utilização indevida de inventos e criações industriais das marcas e nomes comerciais e signos distintivos, que possam causar prejuízos aos consumidores, racionalização e melhoria dos serviços públicos, bem como o estudo constante das modificações do mercado de consumo (Art. 4°) (BRASIL, 1990c).

No tocante aos direitos do consumidor, a lei estabelece

a proteção da vida, saúde e segurança contra os riscos provocados por práticas no fornecimento de produtos e serviços considerados perigosos ou nocivos; a informação adequada e clara sobre os diferentes produtos e serviços, com especificação correta de quantidade, características, composição, qualidade, tributos incidentes e preço, bem como sobre os riscos que apresentem; a proteção contra a publicidade enganosa e abusiva,

Parte I • Introdução

métodos comerciais coercitivos ou desleais, bem como contra práticas e cláusulas abusivas ou impostas no fornecimento de produtos e serviços; entre outros (Art. 6°) (BRASIL, 1990c).

Esta normativa, além de firmar os direitos do consumidor, apresenta uma seção sobre proteção à saúde e segurança, estabelecendo que

produtos e serviços colocados no mercado de consumo não devem acarretar riscos à saúde ou segurança dos consumidores, exceto os considerados normais e previsíveis em decorrência de sua natureza e fruição, obrigando-se os fornecedores, em qualquer hipótese, a dar as informações necessárias e adequadas a seu respeito (Art. 8°) (BRASIL, 1990c).

Lei 9.313/96 – Lei Sarney

A lei 9.313/96, conhecida como Lei Sarney (BRASIL, 1996), dispõe sobre a distribuição gratuita de medicamentos aos portadores do HIV e doentes de AIDS estabelecendo, em seu Art. 1°, que "os portadores do HIV (vírus da imunodeficiência humana) e doentes de AIDS (Síndrome da Imunodeficiência Adquirida) receberão, gratuitamente, do SUS, toda a medicação necessária a seu tratamento".

Determinou-se que o Ministério da Saúde padronizaria os medicamentos a serem utilizados no tratamento e orientaria a aquisição pelo SUS. A padronização dos fármacos adotados é revista e adequada "ao conhecimento científico atualizado e à disponibilidade de novos medicamentos no mercado".

Lei 9.656/1998 – Lei dos Planos de Saúde

Dispõe sobre os planos e seguros privados de assistência à saúde e define como plano privado de assistência à saúde

a prestação continuada de serviços ou cobertura de custos assistenciais a preço pré ou pós estabelecido, por prazo indeterminado, com a finalidade de garantir, sem limite financeiro, a assistência à saúde, pela faculdade de acesso e atendimento por profissionais ou serviços de saúde, livremente escolhidos, integrantes ou não de rede credenciada, contratada ou referenciada, visando a assistência médica, hospitalar e odontológica, a ser paga integral ou parcialmente às expensas da operadora contratada, mediante reembolso ou pagamento direto ao prestador, por conta e ordem do consumidor

3 • Aspectos jurídico-normativos

e como operadora de plano de assistência à saúde a "pessoa jurídica constituída sob a modalidade de sociedade civil ou comercial, cooperativa, ou entidade de autogestão, que opere produto, serviço ou contrato (Art. 1°)" (BRASIL, 1998). Atualmente, passa pelo processo legislativo a PEC451/2014, que propõe alterar o parágrafo único do Art. 7° da Constituição Federal, incluindo como garantia fundamental o plano de assistência à saúde oferecido pelo empregador, em decorrência de vínculo empregatício.

Lei 9782/99 – Criação da Agência Nacional de Vigilância Sanitária

Define o Sistema Nacional de Vigilância Sanitária (SNVS) como um

> conjunto de ações executadas por instituições da Administração Pública direta e indireta da União, dos estados, do distrito federal e dos municípios, que exerçam atividades de regulação, normatização, controle e fiscalização na área de vigilância sanitária (Art. 1),

e cria a Agência Nacional de Vigilância Sanitária (Anvisa) (BRASIL, 1999b).

Compete à União, no âmbito do SNVS,

> definir a política nacional de vigilância sanitária e o SNVS; normatizar, controlar e fiscalizar produtos, substâncias e serviços de interesse para a saúde; exercer a vigilância sanitária de portos, aeroportos e fronteiras, podendo essa atribuição ser supletivamente exercida pelos estados, o distrito federal e os municípios; acompanhar e coordenar as ações estaduais, distrital e municipais de vigilância sanitária; prestar cooperação técnica e financeira aos demais entes federados; atuar em circunstâncias especiais de risco à saúde; e manter sistema de informações em vigilância sanitária, em cooperação com os estados, o distrito federal e os municípios (Art. 2°).

Lei 9.787/99 – Sobre medicamentos genéricos

A aprovação desta lei permitiu a implantação de medicamentos genéricos no Brasil, em consonância com normas adotadas pela Organização Mundial da Saúde (OMS) (BRASIL, 1999c). Segundo a Anvisa, em 2000, iniciou-se a concessão dos primeiros registros de medicamentos genéricos. No Art. 1° da lei, o medicamento genérico é definido como

> medicamento similar a um produto de referência ou inovador, que se pretende ser com este intercambiável, geralmente produzido após a expiração ou renúncia da proteção patentária ou de outros direitos

Parte I • Introdução

de exclusividade, comprovada a sua eficácia, segurança e qualidade, e
designado pela DCB ou, na sua ausência, pela DCI.

O mesmo artigo define produto farmacêutico intercambiável como
"equivalente terapêutico de um medicamento de referência, comprovados, essencialmente, os mesmos efeitos de eficácia e segurança".
Assim como nome comercial ou marca são expostos com destaque e de
forma legível, nas embalagens e materiais promocionais, a Denominação
Comum Brasileira (DCB) ou, na sua falta, a Denominação Comum
Internacional (DCI) devem ter letras e caracteres cujo tamanho não seja
inferior a um meio do tamanho das letras e caracteres do nome comercial
ou marca (Art. 1º).

Lei 9.836/99 – Lei Arouca

Institui o Subsistema de Atenção à Saúde Indígena como componente
do SUS, no intuito de promover a articulação do subsistema instituído por
esta lei com os órgãos responsáveis pela política indígena do país, inclusive no
que se refere ao financiamento de ações e serviço de saúde (BRASIL, 1999a).

O modelo adotado para a atenção à saúde indígena, assim como a
atenção à saúde para comunidades, deve atentar para realidade local e as
especificidades da cultura dos povos indígenas, devem também pautar uma
abordagem diferenciada e global, contemplando os aspectos de assistência à
saúde, saneamento básico, nutrição, habitação, meio ambiente, demarcação
de terras, educação sanitária e integração institucional (Art. 19F, da lei
8.080/90) (BRASIL, 1990d).

Foi inscrito nos Art. 19G e 19H, da lei 8.080/90, que

o Subsistema de Atenção à Saúde Indígena será regido pelos mesmo
princípios e diretrizes do SUS e terá como base os Distritos Sanitários
Especiais Indígenas (DSEI). As populações indígenas devem ter acesso
garantido ao SUS, em âmbito local, regional e de centros especializados,
de acordo com suas necessidades, compreendendo a atenção primária,
secundária e terciária à saúde. As populações indígenas terão direito a
participar dos organismos colegiados de formulação, acompanhamento e
avaliação das políticas de saúde, tais como o Conselho Nacional de Saúde e
os Conselhos Estaduais e Municipais de Saúde, quando for o caso.

O Departamento de Saúde Indígena (Desai) é o responsável pela gestão central do Subsistema de Saúde Indígena e a ele compete o desenvolvimento de atividades com o objetivo de racionalizar as ações implementadas
pelos Dseis, que incluem a promoção de encontros macrorregionais e

3 • Aspectos jurídico-normativos

nacionais, para avaliar o processo de implantação da Política Nacional de Atenção à Saúde dos Povos Indígenas. Além deles, unidades como os postos de saúde, polos-base e as Casas de Apoio à Saúde do Índio (CASAIS) são propostas para a organização da Política Nacional de Atenção à Saúde dos Povos Indígenas (PNASPI), que prevê uma atuação coordenada entre órgãos e ministérios, no sentido de viabilizar as medidas necessárias ao alcance de seu propósito. Nesse sentido, as secretarias estaduais e municipais de saúde devem atuar de forma complementar na execução das iniciativas, em articulação com o Ministério da Saúde e a Fundação Nacional de Saúde (Funasa), portaria 254/2002.

Lei 9.961/2000 – Criação da Agência Nacional de Saúde Suplementar

A Agência Nacional de Saúde Suplementar (ANS) tem por

> finalidade institucional promover a defesa do interesse público na assistência suplementar à saúde, regulando as operadoras setoriais, inclusive quanto às suas relações com prestadores e consumidores, contribuindo para o desenvolvimento das ações de saúde no País (Art. 3°) (BRASIL, 2000b).

Lei 10.205/2001

Trata da

> captação, proteção ao doador e ao receptor, coleta, processamento, estocagem, distribuição e transfusão do sangue, de seus componentes e derivados, vedada a compra, venda ou qualquer outro tipo de comercialização do sangue, componentes e hemoderivados, em todo o território nacional, seja por pessoas físicas ou jurídicas, em caráter eventual ou permanente, que estejam em desacordo com o ordenamento institucional estabelecido. (Art. 1°)

> [...] Não se considera como comercialização a cobrança de valores referentes a insumos, materiais, exames sorológicos, imunoematológicos e demais exames laboratoriais definidos pela legislação competente, realizados para a seleção do sangue, componentes ou derivados, bem como honorários por serviços médicos prestados na assistência aos pacientes e aos doadores. (Art. 2°) (BRASIL, 2001b).

A Política Nacional de Sangue, Componentes e Hemoderivados tem por finalidade garantir a autossuficiência do país e "harmonizar as ações do poder público em todos os níveis de governo", tendo sua implementação,

Parte I • Introdução

no âmbito do SUS, pelo Sistema Nacional de Sangue, Componentes e Derivados (SINASAN) (Art. 8°). Define

> sangue como a quantidade total de tecido obtido na doação; componentes como os produtos oriundos do sangue total ou do plasma, obtidos por meio de processamento físico; e hemoderivados sendo os produtos oriundos do sangue total ou do plasma, obtidos por meio de processamento físico-químico ou biotecnológico. (Art. 2°)

A Política Nacional de Sangue, Componentes e Hemoderivados rege--se pelos princípios e diretrizes da

> universalização do atendimento à população; utilização exclusiva da doação voluntária, não remunerada, do sangue, cabendo ao poder público estimulá-la como ato relevante de solidariedade humana e compromisso social; proibição de remuneração ao doador pela doação de sangue; proibição da comercialização da coleta, processamento, estocagem, distribuição e transfusão do sangue, componentes e hemoderivados entre outros. (Art. 14)

Lei 10.741/2003 – Estatuto do Idoso

O Estatuto do Idoso (BRASIL, 2003) foi organizado para

> regular os direitos assegurados às pessoas com idade igual ou superior a 60 (sessenta) anos, no sentido de reiterar o idoso goza de todos os direitos fundamentais inerentes à pessoa humana, devendo ser assegurada todas as oportunidades e facilidades, para preservação de sua saúde física e mental e seu aperfeiçoamento moral, intelectual, espiritual e social, em condições de liberdade e dignidade (Art. 1°, 2°).

Esta lei estabelece como

> obrigação da família, da comunidade, da sociedade e do Poder Público assegurar ao idoso, com absoluta prioridade, a efetivação do direito à vida, à saúde, à alimentação, à educação, à cultura, ao esporte, ao lazer, ao trabalho, à cidadania, à liberdade, à dignidade, ao respeito e à convivência familiar e comunitária (Art. 3°),

bem como garante prioridade no acesso à rede de serviços de saúde e de assistência social local, além de obrigar o estado a proteger a vida e a saúde da pessoa idosa, "mediante efetivação de políticas sociais públicas que permitam um envelhecimento saudável e em condições de dignidade" (Art. 9).

50

3 • Aspectos jurídico-normativos

Foi assegurada a

> atenção integral à saúde do idoso, por intermédio do SUS, garantindo-lhe o acesso universal e igualitário, em conjunto articulado e contínuo das ações e serviços, para a prevenção, promoção, proteção e recuperação da saúde, incluindo a atenção especial às doenças que afetam preferencialmente os idosos (Art. 15).

Comentários finais

Este texto não teve a intenção de exaurir a apresentação da legislação referente à saúde no Brasil e apenas abordou alguns dos principais marcos legais que se relacionam direta ou indiretamente com o tema, desde sua inscrição na constituição, em 1988, até o período atual. A breve organização do arcabouço normativo na área da saúde demonstra os avanços na inserção do SUS na sociedade brasileira, por meio do aparato jurídico normativo do estado, bem como os entraves para efetivação do direito à saúde.

A descontinuidade de políticas sociais e as transformação de direitos conquistados pela sociedade brasileira em mercadorias ensejam a participação social como reflexo do exercício de cidadania, a fim de que não se perca o espaço do conceito ampliado de saúde nas políticas públicas para valorização de ações focalizadas. Neste sentido, cabe ao legislador brasileiro – todos que participam de forma direta ou indireta da inscrição de uma norma no ordenamento jurídico – reiterar/reafirmar o direito à saúde já inscrito na Constituição Federal de 1988, por meio da participação e do controle social como instrumentos contra a corrupção e o parco financiamento do SUS, entre outros problemas.

O SUS é composto por um vasto aparato de normas (leis, decretos, portarias, resoluções, além da própria Constituição e suas emendas). No sentido de racionalizar a complexa organização das normas do SUS, foi instituída uma comissão para sistematizar a legislação referente à saúde, visto que o aparato legislativo do SUS tem instrumentos repetidos, incompatíveis para um mesmo ordenamento, pouco resolutivos para o sistema, além de possibilitar distintas compreensões e dificuldades de organização das atividades dos entes federativos e suas instâncias de atuação.

Apesar das dificuldades na efetivação do direito à saúde, "a ousadia de cumprir e fazer cumprir a lei" possibilitou avanços inegáveis do SUS neste curto período de existência, não apenas pela grandiosidade dos números referentes às ações e aos serviços de saúde desenvolvidos, mas também pelo alcance de diretrizes, como da descentralização e da participação social, em um território extenso como o do Brasil e com toda a

Parte I • Introdução

desarticulação política característica desta sociedade – aspecto que possivelmente inviabilizou a consecução de outros avanços na efetivação do direito à saúde, por meio do SUS, mas não impediu que ações continuassem a ser desenvolvidas.

Referências

ALENCAR, T.O.S. **Notas sobre definições de fato social, histórico e político:** subsídios para análise política em saúde. Disponível em: https://www.analisepoliticaemsaude.org/oaps/documentos/pensamentos/147428574757dfd0b3e7102/

BRASIL. Presidência da República. Casa Civil. Subchefia para Assuntos Jurídicos. **Emenda Constitucional nº 95, de 15 de dezembro de 2016.** Altera o Ato das Disposições Constitucionais Transitórias, para instituir o Novo Regime Fiscal, e dá outras providências. Brasília, DF: Ministério da Justiça; 2016. Disponível em: http://www.planalto.gov.br/ccivil_03/constituicao/emendas/emc/emc95.htm

_____. Presidência da República. Casa Civil. Subchefia para Assuntos Jurídicos. **Emenda Constitucional nº 86, de 17 de março de 2015.** Altera os arts. 165, 166 e 198 da Constituição Federal, para tornar obrigatória a execução da programação orçamentária que especifica. Brasília, DF: Ministério da Justiça; 2015. Disponível em: http://www.planalto.gov.br/ccivil_03/Constituicao/Emendas/Emc/emc86.htm

_____. Presidência da República. Casa Civil. Subchefia para Assuntos Jurídicos. **Lei Complementar nº 141, de 13 de janeiro de 2012.** Regulamenta o § 3º do art. 198 da Constituição Federal para dispor sobre os valores mínimos a serem aplicados anualmente pela União, Estados, Distrito Federal e Municípios em ações e serviços públicos de saúde; estabelece os critérios de rateio dos recursos de transferências para a saúde e as normas de fiscalização, avaliação e controle das despesas com saúde nas 3 (três) esferas de governo; revoga dispositivos das Leis nº 8.080, de 19 de setembro de 1990, e 8.689, de 27 de julho de 1993; e dá outras providências. Brasília, DF: Ministério da Justiça; 2012. Disponível em: http://www.planalto.gov.br/ccivil_03/LEIS/LCP/Lcp141.htm

_____. Ministério da Saúde. Secretaria de Gestão Estratégica e Participativa. **Decreto nº 7.508, de 28 de junho de 2011.** Regulamenta a Lei nº 8.080/90. Brasília, DF: Ministério da Saúde; 2011. Disponível em: http://bvsms.saude.gov.br/bvs/publicacoes/decreto_7508.pdf

_____. Ministério da Saúde. **Carta dos direitos dos usuários da saúde. Brasília: Ministério da Saúde**, DF: Ministério da Saúde; 2007. Série E. Legislação de Saúde.

_____. Ministério da Saúde. **Portaria nº 699, de 30 de março de 2006.** Regulamenta as Diretrizes Operacionais dos Pactos pela Vida e de Gestão.

52

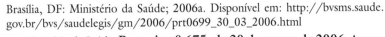

Brasília, DF: Ministério da Saúde; 2006a. Disponível em: http://bvsms.saude. gov.br/bvs/saudelegis/gm/2006/prt0699_30_03_2006.html

_____. Ministério da Saúde. **Portaria nº 675, de 30 de março de 2006**. Aprova Carta dos Direitos dos Usuários da Saúde, que consolida os direitos e deveres do exercício da cidadania na saúde em todo o país. Brasília, DF: Ministério da Saúde; 2006b. Disponível em: http://www.saude.pr.gov.br/arquivos/File/ CIB/LEGIS/PortGMMS_675_30marco_2006_carta_dos_direitos.pdf

_____. Ministério da Saúde. **Portaria nº 399, de 22 de fevereiro de 2006**. Divulga o Pacto pela Saúde 2006 Consolidação do SUS e aprova as Diretrizes Operacionais do Referido Pacto. Brasília, DF: Ministério da Saúde; 2006c. Disponível em: http://bvsms.saude.gov.br/bvs/saudelegis/gm/2006/ prt0399_22_02_2006.html

_____. Presidência da República. Casa Civil. Subchefia para Assuntos Jurídicos. **Lei nº 10.741, de 1º de outubro de 2003**. Dispõe sobre o Estatuto do Idoso e dá outras providências. Brasília, DF: Diário Oficial da União; 2003. Disponível em: http://www.planalto.gov.br/ccivil_03/LEIS/2003/L10.741.htm

_____. Ministério da Saúde. **Portaria nº 95, de 26 de janeiro de 2001**. Norma Operacional de Assistência à Saúde: NOAS-SUS 01/01. Brasília, DF: Diário Oficial da União, 2001a. Disponível em: http://bvsms.saude.gov.br/bvs/ saudelegis/gm/2001/prt0095_26_01_2001.html

_____. Presidência da República. Casa Civil. Subchefia para Assuntos Jurídicos. **Lei nº 10.205, de 21 de março de 2001**. Regulamenta o § 4º do art. 199 da Constituição Federal, relativo à coleta, processamento, estocagem, distribuição e aplicação do sangue, seus componentes e derivados, estabelece o ordenamento institucional indispensável à execução adequada dessas atividades, e dá outras providências. Brasília, DF: Diário Oficial da União; 2001b. Disponível em: http://www.planalto.gov.br/ccivil_03/leis/leis_2001/l10205.htm

_____. Ministério da Saúde. **Emenda Constitucional nº 29, de 13 de setembro de 2000**. Altera os arts. 34, 35, 156, 160, 167 e 198 da Constituição Federal e acrescenta artigo ao Ato das Disposições Constitucionais Transitórias, para assegurar os recursos mínimos para o financiamento das ações e serviços públicos da saúde. Brasília, DF: Ministério da Saúde; 2000a. Disponível em: http://www. planalto.gov.br/ccivil_03/Constituicao/Emendas/Emc/emc29.htm

_____. Presidência da República. Casa Civil. Subchefia para Assuntos Jurídicos. **Lei nº 9.961, de 28 de janeiro de 2000**. Cria a Agência Nacional de Saúde Suplementar – ANS e dá outras providências. Brasília, DF: Diário Oficial da União; 2000b. Disponível em: http://www.planalto.gov.br/ccivil_03/leis/ l9961.htm

_____. Presidência da República. Casa Civil. Subchefia para Assuntos Jurídicos. **Lei nº 9.836, de 23 de setembro de 1999**. Acrescenta dispositivos à Lei nº 8.080, de 19 de setembro de 1990, que "dispõe sobre as condições para a promoção, proteção e recuperação da saúde, a organização e o funcionamento dos serviços correspondentes e dá outras providências", instituindo o Subsistema de Atenção à Saúde Indígena. Brasília, DF: Diário Oficial da União; 1999a. Disponível em: http://www.planalto.gov.br/ccivil_03/leis/L9836.htm

Parte I • Introdução

_____. Presidência da República. Casa Civil. Subchefia para Assuntos Jurídicos. **Lei nº 9.782, de 28 de janeiro de 1999.** Define o Sistema Nacional de Vigilância Sanitária, cria a Agência Nacional de Vigilância Sanitária, e dá outras providências. Brasília, DF: Diário Oficial da União; 1999b. Disponível em: http://www.planalto.gov.br/ccivil_03/Leis/L9782.htm

_____. Ministério da Saúde. **Lei nº 9.787, de 10 de fevereiro de 1999.** Altera a Lei nº 6.360, de 23 de setembro de 1976, que dispõe sobre a vigilância sanitária, estabelece o medicamento genérico, dispõe sobre a utilização de nomes genéricos em produtos farmacêuticos e dá outras providências. Brasília, DF: Ministério da Saúde; 1999c. Disponível em: http://www.cff.org.br/userfiles/file/leis/9787.pdf

_____. Presidência da República. Casa Civil. Subchefia para Assuntos Jurídicos. **Lei nº 9.656, de 3 de junho de 1998.** Dispõe sobre os planos e seguros privados de assistência à saúde. Brasília, DF: Diário Oficial da União; 1998. Disponível em: http://www.planalto.gov.br/ccivil_03/leis/l9656.htm

_____. Ministério da Saúde. **Portaria nº 2.203, de 5 de novembro de 1996.** Brasília, DF: Ministério da Saúde; 1996a. Disponível em: http://bvsms.saude.gov.br/bvs/saudelegis/gm/1996/prt2203_05_11_1996.html

_____. Presidência da República. Casa Civil. Subchefia para Assuntos Jurídicos. **Lei nº 9.313, de 13 de novembro de 1996.** Dispõe sobre a distribuição gratuita de medicamentos aos portadores do HIV e doentes de AIDS. Brasília, DF: Diário Oficial da União; 1996b. Disponível em: http://www.planalto.gov.br/ccivil_03/LEIS/L9313.htm

_____. Presidência da República. Casa Civil. Subchefia para Assuntos Jurídicos. **Lei n. 8.742, de 7 de dezembro de 1993.** Dispõe sobre a organização da Assistência Social e dá outras providências. Brasília, DF: Diário Oficial da União; 1993. Disponível em: http://www.planalto.gov.br/ccivil_03/LEIS/L8742.htm

_____. Presidência da República. Casa Civil. Subchefia para Assuntos Jurídicos. **Lei n. 8.213, de 24 de julho de 1991.** Dispõe sobre os Planos de Benefícios da Previdência Social e dá outras providências. Brasília, DF: Diário Oficial da União; 1991. Disponível em: http://www.planalto.gov.br/ccivil_03/LEIS/L8213cons.htm

_____. **Lei nº 8.142, de 28 de dezembro de 1990.** Dispõe sobre a participação da comunidade na gestão do Sistema Único de Saúde (SUS) e sobre as transferências intergovernamentais de recursos financeiros na área da saúde e dá outras providências. Brasília, DF: Diário Oficial da União; 1990a. Disponível em: http://www.planalto.gov.br/ccivil_03/leis/l8142.htm

_____. Presidência da República. Casa Civil. Subchefia para Assuntos Jurídicos. **Lei nº 8.069, de 13 de julho de 1990.** Dispõe sobre o Estatuto da Criança e do Adolescente e dá outras providências. Brasília, DF: Diário Oficial da União; 1990a. Disponível em: http://www.planalto.gov.br/ccivil_03/LEIS/L8069.htm

_____. Presidência da República. Casa Civil. Subchefia para Assuntos Jurídicos. **Lei nº 8.078, de 11 de setembro de 1990.** Dispõe sobre a proteção do consumidor e dá outras providências. Brasília, DF: Diário Oficial da União; 1990b.

54

3 • Aspectos jurídico-normativos

_____. Presidência da República. Casa Civil. Subchefia para Assuntos Jurídicos. **Lei nº 8.080, de 19 de setembro de 1990.** Dispõe sobre as condições para a promoção, proteção e recuperação da saúde, a organização e o funcionamento dos serviços correspondentes e dá outras providências. Brasília, DF: Ministério da Justiça; 1990c. Disponível em: http://www.planalto.gov.br/ccivil_03/leis/l8080.htm

_____. Ministério da Saúde. **Portaria nº 545, de 20 de maio de 1993.** Estabelece normas e procedimentos reguladores do processo de descentralização da gestão das ações e serviços de saúde, através da Norma Operacional Básica – SUS 01/93. Brasília, DF: Ministério da Saúde; 1993. Disponível em: http://bvsms.saude.gov.br/bvs/publicacoes/cd09_09.pdf

_____. Presidência da República. Casa Civil. Subchefia para Assuntos Jurídicos. **Lei nº 8.142, de 28 de dezembro de 1990.** Dispõe sobre a participação da comunidade na gestão do Sistema Único de Saúde (SUS) e sobre as transferências intergovernamentais de recursos financeiros na área da saúde e dá outras providências. Brasília, DF: Diário Oficial da União; 1990. Disponível em: http://www.planalto.gov.br/ccivil_03/leis/l8142.htm

_____. **Constituição da República Federativa do Brasil.** Brasília, DF: Senado Federal; 1988.

_____. Ministério da Saúde. Ministério da Previdência e Assistência Social. **VIII Conferência Nacional de Saúde.** Relatório Final. Brasília, DF: Ministério da Saúde; 1986. Disponível em: http://conselho.saude.gov.br/biblioteca/relatorios/relatorio_8.pdf

CAMPELLI, M.G.R.; CALVO, M.C.M. O cumprimento da Emenda Constitucional nº. 29 no Brasil. **Cadernos de Saúde Pública,** v. 23, n. 7, p. 1613-1623, 2007.

CARVALHO, G. A inconstitucional administração pós-constitucional do SUS através de normas operacionais. **Ciência & Saúde Coletiva,** v. 6, n. 2, p. 435-444, 2001.

CONSELHO NACIONAL DE SAÚDE (CNS). **Lei nº 8.080 de 19/9/1990.** Brasília, DF: Diário Oficial da União; 1990. Disponível em: http://conselho.saude.gov.br/legislacao/lei8080_190990.htm

COSTA E.A.; SOUTO A.C. "Área Temática de Vigilância Sanitária". In: PAIM, J.S.; ALMEIDA-FILHO, N, org. **Saúde coletiva:** teoria e prática. Rio de Janeiro: Medbook; 2014.

FERRARO, A.H.A.; COSTA, E.A.; VIEIRA-DA-SILVA, L.M. Imagem-objetivo para a descentralização da vigilância sanitária em nível municipal. **Caderno de Saúde Pública,** v. 25, n. 10, p. 2201-2217, 2009.

FERRAZ, A.A.M.C.; BENJAMIN, A.H.V. O conceito de "relevância pública" na Constituição Federal. **Revista de Direito Sanitário,** v. 5, n. 2, p. 77-89, 2004.

FLEURY, S.; OUVERNEY, A. "Política de Saúde: uma política social". In: GIOVANELLA, L., et al. (org.). **Políticas e Sistema de Saúde no Brasil.** Rio de Janeiro: Fiocruz; 2012.

GLOSSÁRIO DE ANÁLISE POLÍTICA EM SAÚDE. s/d. Disponível em: https://repositorio.ufba.br/ri/bitstream/ri/22110/4/glossario%20em%20saude.pdf

Parte I • Introdução

INSTITUTO NACIONAL DE ASSISTÊNCIA MÉDICA DA PREVIDÊNCIA SOCIAL (INAMPS). **Resolução n° 273 de 17 de julho de 1991.** Reedição da Norma Operacional Básica/SUS n.01/91. Brasília, DF: INAMPS; 1991. Disponível em: http://siops.datasus.gov.br/Documentacao/Resolução%20 273_17_07_1991.pdf

LEVCOVITZ, E.; LIMA, L.D.; MACHADO, C.V. Política de saúde nos anos 90: relações intergovernamentais e o papel das Normas Operacionais Básicas. **Ciência & Saúde Coletiva**, v. 6, n. 2, p. 269-291, 2001.

LIMA, L.D.; QUEIROZ, L.F.N. "O processo de Descentralização e Regionalização do SUS no Contexto do Pacto pela Saúde". IN: MACHADO, C.V. (org.). **Políticas de saúde no Brasil**: continuidades e mudanças. Rio de Janeiro: Fiocruz, 2012. p. 229-251.

REALE, M. **Teoria tridimensional do direito**. São Paulo: Saraiva; 2005.

SUPREMO TRIBUNAL FEDERAL (STF). **Ação Direta de Inconstitucionalidade (ADI) 5.595/2017.** Brasília, DF: STF; 2017. Disponível em: http://www.stf.jus.br/portal/processo/verProcessoAndamento. asp?numero=5595&classe=ADI&origem=AP&recurso=0&tipoJulgamento=M

Parte II

INFRAESTRUTURA

4

Infraestrutura do SUS

Maria Angélica Borges dos Santos

Introdução

A lei complementar 141 de 2012 (BRASIL, 2014) define que, entre as ações e os serviços públicos de saúde que o Sistema Único de Saúde (SUS) deve financiar e oferecer à população, figura a atenção integral e universal à saúde em todos os níveis de complexidade. Esses níveis de complexidade são tradicionalmente divididos em: Atenção Primária e serviços de média e alta complexidade. Para oferecer esses serviços e ações à população, é necessário dispor de uma infraestrutura capaz de produzi-los. Isso implica ter capacidade instalada (definida como instalações físicas permanentes e equipamentos) e recursos humanos adequados às propostas de atendimento. Para isso, o SUS utiliza-se de prestadores de serviços de várias naturezas, que comportam estabelecimentos e profissionais de saúde vinculados a organizações públicas – das esferas dos governos federal, estadual e municipal – e de organizações privadas, com e sem finalidades lucrativas.

Estabelecimentos de saúde e leitos hospitalares

No SUS atual, uma rede híbrida, formada por vários tipos de estabelecimentos, gera uma produção substancial de serviços. A participação dos prestadores de serviços de saúde e de seus segmentos de atuação varia ao longo do tempo (SANTOS e GERSCHMAN, 2004). A média anual de procedimentos executados no SUS entre 2010 e 2014 foi de 1,7 bilhão na Atenção Primária e de 1,4 bilhão de consultas especializadas e exames laboratoriais e de imagem (procedimentos de média e alta complexidade), além de pouco mais de 11 milhões de internações (SANTOS e SERVO, 2016).

Os estabelecimentos municipais de saúde sobressaem na prestação de serviços, com participação de 95% nos serviços ligados à Atenção Primária,

59

Parte II • Infraestrutura

além de quase a metade dos procedimentos na média e alta complexidade ambulatorial. Nas internações, o destaque cabe aos hospitais privados, responsáveis por metade das internações – 10% em organizações com finalidades lucrativas e 40% em hospitais filantrópicos (SANTOS e SERVO, 2016).

Além da grande participação nas internações, os prestadores privados respondem por pouco mais de 30% dos atendimentos ambulatoriais de média e alta complexidade, e por mais de 70% dos procedimentos ambulatoriais mais complexos, remunerados pelo Fundo de Ações Estratégicas e Compensações (FAEC) (SANTOS e SERVO, 2016).

A rede de prestadores de serviços do SUS comporta, ainda, vários tipos de estabelecimentos. Os mais tradicionais são os hospitais e os postos e centros de saúde (atualmente abrangidos nas Unidades Básicas de Saúde). Entretanto, à medida em que as políticas de saúde evoluem, tipos específicos de estabelecimentos ou denominações associadas a eles surgem. Exemplos disso são os Centros de Parto Normal (unidades de saúde para parto extra-hospitalar), as Academias da Saúde (ligadas a programas de promoção de estilos de vida saudáveis) e, como parte das políticas de desospitalização na saúde mental, os Centros de Atenção Psicossocial (CAPS) e as Residências Terapêuticas.

Os principais tipos de estabelecimentos que prestam serviços ao SUS são mostrados na Tabela 4.1. O crescimento de tipos de estabelecimentos ligados a políticas específicas pode ser usado como quantificação indireta da adesão a essas políticas.

TABELA 4.1. Principais tipos de estabelecimentos prestadores de serviços ao Sistema Único de Saúde por região em 2016

Prestador	Região					
	Norte	Nordeste	Sudeste	Sul	Centro-Oeste	Total
Academias da Saúde	132	617	318	270	120	1.457
Centros de Parto Normal	2	9	2	1	-	14
CAPS	180	962	1.017	450	163	2.772
Hospitais	468	1.900	1.445	889	535	5.237
UBS	3.930	17.381	13.547	7.049	3.177	45.084
Ambulatório de especialidades	575	3.073	3.829	2.442	904	10.823
UPA	53	185	448	168	75	929
Unidade da Saúde Indígena	322	140	29	159		676

As UBS incluem centros de saúde e postos de saúde; as UPAs incluem prontos-socorros isolados; os hospitais incluem os gerais, especializados e unidades mistas de saúde. CAPS: Centros de Atenção Psicossocial; UBS: Unidades Básicas de Saúde; UPA: Unidades de Pronto Atendimento.
Fonte: DEPARTAMENTO DE INFORMÁTICA DO SISTEMA ÚNICO DE SAÚDE (DATASUS). **Cadastro Nacional de Estabelecimentos de Saúde.** Tabnet. Dados para dezembro de 2016. Brasília, DF: Ministério da Saúde; 2016.

4 • Infraestrutura do SUS

Fica aparente que os Centros de Parto Normal têm dificuldades para serem incorporados pelo SUS. As Academias da Saúde não existiam em 2010 e foram bem assimiladas, principalmente na Região Nordeste. Os CAPS estão presentes em todo o país e, até 2014, 2.031 pessoas moravam em 289 Serviços de Residências Terapêuticas (SRTs), um número ainda muito pequeno, considerando-se a necessidade da população.

De modo geral, o maior número de estabelecimentos do SUS é encontrado na Região Nordeste, exceto pelas UPA, que se expandiram principalmente no Sudeste. A população indígena conta com um número expressivo de unidades de atenção específicas, concentradas nas Regiões Norte, Nordeste e Centro-Oeste.

A grande participação de prestadores privados no setor hospitalar é uma característica histórica do sistema de saúde brasileiro. Ao final dos anos 1980 e início da década de 1990, o Brasil tinha 2,5 leitos privados por mil habitantes, enquanto a média em países dos continentes americano, africano e asiático era de 0,45 leito privado por mil habitantes (SANTOS *et al.*, 2013).

O número de leitos no país e em todo o mundo vem caindo de forma acentuada desde essa época. Ainda assim, a tendência ao predomínio de hospitais privados se manteve. Entre os hospitais que prestavam serviços ao SUS em 2013, pouco mais de um terço era público (98 hospitais federais, 632 estaduais e 2.216 municipais), e a maioria era privada (1.460 hospitais filantrópicos e 2.421 com finalidades lucrativas) (SANTOS *et al.*, 2013). Segundo o Art. 38 da lei federal 8080/90 (BRASIL, 1990), não é permitida a destinação de subvenções e auxílios a instituições prestadoras de serviços de saúde com finalidades lucrativas. Esse é o provável motivo pelo qual ocorre queda superior a 10% ao ano nos procedimentos executados por hospitais com finalidades lucrativas no SUS nos últimos anos (SANTOS e SERVO, 2016).

Acompanhando a tendência à queda no número de hospitais, a disponibilidade de leitos hospitalares por habitante também caiu no decorrer das últimas duas décadas, e essa tendência se acentuou nos últimos anos. Entre 2010 e 2016, o total de leitos por habitantes no Brasil decresceu de 2,4 para 2,1, e o total de leitos disponíveis ao SUS, de 1,8 para 1,5. Em termos de disponibilidade de leitos por habitante, o Brasil e o SUS se situam bem abaixo da média dos países mais desenvolvidos representados na Organização para a Cooperação e o Desenvolvimento Econômico (OCDE), de 4,7 leitos por mil habitantes em 2015 (OCDE, 2017).

A análise das disponibilidades regionais de leitos (Tabela 4.2) mostra que a melhor situação é a da Região Sul, que possui tanto a maior relação entre total de leitos e habitantes, quanto a melhor relação de leitos para o SUS por mil habitantes. A Região Sudeste, que perdeu quase 20 mil leitos SUS entre 2010 e 2016, tem o menor número de leitos SUS por habitante

Parte II • Infraestrutura

no país e uma situação intermediária, no que diz respeito ao total de leitos por mil habitantes. Nas Regiões Norte e Nordeste, 80% do total de leitos é disponível ao SUS, contrastando com pouco mais de 60% de disponibilidade ao SUS nas demais regiões.

TABELA 4.2. Leitos por habitante por região geográfica – totais e disponíveis ao Sistema Único de Saúde (SUS), em 2016

Região	Quantidade total	Leitos Total por 1.000 habitantes	Quantidade SUS	Leitos no SUS por 1.000 habitantes
Norte	31.545	1,8	24.342	1,4
Nordeste	114.733	2,0	93.815	1,6
Sudeste	181.220	2,1	113.984	1,3
Sul	73.706	2,5	51.514	1,7
Centro-Oeste	36.745	2,3	24.150	1,5
Total	437.949	2,1	307.805	1,5

Fonte: DEPARTAMENTO DE INFORMÁTICA DO SISTEMA ÚNICO DE SAÚDE (DATASUS). **Cadastro Nacional de Estabelecimentos de Saúde.** Tabnet. Dados para dezembro de 2016. Brasília, DF: Ministério da Saúde; 2016.

Recursos humanos: os profissionais de saúde e as Equipes Saúde da Família

Para desenvolver ações e serviços de saúde, um dos pontos mais críticos é a disponibilidade de recursos humanos, representados pela força de trabalho em saúde (GLOBAL HEALTH WORKFORCE ALLIANCE e WHO, 2013). Esses profissionais trabalham individualmente ou em equipes, para atender a população. Mais de 2 milhões de pessoas estiveram envolvidas com o atendimento a pacientes no SUS em 2016, o que denota a importância dos serviços de saúde também como polo gerador de empregos para a economia brasileira (SANTOS *et al.*, 2012). A importância dos setores de saúde e cuidados sociais na geração de empregos é amplamente reconhecida. Na OCDE, 10% dos empregos estão ligados a essas áreas, e as ocupações crescem, mesmo em períodos de crise econômica (OCDE, 2017).

Também no Brasil, apesar da crise econômica, entre 2010 e 2016, houve crescimento de 36% na quantidade de profissionais que prestam serviços ao SUS (Tabela 4.3). Em termos absolutos, os estabelecimentos que mais ganharam profissionais foram os hospitais e as UBS. Entretanto, na variação porcentual, chama a atenção o crescimento dos profissionais em CAPS, UPAs e centrais de regulação – estas últimas com a função de organizar os fluxos no sistema de saúde.

Para determinar a suficiência dos recursos humanos nos sistemas de saúde, habitualmente estudam-se os totais de médicos, enfermeiros

4 • Infraestrutura do SUS

e pessoal de enfermagem por mil habitantes. Em países da OCDE, em 2015, a média de médicos era de 3,4 por mil habitantes e a de enfermagem de 9 por mil habitantes. Mais recentemente, a Organização Mundial da Saúde (OMS) passou a acompanhar também o total de profissionais com treinamento em saúde por 10 mil habitantes, estabelecendo como suficiente para prover cuidados básicos de saúde universais o quantitativo de 34 profissionais de saúde treinados por 10 mil habitantes. Considerando-se apenas os profissionais que trabalham no SUS ou prestam serviços ao SUS (Tabela 4.4), existe diferença substancial relativamente à OCDE. Observa-se também disparidade entre as regiões do Brasil, principalmente na quantidade de médicos. As Regiões Norte (0,8 médico do SUS por mil habitantes) e Nordeste (1 médico do SUS por mil habitantes) apresentam metade ou pouco mais de metade dos médicos por mil habitantes da Região Sudeste (1,6 médico do SUS por mil habitantes no SUS). Essa discrepância motivou a criação do Programa Mais Médicos, que buscou aumentar o número desses profissionais nessas regiões – muitas vezes mediante a contratação de médicos estrangeiros. A prática de contratar profissionais de saúde estrangeiros vem crescendo em todo o mundo (OCDE, 2017), com fluxo migratório preferencial de países menos desenvolvidos para os mais desenvolvidos.

TABELA 4.3. Comparação da quantidade de profissionais, segundo tipo de estabelecimento que presta serviços ao Sistema Único de Saúde, entre 2010 e 2016

Tipo de estabelecimento	2010	2016	Variação (%)
CAPS	20.833	39.256	88,43
UBS	599.829	714.418	19,10
Hospitais	639.564	865.624	35,35
Ambulatório especializado	117.142	103.806	-11,38
UPA	49.275	90.173	83,00
Central de regulação	4.440	8.679	95,47
Total	1.573.337	2.145.155	36,34

CAPS: Centros de Atenção Psicossocial; UBS: Unidades Básicas de Saúde; UPA: Unidades de Pronto Atendimento.

TABELA 4.4. Categorias profissionais que prestam serviços ao Sistema Único de Saúde por região, em 2016

Profissionais	Região Norte	Região Nordeste	Região Sudeste	Região Sul	Região Centro-Oeste	Brasil
Médicos por 1.000 habitantes	0,8	1,0	1,6	1,5	1,3	1,3
Enfermeiros por 1.000 habitantes	0,8	0,9	1,0	1,0	0,9	0,9
Pessoal de enfermagem por 1.000 habitantes	3,0	2,9	3,8	3,8	3,4	3,5
Profissionais de saúde por 10 mil habitantes	67,9	68,1	77,1	77,3	73,2	73,6

Parte II • Infraestrutura

No caso de enfermeiros, equipes de enfermagem e profissionais de saúde em geral, as discrepâncias entre regiões são menores, embora os quantitativos brasileiros no SUS fiquem bem abaixo das médias da OCDE. Essa menor diferença entre regiões para profissionais não médicos deve-se, pelo menos em parte, ao modelo de atenção adotado para Atenção Primária, que privilegia a organização do trabalho em equipes.

A ampliação da Atenção Primária ocorreu a partir da expansão consistente da Estratégia Saúde da Família (ESF), na qual predominam prestadores públicos de serviços. As equipes da ESF costumam ser definidas como o conjunto de profissionais de saúde responsáveis pelo atendimento a territórios de 3 mil a 4 mil pessoas. Os Núcleos de Apoio à Saúde da Família (NASF) são equipes de especialistas responsáveis por supervisionar e dar apoio matricial a um conjunto de equipes de ESF.

A cobertura da população pela ESF no Brasil era de 53,4% em 2013, sendo maior na área rural (70,9%) que na urbana (50,6%). As Regiões Nordeste (65%) e Sul (56%) tinham as maiores coberturas, e a Região Sudeste, a pior (46 %) (MALTA *et al.*, 2013).

Observaram-se entre 2010 e 2016, além de um aumento de mais de 10 mil ESFs, o expressivo crescimento dos NASFs e a redução à quase metade das equipes exclusivamente compostas por agentes comunitários de saúde (EACS) (Figura 4.1). Metade das equipes oferece atenção à saúde bucal.

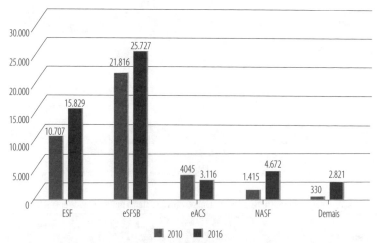

FIGURA 4.1. Quantidade de Equipes Saúde da Família (ESF), segundo tipo de equipe, entre 2010 e 2016.
eSFSB: Equipes de Estratégia Saúde da Família com Saúde Bucal; eACS: Equipes de Estratégia de Agentes Comunitários de Saúde; NASF: Núcleo de Apoio à Saúde da Família. Fonte: DEPARTAMENTO DE INFORMÁTICA DO SISTEMA ÚNICO DE SAÚDE (DATASUS). **Cadastro Nacional de Estabelecimentos de Saúde.** Tabnet. Dados para dezembro de 2016. Brasília, DF: Ministério da Saúde; 2016.

4 • Infraestrutura do SUS

Pode-se supor que essa evolução foi indicativa de uma maior qualificação da ESF.

Na análise da distribuição regional das equipes, a Região Nordeste concentra quase um terço das ESF, quase a metade das equipes com saúde bucal e 40% dos NASF. A Região Sudeste, apesar de ter a menor cobertura pela ESF do país, conta com a maior adesão às novas modalidades de equipe (Consultório de Rua e Atenção Domiciliar) (Tabela 4.5). Certamente, as diferenças na cobertura por planos de saúde privados explicam, pelo menos em parte, a diferença de cobertura pela ESF entre as regiões do país – quanto maior a cobertura por planos, menor a cobertura por ESF.

Entre 2010 e 2016, as modalidades de equipes de ESF, que espelham diferenças na composição segundo profissionais, locais de atuação e atribuições específicas, aumentaram de 11 para 49. Em 2010, além de raras subdivisões de modalidades de ESF, EACS e NASF, existiam modalidades de equipe específicas apenas para saúde indígena e saúde prisional. Já em 2016, passaram a existir cinco modalidades de equipe para saúde prisional, além de equipes específicas para atenção domiciliar, consultórios de rua e saúde escolar.

TABELA 4.5. Distribuição das equipes de Estratégia Saúde da Família (ESF) por tipo de equipe e região, em 2016

Tipo de equipe	Região Norte	Região Nordeste	Região Sudeste	Região Sul	Região Centro-Oeste	Total
ESF	1.437	3.825	7.047	2.734	786	15.829
ESF com Saúde Bucal	1.963	11.376	6.944	3.332	2.112	25.727
Equipe de Agentes Comunitários da Saúde	534	1.179	810	385	208	3.116
Equipe de atendimento do sistema prisional	58	89	176	65	88	476
Equipe de atendimento à saúde indígena	181	74	15	9	33	312
Equipe de atendimento domiciliar	47	185	303	63	56	654
Equipe do Consultório de Rua	9	36	80	21	11	157
Demais equipes	95	177	640	252	58	1.222
Núcleo apoio à ESF	346	1.926	1.373	684	343	4.672
Total de equipes	4.670	18.867	17.388	7.545	3.695	52.165

Equipamentos

Médicos ressaltam que a ausência de infraestrutura adequada em todos os níveis de complexidade de atendimento, muitas vezes até mesmo nos equipamentos mais básicos, é um dos motivos para a distribuição desigual de médicos no território nacional.

De fato, a disponibilidade de equipamentos médicos no país é menor do que em países mais desenvolvidos. A média de equipamentos de

Parte II • Infraestrutura

tomógrafos computadorizados (TC) por milhão de habitantes em 2015 na OCDE era de 25,7 por milhão de habitantes (107,2 no Japão e 5,9 no México.) Para a ressonância magnética (RM), a média era de 15,9 equipamentos por milhão de habitantes (51,7 para o Japão e 2,4 para o México).

No Brasil, a média geral para TC era de 20 equipamentos por milhão de habitantes e de RM era de dez equipamentos por milhão de habitantes – não muito distante, portanto, das médias da OCDE.

Entretanto, o que chama muita atenção no caso brasileiro é a baixa disponibilidade ao SUS dos equipamentos existentes no país. Os dados mostram que os pacientes do SUS (75% da população dispõem apenas do SUS para poder usufruir de serviços de saúde) têm sistematicamente acesso a menos ou muito menos de metade dos equipamentos médicos no país (Tabela 4.6).

As áreas com acessos mais desfavoráveis no SUS são os cuidados intensivos e equipamentos para oftalmologia, cuja disponibilidade de equipamentos ao SUS é de 10 a 20% do total de equipamentos em uso no país. Também é preocupante que, em áreas em que há gargalos de atendimento, como os exames endoscópicos (endoscopia digestiva e broncoscopia), apenas entre um quarto e um quinto dos equipamentos estejam disponíveis ao SUS. Um dado especialmente crítico diz respeito a equipamentos relativamente básicos e simples nas unidades de terapia intensiva (UTI). Somente 10% dos monitores de pressão, Ambus e ventiladores do país estão disponíveis ao SUS. Isso sugere um mal aparelhamento das UTIs públicas relativamente às privadas, ainda que também sinalize para um possível excesso de equipamentos nas últimas.

Uma análise da disponibilidade de equipamentos médicos no Brasil mostra dados interessantes (Figura 4.2). O primeiro deles é que os equipamentos com maior disponibilidade por habitante deixaram de ser os equipamentos de raios X convencionais, e esse posto foi assumido por equipamentos de ultrassonografia. O segundo é que a Região Sudeste apresenta uma disponibilidade de equipamentos menor do que a média do SUS para todos os principais equipamentos médicos, fato que possivelmente está ligado à elevada cobertura da população por planos de saúde. A população passa a usar os planos para realizar exames.

De forma geral, a Região Sul apresenta disponibilidade de equipamentos por milhão de habitantes superior à média do SUS para todos os equipamentos, e a Região Norte tem o comportamento oposto: apresenta a menor disponibilidade por milhão de habitantes. A Região Centro-Oeste somente não apresenta disponibilidade acima da média do SUS para ressonância e PET/TC. A Região Nordeste apresenta cobertura acima da média do SUS somente para ultrassonografia, um possível resultado das políticas de qualificação do pré-natal.

66

4 • Infraestrutura do SUS

TABELA 4.6. Equipamentos selecionados. Total em uso no país e disponíveis ao Sistema Único de Saúde (SUS), em 2016

Equipamento	Total em uso no Brasil	Total SUS	Relação SUS/total Brasil
Equipamentos para exames de imagem			
Mamógrafos	5.310	2.725	0,51
Raio X convencional	23.701	10.201	0,43
Tomógrafo computadorizado	4.035	1.779	0,44
Ressonância magnética	2.074	781	0,38
Ultrassom convencional	12.159	5.046	0,42
PET/TC	47	31	0,66
Equipamentos para exames de oftalmologia			
Cadeira oftalmológica	3.371	556	0,16
Refrator	2.840	506	0,18
Tonômetro de aplanação	2.687	449	0,17
Equipamentos de exames de escopia			
Endoscópio das vias respiratórias	4.317	1.134	0,26
Endoscópio digestivo	11.666	2.898	0,25
Laparoscópio/vídeo	4.219	1.080	0,26
Equipamentos de UTI			
Bomba de infusão	167.993	3.530	0,02
Equipamento de fototerapia	13.927	2.663	0,19
Incubadora	18.666	3.570	0,19
Marca-passo temporário	4.662	1.097	0,24
Monitor de ECG	70.922	6.423	0,09
Monitores de pressão	100.635	7.836	0,08
Reanimador pulmonar/Ambu	118.950	13.028	0,11
Respirador/ventilador	54.290	5.521	0,10

PET/TC: tomografia por emissão de pósitrons/tomografia computadorizada; UTI: unidade de terapia intensiva; ECG: eletrocardiograma.

Como se distribuem os recursos financeiros do SUS pelos estabelecimentos de saúde?

Tradicionalmente, dizia-se que o SUS e os serviços públicos de saúde eram "hospitalocêntricos", ou seja, muito dependentes de hospitais para a oferta de serviços. Entretanto, a partir da análise dos gastos do SUS segundo tipo de estabelecimento, é possível dizer que essa realidade mudou (BRASIL, 2018).

Parte II • Infraestrutura

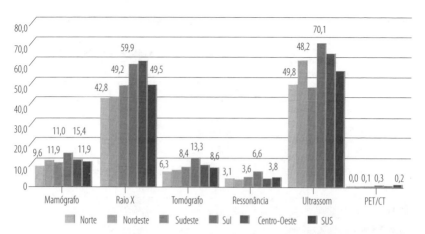

FIGURA 4.2. Equipamentos disponíveis ao Sistema Único de Saúde (SUS) selecionados por milhão de habitantes segundo região geográfica, em 2016. PET/TC: tomografia por emissão de pósitrons/tomografia computadorizada. Fontes: DEPARTAMENTO DE INFORMÁTICA DO SISTEMA ÚNICO DE SAÚDE (DATASUS). **Cadastro Nacional de Estabelecimentos de Saúde.** Tabnet. Dados para dezembro de 2016. Brasília, DF: Ministério da Saúde; 2016.

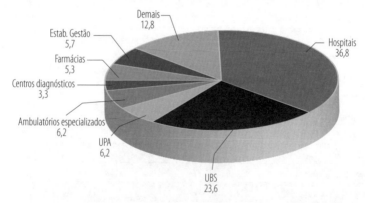

FIGURA 4.3. Participação dos estabelecimentos nos gastos do Sistema Único de Saúde, em 2014. Os hospitais incluem os gerais, especializados e unidades mistas de saúde. As UBS incluem centros de saúde e postos de saúde. UPAs incluem prontos-socorros isolados. UBS: Unidades Básicas de Saúde; UPA: unidades de pronto atendimento. Fonte: adaptado de BRASIL, 2018.

Dos R$ 212 bilhões das despesas correntes do SUS em 2014 36,8% foram gastos em hospitais – quase o mesmo que o gasto ambulatorial (em estabelecimentos ambulatoriais básicos/UBS, especializados e de urgências/UPA), que foi de 38% do total. Entre os gastos ambulatoriais, predominaram aqueles em ambulatórios de Atenção Primária/UBS (23,6% dos gastos), impulsionados pela ESF. A título de comparação, na OCDE em

4 • Infraestrutura do SUS

2015, 38% dos gastos em saúde ocorreram em hospitais e 26% em ambulatórios (BRASIL, 2018).

A infraestrutura do SUS é suficiente?

Uma pergunta recorrente é se a infraestrutura do SUS é suficiente. A suficiência da infraestrutura depende de vários fatores, inclusive do modelo de atenção. No caso do SUS, no qual todos os níveis de atenção e necessidades de saúde da população precisam ser contemplados por força de preceito constitucional, é muito provável que a infraestrutura não seja ideal para todos esses níveis.

No que tange a recursos humanos como um todo, de acordo com a OMS são necessários pelo menos 22,8 profissionais de saúde treinados por 10 mil habitantes para viabilizar o atendimento à saúde em um país e 34,5/10 mil habitantes para permitir a cobertura universal de saúde por cuidados básicos de saúde. Uma centena de países não atinge esse mínimo para cobertura universal (GLOBAL HEALTH WORKFORCE ALLIANCE e WHO, 2013). O SUS supera em muito esse parâmetro, mas os parâmetros da OMS dizem respeito a um modelo de "cuidados básicos de saúde" aquém do oferecido pelo SUS.

O que se torna aparente é que há avanços na infraestrutura para a Atenção Primária, mas também existem sinais de insuficiência e gargalos nos níveis de média e alta complexidade. Os principais indícios disso são a disponibilidade de equipamentos e a grande queda no número de leitos, observada ao longo dos anos.

A quantidade de leitos por habitante não é necessariamente indicativa de insuficiência na infraestrutura do sistema de saúde. O modelo de atenção pode ser decisivo para o número de leitos. Japão e Coreia têm respectivamente 13,7 e 11,5 leitos por mil habitantes. Entretanto, vários países com sistemas de saúde conceituados têm menos de três leitos por mil habitantes. Exemplos incluem os Estados Unidos (2,8 leitos por mil habitantes), o Canadá (2,6) e a Suécia (2,4). O SUS tem taxas semelhantes às da Colômbia (1,6) e do México (1,5) e possivelmente está no limite da redução razoável do número de leitos. O que mais preocupa, contudo, é a qualificação dos leitos. A baixa disponibilidade de equipamentos na área de UTI no SUS pode ser indicativa da crescente dificuldade do SUS para lidar com situações mais complexas, por carência de infraestrutura.

As desigualdades regionais nos equipamentos disponíveis ao SUS são menos gritantes do que as diferenças entre disponibilidade a pacientes do SUS e do setor privado. Se isso sugere deficiências na infraestrutura do SUS, aponta também para possíveis exageros na disponibilidade desses equipamentos para a saúde suplementar.

Parte II • Infraestrutura

Referências

BRASIL. Ministério da Saúde. **Contas do SUS na perspectiva da contabilidade internacional**: Brasil, 2010-2014. Rio de Janeiro: Fiocruz; 2018.

_____. Presidência da República. Casa Civil. Subchefia para Assuntos Jurídicos. **Lei complementar nº 141 de 13 de janeiro de 2012.** Regulamenta o § 3º do art. 198 da Constituição Federal para dispor sobre os valores mínimos a serem aplicados anualmente pela União, Estados, Distrito Federal e Municípios em ações e serviços públicos de saúde; estabelece os critérios de rateio dos recursos de transferências para a saúde e as normas de fiscalização, avaliação e controle das despesas com saúde nas 3 (três) esferas de governo; revoga dispositivos das Leis nºs 8.080, de 19 de setembro de 1990, e 8.689, de 27 de julho de 1993; e dá outras providências. Brasília, DF: Diário Oficial da União; 2014. Disponível em: http://www.planalto.gov.br/ccivil_03/leis/LCP/Lcp141.htm

_____. Ministério da Saúde. Conselho Nacional de Saúde. **Lei Federal nº 8080, de 19 de setembro de 1990.** Dispõe sobre as condições para a promoção, proteção e recuperação da saúde, a organização e o funcionamento dos serviços correspondentes e dá outras providências. Brasília, DF: Ministério da Saúde; 1990. Disponível em: http://conselho.saude.gov.br/legislacao/lei8080_190990.htm

GLOBAL HEALTH WORKFORCE ALLIANCE; WORLD HEALTH ORGANIZATION (WHO). **A universal truth**: no health without a workforce. Geneva: Global Health Workforce Alliance and WHO, 2013. Disponível em: https://www.who.int/workforcealliance/knowledge/resources/GHWA_AUniversalTruthReport.pdf

MALTA, D.C., *et al.* A Cobertura da Estratégia de Saúde da Família (ESF) no Brasil, segundo a Pesquisa Nacional de Saúde, 2013. **Ciência Saúde Coletiva**, v. 21, n. 2, p. 327-338, 2016.

ORGANISATION FOR ECONOMIC COOPERATION AND DEVELOPMENT (OECD). **Health at a Glance 2017**: OECD Indicators. Paris: OECD; 2017. Disponível em: https://www.oecd-ilibrary.org/social-issues-migration-health/health-at-a-glance-2017_health_glance-2017-en

SANTOS, I.S.; SANTOS, M.A.B.; BORGES, D.C.L. Mix público-privado no sistema de saúde brasileiro: realidade e futuro do SUS. In: FUNDAÇÃO OSWALDO CRUZ. **A saúde no Brasil em 2030** – prospecção estratégica do sistema de saúde brasileiro: estrutura do financiamento e do gasto setorial. Rio de Janeiro: Fiocruz/Ipea/Ministério da Saúde/Secretaria de Assuntos Estratégicos da Presidência da República; 2013. p. 73-131. Disponível em: http://books.scielo.org/id/z9374/pdf/noronha-9788581100180-04.pdf

SANTOS, M.A.B, *et al.* Participação das atividades de saúde na economia brasileira: informações da Conta de Saúde de 2000 a 2007. **Revista Panamericana de Salud Pública**, v. 31, n. 2, p. 153-160, 2012.

SANTOS, M.A.; GERSCHMAN, S. As segmentações da oferta de serviços de saúde no Brasil: arranjos institucionais, credores, pagadores e provedores. **Ciência Saúde Coletiva**. 2004;9(3):795-806.

4 • Infraestrutura do SUS

SANTOS, M.A.; SERVO, L.M. "A provisão dos serviços e ações do SUS: participação de agentes públicos e privados e formas de produção/remuneração de serviços". In: MARQUES, R.M.; PIOLA, S.F.; ROA, A.C., orgs. **Sistema de saúde no Brasil**: organização e financiamento. Brasília, DF: Ministério da Saúde; Departamento de Economia da Saúde, Investimentos e Desenvolvimento; OPAS/OMS no Brasil; 2016. p. 205-246.

5

A evolução da infraestrutura do sistema de saúde brasileiro: 2008-2017

Cláudia Marques Canabrava

Luís Eugênio Portela Fernandes de Souza

Introdução

Os sistemas de saúde podem ser analisados a partir de seus componentes: população, infraestrutura, organização, prestação de serviços, financiamento e gestão (SOUZA e BAHIA, 2014).

Este capítulo apresenta o componente da infraestrutura física do sistema de saúde brasileiro (estabelecimentos e equipamentos de saúde), descrevendo sua configuração atual e sua evolução nos últimos 10 anos.

Estabelecimentos de saúde no Brasil

De acordo com o Ministério da Saúde (BRASIL, 2015), estabelecimentos de saúde (ESS) são "espaços físicos delimitados e permanentes, onde são realizados ações e serviços de saúde humana". Esses espaços físicos abrigam pessoas, equipamentos e insumos necessários ao funcionamento do serviço de saúde, incluindo veículos, como ambulâncias, *traillers*, embarcações, carretas etc.

Estruturas temporárias, como barracas e tendas, onde, às vezes, são realizados atendimentos em regime de mutirão, não são consideradas ESS.

As ações e os serviços de saúde de natureza humana, por sua vez, englobam desde ações de vigilância, regulação e gestão da saúde, até as ações de caráter assistencial, como consultas (médicas, odontológicas, de enfermagem etc.), internações hospitalares, exames e outros procedimentos preventivos, diagnósticos, terapêuticos ou reabilitadores.

Os ESS são registrados no Cadastro Nacional de Estabelecimentos de Saúde (CNES) que, apesar de ter sido criado em 2003 e implantado em 2005, só foi instituído formalmente em 2015, por meio da portaria 1.646 (BRASIL, 2015).

Parte II • Infraestrutura

Com base no CNES, é possível analisar a distribuição dos ESS por região, considerando a tipologia, a natureza jurídica e o vínculo com o Sistema Único de Saúde (SUS).

No Brasil, em setembro de 2017, existiam 308.683 ESS. Os números absolutos impressionam, sendo cerca de 250 mil unidades de Atenção Primária ou de atenção especializada (entre postos de saúde, consultórios isolados, clínicas especializadas etc.), quase 8.000 hospitais e 6.000 estabelecimentos para pronto atendimento, cerca de 2.500 farmácias, mais de 7.600 estabelecimentos de gestão da saúde e de 2.600 de vigilância em saúde.

No entanto, considerando o enorme contingente populacional do país, assim como a distribuição geográfica dos estabelecimentos, esses números não garantem acesso em tempo oportuno, tampouco qualidade de cuidado para todos.

Ressalte-se, contudo, que este capítulo não discute a questão da acessibilidade, nem a capacidade desses estabelecimentos de atender as necessidades e as expectativas dos brasileiros com qualidade na atenção à saúde. Trata apenas de descrever a infraestrutura do sistema de saúde brasileiro.

Tipos de estabelecimentos

A portaria 2.022 (BRASIL, 2017) alterou a metodologia de cadastramento e atualização cadastral: o tipo de ESS passou a ser definido automaticamente com base na informação das atividades que realiza.

Assim, foram organizados quatro grupos de atividades: assistência à saúde; gestão da saúde; vigilância em saúde; e outras atividades relacionadas à saúde humana. Para cada grupo, foram descritas 27 atividades, sendo estas relacionadas aos 25 tipos de estabelecimento (Figura 5.1).

Nos registros referentes a setembro de 2017, mês imediatamente posterior à publicação da portaria 2.022 (BRASIL, 2017), ainda persistiam, nas bases de dados do CNES, 37 tipos de ESS, considerados, neste capítulo, como ESS "ativos". São seis os tipos de estabelecimentos que, apesar de constarem na base de dados do CNES na competência de setembro de 2017, não foram considerados "ativos", por não apresentarem registro de estabelecimento correspondente. Esses seis tipos foram, então, excluídos da descrição realizada neste capítulo, quais sejam: unidade de saúde da família, unidade autorizadora, pronto-socorro de hospital geral (antigo), pronto-socorro traumato-ortopédico (antigo), unidade de vigilância epidemiológica (antigo) e unidade de vigilância sanitária (antigo).

Para efeitos da descrição aqui realizada, a nova classificação por grupos de atividades dos ESS foi relacionada aos 37 tipos encontrados nos registros. Para o tipo de ESS cooperativa ou empresa de cessão de trabalhadores na saúde (503 ESS), constante no CNES na competência em

5 • A evolução da infraestrutura do sistema de saúde brasileiro: 2008-2017

setembro de 2017, não foi possível realizar correlação às atividades e nem aos novos tipos de estabelecimentos de saúde previstos na portaria 2.022 (BRASIL, 2017). A distribuição por região para esse tipo de ESS, em setembro de 2017, era 44 no Norte, 155 no Nordeste, 110 no Sudeste, 49 no Sul e 145 no Centro-Oeste. Ressalta-se que tal relação estabelecida neste capítulo deve ser testada, ainda que se espere do Ministério da Saúde o estabelecimento das correlações possíveis, tendo em vista a necessidade de análises futuras da infraestrutura física do SUS – em especial da evolução de sua série histórica.

ASSISTÊNCIA À SAÚDE	Pronto Atendimento	GESTÃO DA SAÚDE
Polo de Prevenção de Doenças e	Assistência a Emergências	Central de Gestão em Saúde
Agravos e Promoção da Saúde	Unidade de Atenção Domiciliar	Administração
Promoção da Saúde, Prevenção	Atenção Domiciliar	Central de Regulação
de Doenças e Agravos e	Unidade de Atenção Psicossocial	Regulação Assistencial
Produção do Cuidado	Atenção Psicossocial	Central de Abastecimento
Unidade Básica de Saúde	Unidade de Reabilitação	Logística de Insumos
Atenção Primária	Reabilitação	Central de Transplante
Ambulatório	Concessão, Manutenção e	Logística de Órgãos, Tecidos e Células do Corpo
Consulta Ambulatorial	Adaptação de OPM	Humano
Assistência Intermediária	Especiais e Meios de	
Centro de Imunização	Locomoção (OPM)	VIGILÂNCIA EM SAÚDE
Imunização	Unidade de Atenção	Laboratório de Saúde Pública
Farmácia	Hematológica e/ou Hemoterápica	Análises Laboratoriais de Vigilância em Saúde
Entrega/Dispensação de	Atenção Hematológica e/ou	Serviço de Verificação de Óbito
Medicamentos	Hemoterápica	Esclarecimento da *Causa Mortis* de Óbitos
Unidade de Apoio Diagnóstico		Centro de Referência em Saúde do Trabalhador
Apoio Diagnóstico		Vigilância de Saúde do Trabalhador
Unidade de Terapias Especiais		Unidade de Vigilância de Zoonoses
Terapias Especiais		Vigilância de Zoonoseso
Núcleo de Telessaúde		
Telessaúde		OUTRAS ATIVIDADES
Hospital		RELACIONADAS À SAÚDE HUMANA
Internação		Casas de Apoio à Saúde
Centro de Assistência Obstétrica e		Hospitalidade
Neonatal Normal		Laboratório de Prótese Dentária
Assistência Obstétrica e		Confecção de Órteses e Próteses Dentárias
Neonatal		

FIGURA 5.1. Distribuição dos estabelecimentos de saúde, segundo grupo e atividades. Fonte: elaborado pelo autor com base em BRASIL, 2017.

Estabelecimentos assistenciais

Os estabelecimentos relacionados à assistência à saúde somavam, em 2017, 298.296 unidades, representando 96,6% do total de ESS.

Parte II • Infraestrutura

Dentre os diversos tipos de estabelecimento assistencial, em 2017, os mais comuns eram os consultórios isolados, que totalizavam 152.474 unidades. Bem abaixo, vinham as clínicas ou os centros de especialidade, com 45.096 unidades, os centros de saúde/Unidade Básica de Saúde (UBS, 36.304 unidades), 9.381 postos de saúde, 7.318 policlínicas, 988 centros de apoio a saúde da família, que, somados às 906 unidades de Atenção à Saúde Indígena, totalizam 252.467 ambulatórios e UBS, segundo a classificação da portaria 2.022 do Ministério da Saúde (BRASIL, 2017). A seguir, os serviços isolados de apoio terapêutico e diagnóstico eram contados em 22.889 unidades. De todos os tipos, os estabelecimentos menos numerosos eram os centros isolados de parto normal, que somavam apenas 20 unidades. Em termos de hospitais, existiam, no país, em 2017, um total de 7.918 unidades. Mais informações podem ser vistas na Tabela 5.1.

De 2008 a 2017, o grupo de ESS assistenciais apresentou incremento de 65,6%, e o tipo que mais cresceu foi a unidade de Atenção à Saúde Indígena, que era muito rara em 2008 e teve, por isso, um aumento proporcional enorme (12.842,9%). Também cresceram significativamente os seguintes tipos: academia da saúde (2.145%), unidade móvel fluvial (1.131%), pronto atendimento (1.066%) e centro de apoio à saúde da família (814,8%). Os que menos cresceram foram o hospital geral (0,4%) e o centro de parto normal isolado (11,1%).

Analisando a distribuição regional, constata-se que a Região Sudeste, onde vivem 42% da população brasileira, concentrava, em 2017, quase a metade (n = 141.378; 47,4%) dos 298.296 estabelecimentos com atividades assistenciais no país. Entre 2008 e 2017, o Sudeste foi também a região que apresentou taxa elevada de crescimento do número de estabelecimentos (77,8%).

A Região Nordeste, com 25,6% da população, contava, em 2017, com 59.167 estabelecimentos assistenciais (19,8% do total nacional), tendo tido um crescimento de 53,7% entre 2008 e 2017.

A Região Sul, local de moradia de 14,3% dos brasileiros, reunia, em 2017, 62.051 estabelecimentos assistenciais (20,8%), número que cresceu 60,0%, no período de 2008 a 2017.

A Região Norte, onde residem 8,6% dos brasileiros, tinha 14.511 (5,3%) estabelecimentos assistenciais, em 2017, com aumento de 83,9% no período de 2008 a 2017 (maior crescimento proporcional do período entre as regiões).

Finalmente, a Região Centro-Oeste, com 7,6% da população brasileira, era sede, em 2017, de 21.189 (7,1%) estabelecimentos assistenciais, tendo tido aumento de 37,4% de 2008 a 2017 (menor índice dentre as regiões) (Figura 5.2).

76

5 • A evolução da infraestrutura do sistema de saúde brasileiro: 2008-2017

TABELA 5.1. Número de estabelecimentos de saúde do grupo assistência à saúde, segundo região, em setembro de 2017

Estabelecimentos de assistência à saúde	Norte	Nordeste	Sudeste	Sul	Centro--Oeste	Brasil
Centro de apoio à saúde da família	78	660	97	100	53	988
Clínica/centro de especialidade	2.080	10.813	21.243	7.465	3.495	45.096
Consultório isolado	4.587	17.194	84.932	36.576	9.185	152.474
Policlínica	227	1.334	3.335	1.584	838	7.318
Subtotal (ambulatório)	6.972	30.001	109.607	45.725	13.571	205.876
Posto de saúde	1.307	3.943	1.862	1.844	425	9.381
Centro de saúde/unidade básica	2.699	13.666	11.879	5.277	2.783	36.304
Unidade de Atenção à Saúde Indígena	496	162	34	32	182	906
Subtotal (Unidade Básica de Saúde)	4.502	17.771	13.775	7.153	3.390	46.591
Hospital especializado	78	334	391	88	145	1.036
Hospital geral	449	1.463	1.684	914	617	5.127
Hospital-dia – isolado	16	196	299	92	46	649
Pronto-socorro especializado	4	48	34	13	1	100
Pronto-socorro geral	10	43	229	41	28	351
Unidade mista	84	446	61	39	25	655
Subtotal (hospital)	641	2.530	2.698	1.187	862	7.918
Pronto atendimento	64	229	506	182	85	1.066
Unidade móvel de nível pré-hospitalar na área de urgência	313	1.376	1.379	647	335	4.050
Unidade móvel fluvial	35	0	0	2	1	38
Unidade móvel terrestre	107	271	294	180	116	968
Subtotal (pronto atendimento)	519	1.876	2.179	1.011	537	6.122
Serviço de atenção domiciliar isolado (home care)	16	99	298	75	66	554
Unidade de atenção em regime residencial	0	1	18	6	0	25
Subtotal (unidade de atenção domiciliar)	16	100	316	81	66	579
Polo de academia da saúde	187	887	507	374	190	2.145
Polo de prevenção de doenças e agravos e promoção da saúde	20	34	66	104	32	256
Subtotal (polo de prevenção de doenças e agravos e promoção da saúde)	207	921	573	478	222	2.401
Centro de parto normal – isolado	4	12	2	1	1	20
Subtotal (centro de assistência obstétrica e neonatal normal)	4	12	2	1	1	20

(continua)

Parte II • Infraestrutura

(continuação)

Estabelecimentos de assistência à saúde	Norte	Nordeste	Sudeste	Sul	Centro--Oeste	Brasil
Farmácia	338	640	1.054	374	189	2.595
Subtotal (farmácia)	338	640	1.054	374	189	2.595
Telessaúde	14	24	20	5	6	69
Subtotal (núcleo de telessaúde)	14	24	20	5	6	69
Unidade de apoio diagnóstico e terapia (SADT isolados)	1.087	4.236	9.931	5.515	2.120	22.889
Subtotal (unidade de apoio diagnóstico)	1.087	4.236	9.931	5.515	2.120	22.889
Centro de atenção de hemoterapia e/ou hematologica	26	45	159	49	47	326
Subtotal (unidade de atenção hematológica e/ou hemoterapia)	26	45	159	49	47	326
Centro de atenção psicossocial	185	1.005	1.056	465	174	2.885
Subtotal (unidade de atenção psicossocial)	185	1.005	1.056	465	174	2.885
Oficina ortopédica	0	6	8	7	4	25
Subtotal (unidade de reabilitação)	0	6	8	7	4	25
Subtotal (assistência à saúde)	14.511	59.167	141.378	62.051	21.189	298.296

SADT: Serviço de Apoio Diagnóstico e Terapia. Fonte: elaborado pelos autores a partir da base de dados do Cadastro Nacional de Estabelecimentos de Saúde, competência setembro de 2017.

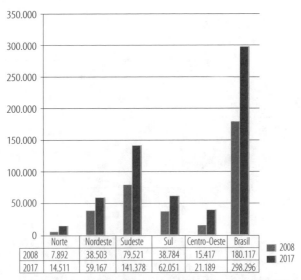

FIGURA 5.2. Evolução do número de estabelecimentos assistenciais (portaria 2.022/2017) segundo região do Brasil, entre 2008 e 2017. Fonte: elaborado pelos autores a partir da base de dados do Cadastro Nacional de Estabelecimentos de Saúde, competência setembro de 2017.

5 • A evolução da infraestrutura do sistema de saúde brasileiro: 2008-2017

Estabelecimentos gerenciais

A portaria 186 (BRASIL, 2016) define como atividades de gestão da saúde aquelas

de cunho administrativo ou técnico-administrativo, englobando o planejamento e a administração de sistemas e de planos de saúde, a regulação assistencial, do acesso e de sistemas de saúde e a logística de insumos da atenção à saúde.

O anexo da portaria 2.022 do Ministério da Saúde (BRASIL, 2017) adota essa definição e classifica os estabelecimentos onde se desenvolvem atividades de gestão da saúde em quatro categorias: central de gestão de saúde, central de regulação, central de abastecimento e central de transplante. As centrais de gestão em saúde, por sua vez, são subdivididas em Secretaria de Estado da Saúde e Secretaria Municipal da Saúde, Regional de Saúde, Distrito Sanitário, sede de operadora de plano de saúde e sede de consórcio público na área de saúde.

Em termos de distribuição regional, em 2017, os estabelecimentos gerenciais se concentravam no Nordeste (2.270; 31,3%) e no Sudeste (2.149; 29,6%). A Região Sul tinha 1.456 (20%), a Região Centro-Oeste tinha 761 (10,5%) e a Norte, 625 (8,6%) (Tabela 5.2).

No Brasil, em 2008, existiam 698 estabelecimentos gerenciais, que passaram a ser 7.261 em 2017, o que representa incremento de 940,3%. As centrais de gestão passaram de 342, em 2008, para 5.845, em 2017, ou seja, houve um crescimento de 1.609,1%. As centrais de regulação eram 356, em 2008, chegando, em 2017, a 1.299 unidades, uma evolução positiva de 264,9%. Em 2008, não existia central de transplantes registrada no CNES, mas, em 2017, existiam 117 unidades. Das centrais de abastecimento, até setembro de 2017, não existiam registros no CNES

Em 2008, a distribuição era um pouco diferente daquela encontrada para os ESS assistenciais: o Nordeste tinha 284 (41%) estabelecimentos gerenciais; o Sudeste tinha 162 (23%); o Sul, 78 (11%); o Centro-Oeste, 133 (19%); e o Norte, 41 (6%). Nesse período, o número de estabelecimentos gerenciais cresceu relativamente, sobretudo, nas Regiões Sul e Centro-Oeste (Figura 5.3).

Estabelecimentos de vigilância em saúde

De acordo com o anexo da portaria 2.022 (BRASIL, 2017), as atividades de vigilância em saúde compreendem os

processos contínuos e sistemáticos de coleta, consolidação, análise e disseminação de dados sobre eventos relacionados à saúde, visando ao

Parte II • Infraestrutura

planejamento e à implementação de medidas de saúde pública para a proteção da saúde da população, a prevenção e o controle de riscos, agravos e doenças, bem como para a promoção da saúde.

TABELA 5.2. Número de estabelecimentos de saúde do grupo gestão da saúde, segundo região, em setembro de 2017

Estabelecimentos de gestão da saúde	Norte	Nordeste	Sudeste	Sul	Centro-Oeste	Brasil
Central de gestão em saúde	469	1.896	1.704	1.268	508	5.845
Subtotal (central de gestão em saúde)	469	1.896	1.704	1.268	508	5.845
Central de notificação, captação e distribuição de órgãos estadual	10	40	36	21	10	117
Subtotal (central de transplantes)	10	40	36	21	10	117
Central de regulação de serviços de saúde	0	4	3	1	1	9
Central de regulação do acesso	124	276	325	138	217	1.080
Central de regulação médica das urgências	22	54	81	28	25	210
Subtotal (central de regulação)	146	334	409	167	243	1.299
Subtotal (gestão da saúde)	625	2.270	2.149	1.456	761	7.261

Fonte: elaborado pelos autores a partir da base de dados do Cadastro Nacional de Estabelecimentos de Saúde, competência setembro de 2017.

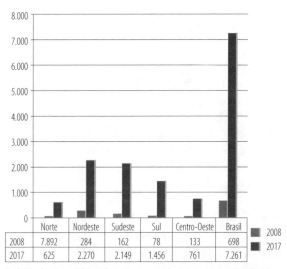

FIGURA 5.3. Evolução do número de estabelecimentos gerenciais (portaria 2.022/2017), segundo região do Brasil, entre 2008 e 2017. Fonte: elaborado pelos autores a partir da base de dados do Cadastro Nacional de Estabelecimentos de Saúde, competência de setembro de 2008 e setembro de 2017.

5 • A evolução da infraestrutura do sistema de saúde brasileiro: 2008-2017

Os estabelecimentos onde se desenvolvem essas atividades são categorizados em quatro grupos: Unidade de Vigilância de Zoonoses, Laboratório de Saúde Pública, Centro de Referência em Saúde do Trabalhador e Serviço de Verificação de Óbito.

Com relação à distribuição regional, em 2017, o Nordeste tinha 878 estabelecimentos de vigilância em saúde (33,5% do total nacional). O Sudeste vinha logo após, com 790 unidades (30,1%). O Norte tinha 531 (20,2%). O Centro-Oeste tinha 264 (10,1%), e o Sul, 160 (6,1%) (Tabela 5.3).

Em 2017, no Brasil, existiam 2.623 estabelecimentos de vigilância em saúde, dos quais 388 (14,8%) eram Laboratórios de Saúde Pública (não foi possível relacionar os estabelecimentos definidos como "Unidade de Vigilância em Saúde" com aqueles definidos na portaria 2.022 (BRASIL, 2017) como "Serviços de Verificação de Óbito e/ou Vigilância de Zoonoses"). Em 2008, os estabelecimentos de vigilância em saúde somavam 2.408. Percebe-se que, nesse grupo, houve expansão do número de estabelecimentos da ordem de 8,9%, entre 2008 e 2017, sendo este o menor crescimento proporcional entre os ESS por grupo de atividades (Figura 5.4).

Em 2008, a distribuição regional era a seguinte: o Nordeste tinha 880 (36,5%); o Sudeste, 807 (33,5%); o Norte, 221 (9,2%); o Centro-Oeste, 179 (7,4%); e o Sul, 321 (13,3%). Curiosamente, houve redução do número de estabelecimentos de vigilância em saúde na Região Sul, entre 2008 e 2017, ao passo em que houve expansão nas demais regiões.

Estabelecimentos onde se desenvolvem outras atividades relacionadas à saúde humana

Além dos estabelecimentos assistenciais, gerenciais e de vigilância à saúde, o anexo da portaria 2.022/2017 do Ministério da Saúde define uma quarta categoria de estabelecimentos: aqueles onde se realizam atividades que visam apoiar ou complementar, de forma indireta, as demais atividades relacionadas à saúde humana.

Especificamente, o anexo da portaria explicita dois conjuntos de atividades dentro desta categoria: a confecção de órteses e próteses dentárias, e a hospitalidade. Esse último conjunto de atividades se refere aos

serviços que visam a alojar temporariamente e apoiar indivíduos que necessitam permanecer fora de sua residência ou moradia para acessar serviços de saúde não ofertados em sua localidade de origem, podendo dispor de atividades assistenciais simples, principalmente relacionados a cuidados básicos.

No CNES, na competência do mês de setembro de 2017, não foram encontrados registros de ESS deste grupo.

Parte II • Infraestrutura

TABELA 5.3. Número de estabelecimentos de saúde do grupo vigilância em saúde, segundo região, em setembro de 2017

Estabelecimentos de vigilância em saúde	Norte	Nordeste	Sudeste	Sul	Centro--Oeste	Brasil
Laboratório Central de Saúde Pública	10	14	8	3	2	37
Laboratório de Saúde Pública	52	105	96	40	58	351
Subtotal (análises laboratoriais de vigilância em saúde)	62	119	104	43	60	388
Unidade de Vigilância em Saúde	469	759	686	117	204	2.235
Subtotal (Serviço de Verificação de Óbito e/ou Vigilância de Zoonoses)	469	759	686	117	204	2.235
Subtotal (vigilância em saúde)	531	878	790	160	264	2.623

Fonte: elaborado pelos autores a partir da base de dados do Cadastro Nacional de Estabelecimentos de Saúde, competência de setembro de 2017.

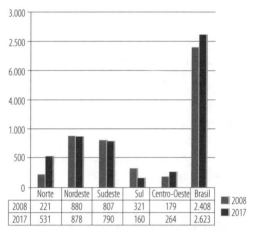

FIGURA 5.4. Evolução do número de estabelecimentos de vigilância em saúde (portaria 2.022/2017) por região do Brasil, entre 2008 e 2017. Fonte: elaborado pelos autores a partir da base de dados do Cadastro Nacional de Estabelecimentos de Saúde, competência de setembro de 2008 e setembro de 2017.

Natureza jurídica dos estabelecimentos

Em 2014, o CNES se adequou às normas da Receita Federal (BRASIL, 2014a), por meio da portaria SAS/Ministério da Saúde 1.319, de 24 de novembro de 2014, adotando a seguinte classificação por natureza jurídica dos ESS: (a) administração pública; (b) entidades empresariais; (c) entidades sem fins lucrativos; (d) pessoas físicas; e (e) instituições extraterritoriais – não foram encontrados estabelecimentos de saúde com natureza jurídica do tipo instituições extraterritoriais, de modo que elas não compõem as análises realizadas.

5 • A evolução da infraestrutura do sistema de saúde brasileiro: 2008-2017

Quando se analisam os 308.683 ESS existentes no Brasil em 2017, observa-se que a maioria (219.165; 71%) era de natureza privada, podendo ser entidades empresariais, entidades sem fins lucrativos ou do grupo de pessoas físicas.

A maior parte dos estabelecimentos privados era do tipo consultório isolado, que representava quase a metade (49,4%) do total de ESS, em setembro de 2017. Dos consultórios isolados, 73% estavam relacionados ao grupo de pessoa física, segundo a natureza jurídica.

Excluindo-se o tipo consultório isolado, pouco mais da metade (51,6%) dos ESS passa a ser de natureza pública, dos quais a maioria (94%) pertencia às administrações municipais em 2017.

Em 2008, a situação não era muito distinta. Dos 183.452 ESS, 29,2% eram entidades empresarias e 37,4% de pessoa física. Do total, 82.151 (44,8%) eram consultórios isolados. Excluindo-se esses últimos, a maioria dos estabelecimentos era de natureza pública 54.626 (53,9%).

Em 2017, dos 298.296 estabelecimentos assistenciais, 71.935 (24,1%) eram públicos e, em 2008, dos 180.117 ESS assistenciais, 56.553 (29,7%) eram públicos. Desta maneira, entre 2008 e 2017, houve crescimento de 34,3% de unidades assistenciais públicas, embora, relativamente, as unidades privadas tenham crescido mais.

Em termos de distribuição regional, destaca-se que, nas Regiões Norte e Nordeste, a proporção de estabelecimentos públicos no subtotal de estabelecimentos (excluídos os consultórios isolados) era maior que nas demais regiões do Brasil. Ademais, na Região Norte, a importância relativa das esferas estadual e federal na administração pública era maior do que nas outras regiões do país em 2017 (Tabela 5.4).

Entre 2008 e 2017, houve variações consideráveis no porcentual de ESS por natureza jurídica, quando se avalia seu total, tendo o maior crescimento porcentual as entidades empresariais (103,6%), seguidas pelos ESS do grupo de pessoa física (62,2%), pelas entidades da administração pública (44,5%) e pelas entidades sem fins lucrativos (39,7%).

Ainda considerando o total de ESS, a Região Norte apresentou o maior crescimento do segmento de entidades empresarias (167%) e do grupo de pessoa física (100,9%), ao mesmo tempo em que teve o maior crescimento proporcional para os estabelecimentos de administração pública (61,8%). Já o segmento sem fins lucrativos cresceu mais, proporcionalmente, nas Regiões Sudeste (49,5%) e Sul (43,4%). A única região onde o porcentual de crescimento (58,3%) foi maior para o segmento público foi a Centro-Oeste (Figura 5.5).

É também interessante avaliar a distribuição regional e a evolução porcentual nos últimos 10 anos do subtotal dos ESS, excluindo-se os consultórios isolados.

Parte II • Infraestrutura

TABELA 5.4. Estabelecimentos de saúde por natureza jurídica, segundo região do Brasil, em 2017

Total de estabelecimentos de saúde cadastrados no CNES						
Natureza jurídica	Norte	Nordeste	Sudeste	Sul	Centro-Oeste	Brasil
Administração pública	48,7%	47,4%	17,7%	19,3%	29,3%	26,5%
Gestão municipal	85,7%	95,6%	94,1%	96,1%	89,0%	93,7%
Entidades empresariais	32,1%	30,4%	37,4%	35,6%	38,3%	35,4%
Entidades sem fins lucrativos	1,3%	1,5%	2,1%	3,1%	1,7%	2,1%
Pessoas físicas	17,9%	20,7%	42,8%	42,0%	30,7%	36,0%
Total de ESS	15.711	62.470	144.427	63.716	22.359	308.683
ESS cadastrados no CNES exceto consultório isolado						
Natureza jurídica	Norte	Nordeste	Sudeste	Sul	Centro-Oeste	Brasil
Administração pública	68,5%	65,2%	41,8%	44,7%	49,4%	51,6%
Gestão municipal	85,9%	95,6%	94,2%	96,1%	89,0%	93,8%
Entidades empresariais	29,9%	32,8%	53,5%	49,0%	47,8%	44,6%
Entidades sem fins lucrativos	1,5%	1,9%	4,4%	6,1%	2,6%	3,7%
Pessoas físicas	0,1%	0,1%	0,2%	0,2%	0,1%	0,1%
Total de ESS	11.124	45.276	59.495	27.140	13.174	156.209

CNES: Cadastro Nacional de Estabelecimentos de Saúde; ESS: estabelecimentos de saúde. Fonte: elaborado pelos autores a partir da base de dados do Cadastro Nacional de Estabelecimentos de Saúde, competência de setembro de 2017.

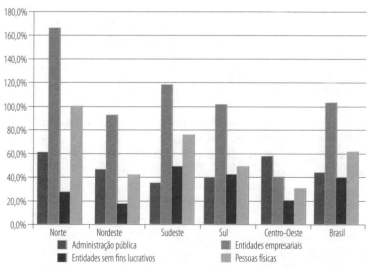

FIGURA 5.5. Variação do crescimento proporcional de estabelecimentos de saúde, por natureza jurídica e segundo região do Brasil, entre 2008 e 2017. Fonte: elaborado pelos autores a partir da base de dados do Cadastro Nacional de Estabelecimentos de Saúde, competência de setembro de 2008 e setembro de 2017.

5 • A evolução da infraestrutura do sistema de saúde brasileiro: 2008-2017

Nesta avaliação, observa-se que o crescimento médio Brasil foi de 77,5% entre as entidades empresariais, seguidas pelos ESS do tipo administração pública (47,7%) e as entidades sem fins lucrativos (44,9%), enquanto houve redução de (-)93,9% entre os ESS do grupo de pessoa física. Já com relação à evolução entre 2008 e 2017, a Região Norte foi a que apresentou maior crescimento proporcional entre os ESS – excluídos os consultórios isolados (72,6%), e, nessas mesmas condições de análise, também foi a que mais cresceu entre os ESS do tipo empresarial (113,6%) e de administração pública (63,1%). Já nas Regiões Sudeste, Centro-Oeste e Sul, os ESS sem fins lucrativos cresceram mais com relação aos demais grupos de natureza jurídica – respectivamente, 48,4%, 48,1% e 46,8%. Já para o subtotal de ESS com natureza jurídica do grupo pessoa física, excluídos os consultórios isolados, houve redução em todas as regiões do Brasil, em uma proporção muito semelhante entre as elas e com variação entre -88,9% (Norte) a -94,6% (Sudeste) (Figura 5.6).

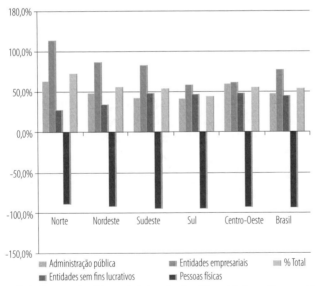

FIGURA 5.6. Evolução proporcional dos estabelecimentos de saúde, excluindo-se o tipo consultório isolado, segundo natureza jurídica, entre 2008 e 2017. Fonte: elaborado pelos autores a partir da base de dados do Cadastro Nacional de Estabelecimentos de Saúde, competência de setembro de 2008 e setembro de 2017.

Vínculo dos estabelecimentos com o SUS

A participação do segmento privado na prestação de serviços ao SUS foi legitimada em 1988, quando, em seu Art. 199, parágrafo 1°, a Constituição Federal estabeleceu que

Parte II • Infraestrutura

as instituições privadas poderão participar de forma complementar do Sistema Único de Saúde, segundo diretrizes deste, mediante contrato de direito público ou convênio, tendo preferência as entidades filantrópicas e as sem fins lucrativos.

Assim, não basta avaliar a natureza jurídica dos ESS para reconhecer a rede assistencial do SUS. É preciso também caracterizar os vínculos formais dos estabelecimentos privados com o sistema público. Essa informação é importante para saber, entre outras coisas, se, de fato, a participação do setor privado é complementar ou, se, ao contrário, há um grau elevado de dependência do SUS da rede privada.

Levando-se em consideração a tipologia dos ESS adotada em 2017, alguns estabelecimentos do grupo de atividades de assistência à saúde – a saber: policlínicas e clínicas ou centros de especialidade, unidades de apoio diagnóstico e hospitais – apresentam considerável proporção com natureza jurídica privada e sem fins lucrativos, ao mesmo tempo em que apresentam importante participação no conjunto de serviços acessíveis gratuitamente aos usuários do SUS (Tabela 5.5 e Figura 5.7).

No Brasil, em 2017, existiam 52.414 policlínicas e clínicas/centros de especialidades, sendo 43.322 (82,7%) com fins lucrativos (empresarial e pessoa física) e 2.800 (5,3%) sem fins lucrativos. Apenas 16 ESS do tipo policlínicas e clínicas/centros de especialidade foram classificadas no CNES, segundo a competência de setembro de 2017, como de pessoa física, no grupo de natureza jurídica, de modo que estas unidades assistenciais, quando privadas lucrativas, são majoritariamente do grupo empresarial, com a situação permanecendo muito semelhante a de 2008. Do total de policlínicas e clínicas/centros de especialidades com fins lucrativos, apenas 4.131 (9,5%) tinham vínculos com o SUS. Ao contrário daquelas sem fins lucrativos, mais da metade (1.436; 51,3%) estava vinculada ao SUS.

Considerando que existiam, em 2017, 11.777 policlínicas e clínicas/ centros de especialidades de natureza pública e privada com vínculo ao SUS, a proporção da rede privada (com e sem fins lucrativos) neste subtipo de ESS era de 47,3%. Vale ressaltar também que, em 2017, existiam 82 do tipo policlínicas e clínicas/centros de especialidade de natureza pública sem vínculo com SUS, sendo estas exatamente herança do antigo Instituto Nacional de Previdência Social (INPS), a exemplo de ESS de atendimento a servidores públicos e militares, por exemplo.

Em 2008, existiam 29.959 policlínicas e clínicas/centros de especialidades, sendo 24.873 (83,0%) de entidades com fins lucrativos (empresarial e pessoa física) e 1.449 (4,8%) de entidades sem fins lucrativos. Da rede privada com fins lucrativos, apenas 2.794 (11,2%) tinham vínculos com o SUS, enquanto da rede privada sem fins lucrativos, a maioria (1.042; 71,9%) tinha vínculos com o SUS. Considerando que, em 2017, havia um total de 7.439 policlínicas e clínicas/centros de especialidades (públicas e privados) vinculados ao SUS, pouco mais da metade (exatamente 51,6%) era de natureza privada (com e sem fins lucrativos). Também em 2008, existiam 34 policlínicas e clínica/centro de especialidade de natureza pública sem vínculo com SUS.

Em termos regionais, em 2017, as policlínicas e clínicas/centros de especialidades de natureza privada com fins lucrativos e vinculadas ao SUS concentravam-se nas Regiões Nordeste (35,3%) e Sul (26,4%), diferentemente daquelas sem fins lucrativos (Sul com 41,4% e Sudeste com 37,5%). Comparando 2008 a 2017, houve expansão de 22.455 policlínicas e clínicas/centros de especialidades (total), sendo que o segmento privado lucrativo foi responsável por 82,2% desta expansão, seguido pelos segmentos público (11,8%) e sem fins lucrativos (6,0%).

TABELA 5.5. Proporção de policlínicas e clínicas/centros de especialidade, unidades de apoio diagnóstico e hospitais segundo natureza jurídica em 2017

Tipo de estabelecimento	Público (%)	Sem fins lucrativos (%)	Privado (empresarial e pessoa física) (%)
Policlínicas e clínica/ centro de especialidade	12,0	5,3	82,7
Hospital	42,1	23,9	33,9
Unidade de apoio diagnóstico	6,3	1,9	91,8

Fonte: elaborado pelos autores a partir da base de dados do Cadastro Nacional de Estabelecimentos de Saúde, competência de setembro de 2017.

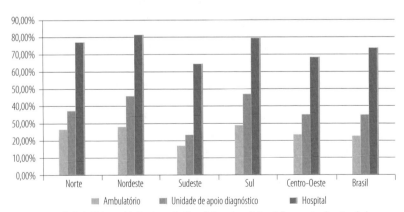

FIGURA 5.7. Ambulatórios, unidades de apoio diagnóstico e hospitais públicos e privados vinculados ao Sistema Único de Saúde por região do Brasil, em 2017. Fonte: elaborado pelos autores a partir da base de dados do Cadastro Nacional de Estabelecimentos de Saúde, competência de setembro de 2017.

Parte II • Infraestrutura

Analisando-se a evolução por região, observa-se que, em todas, houve expansão do número total de policlínicas e clínicas/centros de especialidades. A contribuição do segmento privado lucrativo para esta expansão foi significativa nas Regiões Norte com 83,9%, Nordeste com 82,3%, Sudeste com 84,3%, Sul com 74,6% e Centro-Oeste com 81,1%.

Ao analisar a evolução entre 2008 e 2017 de policlínicas e clínicas/centros de especialidades com vínculo SUS, em todas as regiões houve considerável expansão proporcional, sendo Centro-Oeste com 110,8%, Norte com 68,7%, Sul com 62,5%, Nordeste com 60,4% e Sudeste com 44,3%. A contribuição do segmento público foi o grupo por natureza jurídica que mais contribuiu para esse resultado, sendo Norte com 71,0%, Sudeste com 67,9%, Nordeste com 67,4%, Sul com 47,6% e Centro-Oeste com 42,7%.

É, então, interessante observar que, quando se avaliou a expansão proporcional de policlínicas e clínicas/centros de especialidades vinculadas ao SUS, as regiões tiveram comportamentos diferentes: quem mais cresceu teve maior participação do segmento privado (Centro-Oeste), enquanto quem menos expandiu-se teve maior participação do segmento público para o resultado encontrado (Sudeste).

No Brasil, em 2017, existiam 22.889 unidades isoladas de Serviços de Apoio à Diagnose e Terapia (SADT) isolados, sendo a maioria (21.012; 91,8%) de natureza jurídica privada com fins lucrativos (empresarial e pessoa física) e pequena parcela sem fins lucrativos (434; 1,9%).

Das unidades de SADT com fins lucrativos, 6.352 (30,2%) tinham vínculos com o SUS. Daquelas sem fins lucrativos, 202 (46,4%) eram vinculadas ao SUS.

Em 2017, existiam 7.987 unidades isoladas de SADT (públicas e privadas) vinculadas ao SUS, e a proporção da rede privada neste subtipo de ESS era de 79,5%. Em 2008, existiam 14.914 unidades de apoio diagnose e terapia (SADT isolados), sendo 13.771 (92,3%) de natureza privada lucrativa (empresarial e pessoa física) e 278 (1,9%) privada sem fins lucrativos. Da rede privada lucrativa, 4.885 (35,5%) tinham vínculos com o SUS, ao passo que, das unidades de SADT sem fins lucrativos, 174 (62,6%) eram vinculadas ao SUS.

Do total de 5.916 unidades de SADT isoladas (públicas e privadas) vinculadas ao SUS em 2008, a proporção de estabelecimentos privados era de 82,6%. Em situação semelhante à das policlínicas e clínicas/centros de especialidades, foram encontradas, nos registros do CNES de 2017 e 2008, dez e oito unidades de apoio diagnose e terapia (SADT isolados) de administração pública sem vínculo com o SUS, respectivamente.

Em termos regionais, em 2017, as unidades de SADT isoladas de natureza privada com fins lucrativos vinculadas ao SUS (n=6.352) concentravam-se nas Regiões Sul (36,7%) e Sudeste (27,9%), assim como aquelas sem fins lucrativos (n=202) (Sudeste com 51,0% e Sul com 32,7%).

5 • A evolução da infraestrutura do sistema de saúde brasileiro: 2008-2017

Comparando 2008 a 2017, houve expansão de 7.975 unidades de SADT isoladas, e o segmento privado lucrativo foi responsável por 90,8% deste crescimento, seguido pelo segmento público (7,2%) e pelo segmento sem fins lucrativos (2,0%).

Analisando-se a evolução por região, observa-se que em todas houve expansão do número de unidades de SADT isoladas. A contribuição do segmento privado lucrativo para esta tendência foi a mais importante sendo: Norte com 84,0%, Nordeste com 79,6%, Sudeste com 94,7%, Sul com 93,3% e Centro-Oeste com 93,4%.

Ao analisar a evolução entre 2008 e 2017 de unidades de SADT isoladas com vínculo SUS, observa-se que, em todas as regiões, houve expansão, apesar de muito mais tímida que o caso observado anteriormente, sendo Norte com 15,1%, Nordeste com 37,0%, Sudeste com 33,5%, Sul com 40,3% e Centro-Oeste com 29,8%. A contribuição do segmento público foi o grupo por natureza jurídica que mais contribuiu para este resultado, como esperado e semelhante ao caso das policlínicas e clínicas/ centros de especialidades com vínculo SUS.

No que tange aos hospitais, em 2017, existiam 7.918 unidades, sendo 3.337 (42,1%) de natureza pública. Dentre os privados, 2.685 (33,9%) tinham fins lucrativos e 1.896 (23,9%) não tinham. Em 2008, existiam 8.325 hospitais, sendo 3.359 (40,3%) públicos, 2.973 (35,7%) com fins lucrativos e 1.993 (23,9%) sem fins lucrativos.

Em termos de distribuição regional, em 2017, 2.698 hospitais (34,1% do total) estavam localizados na Região Sudeste, sendo 821 (30,4%) públicos, 984 (36,5%) privados lucrativos e 893 (33,1%) sem fins lucrativos. Das demais regiões, Norte e Nordeste apresentavam as maiores proporções de hospitais públicos (63,3% e 58%, respectivamente). O Centro-Oeste tinha a maior proporção de hospitais privados lucrativos (45,4%) e o Sul, de hospitais sem fins lucrativos (46,3%) (Tabela 5.6).

TABELA 5.6. Proporção de hospitais, segundo natureza jurídica e região, em 2017

Natureza jurídica	Norte		Nordeste		Sudeste		Sul		Centro-Oeste		Brasil	
	n	%	n	%	n	%	n	%	n	%	n	%
Público	406	63,3	1.468	58,0	821	30,4	291	24,5	351	40,7	3.337	42,1
Privado com fins lucrativos*	192	30,0	771	30,5	984	36,5%	347	29,2	391	45,4	2.685	33,9
Sem fins lucrativos	43	6,7	291	11,5	893	33,1	549	46,3	120	13,9	1.896	23,9
Total	641	8,1	2.530	32,0	2.698	34,1	1.187	15,0	862	10,9	7.918	100,0

*100% de estabelecimentos de natureza do tipo empresarial. Fonte: elaborado pelos autores a partir da base de dados do Cadastro Nacional de Estabelecimentos de Saúde, competência de setembro de 2017.

Parte II • Infraestrutura

Em 2008, os hospitais públicos nas Regiões Norte e Nordeste também eram a maioria (60,1% e 53,8%, respectivamente). Os privados lucrativos eram maioria na Região Centro-Oeste (50,7%) e, na Sul, os hospitais sem fins lucrativos tinham grande representatividade (40%). Na Região Sudeste, a distribuição proporcional dos hospitais por natureza jurídica era a seguinte: 31,7% públicos, 34,9% privados lucrativos e 33,4% privados sem fins lucrativos – região com distribuição mais equilibrada quando se refere à natureza jurídica dos hospitais.

Houve, entre 2008 e 2017, um decréscimo de 4,9% no número de total hospitais no país, sem considerar densidade tecnológica ou porte do estabelecimento.

O segmento privado lucrativo foi quem mais reduziu em números absolutos de hospitais, com "fechamento" de 288 hospitais. O fechamento foi atribuído à redução de número absolutos de hospitais, assim classificados no CNES. No entanto, não é possível afirmar, considerando o fechamento real, tomando apenas esta fonte de informação, afinal, podem ter ocorrido mudanças na tipologia do ESS, ou migração de natureza jurídica. No setor sem fins lucrativos, houve o "fechamento" de 97 hospitais. No setor público, a redução foi de 22 hospitais.

A única região em que não houve redução do número de hospitais no período foi a Norte, que permaneceu com total de 641 hospitais, pois o fechamento de 31 hospitais privados lucrativos foi contrabalanceado pela abertura de 31 novos hospitais, sendo 21 públicos e 10 privados sem fins lucrativos. Em todas as demais regiões, houve redução do número total de hospitais, no entanto, nas Regiões Nordeste e Centro-Oeste, houve aumento do número de hospitais públicos e, no Sul e no Sudeste, sua redução.

Quantidade e distribuição dos leitos hospitalares

Entende-se por leito hospitalar "a cama numerada e identificada, destinada à internação de um paciente dentro de um hospital, localizada em um quarto ou enfermaria, que se constitui no endereço exclusivo de um paciente durante sua estadia" (BRASIL, 2002)

O CNES classifica os leitos hospitalares em sete categorias: clínicos, cirúrgicos, complementares, obstétricos, pediátricos, hospital-dia e outras especialidades.

Em setembro de 2017, existiam 495.005 leitos hospitalares cadastrados no CNES, dos quais 333.722 (67,4%) vinculados ao SUS. A distribuição por categorias dos leitos existentes era a seguinte: 153.579 leitos (31% do total) eram classificados como clínicos; 116.759 (23,6%) eram cirúrgicos; 56.484 (11,4%) complementares; 53.905 (10,9%) obstétricos; 51.744 (10,5%) pediátricos; 51.854 (10,5%) de outras especialidades; e 10.679 (2,2%) hospital-dia. A distribuição dos leitos do SUS por categoria foi semelhante (Figura 5.8).

5 • A evolução da infraestrutura do sistema de saúde brasileiro: 2008-2017

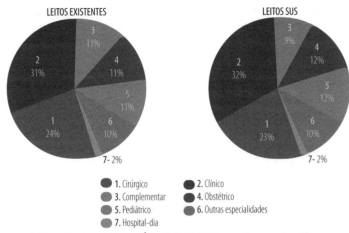

- 1. Cirúrgico
- 2. Clínico
- 3. Complementar
- 4. Obstétrico
- 5. Pediátrico
- 6. Outras especialidades
- 7. Hospital-dia

FIGURA 5.8. Leitos existentes e do Sistema Único de Saúde (SUS), segundo categoria médica, em 2017. Fonte: elaborado pelos autores a partir da base de dados do Cadastro Nacional de Estabelecimentos de Saúde, competência de setembro de 2017.

TABELA 5.7. Evolução do número de leitos existentes, segundo tipo/especialidade e região do Brasil, entre 2008 e 2017

	Leitos existentes					
Tipo/especialidade	Região Norte	Região Nordeste	Região Sudeste	Região Sul	Região Centro-Oeste	Brasil
Cirúrgico	904	1.132	-211	1.507	835	4.167
Clínico	1.242	2.841	1.131	1.382	500	7.096
Complementar	1.309	3.572	6.541	1.682	1.966	15.070
Obstétrico	-58	-2.260	-3.172	-1.675	-515	-7.680
Pediátrico	-119	-5.197	-4.605	-2.798	-1.063	-13.782
Outras especialidades	-43	-4.030	-11.557	840	419	-14.371
Hospital-dia	43	1.077	2.001	385	40	3.546
Total	3.278	-2.865	-9.872	1.323	2.182	-5.954
	Leitos SUS					
Tipo/especialidade	Região Norte	Região Nordeste	Região Sudeste	Região Sul	Região Centro-Oeste	Brasil
Cirúrgico	392	-24	-1943	736	-109	-948
Clínico	703	1.739	-1.783	617	-543	733
Complementar	1.113	2.835	3.808	1.351	607	9.714
Obstétrico	-224	-2419	-2.627	-1.438	-589	-7.297
Pediátrico	-381	-5.046	-4.378	-2.481	-993	-13.279
Outras especialidades	-60	-5.144	-12.960	348	-590	-18.406
Hospital-dia	25	170	663	-54	-83	721
Total	1.568	-7.889	-19.220	-921	-2.300	-28.762

SUS: Sistema Único de Saúde. Fonte: elaborado pelos autores a partir da base de dados do Cadastro Nacional de Estabelecimentos de Saúde, competência de setembro de 2017.

Parte II • Infraestrutura

Quanto à natureza jurídica, em setembro de 2017, 38,2% do total de leitos estavam em hospitais de administração pública, 25,4% em hospitais de natureza privada com fins lucrativos (entidades empresariais) e 36,4% em hospitais sem fins lucrativos.

Considerando a distribuição por tipos de leitos, a maioria dos leitos obstétricos e pediátricos (46% e 47% respectivamente) se concentrava nos hospitais públicos; já os leitos de hospital-dia se concentravam nos hospitais privados lucrativos (47%); e os leitos de outras especialidades em hospitais sem fins lucrativos (41%) (Tabela 5.7).

Entre as regiões, em setembro de 2017, o Sudeste concentrava 42,3% do total de leitos, ficando o Nordeste com 25,6%, o Sul com 16,5%, o Centro-Oeste com 8,5% e o Norte com 7,1%. Esta concentração na Região Sudeste ainda é maior entre os leitos do tipo complementar (51,2%), de outras especialidades (54,9%) e hospital-dia (54,0%).

Ainda, analisando-se as regiões, Norte (75,2%), Nordeste (79,2%) e Sul (69%) apresentam maior participação de leitos SUS sob o total de leitos existentes quando comparados à média brasileira (67,4%).

Em 2008, existiam 500.959 leitos hospitalares cadastrados no CNES, dos quais 362.484 (72,4%) vinculados ao SUS. Destes últimos, 106.437 leitos (29,4% do total) eram classificados como clínicos. Os leitos cirúrgicos eram 75.541 (20,8%), os complementares 20.168 (5,6%), os obstétricos 47.543 (13,1%), os pediátricos 53.854 (14,9%), os de outras especialidades 54.367 (15,0%) e os leitos de hospital-dia eram 4.574 (1,3%).

Assim, entre 2008 e 2017, observa-se que, no total, houve redução de 1,2% dos leitos (-5.954 leitos). Considerando-se as especialidades, houve diminuição do número de leitos obstétricos (-7.680), pediátricos (-13.782) e de outras especialidades (-14.371). Em contrapartida, aumentou o quantitativo dos leitos cirúrgicos (4.167), clínicos (7.096), complementares (15.070) e de hospital-dia (3.546).

Entre os leitos de outras especialidades, categoria que teve a maior redução em números absolutos, leitos psiquiátricos foram aqueles com maior redução (-16.128). A redução nesta categoria só não foi maior por ter havido aumento de 1.445 leitos de reabilitação e de 1.603 leitos de acolhimento noturno – estes últimos em decorrência, muito possivelmente, da implantação dos Centros de Apoio Psicossocial (CAPS).

Em todas as regiões do Brasil, houve redução do número de leitos existentes entre os tipos pediátricos, obstétricos e de outras especialidades. Em oposição, houve aumento do número de leitos existentes em todas as regiões do país nos seguintes tipos: cirúrgico, clínico, complementar e hospital-dia. Nessa balança, somente nas Regiões Nordeste e Sudeste houve saldo negativo, considerando-se todos os tipos de leito (-2.865 leitos e -9.872 leitos, respectivamente).

5 • A evolução da infraestrutura do sistema de saúde brasileiro: 2008-2017

Entre os leitos disponíveis para os usuários do SUS, quando se comparam os anos 2017 e 2008, o resultado é o seguinte: houve redução de leitos obstétricos, pediátricos, cirúrgicos e de outras especialidades. Apenas na Região Norte, houve incremento (pequeno) no número total de leitos vinculados ao SUS (de 6,3%), entre os anos 2008 e 2017. Em todas as demais regiões, houve redução de leitos SUS, variando de uma proporção de -13,4%, no Sudeste, a -1,6%, no Sul (Tabela 5.8). Desta maneira, no Brasil, entre os anos de 2008 e 2017, houve decréscimo do número total de leitos existentes e do número de leitos disponíveis ao SUS, sendo, para estes últimos, mais acentuada a redução. Entre as Regiões Nordeste e Sudeste, ocorreram decréscimos tanto para o total de leitos quanto para aqueles vinculados ao SUS. Já nas Regiões Sul e Centro-Oeste, o número total de leitos teve pequeno incremento, enquanto o número de leitos SUS se reduziu. Apenas na Região Norte, tanto o número de leitos existentes quanto o número de leitos SUS aumentaram no período avaliado (Figura 5.9).

Os parâmetros assistenciais para cálculo de leitos hospitalares e de equipamentos de saúde sofreu alterações consideráveis, quando a portaria

TABELA 5.8. Evolução do número de leitos existentes, segundo tipo/especialidade e região do Brasil, entre 2008 e 2017

Tipo/especialidade	Leitos existentes					
	Região Norte	Região Nordeste	Região Sudeste	Região Sul	Região Centro-Oeste	Brasil
Cirúrgico	904	1.132	-211	1.507	835	4.167
Clínico	1.242	2841	1.131	1.382	500	7.096
Complementar	1.309	3.572	6.541	1.682	1.966	15.070
Obstétrico	-58	-2.260	-3.172	-1.675	-515	-7.680
Pediátrico	-119	-5.197	-4.605	-2.798	-1.063	-1.3782
Outras especialidades	-43	-4.030	-1.1557	840	419	-1.4371
Hospital-dia	43	1.077	2.001	385	40	3.546
Total	3.278	-2.865	-9.872	1.323	2.182	-5.954
	Leitos SUS					
Cirúrgico	392	-24	-1.943	736	-109	-948
Clínico	703	1.739	-1.783	617	-543	733
Complementar	1.113	2.835	3.808	1.351	607	9.714
Obstétrico	-224	-2.419	-2.627	-1.438	-589	-7.297
Pediátrico	-381	-5.046	-4.378	-2.481	-993	-13.279
Outras especialidades	-60	-5.144	-12.960	348	-590	-18.406
Hospital-dia	25	170	663	-54	-83	721
Total	1.568	-7.889	-19.220	-921	-2.300	-28.762

SUS: Sistema Único de Saúde. Fonte: elaborado pelos autores a partir da base de dados do Cadastro Nacional de Estabelecimentos de Saúde, competência de setembro de 2017.

Parte II • Infraestrutura

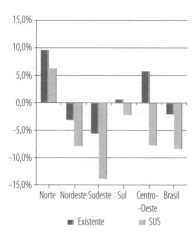

FIGURA 5.9. Incremento ou redução de leitos existentes e no Sistema Único de Saúde (SUS), segundo região, entre 2017 e 2018. Fonte: elaborado pelos autores a partir da base de dados do Cadastro Nacional de Estabelecimentos de Saúde, competência de setembro de 2008 e setembro de 2017.

1.631 (BRASIL, 2015) introduziu o conceito de necessidades de saúde para a estimativa da cobertura de serviços e equipamentos.

Com relação aos leitos, por exemplo, não são mais feitas estimativas do número de leitos gerais pela população residente, devendo-se agora ser estimado o número de leitos por tipo/especialidade, considerando-se quatro fatores: (a) número de internações esperadas (população × taxa de internação esperada × fator de ajuste para taxa de recusa esperada); (b) tempo médio de permanência, medido em número de dias; (c) taxa de ocupação esperada para aquele tipo de leito; e (d) fator de ajuste para incorporação de internações de não residentes.

Muito há que se avançar nos sistemas de informações para que possam ser feitos os cálculos comparativos entre os parâmetros assistenciais estabelecidos pela norma e a oferta real de leitos.

Equipamentos

A Organização Mundial da Saúde (OMS) define dispositivos (*devices*) médicos como instrumentos, máquinas ou aparelhos utilizados para prevenção, diagnóstico ou tratamento de doenças ou ainda para detecção, mensuração, restauração, correção ou modificação de uma estrutura ou função do corpo humano com algum propósito relacionado à saúde.

Dentro dessa definição, os equipamentos médicos são um tipo especial de dispositivo, a saber, aquele tipo que requer calibração, manutenção, reparo e treinamento de quem vai manipulá-lo – atividades essas geralmente realizadas

5 • A evolução da infraestrutura do sistema de saúde brasileiro: 2008-2017

FIGURA 5.10. Lista de equipamentos segundo grupo, em 2017.

Equipamentos de audiologia	Equipamentos de diagnóstico por imagem	Equipamentos para manutenção da vida
Emissões otoacústicas evocadas transientes	Gama câmara	Bomba/balão intra-aórtico
Emissões otoacústicas evocadas por	Mamógrafo com comando simples	Bomba de infusão
produto de distorção	Mamógrafo com estereotaxia	Berço aquecido
Potencial evocado auditivo de tronco	Raio X até 100 MA	Bilirrubinômetro
encefálico automático	Raio X de 100 a 500 MA	Debitômetro
Pot evocado aud tronco encef de curta,	Raio X mais de 500 MA	Desfibrilador
média e longa latência	Raio X dentário	Equipamento de fototerapia
Audiômetro de um canal	Raio X com fluoroscopia	Incubadora
Audiômetro de dois canais	Raio X para densitometria óssea	Marca-passo temporário
Imitanciômetro	Raio X para hemodinâmica	Monitor de eletrocardiograma
Imitanciômetro multifrequencial	Tomógrafo computadorizado	Monitor de pressão invasivo
Cabine acústica	Ressonância magnética	Monitor de pressão nao invasivo
Sistema de campo livre	Ultrassom Doppler colorido	Reanimador pulmonar/ambu
Sistema completo de reforço	Ultrassom ecógrafo	Respirador/ventilador
Visual (VRA)	Ultrassom convencional	
Ganho de inserção	Processadora de filme exclusiva para	
Hi-pro	mamografia	
	Mamógrafo computadorizado	
	PET/CT	

Equipamentos de infraestrutura	Outros equipamentos	Equipamentos por métodos ópticos
Controle ambiental/ar condicionado central	Aparelho de diatermia por	Endoscópio das vias respiratórias
Grupo gerador	Ultrassom/ondas curtas	Endoscópio das vias urinárias
Usina de oxigênio	Aparelho de eletroestimulação	Endoscópio digestivo
	Bomba de infusão de hemoderivados	Equipamentos para optometria
	Equipamentos de aferese	Laparoscópio/vídeo
	Equipamento de circulação extracorpórea	Microscópio cirúrgico
	Equipamento para hemodiálise	Cadeira oftalmológica
	Forno de Bier	Coluna oftalmológica
		Refrator
		Lensômetro
		Projetor ou tabela de optotipos
		Retinoscopio
		Oftalmoscopio
		Ceratômetro
		Tonômetro de aplanação
		Biomicroscópio (lâmpada de fenda)
		Campímetro

Equipamentos por métodos gráficos
Eletrocardiógrafo
Eletroencefalógrafo

Equipamentos de odontologia
Equipo odontológico
Compressor odontológico
Fotopolimerizador
Caneta de alta rotação
Caneta de baixa rotação
Amalgamador
Aparelho de profilaxia com jato de bicarbonato

Fonte: elaborado pelos autores a partir da base de dados do Cadastro Nacional de Estabelecimentos de Saúde, competência de setembro de 2017.

Parte II • Infraestrutura

por engenheiros clínicos. Os equipamentos médicos são usados para fins específicos de diagnóstico e tratamento de doenças ou para a reabilitação após uma doença ou um trauma. Não se incluem, entre os equipamentos, os dispositivos implantáveis no corpo nem os descartáveis (WHO, 2017).

No CNES, há registros de 81 tipos de equipamentos de saúde, classificados em oito categorias, a saber: audiologia, diagnóstico por imagem, infraestrutura, odontologia, manutenção da vida, métodos gráficos, métodos ópticos e outros equipamentos (Figura 5.10).

De acordo com esses registros, em setembro de 2017, havia, no Brasil 1.729.280 equipamentos de saúde, dos quais 289.920 (16,8%) estavam

TABELA 5.9. Distribuição de equipamentos de saúde, segundo região e concentração em hospitais, em 2017

Grupo de equipamentos	Equipamentos de audiologia	Equipamentos de diagnóstico por imagem	Equipamentos de infraestrutura	Equipamentos de odontologia	Equipamentos para manutenção da vida	Equipamentos por métodos gráficos	Equipamentos por métodos óticos	Outros equipamentos	Total
Região Norte									
Existente, n	815	6.876	21.604	33.957	34.469	1.942	3.359	4.517	107.539
SUS, n	237	2.715	2.023	11.036	4.020	794	856	657	22.338
SUS/total, %	29,1	39,5	9,4	32,5	11,7	40,9	25,5	14,5	20,8
Hospital/total ESS, %	4,08								
Equipamentos do SUS em hospital/total SUS, %	31,6	51,3	30,7	4,3	57,5	49,4	45,8	35,6	26,4
Região Nordeste									
Existente, n	2.593	25.271	28.705	103.460	118.568	8.299	16.005	20.741	323.642
SUS, n	933	10.050	3.522	44.377	13.622	3.367	4.276	3218	83.365
SUS/total, %	36,0	39,8	12,3	42,9	11,5	40,6	26,7	15,5	25,8
Hospital/total ESS, %	4,05								
Equipamentos do SUS em hospital/total SUS, %	20,0	42,6	41,2	2,7	55,2	45,0	41,7	28,5	22,6
Região Sudeste									
Existente, n	7.724	66.189	35.852	298.595	363.215	25.603	40.975	55.604	893.757
SUS, n	2.369	15.488	3.928	46.089	24.746	8.101	6.040	5.986	112.747
SUS/total, %	30,7	23,4	11,0	15,4	6,8	31,6	14,7	10,8	12,6
Hospital/total ESS, %	1,87								
Equipamentos do SUS em hospital/total SUS, %	30,1	39,5	47,9	2,9	47,7	23,1	53,5	24,2	25,2
Região Sul									
Existente, n	2.722	24.487	13.510	91.871	103.201	7.071	12.850	19.554	275.266
SUS, n	1.004	6.643	1.907	18.960	10.764	2.705	2.652	2.688	47.323
SUS/total, %	36,9	27,1	14,1	20,6	10,4	38,3	20,6	13,7	17,2
Hospital/total ESS, %	1,86								
Equipamentos do SUS em hospital/total SUS, %	27,5	40,8	45,2	1,6	55,9	32,7	54,9	21,3	27,7

(continua)

5 • A evolução da infraestrutura do sistema de saúde brasileiro: 2008-2017

(continuação)

Grupo de equipamentos	Equipamentos de audiologia	Equipamentos de diagnóstico por imagem	Equipamentos de infraestrutura	Equipamentos de odontologia	Equipamentos para manutenção da vida	Equipamentos por métodos gráficos	Equipamentos por métodos óticos	Outros equipamentos	Total
Região Centro-Oeste									
Existente, n	1.032	10.162	6.379	45.806	49.691	3.154	5.609	7.243	129.076
SUS, n	320	3.245	898	11.737	4.804	1.165	975	1.003	24.147
SUS/total, %	31,0	31,9	14,1	25,6	9,7	36,9	17,4	13,8	18,7
Hospital/total ESS, %	3,86								
Equipamentos do SUS em hospital/total SUS, %	25,6	45,2	45,2	2,5	58,8	44,8	61,1	21,8	26,5
Brasil									
Existente, n	14.886	132.985	106.050	573.689	669.144	46.069	78.798	107.659	1.729.280
SUS, n	4.863	38.141	12.278	132.199	57.956	16.132	14.799	13.552	289.920
SUS/total, %	32,7	28,7	11,6	23,0	8,7	35,0	18,8	12,6	16,8
Hospital/total ESS, %	2,57								
Equipamentos do SUS em hospital/total SUS, %	27,4	41,9	42,5	2,7	52,6	32,1	50,4	25,0	25,1

SUS: Sistema Único de Saúde; ESS: estabelecimento de saúde. Fonte: elaborado pelos autores a partir da base de dados do Cadastro Nacional de Estabelecimentos de Saúde, competência de setembro de 2017.

disponíveis ao SUS. Destes últimos, 101.472 (35%) eram equipamentos classificados como métodos gráficos, 93.804 (32,7%) de audiologia, 83.207 (28,7%) para diagnóstico por imagem, 66.682 (23%) de odontologia, 54.505 (18,8%) para métodos óticos, 36.530 (12,6%) outros equipamentos e 25.223 (8,7%) eram equipamentos de manutenção da vida.

Quanto à distribuição regional, do total de equipamentos, metade (51,7%) se encontrava na Região Sudeste. A outra metade se dividia entre o Nordeste (18,7% do total), Sul (15,9%), Centro-Oeste (7,5%) e Norte (6,2%). Considerando apenas os equipamentos disponíveis ao SUS, a distribuição entre regiões apresentava as seguintes proporções: o Sudeste concentrava 38,9% dos equipamentos, o Nordeste ficava com 28,8%, o Sul com 16,3%, o Centro-Oeste com 8,3 e o Norte com 7,7% (Tabela 5.9).

Segundo os tipos de ESS, os hospitais concentravam cerca 25% dos equipamentos disponíveis ao SUS, em todas as regiões do Brasil. Essa proporção não é pequena. Sem desmerecer a necessidade da propedêutica apoiada por equipamentos nos hospitais, devem-se avaliar melhor os protocolos clínicos no ambiente intra-hospitalar, evitando-se excessos no uso de equipamentos, assim como há que se considerar a necessidade de articulação dos hospitais com a rede básica e especializada de saúde para ampliação da capacidade de oferta de exames neste nível de atenção.

Quanto à evolução dos equipamentos entre 2008 e 2017, no Brasil, houve crescimento de 117% para equipamentos existentes e de 74% para os equipamentos disponíveis para os usuários do SUS.

Parte II • Infraestrutura

Em todas as regiões, houve maior crescimento proporcional dos equipamentos existentes, quando comparado ao crescimento proporcional de equipamentos disponíveis para os usuários do SUS. O Centro-Oeste foi a única região em que não houve diferença significativa entre o crescimento proporcional de equipamentos existentes e de equipamentos disponíveis ao SUS.

Com relação aos equipamentos disponíveis ao SUS, as regiões do país apresentaram taxas de crescimento proporcional, que variaram de 68%, na Região Sul, a 88%, na Norte.

Com relação aos equipamentos existentes, houve maior variação das taxas de crescimento proporcional, indo de 178% na Região Norte a 88% na Centro-Oeste.

Considerando os grupos de equipamentos, os de odontologia e métodos óticos foram os que mais cresceram proporcionalmente, tanto nos equipamentos existentes (210% e 193%, respectivamente), quanto naqueles disponíveis ao SUS (100% para equipamentos de odontologia e 145% para métodos óticos) – em 2008, não existia o grupo de equipamentos de audiologia, não sendo possível compará-lo ao ano de 2017. O grupo de outros equipamentos foi o que proporcionalmente apresentou o menor crescimento e em todas as regiões, tanto para os equipamentos existentes quanto para aqueles disponíveis ao SUS.

O grupo de equipamentos gráficos foi o único em que não houve discrepância acentuada da curva de crescimento proporcional entre equipamentos existentes e disponíveis ao SUS e, apesar da tendência de crescimento ser equilibrada, foi o único grupo em que houve maior crescimento proporcional de equipamentos SUS, tanto para a média Brasil quanto nas Regiões Nordeste, Sudeste e Centro-Oeste.

A Tabela 5.10 e a Figura 5.11 sumarizam essas informações.

TABELA 5.10. Evolução dos equipamentos de saúde, segundo grupo e região, entre 2008 e 2017

Região	Região Norte	Região Nordeste	Região Sudeste	Região Sul	Região Centro-Oeste	Brasil
Equipamentos de audiologia						
2008	-	-	-	-	-	-
Existente 2017	815	2.593	7.724	2.722	1.032	14.886
Evolução, %	?	?	?	?	?	?
2008	-	-	-	-	-	-
SUS 2017	237	933	2.369	1.004	320	4.863
Evolução, %	?	?	?	?	?	?
Equipamentos de diagnóstico por imagem						
2008	3.617	15.604	40.652	14.176	7.766	81.815
Existente 2017	6.876	25.271	66.189	24.487	10.162	132.985
Evolução, %	90	62	63	73	31	63
2008	1.827	6.465	10.987	4.283	2.165	25.727
SUS 2017	2.715	10.050	15.488	6.643	3.245	38.141
Evolução, %	49	55	41	55	50	48

(continua)

5 • A evolução da infraestrutura do sistema de saúde brasileiro: 2008-2017

(continuação)

Região	Região Norte	Região Nordeste	Região Sudeste	Região Sul	Região Centro-Oeste	Brasil
Equipamentos de infraestrutura						
Existente 2008	5.462	10.114	13.374	4.877	2.728	36.555
Existente 2017	21.604	28.705	35.852	13.510	6.379	106.050
Evolução, %	296	184	168	177	134	190
SUS 2008	909	1.896	2.443	1.096	492	6.836
SUS 2017	2.023	3.522	3.928	1.907	898	12.278
Evolução, %	123	86	61	74	83	80
Equipamentos de odontologia						*(continua)*
Existente 2008	9.686	38.803	85.572	32.565	18.160	184.786
Existente 2017	3.3957	103.460	298.595	91.871	45.806	573.689
Evolução, %	251	167	249	182	152	210
SUS 2008	5.281	23.812	21.653	9.565	5.630	65.941
SUS 2017	11.036	44.377	46.089	18.960	11.737	132.199
Evolução, %	109	86	113	98	108	100
Equipamentos para manutenção da vida						
Existente 2008	15.022	55.096	203.468	55.337	29.915	358.838
Existente 2017	34.469	118.568	363215	103201	49691	669.144
Evolução, %	129	115	79	86	66	86
SUS 2008	2.571	8.611	17.828	8.216	3.396	40.622
SUS 2017	4.020	13.622	24.746	10764	4.804	57.956
Evolução, %	56	58	39	31	41	43
Equipamentos para métodos gráficos						
Existente 2008	1.005	5.195	16.533	4.335	2.110	29.178
Existente 2017	1.942	8.299	25.603	7.071	3.154	46.069
Evolução, %	93	60	55	63	49	58
SUS 2008	440	2.080	5.109	1.770	715	10.114
SUS 2017	794	3.367	8.101	2.705	1.165	16.132
Evolução, %	80	62	59	53	63	60
Equipamentos para métodos ópticos						
Existente 2008	1.065	5.155	14.268	4.231	2.212	26.931
Existente 2017	3.359	16.005	40.975	12.850	5.609	78.798
Evolução, %	215	210	187	204	154	193
SUS 2008	328	1.427	2.761	1.044	481	6.041
SUS 2017	856	4.276	6.040	2.652	975	14.799
Evolução, %	161	200	119	154	103	145
Outros equipamentos						
Existente 2008	2.816	14.329	40.923	15.526	5.851	79.445
Existente 2017	4.517	2.0741	55.604	19.554	7.243	107.659
Evolução, %	60	45	36	26	24	36
SUS 2008	526	2.577	5.381	2.233	882	11.599
SUS 2017	657	3.218	5.986	2.688	1.003	13.552
Evolução, %	25	25	11	20	14	17
Existente 2008	38.673	144.296	414.790	131047	68.742	797.548
Existente 2017	107.539	323.642	893.757	275..266	129.076	1.729.280
Evolução, %	178	124	115	110	88	117
SUS 2008	11.882	46.868	66.162	28.207	13.761	166.880
SUS 2017	22.338	83.365	112.747	47.323	24.147	289.920
Evolução, %	88	78	70	68	75	74

Fonte: elaborado pelos autores a partir da base de dados do Cadastro Nacional de Estabelecimentos de Saúde, competência de setembro de 2017.

Parte II • Infraestrutura

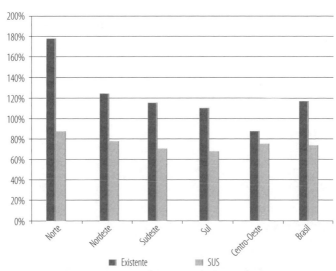

FIGURA 5.11. Evolução proporcional de equipamentos existentes e no Sistema Único de Saúde (SUS), segundo região, entre 2008 e 2017. Fonte: elaborado pelos autores a partir da base de dados do Cadastro Nacional de Estabelecimentos de Saúde, competência de setembro de 2008 e setembro de 2017.

Complexo Econômico-Industrial da Saúde

Os equipamentos médicos são financiados, produzidos, comercializados e utilizados no âmbito do que tem sido chamado de Complexo Econômico-Industrial da Saúde (CEIS) (GADELHA, 2003)

A ideia de CEIS é importante por ressaltar a existência de um forte setor de atividade econômica que articula organizações financeiras (como bancos, fundos de investimentos, agências de fomento etc.), fábricas, empresas comerciais e serviços de saúde para a provisão de insumos e equipamentos de uso em ações de prevenção, diagnóstico e tratamento de doenças e de promoção e reabilitação da saúde.

O CEIS é formado por três subsistemas: os prestadores de serviço (hospitais, ambulatórios e serviços de apoio diagnóstico e terapêutico), a indústria farmacêutica e a indústria de equipamentos e insumos médico-sanitários.

Enquanto a indústria farmacêutica constitui o subsistema de base química e biotecnológica, a indústria de equipamentos compõe o subsistema de base física, mecânica, eletrônica e de materiais, abrangendo desde bens de capital de alto custo, como tomógrafos e PET Scans, até materiais de consumo descartáveis, como seringas e agulhas.

5 • A evolução da infraestrutura do sistema de saúde brasileiro: 2008-2017

As empresas que constituem esses dois subsistemas são grandes e pouco numerosas, formando oligopólios, com base na diferenciação de produtos. Cada oligopólio detém o controle da produção e comercialização de certos bens altamente especializados e bastante diferentes entre si. Essa diferenciação, por sua vez, nasce dos resultados das atividades de pesquisa e desenvolvimento tecnológico, sobretudo, nas áreas de biologia molecular e genômica – no caso da indústria farmacêutica – e nas áreas de microeletrônica, mecânica de precisão e novos materiais – no caso da indústria de equipamentos (GADELHA *et al.*, 2012).

Considerando apenas a indústria de equipamentos, vale a pena mencionar alguns números para se ter uma ideia da sua importância econômica. De acordo com as estimativas da Evaluate Ltd. (EVALUATEPHARMA®, 2017), organização especializada em análises prospectivas por consenso, o valor global das vendas de equipamentos médicos, em 2016, foi de US$386.8 bilhões, devendo chegar a US$521.9 bilhões em 2022. Os equipamentos para as áreas de diagnósticos *in vitro*, cardiologia, diagnósticos por imagem e ortopedia são os campeões de venda. Trata-se de um mercado dominado por 20 grandes empresas, sendo a Johnson e Johnson, a Siemens e a Medtronic as três maiores.

De acordo com dados apresentados por Gadelha *et al.* (2012, p.110), em 2009, as empresas norte-americanas detinham cerca de 40% deste mercado. Em segundo e terceiro lugares, estavam o Japão, com 9,3%, e a Alemanha, com 8,1%. O Brasil detinha apenas 0,9% do mercado.

Para assegurar a oferta de serviços que dependem de equipamentos médicos, o Brasil precisa, obrigatoriamente, importá-los. Em consequência, a balança comercial brasileira tem registrado défices contínuos, chegando ao montante de US$2,3 bilhões em 2011 (GADELHA *et al.*, 2012, p. 121).

Neste cenário, pode-se afirmar que o país vive uma ameaça à sustentabilidade de seu sistema de saúde, assim como se encontra vulnerável a medidas de restrição à venda de equipamentos que os países exportadores podem tomar por motivos geopolíticos.

É, portanto, fundamental que o Brasil articule suas políticas de ciência, tecnologia e inovação, de indústria e comércio, e de saúde para enfrentar a vulnerabilidade externa e a ameaça à sustentabilidade econômica tanto do SUS, quanto dos serviços de saúde privados.

No período de 2003 a 2012, o governo brasileiro desenvolveu esforços importantes no sentido dessa articulação, que incluiu a aprovação da Política Nacional de Ciência, Tecnologia e Inovação em Saúde, a criação do Grupo Executivo do Complexo Industrial da Saúde e o desenvolvimento de dezenas de Parcerias para o Desenvolvimento Produtivo. Os resultados, contudo, ainda são incipientes e, por isso, esses esforços precisam continuar.

Parte II • Infraestrutura

Considerações finais

Em 2017, o Brasil possuía 308.683 estabelecimentos de saúde, enquanto, em 2008, o número total era de 183.452. Houve, portanto, um aumento de 68,3%, que é bastante significativo se comparado aos 8,4% de crescimento populacional no mesmo período (IBGE, 2018). Esse aumento atingiu todos os tipos de estabelecimentos de saúde avaliados – assistenciais, gerenciais e de vigilância da saúde –, não sendo possível avaliar o tipo "outros", para os quais não há registros no CNES. Ademais, o aumento ocorreu em todas as regiões do país, com taxas acima da média nacional no Norte e no Sudeste e, um pouco abaixo da média, no Nordeste, no Sul e no Centro-Oeste (sendo esta região a com menor expansão proporciona entre as demais).

Os estabelecimentos assistenciais somavam, em 2017, 298.296 unidades (96,6% do total de estabelecimentos de saúde). Considerando que eram, em 2008, 180.117 unidades, tiveram um crescimento de 65,6% no período. Assim como para o total de estabelecimentos, o número de estabelecimentos assistenciais cresceu em todas as regiões do país.

Os tipos de estabelecimento que mais cresceram foram aqueles cujas quantidades eram muito pequenas em 2008, como as unidades de Atenção à Saúde Indígena. Vale mencionar ainda os significativos aumentos das quantidades de unidades de pronto atendimento (mais de 1.000%) e de centros de apoio à saúde da família (mais de 800%). Apenas as quantidades de hospitais gerais (0,4% de aumento) e de centros de parto normal (11,1%) praticamente não cresceram ou não cresceram muito.

Considerando a natureza jurídica dos estabelecimentos, o fato que mais chama atenção é a quantidade de consultórios isolados privados. Em 2017, eles representavam metade do total de estabelecimentos de saúde, fazendo com que, no geral, 71% dos estabelecimentos existentes fossem privados.

Chama atenção também o forte predomínio do setor privado lucrativo no segmento dos serviços de apoio a diagnose e terapia. Com efeito, 92,8% das unidades isoladas de SADT são entidades privadas (90,8% empresariais/lucrativas e 2,0% sem fins lucrativos). Cerca de um terço dessas unidades presta serviços ao SUS.

De modo similar, o setor privado domina também o segmento das policlínicas e clínicas/centros de especialidades, com 88,2% do total, em 2017 (82,2/% empresarial/lucrativo e 6,0% filantrópico/sem fins lucrativos). Nesse segmento, contudo, apenas no caso das entidades sem fins lucrativos há uma proporção significativa (51,3%) de vínculos ao SUS. Do setor lucrativo, menos de 10% das policlínicas estavam vinculadas ao SUS.

Outro fato a destacar, com relação à natureza jurídica, é que 94% dos estabelecimentos públicos pertenciam às prefeituras municipais. Vale

5 • A evolução da infraestrutura do sistema de saúde brasileiro: 2008-2017

registrar que, na Região Norte, em particular, o aumento do número de estabelecimentos de saúde deveu-se, sobretudo, à expansão do setor público.

Observando-se a evolução temporal, verifica-se que a proporção de estabelecimentos privados lucrativos no total de estabelecimentos aumentou de 42,2%, em 2008, para 44,7%, em 2017, enquanto a proporção de públicos diminuiu de 53,9% para 51,6% no mesmo período. A participação do setor filantrópico, sempre pequena, reduziu-se no decênio em análise, passando de 3,9% para 3,6%.

No que concerne aos leitos, menos de 40% estavam, em 2017, em hospitais públicos. Os demais se dividiam em 25,4% privados lucrativos e 36,4% sem fins lucrativos. Em nenhuma das especialidades registradas no CNES, o setor público detinha mais da metade dos leitos. No tipo hospital-dia, o setor privado tinha 73% dos leitos, majoritariamente no subsetor lucrativo.

Na análise da oferta de leitos, o fato a destacar é a redução geral do número total. Entre 2008 e 2017, foram fechados quase 6.000 leitos no país. Essa quantidade é o saldo entre o fechamento de cerca de 35 mil leitos de obstetrícia, pediatria, psiquiatria e outras especialidades e a abertura de cerca de 29 mil leitos de cirurgia, clínica, leitos complementares e de hospital-dia.

Em síntese, pode-se afirmar que o Brasil ampliou o número de estabelecimentos assistenciais em todas as regiões, com maiores contribuições do setor público nas Regiões Norte e Nordeste e do setor privado nas demais regiões. Os hospitais são a exceção: o número de leitos diminuiu, com o país trocando as especialidades de obstetrícia, pediatria e psiquiatria pelos hospitais-dia, principalmente.

As desigualdades regionais, todavia, mantiveram-se, assim como a forte dependência do SUS em relação aos estabelecimentos privados, notadamente aos filantrópicos, no que tange aos leitos, e aos lucrativos no que se refere aos serviços de apoio ao diagnóstico e à terapia.

Quanto aos estabelecimentos gerenciais, é digna de nota a enorme expansão verificada entre 2008 e 2017, da ordem de 940%. Se, por um lado, é sabido que o processo de descentralização do SUS, baseado na municipalização dos serviços de saúde, ensejou a criação de milhares de secretarias municipais da saúde, por outro lado, é surpreendente que essa expansão já não estivesse registrada no CNES em 2008, dado que ocorreu desde meados dos anos 1990.

Nesse sentido, pode-se supor que o incremento do número de estabelecimentos gerenciais observado no decênio 2008-2017 decorra, na verdade, da melhoria do preenchimento desses dados após 2015, quando a instituição do CNES foi formalizada em portaria ministerial.

Parte II • Infraestrutura

No que concerne aos estabelecimentos de vigilância da saúde, o fato que mais se destaca são as reduções dos seus quantitativos nas Regiões Sul e Sudeste. Será que existiam Unidades de Vigilância de Zoonoses, Laboratórios de Saúde Pública, Centros de Referência em Saúde do Trabalhador e Serviços de Verificação de Óbito demais nessas regiões? Ou se trata de uma desvalorização das ações de prevenção e controle de doenças?

Quanto aos estabelecimentos onde se desenvolvem outras atividades relacionadas à saúde humana, dos quais não há registro no CNES, vale salientar a importância da portaria 2.022/2017 ter criado essa categoria. Com efeito, os estabelecimentos onde se confeccionam órteses e próteses dentárias e onde se abrigam pessoas em tratamento fora de domicílio merecem ser registrados para que possam vir a ser apoiados e integrados à rede de serviços de saúde.

No que diz respeito aos equipamentos, chama muito a atenção que, dos 1.729.980 equipamentos existentes no país em 2017, apenas 289.920 (16,8%) estavam disponíveis para os usuários do SUS. Destaca-se também o significativo crescimento do número de equipamentos desde 2008, tanto no SUS, quanto, sobretudo, no setor privado. Como no caso dos estabelecimentos, houve crescimento em todas as regiões do país, mas não se alterou a distribuição regional, mantendo-se a oferta concentrada no Sudeste.

Por fim, é importante lembrar que, se os equipamentos são recursos fundamentais para prover serviços de qualidade, o país que almeja desenvolver e manter um sistema de saúde universal, igualitário, efetivo e eficiente – ou seja, capaz de contribuir para a melhoria das condições de saúde de todos com custos suportáveis pela sociedade –, precisa investir no fortalecimento de seu Complexo Econômico-Industrial da Saúde, articulando as políticas públicas de modo a fazer convergir os objetivos de crescimento econômico soberano e sustentável, e de desenvolvimento social inclusivo.

Referências

BRASIL. Ministério da Saúde. **Portaria nº 2.022, de 7 de agosto de 2017.** Altera o Cadastro Nacional de Estabelecimentos de Saúde (CNES), no que se refere à metodologia de cadastramento e atualização cadastral, no quesito Tipo de Estabelecimentos de Saúde. Brasília, DF: Diário Oficial da União; 2017. Disponível em: http://www.brasilsus.com.br/index.php/legislacoes/gabinete-do-ministro/15644-portaria-no-2-022-de-7-de-agosto-de-2017

_____. Secretaria de Atenção à Saúde. **Portaria nº 186, de 2 de março de 2016.** Altera tipos, subtipos e definições de estabelecimentos de saúde e cria a possibilidade de

5 • A evolução da infraestrutura do sistema de saúde brasileiro: 2008-2017

cadastramento de Sedes de Operadoras de Planos de Saúde e Sedes de Consórcios Públicos na Área de Saúde no Cadastro Nacional de Estabelecimentos de Saúde (CNES). Brasília, DF: Ministério da Saúde; 2016. Disponível em: http://bvsms. saude.gov.br/bvs/saudelegis/sas/2016/prt0186_02_03_2016.html

_____. Ministério da Saúde. **Portaria nº 1.646, de 2 de outubro de 2015.** Institui o Cadastro Nacional de Estabelecimentos de Saúde (CNES). Brasília, DF: Ministério da Saúde; 2015a. Disponível em: http://bvsms.saude.gov.br/bvs/ saudelegis/gm/2015/prt1646_02_10_2015.html

_____. **Portaria nº 1.631, de 1º de outubro de 2015.** Aprova critérios e parâmetros para o planejamento e programação de ações e serviços de saúde no âmbito do SUS. Brasília, DF: Ministério da Saúde; 2015b. Disponível em: http:// bvsms.saude.gov.br/bvs/saudelegis/gm/2015/prt1631_01_10_2015.html

_____. Ministério da Economia. Receita Federal. **Tabela de Natureza Jurídica e Qualificação do Representante da Entidade.** Brasília, DF: Ministério da Economia; 2014a. Disponível em: http://www.receita.fazenda.gov.br/ pessoajuridica/cnpj/tabelas/natjurqualificaresponsavel.htm.

_____. **Portaria nº 1.319, de 24 de novembro de 2014.** Estabelece regras no Cadastro Nacional de Estabelecimentos de Saúde (CNES) para adequação às normas da Receita Federal do Brasil (RFB) de inscrição no Cadastro Nacional da Pessoa Jurídica (CNPJ). Brasília, DF: Ministério da Saúde; 2014b. Disponível em: http://bvsms.saude.gov.br/bvs/saudelegis/sas/2014/prt1319_24_11_2014. html

_____. Secretaria de Assistência à Saúde. Departamento se Sistemas e Redes Assistenciais. **Padronização da nomenclatura do censo hospitalar.** Brasília, DF: Ministério da Saúde; 2002. Série A. Normas e Manuais Técnicos. Disponível em: http://bvsms.saude.gov.br/bvs/publicacoes/padronizacao_ censo.pdf

EVALUATEPHARMA®. **World Preview 2017, Outlook to 2022.** 2017. Disponível em: https://info.evaluategroup.com/rs/607-YGS-364/images/ WP17.pdf

GADELHA, C.A.G.; MALDONADO, J.; VARGAS, M.; BARBOSA, P.R.; COSTA, L.S. **A dinâmica do sistema produtivo da saúde:** inovação e complexo econômico-industrial. Rio de Janeiro: Fiocruz; 2012.

GADELHA, C.A.G. O complexo industrial da saúde e a necessidade de um enfoque dinâmico na economia da saúde. **Ciência e Saúde Coletiva,** v. 8, n. 2, pp. 521-535, 2003.

INSTITUTO BRASILEIRO DE GEOGRAFIA ESTATÍSTICA (IBGE). **Projeção da população do Brasil e das Unidades de Federação.** Brasília, DF: IBGE; 2018. Disponível em: https://ww2.ibge.gov.br/apps/populacao/projecao/

SOUZA, L.E.P.F.; BAHIA, L. "Componentes de um sistema de serviços de saúde: população, infra-estrutura, organização, prestação de serviços, financiamento e gestão". In.: PAIM, J.S.; ALMEIDA-FILHO, N. **Saúde Coletiva:** teoria e prática. Rio de Janeiro: Medbook, 2014. p. 49-68.

WORLD HEALTH ORGANIZATION (WHO). **WHO global model regulatory framework for medical devices including in vitro diagnostic medical devices**. Geneva: World Health Organization; 2017.

Parte III

ORGANIZAÇÃO

6

Organização do Sistema Único de Saúde

Ana Luiza d'Ávila Viana
Paulo Henrique dos Santos Mota
Liza Yurie Teruya Uchimura
Ana Paula Chancharulo de Morais Pereira

O que é organização?

Ao que se refere o termo 'organização'? Trata-se da forma como ações e serviços, instâncias de governo, prestadores públicos e privados, e trabalhadores da saúde se constituem e são estruturados para atingir determinados objetivos e metas, como satisfazer necessidades em saúde; mobilizar instituições e atores ou trabalhadores para que trabalhem de forma cooperada para atingir objetivos; instituir processos que compõem a organização; e instaurar regras e incentivos para atingir determinados objetivos. Conceituado o tema central deste capítulo, é essencial entender como esse processo foi proposto e é atualmente executado. A Constituição Federal de 1988 (BRASIL, 1988) propõe que as ações e os serviços de saúde sejam integrados por uma rede regionalizada e hierarquizada, constituindo um sistema único, com vistas à descentralização, ao atendimento integral e à participação comunitária.

O processo de implantação do Sistema Único de Saúde (SUS), iniciado na década de 1990, possibilitou a ampliação do acesso às ações e aos serviços de saúde, mas a montagem de Redes de Atenção à Saúde (RAS) regionalizadas persiste como questão central, necessária à garantia do acesso em tempo oportuno do cidadão às ações de saúde adequadas à sua necessidade.

A descentralização favoreceu a constituição dos sistemas municipais e estaduais de saúde, porém não garantiu sua integração. A forma fragmentada como esses sistemas estão organizados compromete o acesso e a integralidade da atenção. A organização de RAS regionalizadas e hierarquizadas, no âmbito do SUS, prevê a integração entre municípios, Regiões de Saúde e estados, já que, na maioria das vezes, a resposta para as necessidades de saúde do cidadão não se esgota no município e, em algumas outras, nem mesmo em seu estado de residência.

Esses são movimentos que dão vida ao SUS, mas que, segundo Magalhães Júnior (2014), reforçaram o caráter fragmentado do sistema,

Parte III • Organização

consequência da timidez das secretarias estaduais de saúde em organizar redes regionalizadas e da debilidade das políticas indutoras, por parte do Ministério da Saúde. Nesse campo, a regionalização, diretriz introduzida em 2001, com a Norma Operacional de Assistência à Saúde (NOAS), buscava organizar, de modo regional, as ações e os serviços de saúde mediante a pactuação intergovernamental. Passados 15 anos, a consecução de tal objetivo ainda mantém-se como desafio complexo para gestores, técnicos, trabalhadores e usuários do SUS.

A constituição da RAS envolve a integração e a interconexão dos serviços com diferentes níveis de densidade tecnológica distribuídos em distintos entes federados. Nesse contexto, o planejamento, a gestão, a regulação e o financiamento são fundamentais para a integração dos diversos pontos de atenção que conformam a RAS, a qual pode ser operacionalizada por meio da implantação de um centro de comunicação, ou seja, um complexo regulador (CR), que ordena os fluxos e contrafluxos nos diversos pontos de atenção (MENDES, 2015).

Promover a integração e a conformação de sistemas regionais de saúde em um país heterogêneo, desigual, continental e com distinta capacidade instalada de serviços de saúde requer assumir as dificuldades para concretizar tal objetivo. Devem-se somar a esse desafio a cultura de cooperação e a pactuação entre agentes públicos e privados (LIMA, 2013; RIBEIRO, 2015). Entre os desafios para organizar o SUS, destacamos os diferentes modelos assistenciais, o alinhamento das competências dos entes federados e o financiamento da saúde.

O objetivo deste capítulo é discutir aspectos relacionados com a organização do SUS, por meio de definições e conceitos fundamentais, estratégias para conformação das redes e enfoque nos atributos da regionalização – coordenação, integração e regulação. Ele está dividido em quatro seções: na primeira, introduziremos uma linha conceitual, abordando diferentes conceitos fundamentais sobre a organização do sistema, a regionalização, as redes, as linhas de cuidado, a organização e os pontos de atenção; na segunda, discutimos estratégias necessárias à formação de redes regionalizadas e hierarquizadas; na terceira, apresentamos os atributos da regionalização definidos a partir da avaliação dos seus condicionantes e determinantes; finalmente, na quarta seção, expomos nossas considerações finais.

Breve histórico da organização do SUS

Regiões e redes de saúde

O decreto 7.508, publicado em 26 de junho de 2011, efetivou-se como regulamentador da lei 8.080/90 (BRASIL, 2011b). Dentre os aspectos que ele normatiza, estão a organização do SUS, o planejamento da saúde, a

6 • Organização do Sistema Único de Saúde

assistência e a articulação interfederativa. Coloca-se como eixo organizador do SUS ao postular que ele é constituído pela ação integrada de serviços de promoção, proteção e recuperação da saúde, sendo que estes devem ser executados pelos entes federados, direta ou indiretamente, organizados regionalmente e de forma hierarquizada, mediante a complementação da iniciativa privada. Esse modelo organizacional visa à instituição das Regiões de Saúde, das RAS e do acesso universal às ações e aos serviços de saúde. Como forma de pactuar a organização das Regiões de Saúde, foi proposto um Contrato Organizativo da Ação Pública da Saúde (COAP). Seu objetivo é "a organização e a integração das ações e dos serviços de saúde, sob a responsabilidade dos entes federativos em uma Região de Saúde, com a finalidade de garantir a integralidade da assistência aos usuários" (BRASIL, 2011a). É o resultado da integração dos planos de saúde entre os entes municipais e estadual na RAS, tendo como alicerces fundamentais as pactuações realizadas e estabelecidas pela Comissão Intergestores Tripartite (CIT). Trata-se de um instrumento formal de pactuação entre gestores, voltado para o estabelecimento e o cumprimento de metas.

A conformação de regiões e redes de saúde torna-se estratégia da política nacional, para lidar com a dimensão territorial e a universalização da saúde, de forma a garantir a equidade ao acesso e, ainda, induzir mudanças na política, no planejamento e na gestão do SUS, com o objetivo de assegurar ação mais eficaz do estado na garantia do direito à saúde (ALBUQUERQUE, 2015).

Regiões de Saúde são definidas como o

> espaço geográfico contínuo constituído por agrupamentos de municípios limítrofes, delimitado a partir de identidades culturais, econômicas e sociais e de redes de comunicação e infraestrutura de transportes compartilhados, com a finalidade de integrar a organização, o planejamento e a execução de ações e serviços de saúde. (BRASIL, 2011b)

São organizações territoriais delineadas e instituídas pelo estado, em articulação com os municípios, respeitando diretrizes pactuadas pela CIT (BRASIL, 2011b). Para sua concretização, exigem-se pactuação e articulação entre as instâncias gestoras do sistema de saúde, em um contexto no qual o centro do processo decisório está descentralizado ao nível municipal, e não existe cultura de cooperação entre os entes municípios, estados e União.

A região tem ampla perspectiva do ponto de vista do planejamento, sendo um espaço para negociação, coordenação e regulação técnica e política, no campo da saúde, envolvendo atores com distintos interesses, em um contexto de desigualdades socioespaciais (VIANA e LIMA, 2011). Os arranjos regionais, como consequência dos atos de

Parte III • Organização

negociação interfederativa, estão de acordo com os princípios da universalidade, equidade, integralidade e hierarquização da saúde (SANTOS e SILVEIRA, 2001).

Dentro de seu território, a Região de Saúde deve conter, no mínimo, o seguinte rol de ações e serviços: Atenção Primária à Saúde (APS), urgência e emergência, atenção psicossocial, atenção ambulatorial especializada e hospitalar, e vigilância em saúde (BRASIL, 2011b).

É dentro das Regiões de Saúde (de uma ou de várias delas) que as RAS devem ser compreendidas em consenso com as diretrizes pactuadas nas Comissões Intergestores. São formadas pelo estado e pelo mercado, enfatizando os caráteres gerencial e logístico do sistema de saúde, à medida que envolvem modelos de gestão, integração econômica vertical e horizontal, regulação, continuidade do cuidado, economia de escala e escopo, coordenação técnica e governança clínica (ALBUQUERQUE e VIANA, 2015).

As RAS são formulações que integram e coordenam fluxos entre diferentes lugares, inserindo-os dentro de uma mesma lógica produtiva e configurando um espaço regional (SANTOS e SILVEIRA, 2001). São "organizações poliárquicas de conjuntos de serviços de saúde [...] coordenadas pela atenção primária à saúde" (MENDES, 2010). Os elementos constituintes das redes são a população pela qual a rede se responsabiliza; a estrutura operacional; e o modelo de atenção (MENDES, 2010). Para outros autores, essas redes dependem da gestão intergovernamental nas diversas escalas do exercício do poder (territoriais e regionais) e nos espaços colegiados do SUS, conformando redes assistenciais interfederativas (SANTOS e ANDRADE, 2011).

Trata-se de modelo de organização que envolve os diversos serviços de saúde de um território, e oferece ações de promoção, prevenção e recuperação, de forma a permitir a conexão entre conhecimentos, tecnologias, profissionais e organizações existentes nesse território, para que todos os cidadãos possam acessá-la, de forma racional, sistêmica e regulada (SANTOS e ANDRADE, 2013).

As diretrizes para a organização da RAS no âmbito do SUS foram definidas em 2010, com a publicação da portaria 4.279/2010, a qual estabelece que os principais objetivos são a integração sistêmica de ações e serviços de saúde, com provisão de atenção contínua, integral, de qualidade, responsável e humanizada, e a ampliação do desempenho do sistema em termos de acesso, equidade, eficácia clínica e sanitária, bem como da eficiência econômica (BRASIL, 2010). Argumenta que a adoção desse modelo decorre do:

O modelo de atenção à saúde vigente fundamentado nas ações curativas, centrado no cuidado médico e estruturado com ações e serviços de saúde dimensionados a partir da oferta, tem se mostrado insuficiente para dar

6 • Organização do Sistema Único de Saúde

conta dos desafios sanitários atuais e, insustentável para os enfrentamentos futuros... Experiências têm demonstrado que a organização da RAS tendo a APS como coordenadora do cuidado e ordenadora da rede, se apresenta como um mecanismo de superação da fragmentação sistêmica; são mais eficazes, tanto em termos de organização interna (alocação de recursos, coordenação clínica, etc.), quanto em sua capacidade de fazer face aos atuais desafios do cenário socioeconômico, demográfico, epidemiológico e sanitário. (BRASIL, 2010)

O modelo de organização das RAS definirá seus processos de forma única, ou seja, a estruturação dos serviços deve ser feita em rede formada por diversos pontos de atenção compostos por equipamentos de diferentes densidades tecnológicas, a depender das necessidades epidemiológicas locais (MENDES, 2010). Sua operacionalização deve ser integrada por três elementos constitutivos: área de abrangência, estrutura operacional e sistema lógico de funcionamento determinado pelo modelo de atenção à saúde.

A área de abrangência procura identificar a delimitação geográfica e a população sob a responsabilidade da RAS, sendo baseada em parâmetros espaciais e temporais, visando assegurar tempo/resposta adequado e viabilidade operacional (BRASIL, 2010).

A estrutura operacional das RAS é composta por cinco componentes: APS, coordenadora do cuidado, dos fluxos e contrafluxos do sistema; pontos de atenção especializada; sistemas de apoio, que são instituições que prestam serviços comuns a todos os pontos de atenção da rede, sejam eles para diagnóstico e tratamento, assistência farmacêutica e dos sistemas de informação à saúde; sistemas logísticos, que são soluções tecnológicas baseadas em tecnologias de informação, buscando a organização dos fluxos de informações; e sistema de governança, por meio do desenho institucional, sistema gerencial e sistema de financiamento (BRASIL, 2010).

O funcionamento da RAS pauta-se em modelo de atenção que busca compreender a população e as subpopulações estratificadas por risco, bem como as intervenções do sistema e as situações demográficas e epidemiológicas e dos determinantes sociais da saúde, vigentes em determinados tempo e sociedade (BRASIL, 2010).

Na perspectiva das redes poliárquicas, não há, entre essas estruturas, nem entre seus componentes, relações de subordinação, já que todos são igualmente importantes para atingir os objetivos (MENDES, 2010). Por outro lado, a constituição de redes envolve constantes disputas de poder e requer decisões que ferem interesses particulares (KUSCHNIR e CHORNY, 2010).

A organização das redes materializa-se na negociação entre as esferas de governo (relações intergovernamentais) e entre gestores e prestadores (relações interinstitucionais) (KEHRIG *et al.*, 2014). Assim, a criação de Comitês Executivos da RAS (resolução CIT 23/2017), os

Parte III • Organização

quais agregam, ao mesmo tempo, caráter técnico e político, e incluem a participação de prestadores de serviços, controle social e representantes do Ministério da Saúde, representa avanço no processo de governança regional (BRASIL, 2017).

O regramento acerca da composição, do funcionamento e das atribuições desses comitês é facultado à Comissão Intergestores Bipartite (CIB) de cada estado; os comitês executivos da RAS funcionam como estruturas de governança intermediária entre a Comissão Intergestores Regional (CIR) e a CIB, no que se refere à implementação da RAS e na efetivação dos acordos pactuados nas comissões intergestores (BRASIL, 2017).

No atual contexto, as RAS ainda não funcionam efetivamente. Suas bases definidas seriam suficientes para sua implementação? (PAIM *et al.*, 2011) Parte dessa dificuldade pode ser explicada pelo padrão das relações intergovernamentais (negociação governamental), das funções gestoras delegadas ao governo municipal (principalmente os de pequeno porte) e da frágil coordenação exercida pelo governo estadual (VARGAS *et al.*, 2011).

Linhas de cuidado e redes temáticas de atenção à saúde

Linhas de cuidados são definidas como um conjunto de informações, tecnologias e recursos, necessário para o enfrentamento de riscos, agravos ou condições específicas do ciclo de vida, ofertadas de forma oportuna, articulada e continuada pelo sistema de saúde, servindo sua implementação central para a organização das redes regionalizadas de atenção à saúde e visando ao cuidado integral, a partir da articulação interfederativa (SANTOS e ANDRADE, 2011). Trata-se de articulação de recursos e práticas, com o objetivo de dar resposta ágil às necessidades epidemiológicas de maior relevância.

São estruturas que se organizam sob a orientação de um projeto terapêutico, valorizando o vínculo do usuário a partir da APS e articulando-se com serviços de apoio diagnóstico e terapêutico, serviços especializados, ofertas de medicamentos, transporte sanitário, entre outros.

Nesse modelo, o usuário tem acesso aos serviços de saúde de forma sistêmica, por meio de pontos de atenção à saúde reconhecidos como espaços nos quais se ofertam determinados serviços de saúde. Os pontos de atenção estão conectados, dentro das redes, e devem ser capazes de garantir saúde, por intermédio da racionalidade dos recursos, mas supondo a ampliação da oferta de especialidade, regulação dos serviços, estruturação de fluxos assistenciais mediante mecanismos de referência e contrarreferência, e coordenação do cuidado sob responsabilidade da APS.

Esse tipo de prática tem sido utilizado para orientar os usuários quanto ao caminho a percorrer no sistema de saúde e quanto às condutas a serem tomadas, principalmente no caso de doenças crônicas não transmissíveis

6 • Organização do Sistema Único de Saúde

e suas complicações – entre elas hipertensão arterial sistêmica, *diabetes mellitus*, câncer, dor lombar, transtorno depressivo e outras. É dependente de pactuação/contratualização, contato e compartilhamento de responsabilidades e tarefas entre os diferentes pontos de atenção e os profissionais que o compõem.

É essencial ressaltar que determinado serviço de saúde se configura como ponto de atenção de diferentes temáticas, como os hospitais e os grandes serviços ambulatoriais de referência especializada, com a imagem transversal, quando olhado de fora da rede, e como plataforma de busca de integralidade do cuidado, quando olhado por dentro da rede (MAGALHÃES JÚNIOR, 2014).

A discussão sobre modos de organização de subredes, redes temáticas ou linhas de cuidados no contexto do SUS iniciou-se em 2011, por parte do Ministério da Saúde, que, nesse primeiro momento, não tinha preocupação semântica, mas um pensamento sobre estratégias prioritárias para o enfrentamento de vulnerabilidades, agravos ou doenças que acometem as populações (MAGALHÃES JÚNIOR, 2014).

As redes teriam uma estrutura com componentes variados e lógicas próprias de implantação, dada a singularidade de seus componentes, podendo haver componentes coexistindo entre as redes temáticas. Ademais, em todas as redes, a APS é a base, e a Região de Saúde é seu território de abrangência, definida livremente pelos estados e municípios, e pactuada nas CIB. Além disso, as redes requerem ações de qualificação, informação, regulação, promoção e vigilância em saúde.

A partir de 2011, o Ministério da Saúde passou a priorizar as seguintes redes temáticas de acordo com as necessidades entendidas no momento: Rede Cegonha, Rede de Atenção à Urgência e Emergência, Rede de Atenção Psicossocial, Rede de Cuidado à Pessoa com Deficiência e a Rede de Atenção à Saúde das Pessoas com Doenças Crônicas (Quadro 6.1).

QUADRO 6.1. Marcos legais, objetivos, componentes e desafios das Rede de Atenção à Saúde (RAS) e das redes temáticas de atenção à saúde.

RAS	Portarias	Objetivo geral	Componentes	Desafios
Rede de Atenção à Saúde no âmbito do SUS	4.279/2010 (BRASIL, 2010)	Promover a integração sistêmica, de ações e serviços de saúde, com provisão de atenção contínua, integral, de qualidade, responsável e humanizada, bem como incrementar o desempenho do sistema, em termos de acesso, equidade, eficácia clínica e sanitária; e eficiência econômica	População e Região de Saúde Estrutura operacional – pontos de atenção, sistema de apoio, logístico e de governança Modelo de atenção	Capacitação das equipes e dos gestores Efetivação das Regiões de Saúde Governança Financiamento das redes Informação e comunicação Regulação Transparência e controle da gestão Insuficiência da oferta de serviços e planejamento da expansão (MAGALHÃES JÚNIOR, 2014)

(continua)

Parte III • Organização

(continuação)

RAS	Portarias	Objetivo geral	Componentes	Desafios
Rede Cegonha – atenção materno-infantil	1.459/2011 650/2011 2.351/2011 3.242/2011 77/2012 1.126/2012 1.516/2013 904/2013	Fomentar e implementar um novo modelo de atenção, organizar a rede de modo a garantir acesso, acolhimento e resolutividade e reduzir a mortalidade materna e infantil com ênfase no componente neonatal	Pré-natal Parto e nascimento Puerpério e atenção à criança Sistema logístico – transporte sanitário e regulação	Melhor organização e oferta do cuidado às mulheres, gestantes e crianças Introdução de boas práticas de cuidado Fomento de espaços coletivos para gestão e governança (PASCHE *et al*., 2014)
Rede de Atenção à Urgência e Emergência	1.600/2011 2.026/2011 1.601/2011 2.029/2011	Articular e integrar todos os equipamentos de saúde, objetivando ampliar e qualificar o acesso humanizado e integral aos usuários em situação de urgência e emergência nos serviços de saúde, de forma ágil e oportuna	Promoção, proteção e vigilância à saúde APS SAMU Sala de estabilização Força Nacional de Saúde do SUS UPA 24 horas Hospital Atenção domiciliar	Induzir grupos condutores pelas SES Regulação Financiamento desenvolvimento de sistemas de informação Educação permanente Ações de monitoramento e avaliação (JORGE *et al*., 2014)
Rede de Atenção Psicossocial	3.088/2011 3.089/2011 3.090/2011 131/2012 132/2012 148/2012	Ampliar acesso Promover o acesso das pessoas e suas famílias aos pontos de atenção Garantir a articulação entre os pontos de atenção	APS Atenção psicossocial Urgência e emergência atenção residencial de caráter transitório Atenção hospitalar em hospitais gerais Estratégias de desinstitucionalização Reabilitação psicossocial	Prevenção uso álcool e drogas Expansão da cobertura Desistitucionalização e o fim do modelo manicomial Sustentabilidade da RAPS Financiamento (ASSIS *et al*., 2014)
Rede de Cuidado à Pessoa com Deficiência	793/2012 835/2012	Ampliar acesso Promover o acesso das pessoas e suas famílias aos pontos de atenção Garantir a articulação entre os pontos de atenção	APS CER Oficinas ortopédicas – local e itinerante Centros-dia Serviço de atenção odontológica Serviço de atenção domiciliar Hospital	Garantir o acesso e a qualidade Organização dos fluxos assistenciais Enfrentamento de estigmas Desenvolvimento de pesquisa clínica e inovação tecnológica (MENDES, 2014)
Rede de Atenção à Saúde das Pessoas com Doenças Crônicas	252/2013 483/2014	Realizar atenção integral e fomentar a mudança do modelo de atenção	APS Atenção especializada: ambulatorial, hospitalar e urgência/ emergência Sistema de apoio Sistema logístico Regulação Governança	Fortalecimento da APS Regionalização amadurecida Financiamento (CHUEIRI *et al*., 2014)

SUS: Sistema Único de Saúde; APS: Atenção Primária à Saúde; SAMU: Serviço Móvel de Urgência; UPA: unidade de pronto atendimento; SES: Secretarias Estaduais de Saúde; RAPS: Rede de Atenção Psicossocial; CER: Centros Especializados de Reabilitação.

6 • Organização do Sistema Único de Saúde

Estratégias para conformação de redes regionalizadas e hierarquizadas

A constituição de redes regionalizadas envolve diversos processos inter-relacionados de gestão. Neste tópico, abordaremos o planejamento regional, a regulação e a contratualização.

Planejamento regional

Apesar dos avanços que a implantação do SUS promoveu na gestão em saúde, a incorporação do planejamento como estratégia para organizar a rede de atenção permanece um desafio. A fragmentação da atenção, a sobreposição de ações e as iniquidades de acesso são situações com as quais os gestores se deparam diuturnamente, e afetam o acesso e a integralidade da assistência.

Na última década, o Ministério da Saúde tem implementado esforços, por meio de iniciativas como o PlanejaSUS e, mais recentemente, com o Manual de Planejamento no SUS, no sentido de contribuir para a inserção das práticas de planejamento à cultura organizacional das secretarias de saúde (BRASIL, 2016).

O arcabouço jurídico do SUS institui modelo de planejamento ascendente, articulado e regional. A adoção de práticas de planejamento regional foi a estratégia utilizada por diversos países na condução de políticas de desenvolvimento econômico e social, porém, a emergência da agenda neoliberal enfraqueceu e limitou o uso do planejamento regional pelos governos (ALBUQUERQUE e VIANA, 2015).

Com a edição do decreto 7.508, o planejamento regional é inserido como mecanismo para a conformação das redes de atenção e para a elaboração do COAP (BRASIL, 2011b).

O planejamento regional deve expressar não só as prioridades, mas também as responsabilidades sanitárias acordadas e pactuadas entre os gestores, visando à integração sistêmica do SUS de modo a garantir o acesso e a integralidade de atenção (BRASIL, 2016).

Evidências sugerem que, na gestão do SUS, o planejamento regional é a soma de planos circunscritos à esfera municipal, não expressando, de forma clara e operacional, a organização de um sistema integrado.

A heterogeneidade dos entes federados, a dependência financeira de parte significativa dos municípios e de alguns estados, e a baixa capacidade governativa configuram cenário complexo. Dotar gestores e técnicos de instrumentos que aprimorem o processo de planejamento parece ser condição tácita para romper com a cultura de elaboração de planos de saúde isolados e desconectados da realidade locorregional.

Parte III • Organização

Para facilitar a implementação do planejamento regional, o Ministério da Saúde propôs modelo composto por cinco etapas. A primeira consiste na definição das Regiões de Saúde tomando como parâmetro as recomendações expressas no decreto 7.508 e na resolução CIT 01/2011 (BRASIL, 2011b). Definidas as regiões, parte-se, então, para a construção do mapa da saúde, instrumento que deve sistematizar informações de saúde da região que servirá de base para a análise situacional. O mapa da saúde deve conter a descrição geográfica da distribuição de recursos humanos e de ações e serviços de saúde ofertados pelo SUS e pela iniciativa privada, considerando-se a capacidade instalada existente, os investimentos e o desempenho aferido a partir dos indicadores de saúde do sistema (BRASIL, 2011). O objetivo dessa etapa é identificar as necessidades da região e auxiliar no estabelecimento de metas. Na sequência, são definidas as responsabilidades sanitárias e de cada intervenção, por parte de cada uma das esferas de governo, detalhando objetivos, metas e indicadores. A sistematização de todas essas etapas se dá na Programação Geral das Ações e Serviços de Saúde (PGASS); é nesse momento que o planejamento regional ganha materialidade. Por fim, tem-se a definição das responsabilidades financeiras e orçamentárias (BRASIL, 2016).

Em março de 2018, a CIT dispôs sobre o processo de planejamento regional integrado e a organização de macrorregiões em saúde com contingente populacional definido para as regiões dos estados (resolução CIT 37/2018). Neste sentido, a organização dos pontos de atenção da RAS deve garantir a integralidade da atenção à saúde para a população do espaço regional.

Planejar sob a perspectiva regional requer articulação interfederativa (SANO e ABRUCIO, 2013) sustentada na cooperação e no compartilhamento – nos estados federados, podem-se identificar dois tipos de relações: as verticais e as horizontais; nas verticais, prevalece a relação entre distintas instâncias de governo; já na modalidade horizontal, as relações são entre instâncias de mesmo nível de governo (OLIVEIRA 2014). Conforma-se em um processo político amplo, matizado pela correlação de forças e pela natureza das relações entre governos, entre organizações públicas e privadas, e destes com a sociedade.

Regulação e contratualização

A implementação do SUS possibilitou a implantação de novos serviços de saúde, mas requereu, do estado e dos municípios, a organização de estruturas político-administrativas necessárias para a gestão e a integração de sistemas e serviços de saúde sob sua responsabilidade. Nesse cenário, a incorporação da regulação ao repertório de estratégias de organização de redes regionalizadas é essencial para garantir o acesso da população a ações e serviços de promoção, recuperação e manutenção de sua saúde.

6 • Organização do Sistema Único de Saúde

Trata-se de tema complexo, cujo debate envolve desde o conceito básico até o modo como a regulação deve ser usada nas estruturas organizacionais. Conceituar regulação não é uma tarefa fácil, pois sua definição faz referência a outros conceitos, como o de homeostase (biologia), controle (mecânica), poder (ciência política) e autorregulação (economia) (OLIVEIRA, 2014).

Do ponto de vista conceitual, a definição de regulação empregada no sistema de saúde brasileiro não é uniforme, sendo possível distinguir dois grupos: o primeiro entende regulação tanto como acesso aos serviços quanto como ato de regulamentar e elaborar regras; o segundo é relacionado com o setor privado, que é concebido como a correção de falhas do mercado de saúde (OLIVEIRA e ELIAS, 2012).

A lei 8.080/1990 estabelece a regulação como atribuição comum dos gestores do SUS, contudo não especifica os procedimentos e sua operacionalização, tarefa que coube às normas operacionais editadas pelo Ministério da Saúde ao longo das últimas duas décadas. Foi apenas em 2008 que o SUS incorporou ao seu regramento a Política Nacional de Regulação, por intermédio da portaria 1.559 (BRASIL, 2008). Todavia, o Pacto pela Saúde já estabelecia proposta constituída por três eixos estruturantes: garantia de alocação de recursos para implantação de complexos reguladores, desenvolvimento de instrumentos que operacionalizam as funções reguladoras, e de um programa de capacitação permanente de recursos humanos (BRASIL, 2006b).

As ações de regulação são organizadas sob três dimensões: sistemas de saúde, que têm como objeto o próprio sistema e tudo aquilo que diz respeito às funções gestoras relacionadas com o monitoramento, controle, auditoria e vigilância; atenção à saúde, que tem como objeto a produção das ações de saúde, estando dirigida aos prestadores públicos e privados; e acesso, que tem como objetos a organização, o controle, o gerenciamento e a priorização do acesso e dos fluxos assistenciais no âmbito do SUS (BRASIL, 2008).

A regulação de acesso no SUS é operacionalizada por complexos reguladores, que são estruturas que organizam o conjunto de ações de regulação de acesso de modo articulado e integrado, buscando adequar a oferta de serviços à demanda mais próxima da necessidade da população. Pode ser de abrangência nacional, estadual, regional ou municipal.

A efetividade de um CR tem forte relação de dependência com o planejamento regional, por meio do Plano Diretor de Regionalização (PDR) e da Programação Pactuada e Integrada (PPI), e com o modelo de contratação dos serviços de saúde (disponibilidade dos recursos assistenciais disponíveis no território). O CR é composto por uma ou mais central de regulação. O regramento do SUS estabelece quatro tipos de centrais: a ambulatorial (consultas e exames especializados); a de internação hospitalar (leitos clínicos, terapia intensiva e urgência); a de urgência (atendimento pré-hospitalar móvel ou fixo); e a Central Nacional de Regulação de Alta

Parte III • Organização

Complexidade (CNRAC), para procedimentos de alta complexidade nas especialidades de cardiologia, oncologia, neurologia, neurocirurgia, traumato-ortopedia e gastrenterologia – cirurgia bariátrica.

Para a operacionalização do CR, é necessário que sejam definidos seu escopo de atuação (serviços ou procedimentos regulados), sua abrangência, a esfera administrativa responsável por sua gestão, as unidades solicitantes e as unidades executantes.

A regulação do acesso tem como objetos o ordenamento e a orientação dos fluxos assistenciais de referência e contrarreferência intramunicipal e intermunicipal, sendo condição essencial à conformação de redes regionalizadas e hierarquizadas expressas no PDR e na PPI.

Por outro lado, todos os municípios que integram a Região de Saúde devem regular o acesso, sob a lógica das diretrizes da política nacional, porém nem todos contam com um CR. A estruturação de complexos de regulação de âmbito regional dotará a região de mecanismos logísticos necessários, para que a gestão regional tenha capacidade sistêmica em responder, de forma rápida e qualificada, às demandas assistenciais de sua população de abrangência.

A ação regulatória envolve quatro processos básicos: o levantamento e distribuição de cotas de procedimentos realizados pelos estabelecimentos executantes para os estabelecimentos solicitantes (com agendamento de horário ou não); a busca e disponibilização de leitos hospitalares, sendo o caso; o processo de autorização prévio à execução da ação ou serviço de saúde – por exemplo: as Autorizações de Procedimentos de Alta Complexidade/Custo (APAC) ou a Autorização de Internação Hospitalar (AIH); e a execução da ação regulatória feita por profissional competente, capaz de análise crítica e discernimento, que o conduzam às decisões baseadas nas evidências (BRASIL, 2006b).

O arcabouço normativo do SUS apresenta avanço significativo no campo da definição de conceitos e de regras relacionadas com a função gestora de regulação, todavia, as iniquidades de acesso não foram suficientes para romper com a atividade.

A regulação de acesso conforma-se em estratégia de gestão capaz de equalizar o sistema de saúde, reduzindo a desigualdade e compatibilizando a relação entre necessidade, demanda e oferta (VILARINS *et al.*, 2012). Fundamenta-se não só na garantia do acesso, mas também na equidade e na integralidade da assistência. Desse modo, a equidade é premissa básica, que pode ser alcançada mediante previsão adequada de serviços de saúde compatíveis com as necessidades da população, somada à utilização de instrumentos que favoreçam o uso adequado dos serviços, conforme o risco apresentado pelo usuário-cidadão (MENDES, 2015). Portanto, é essencial para a articulação das RAS e a efetividade dos sistemas de saúde.

6 • Organização do Sistema Único de Saúde

Nesse sentido, a contratualização mostra-se como mecanismo valioso na programação e no funcionamento adequado das ações e serviços de saúde. No cenário mundial, a incorporação dessa temática (aplicada originalmente pelo setor privado), por parte da administração pública, ocorre desde a década de 1990, em países como Reino Unido, Nova Zelândia, Austrália e Canadá (ALBUQUERQUE *et al.*, 2015). Surge no âmbito mais geral da reforma do estado com a finalidade de redefinir seu papel, reduzir gastos e melhorar seu desempenho (FRANZESE, 2011). No Brasil, esse debate ganhou força a partir de 1995, com o Plano Diretor de Reforma do Aparelho do Estado (PDRAE), que previa medidas de ajuste fiscal e mudanças institucionais voltadas para promover maior efetividade das ações estatais, e melhorar o desempenho e a qualidade dos serviços prestados e *accountability* (FRANZESE, 2011; CARNUT e NARVAI, 2016) – palavra de origem inglesa que pode ser traduzida como responsabilização, transparência e prestação de contas às agências de controle e à sociedade (PINHO e SACRAMENTO, 2009)

Essa nova institucionalidade, no campo da administração pública, resultou na mudança do modelo burocrático (foco nos processos) para o gerencial (foco nos resultados), ficando conhecida como a Nova Gestão Pública (NGV) ou gerencialismo, que se fundamenta na ideia de responsabilização, eficiência e foco nos resultados (PAULUS JÚNIOR, 2013). Abrucio (2007) observa que a rigidez do modelo burocrático, no sentido da pouca flexibilidade em atender às necessidades sociais, favoreceu a inclusão dos fundamentos do gerencialismo na administração pública. As pressões da sociedade por maior controle das ações do governo e qualidade dos serviços prestados foram outros fatores (BARBOSA e MALIK, 2015).

No setor saúde, o uso de contratos surge no contexto de reforma dos sistemas de saúde europeu, em que esse processo promoveu a separação funcional entre o financiamento e prestação direta de serviços (ESCOVAL *et al.*, 2010). Escoval *et al.* (2010), ao investigarem o uso da contratualização em serviços de Atenção Primária no cenário internacional, verificaram a existência de multiplicidade de experiências em diversos países com distintos sistemas de saúde, que tendiam à melhoria da efetividade do cuidado, à melhoria na eficiência no uso dos recursos, e, de modo geral, à utilização desse instrumento, para promover melhorias na articulação e na continuidade do cuidado.

No Brasil, a aplicação dos conceitos do gerencialismo na saúde geralmente é um tema polêmico, visto que quase sempre é associado à proposta de privatização do SUS. Mais do que polarizar a discussão, o desafio é: como utilizar a contratualização no processo de organização das Regiões de Saúde considerando as especificidades locorregionais e dos serviços de atenção?

Parte III • Organização

A contratualização pode ser compreendida como instrumento de mediação entre o setor público e o privado, e também como aquela que envolve apenas o ente público. Na primeira modalidade, estão a contratação direta de prestadores de serviços (contratos/convênios), a contratação indireta de Organizações Sociais de Saúde (OSS) ou Organizações da Sociedade Civil de Interesse público (OSCIP) para gerenciar serviços públicos e ainda as parcerias público-privadas (PPPs). A segunda agrega as situações que envolvem o governo e prestadores públicos da mesma esfera governamental ou de outra esfera, na qual ocorre a contratualização entre entes públicos. O COAP é um exemplo do uso dos contratos para definição do rol de competências e de responsabilidades dos governos na gestão e na oferta de ações e serviços de saúde nas Regiões de Saúde.

O setor privado ocupa espaço importante na prestação de serviços, e essa complementaridade está prevista na Constituição Federal de 1988 (BRASIL, 1988). Não existe homogeneidade na assistência e na oferta no Brasil, seja na esfera pública, seja na privada. O uso de contratos pode se conformar em estratégia que fomente a celebração de acordos mais robustos e eficazes entre o estado e o setor privado. O mais relevante é que as regras de prestação de serviços de saúde estejam fundamentadas nos princípios e diretrizes do SUS, disponham de mecanismos capazes de manter o controle público sobre o setor privado e atendam às necessidades da população.

A gestão privada aumenta nos sistemas universais, mostrando-se como uma característica comum não só no cenário internacional como também no Brasil. A expansão das tendências da NGV e a dificuldade dos governos na prestação direta de serviços de saúde (forte rigidez normativa e o controle federal) são alguns dos motivos que explicam esse contexto (COELHO, 2017).

Na gestão do SUS, identifica-se o uso crescente de ferramentas do gerencialismo como indicadores de gestão, índices de desempenho e de mensuração de qualidade. Como exemplos, citam-se: o Programa Nacional de Melhoria do Acesso e da Qualidade da Atenção Básica (PMAQ-AB), o Índice de Desempenho do Sistema Único de Saúde (ID-SUS) e a definição de metas, indicadores e critérios de avaliação de desempenho, com a finalidade de constituir sistemas de saúde regionais e integrados.

O processo de contratualização pode ser sistematizado em três etapas: a negociação, na qual existe a intenção de contratar e a definição do elenco de ações/atividades a serem contratadas; a elaboração do contrato, que consiste na formalização do acordo com descrição detalhada do plano de trabalho, mecanismo de avaliação, métodos de fiscalização, controle e prestação de contas; e a fase do acompanhamento da execução do contrato, que é realizada pelo órgão público contratante.

6 • Organização do Sistema Único de Saúde

A adoção de relações contratuais com base em resultado objetiva romper o modelo hierárquico e dotar a gestão pública de maior flexibilidade – por relações contratuais entendem-se arranjos contratuais firmados entre autoridades governamentais e prestadores (estatais ou públicos) com a finalidade de melhorar o desempenho e incrementar a prestação de contas; e contrato de gestão é um contrato que envolve duas partes, o ente contratante (financiador) e o ente contratado (prestador), mecanismo que permite acompanhar o desempenho do prestador de serviço por meio de um plano de metas. O desafio reside no aprimoramento do processo de contratualização, pois, na área assistencial, desde a década de 1990, vem ocorrendo a celebração de contratos entre hospitais e unidades de Atenção Primária com secretarias estaduais ou municipais (HEALTHCARE PAPERS, 2016).

Por outro lado, a experiência tem mostrado que os processos de contratualização ainda não estão isentos de práticas como o clientelismo e o fisiologismo (ALBUQUERQUE *et al.*, 2015). A gestão pública de sistemas de saúde é uma ação complexa, que envolve a inter-relação de distintos atores – gestores, trabalhadores, prestadores e cidadãos, que estão em um constante jogo de disputa e cooperação. O caminho parece dotar as instâncias gestoras do SUS de estrutura para desempenhar essa função, mediante o uso de mecanismos potentes de controle, regulação e avaliação.

Atributos da regionalização

A regionalização como política de saúde tem suas primeiras implantações na década de 1970 na Inglaterra e na Espanha. A Austrália, o Canadá e a Nova Zelândia seguiram com a introdução em seus sistemas de saúde com as autoridades regionais no início da década de 1990 (Quadro 6.2). A regionalização apresenta diferentes perspectivas nesses contextos, porém mantém os princípios da organização dos sistemas de saúde e a consolidação da região como território (HEALTHCARE PAPERS, 2016). A governança regional na literatura internacional aponta para a perda do controle do estado sobre as políticas públicas, um deslocamento do estado para funções de regulação de serviços, ao invés de produzir e prestar serviços, e um aumento da colaboração e da intensificação das interações entre os atores na construção de políticas públicas (MARCHILDON, 2016).

Três modelos de regionalização são definidos para os países de maior renda: descentralização democrática, delegação fiscal e administrativa, e a descentralização administrativa com política centralizada e controle fiscal. O primeiro modelo possui descentralização política e administrativa com unidades regionalizadas eleitas com responsabilidades que se estendem além dos cuidados de saúde – caso das comunidades autônomas

Parte III • Organização

espanholas. O segundo modelo apresenta delegação administrativa estatutária para organizações que operam com o governo; nesses casos os serviços de saúde são administrados e coordenados por autoridades de saúde delegadas, como ocorre na Inglaterra e algumas províncias do Canadá (Ontário e Quebec). Por fim, a descentralização administrativa com política centralizada e controle fiscal apresenta desconcentração burocrática do governo para autoridade regional centralizada com alguns membros do governo localizados nas regiões – caso da Irlanda e outras províncias canadenses (MARCHILDON, 2016).

A regionalização do caso brasileiro, diferentemente de outros países, teve início tardio e se dissociou da estratégia de descentralização (VIANA e LIMA 2011). Em 2006, o Ministério da Saúde reafirmou a importância da regionalização e ampliou o conceito da Região de Saúde com conjunto de diretrizes (Pacto pela Saúde) pactuado entre os níveis federal, estadual

QUADRO 6.2. Panorama da regionalização em diversos países, 2017.

Ano	País	Objetivos originais	Objetivos alcançados	Modelo de estrutura da regionalização
1970	Espanha	Descentralização Autonomia de gestão e política	Compreensão das necessidades em saúde da população	Descentralização democrática
1973	Inglaterra	Organização Racionalização de recursos	Melhora do desempenho do sistema de saúde	Delegação fiscal e administrativa
1989	Canadá	Coordenação Descentralização Racionalização de recursos	Maior investimento em cuidados, prevenção e saúde da população Compreensão das necessidades em saúde da população	Delegação fiscal e administrativa Descentralização administrativa com política centralizada e controle fiscal
1990	Austrália	Coordenação Integração Descentralização	Melhorias nos cuidados primários envolvendo uma gestão clínica	Delegação fiscal e administrativa
1990	Nova Zelândia	Descentralização Racionalização de recursos Integração	Regionalização da Atenção Primária à Saúde Melhorias na administração	Delegação fiscal e administrativa
2001 – NOAS 2010 – Portaria 4.279 (BRASIL, 2010) 2011 – decreto 7.508 (BRASIL, 2011b) 2017 – resolução CIT 23 (BRASIL, 2017) 2018 -resolução CIT 37	Brasil	Melhoria do acesso Integração Equidade Descentralização Racionalização dos recursos	Melhoria do acesso Organização da Rede de Atenção à Saúde	Descentralização democrática Delegação fiscal e administrativa

Fonte: adaptado de Albuquerque e Viana (2015) e Healthcare Papers (2016).

6 • Organização do Sistema Único de Saúde

e municipal. Foi considerada, além da oferta de serviços, proposta pela NOAS, a existência de identidades culturais, econômicas, sociais e de uma rede de comunicação e transportes, ou seja, tentou conciliar o desenho das Regiões de Saúde às diversidades locais, com vistas à garantia de acesso, resolutividade e qualidade nas ações e serviços de saúde (BRASIL, 2006b).

O processo de regionalização e conformação das RAS no Brasil pode ser dividido em três fases, com sua inserção na agenda oficial do início dos anos 2000: a fase I, de 2001 a 2005, processo fortemente normativo e pouco efetivo; a fase II, entre os anos de 2006 e 2010, com enfoque nas redes integradas e regionalizadas, com destaque para os serviços de urgência e emergência; e a fase III, a partir de 2011, trazendo como inovação o COAP para constituição das regiões e RAS (ALBUQUERQUE e VIANA, 2015).

Essa política de saúde se relaciona a uma concepção mais ampla comparada com os conceitos internacionais, na tentativa de reduzir as desigualdades regionais nos aspectos econômicos e sociais. As políticas locais para promover o acesso aos cuidados da saúde têm servido de ajuda aos avanços realizados para minimizar essas desigualdades sociais, priorizando as estratégias regionais intergovernamentais e o desenvolvimento de serviços relacionados com a saúde (ALBUQUERQUE *et al.*, 2017). A proposta das redes de atenção visa integrar os fluxos e serviços de saúde e, assim, alinhar o Brasil com as políticas internacionais de saúde (ALBUQUERQUE e VIANA, 2015).

Estudos demonstraram que a análise da regionalização nesses últimos anos no Brasil ainda tem indução política e com interesses divergentes, sendo conduzida pelo ente federado com a participação dos estados e municípios (CARVALHO *et al.*, 2017). Pesquisa realizada por Viana *et al.* (2017) buscou analisar o processo de regionalização por uma abordagem multidimensional e multinível, e seu impacto no sistema de saúde, visando ampliar o acesso, a eficiência e a efetividade e, assim, reduzir as desigualdades regionais no país. Com a sistematização dos resultados em dimensões e diversos entrevistados, foi possível apontar as heterogeneidades na organização das redes regionalizadas, retratando as complexidades e as condições da política de saúde nas regiões estudadas. Os diferentes desempenhos da regionalização nas regiões pesquisadas revelam graus de autonomia da política de saúde e que a insuficiência de recursos físicos, humanos e financeiros, somada à escassez de introdução de inovações assistenciais, limita o desenvolvimento da regionalização.

A pesquisa Política, Planejamento e Gestão das Regiões e Redes de Atenção à Saúde no Brasil (Viana *et al.*, 2017) objetivou analisar como as dimensões dos sistemas de saúde, política, estrutura e organização são determinantes e influentes na regionalização, por meio de entrevistas com gestores e prestadores de diferentes níveis de organização em saúde. A

Parte III • Organização

pesquisa de campo, realizada entre agosto de 2015 e junho de 2016, foi realizada em todas as macrorregiões e com seleção das regiões de saúde, seguindo critérios de níveis socioeconômicos, oferta e complexidade de serviços de saúde, e tipologia das 438 regiões do país. As regiões selecionadas para o estudo foram: Petrolina (PE); Juazeiro (BA); Manaus, Entorno e Alto do Rio Negro (AM); Baixada Cuiabana (MT); Norte-Barretos e Sul-Barretos (SP); e Carbonífera e Costa Doce (RS). Nas dimensões analisadas, a política apresentou um melhor desempenho, diferentemente da estrutura que demonstrou ter os maiores entraves para o desenvolvimento regional. Várias instituições, sejam públicas ou privadas, foram citadas como importantes para tomada de decisão nas regiões, com destaque para a presença dominante do Ministério da Saúde. A insuficiência de recursos foi apontada como a principal questão dificultadora em estrutura, principalmente para recursos físicos e humanos, e os itens financeiros tiveram menor relevância. A dimensão organização apresentou falta de coordenação do cuidado pela APS em todas as regiões, além da limitação da integração dos serviços de saúde da RAS (VIANA *et al.*, 2017).

Em estudo de revisão nos campos da saúde coletiva, cinco dimensões (unidades mínimas, conectividade, integração, normatividade e subjetividade) foram propostas para análise das redes e na construção de modelos analíticos-conceituais de redes (AMARAL e BOSI, 2017), entretanto uma característica comum é a ausência do território nesses modelos de análise. A partir de experiências de pesquisas em âmbito nacional que analisam o processo de regionalização, utilizando diversas abordagens metodológicas que privilegiam a região (território), identificamos as principais características da regionalização e definimos como atributos da regionalização três processos específicos: a coordenação, a regulação e a integração.

O grau de coordenação nas Regiões de Saúde é referente à importância dos sujeitos envolvidos na regionalização, sejam eles gestores, prestadores ou grupos de representação regional. O componente de integração é mensurado pela importância dos componentes estruturais das redes de atenção, como mecanismos informais de referenciamento clínico, mecanismos formais de referência, contrarreferência, e existência de diretrizes e protocolos clínicos. Por fim, o componente da regulação visa mensurar a sistematização da RAS e da Rede de Atenção à Urgência e Emergência, avaliando seu papel no acesso, na busca e na oferta de leitos hospitalares e contribuindo para a organização dessas redes, seguindo os princípios da universalidade e equidade do SUS.

Em estudo realizado para fortalecimento da regionalização no estado de São Paulo, evidenciou-se que o protagonismo da Secretaria Estadual de Saúde é essencial para desenvolvimento do processo de regionalização e para melhorar o grau de coordenação das estruturas regionais em seus territórios, progredindo para perspectiva de desenvolvimento regional

126

6 • Organização do Sistema Único de Saúde

ampliado. A prática do planejamento, do monitoramento e da avaliação não está institucionalizada em virtude de baixa qualificação técnica, insuficiência de recursos humanos ou sobrecarga de trabalho. As centrais de regulação analisadas não ofertam acesso em tempo oportuno para as necessidades da população, trabalhando apenas como centrais de marcação de consultas e exames especializados (GESTÃO REGIONAL E REDES, 2017).

Considerações finais

Em 2014, Paim discutiu a incipiência do Brasil na implementação das linhas de cuidado articuladas a redes regionalizadas, afirmando que o país não conta com experiência acumulada, avaliações sistemáticas e nem discussões transparentes para fundamentar suas escolhas. Outrossim, o autor apontou a dificuldade de trabalhar sobre a base de um modelo único de atenção para o SUS, devido às discrepâncias econômicas, sociais e de saúde nas diferentes regiões do Brasil.

Passados 5 anos, pode-se afirmar que poucos avanços ocorreram, e a constituição de redes regionalizadas é um processo em curso. No contexto brasileiro, o desafio está em estabelecer processos cooperativos e solidários entre as esferas de governo, mecanismo potentes de planejamento regional, práticas de regulação de acesso eficazes, governança regional capaz de promover compartilhamento de poder e mudança do modelo de atenção.

O cenário macropolítico de austeridade fiscal, com forte impacto sobre a ação governamental com a redução dos gastos públicos em políticas sociais, e a permanência das diferenças de acesso a bens públicos, infraestrutura e de investimento entre as regiões tornam ainda mais complexos e necessários o avanço e o aprimoramento da regionalização no âmbito do SUS. Nesse sentido, a realização de pesquisas que tenham como objeto a constituição de redes regionalizadas é valiosa não só por oportunizar a discussão aprofundada sobre o tema, mas também por sugerir novos caminhos. Na atualidade, algumas iniciativas desse tipo estão em desenvolvimento, como Região e Redes, Proadess (2011), o Observatório de Análise Política em Saúde (s/d), o Projeto Brasil Saúde Amanhã (SAÚDE AMANHÃ, s/d) e Regional Well-Being, da Organização para a Cooperação e Desenvolvimento Econômico (OECD) (REGIONAL WELL-BEING, s/d).

Referências

ABRUCIO, F.L. Trajetória recente da gestão pública brasileira: um balanço crítico e a renovação da agenda de reformas. **Revista de Administração Pública**, v. 41, especial, p. 67-86, 2007.

Parte III • Organização

ALBUQUERQUE, M.S.V.; MORAIS, H.M.M.; LIMA, L.P. Contratualização em saúde: arena de disputa entre interesses públicos e privados. **Ciência & Saúde Coletiva**, v. 20, n. 6, p. 1825-1834, 2015.

ALBUQUERQUE, M.V. **O enfoque regional na política de saúde brasileira (2001-2011)**: diretrizes nacionais e o processo de regionalização nos estados brasileiros. Tese. São Paulo: Universidade de São Paulo; 2014.

ALBUQUERQUE, M.V.; VIANA, A.L.D. Perspectivas de região e redes na política de saúde brasileira. **Saúde em Debate**, v. 39, n. especial, p. 24-34, 2015.

ALBUQUERQUE, M.V., et al. Desigualdades regionais na saúde: mudanças observadas no Brasil de 2000 a 2016. **Ciência & Saúde Coletiva**, v. 22, n. 4, p. 1055-1064, 2017.

AMARAL, C.E.M.; BOSI, M.L.M. O desafio da análise de redes de saúde no campo da saúde coletiva. **Saúde em Sociedade**, v. 26, n. 2, p. 424-434, 2017.

ASSIS, J.T., *et al.* Política de saúde mental no novo contexto do Sistema Único de Saúde: regiões e redes. **Divulgação em Saúde para Debate**, v. 52, p. 88-113, 2014.

BARBOSA, A.P.; MALIK, A.M. Desafios na organização de parcerias público-privadas em saúde no Brasil. Análise de projetos estruturados entre janeiro de 2010 e março de 2014. **Revista de Administração Pública**, v. 49, n. 5, p. 1143-1165, 2015.

BRASIL. Comissão Intergestores Tripartite (CIT). Gabinete do Ministro. Ministério da Saúde. **Resolução n.º 37, de 22 de março de 2018**. Dispõe sobre o processo de Planejamento Regional Integrado e a organização de macrorregiões de saúde. Brasília, DF: Diário Oficial da União; 2018. Disponível em: http://bvsms.saude. gov.br/bvs/saudelegis/cit/2018/res0037_26_03_2018.html

_____. Ministério da Saúde. Comissão Intergestores Tripartite. **Resolução n° 23, de 17 de agosto de 2017**. Estabelece diretrizes para os processos de Regionalização, Planejamento Regional Integrado, elaborado de forma ascendente, e Governança das Redes de Atenção à Saúde no âmbito do SUS. Brasília, DF: Ministério da Saúde; 2017. Disponível em: http://bvsms.saude.gov.br/bvs/saudelegis/cit/2017/res0023_18_08_2017.html.

_____. Ministério da Saúde. **Manual de planejamento no SUS**. Brasília, DF: Ministério da Saúde/Fundação Oswaldo Cruz; 2016. Série Articulação Interfederativa; v. 4. Disponível em: http://bvsms.saude.gov.br/bvs/publicacoes/articulacao_interfederativa_v4_manual_planejamento_atual.pdf

_____. Comissão Intergestores Tripartite (CIT). Gabinete do Ministro. Ministério da Saúde. **Resolução n.º 1, de 29 de setembro de 2011**. Estabelece diretrizes gerais para a instituição de Regiões de Saúde no âmbito do Sistema Único de Saúde (SUS), nos termos do Decreto Nº 7.508, de 28 de junho de 2011. Brasília, DF: Diário Oficial da União; 2011a. Disponível em: http://bvsms.saude.gov. br/bvs/saudelegis/cit/2011/res0001_29_09_2011.html

_____. Presidência da República. Casa Civil. Subchefia para Assuntos Jurídicos. **Decreto n.º 7.508, de 28 de junho de 2011**. Regulamenta a Lei n.º 8.080, de 19 de setembro de 1990, para dispor sobre a organização do Sistema Único de Saúde - SUS, o planejamento da saúde, a assistência à saúde e a articulação interfederativa,

6 • Organização do Sistema Único de Saúde

e dá outras providências. Brasília, DF: Diário Oficial da União; 2011b. Disponível em: http://www.planalto.gov.br/ccivil_03/_ato2011-2014/2011/decreto/d7508.htm

_____. Ministério da Saúde. **Portaria nº 4.279, de 30 de dezembro de 2010.** Estabelece diretrizes para a organização da Rede de Atenção à Saúde no âmbito do Sistema Único de Saúde (SUS). Brasília, DF: Ministério da Saúde; 2010. Disponível em: http://bvsms.saude.gov.br/bvs/saudelegis/gm/2010/prt4279_30_12_2010.html

_____. Ministério da Saúde. **Portaria nº 1559, de 01 de agosto de 2008.** Institui a Política Nacional de Regulação do Sistema Único de Saúde - SUS. Brasília, DF: Ministério da Saúde; 2008. Disponível em: http://bvsms.saude.gov.br/bvs/saudelegis/gm/2008/prt1559_01_08_2008.html

_____. Ministério da Saúde. **Portaria nº 399, de 22 de fevereiro de 2006.** Divulga o Pacto pela Saúde 2006 - Consolidação do SUS e aprova as Diretrizes Operacionais do Referido Pacto. Brasília (DF): Ministério da Saúde; 2006a. Disponível em: http://bvsms.saude.gov.br/bvs/saudelegis/gm/2006/prt0399_22_02_2006.html

_____. Ministério da Saúde. Secretaria de Atenção à Saúde, Departamento de Regulação, Avaliação e Controle de Sistemas. **Diretrizes para a implantação de Complexos Reguladores.** Brasília, DF: Ministério da Saúde; 2006b. Série A. Normas e Manuais Técnicos. Disponível em: http://bvsms.saude.gov.br/bvs/publicacoes/DiretrizesImplantComplexosReg2811.pdf

_____. Ministério da Saúde. **Portaria nº 95, de 26 de janeiro de 2001.** Norma Operacional da Assistência à Saúde/SUS. NOAS-SUS 01/2001. Brasília, DF: Ministério da Saúde; 2001. Disponível em: http://bvsms.saude.gov.br/bvs/saudelegis/gm/2001/prt0095_26_01_2001.html

_____. **Constituição da República Federativa do Brasil.** Brasília, DF: Senado Federal; 1988.

CARNUT, L.; NARVAI, P.C. Avaliação de desempenho de sistemas de saúde e gerencialismo na gestão pública brasileira. **Saúde e Sociedade**, v. 25, n. 2, p. 290-305, 2016.

CARVALHO, A.L.B.; DE JESUS, W.L.A.; SENRA, I.M.V.B. Regionalização no SUS: processo de implementação, desafios e perspectivas na visão crítica de gestores do sistema. **Ciência & Saúde Coletiva**, v. 22, n. 4, p. 1155-1164, 2017.

CHUEIRI, P.S., *et al.* Pessoas com doenças crônicas, as redes de atenção e a Atenção Primária à Saúde. **Divulgação em Saúde para Debate**, v. 52, p. 114-124, 2014.

COELHO, V.S.P. Contratação de serviços e regionalização. **Novos Caminhos**. n.13, 2017. Disponível em: http://www.resbr.net.br/wp-content/uploads/2017/02/Novos-Caminhos-13.pdf

ESCOVAL, A.; RIBEIRO, R.S.; MATOS, T.T. A contratualização em Cuidados de Saúde Primários: o contexto internacional. **Revista Portuguesa de Saúde Pública**, volume temático, n. 9: p. 41-57, 2010.

FRANZESE, C. "Administração pública em contexto de mudança: desafios para o gestor de políticas públicas". In: IBANEZ, N.; SEIXAS, P.H.D.; ELIAS, P.E.M., orgs. **Política e gestão pública em saúde.** São Paulo: Hucitec-CEALAG; 2011. p. 19-53.

129

Parte III • Organização

GESTÃO REGIONAL E REDES: ESTRATÉGIAS PARA A SAÚDE EM SÃO PAULO. **Resumo executivo**. 2017. Disponível em: http://www.gestaoregional. saude.sp.gov.br

HEALTHCARE PAPERS. **New Models for the New Healthcare**. Toronto, Canadá: Longwoods; 2016.

MARCHILDON, G.P. Regionalization: What have we learned? **Healthcare Papers**, v. 16, n. 1, p. 8-14, 2016.

JORGE, A.O., *et al.* Entendendo os desafios para a implementação da Rede de Atenção às Urgências e Emergências no Brasil: uma análise crítica. **Divulgação em Saúde para Debate**, v. 52, p. 125-145, 2014.

KEHRIG, R.T., *et al.* Aproximações à institucionalidade, governança e gestão na regionalização da saúde. In: SCATENA, J.H.G.; KEHRIG, R.T.; SPINELLI, M.A.S. **Regiões de Saúde**: diversidade e processo de regionalização em Mato Grosso. São Paulo: Hucitec, 2014. p. 47-83.

KUSCHNIR, R.; CHORNY, A.H. Redes de atenção à saúde: contextualizando o debate. **Ciências & Saúde Coletiva**, v. 15, n. 5, p. 2307-2316, 2010.

LIMA, L.D. "A coordenação federativa do sistema público de saúde no Brasil". In: FUNDAÇÃO OSWALDO CRUZ (FIOCRUZ). **A saúde no Brasil em 2030** – prospecção estratégica do sistema de saúde brasileiro: organização e gestão do sistema de saúde. Rio de Janeiro: Fiocruz/Instituto de Pesquisa econômica Aplicada/Ministério da Saúde/Secretária de Assuntos Estratégicos da Presidência da República; 2013. v.3. p.73-109. Disponível em: http://books.scielo.org/ id/98kjw/pdf/noronha-9788581100173-05.pdf

LIMA, S.M.L.; RIVERA, F.J.U. A contratualização nos Hospitais de Ensino no Sistema Único de Saúde brasileiro. **Ciência & Saúde Coletiva**, v. 17, n. 9, p. 2507-2521, 2012.

MAGALHÃES JÚNIOR, H.M. Redes de Atenção à Saúde: rumo à integralidade. **Divulgação em Saúde para Debate**, v. 52, p. 15-37, 2014.

MENDES, E.V. **A construção social da atenção primária à saúde**. Brasília, DF: Conselho Nacional de Secretários de Saúde; 2015.

_____. As Redes de Atenção à Saúde. **Ciências & Saúde Coletiva**, v. 15, n. 5, p. 2297-2305, 2010.

MENDES, V.L.F. Saúde sem limite: implantação da rede de cuidados à saúde da pessoa com deficiência. **Divulgação em Saúde para Debate**, v. 52, p. 146-152, 2014.

OBSERVATÓRIO DE ANÁLISE POLÍTICA EM SAÚDE. [s/d]. Disponível em: http://analisepoliticaemsaude.org/oaps/

OLIVEIRA, R.R. Dos conceitos de regulação as suas possibilidades. **Saúde e Sociedade**, v. 23, n. 4, p. 1198-1208, 2014.

OLIVEIRA, R.R.; ELIAS, P.E.M. Conceitos de regulação em saúde no Brasil. **Revista de Saúde Pública**, v. 46, n. 3, p. 571-576, 2012.

PAIM, J.S. *et al.* O sistema de saúde brasileiro: história, avanços e desafios. Saúde no Brasil. **Lancet**, v. 377, n. 9779, p. 1778-97, 2011.

PASCHE, D., *et al.* Rede Cegonha: desafios de mudanças culturais nas práticas obstétricas e neonatais. **Divulgação em Saúde para Debate**, v. 52, p. 58-71, 2014.

6 • Organização do Sistema Único de Saúde

PAULUS JÚNIOR, A. **Alocação de recursos condicionada ao desempenho dos prestadores de serviços de saúde**: o caso das contratualizações de hospitais por uma Secretaria Municipal de Saúde no Brasil. Tese. Rio de Janeiro: Escola Nacional de Saúde Pública; 2013. Disponível em: https://www.arca.fiocruz.br/handle/icict/7675

PINHO, J.A.G.; SACRAMENTO, A.R.S. Accountability: já podemos traduzi-la para o português? **Revista de Administração Pública**, v. 43, n. 6, p. 1343-1368, 2009.

PROJETO AVALIAÇÃO DO DESEMPENHO DO SISTEMA SAÚDE (PROADESS). **Avaliação do Desempenho do Sistema de Saúde**. Rio de Janeiro: Fundação Oswaldo Cruz; 2011. Disponível em: www.proadess.icict.fiocruz.br

REGIÃO E REDES. **Caminho da universalização da saúde no Brasil**. [s/d]. Disponível em: https://www.resbr.net.br/

REGIONAL WELL-BEING. **OECD Regional Well-Being**: A Closer Measure of Life. [s/d]. Disponível em: https://www.oecdregionalwellbeing.org/index.html

RIBEIRO, P.T. Perspectiva territorial, regionalização e redes: uma abordagem à política de saúde da República Federativa do Brasil. **Saúde e Sociedade**, v. 24, n. 2, p. 403-412, 2015.

SANO, H.; ABRUCIO, F.L. "Federalismo e articulação intergovernamental: os conselhos de secretários estaduais". In: HOCHMAN, G. **Federalismo e políticas públicas no Brasil**. Rio de Janeiro: Fundação Oswaldo Cruz; 2013. p. 213-246.

SANTOS, L.; ANDRADE, L.O.M. "Rede interfederativa de saúde". In: CARVALHO, G., *et al.*, ed. **Redes de atenção à saúde**: desafios da regionalização do SUS. 2. ed. Campinas: Saberes; 2013. p. 35-74.

_____. Redes interfederativas de saúde: um desafio para o SUS nos seus vinte anos. **Ciências & Saúde Coletiva**, v. 16, n. 3, p. 1671-1680, 2011.

SANTOS, M.; SILVEIRA, M.L. **O Brasil**: território e sociedade no início do século XXI. Rio de Janeiro: Record; 2001.

SAÚDE AMANHÃ. **Prospecção Estratégica do Sistema de Saúde Brasileiro**. [s/d]. Disponível em: https://saudeamanha.fiocruz.br

VARGAS, I., *et al.* Regional-based Integrated Healthcare Network policy in Brazil: from formulation to practice. **Health Policy and Plan**, v. 30, n. 6, p. 705-717, 2015.

VIANA, A.L.A, *et al.* O processo da Regionalização no Brasil: influência das dimensões Política, Estrutura e Organização. **Revista Brasileira de Saúde Materno-Infantil**, v. 17, n. 1, p. S45-S61, 2017.

VIANA, A.L.D.; LIMA, L.D., org. **Regionalização e relações federativas na política de saúde do Brasil**. Rio de Janeiro: Contra Capa; 2011.

VILARINS, G.C.M.; SHIMIZU, H.E.; GUTIERREZ, M.M.U. A regulação em saúde: aspectos conceituais e operacionais. **Saúde em Debate**, v. 36 n. 95, p. 640-647, 2012.

Parte IV

FINANCIAMENTO

7

Financiamento do SUS: a renúncia de arrecadação fiscal em saúde

Carlos Octávio Ocké-Reis

Introdução

A Constituição Federal de 1988 (BRASIL, 1988) definiu a saúde como "dever do Estado" e "direito do cidadão". Pela letra da lei, por meio do Sistema Único de Saúde (SUS), todo cidadão possui este direito, de acordo com suas necessidades sociais, independentemente de sua capacidade de pagamento, sua inserção no mercado de trabalho ou condição de saúde.

Parece evidente que o estado deveria ter concentrado seus esforços para construir e fortalecer o sistema público nos últimos 30 anos. Notou-se, entretanto, que os planos de saúde contaram com pesados incentivos governamentais, cujos subsídios favoreceram e favorecem o consumo de bens e serviços privados. Assim, de modo diverso do esquema beveridgiano e similar ao modelo privado estadunidense, o sistema de saúde brasileiro passou a funcionar como sistema duplicado e paralelo – na esteira da privatização, como defendem Andrade e Dias Filho (2009), do antigo seguro social, o Instituto Nacional de Assistência Médica da Previdência Social (INAMPS).

Para os defensores do SUS, não é fácil lidar com essa contradição. Segundo Tuohy, Flood e Stabile (2004), o mercado pode agravar as distorções deste tipo de sistema, dado que o aumento do gasto privado e do poder econômico acaba corroendo a sustentabilidade do financiamento estatal, conduzindo a um círculo vicioso, caracterizado pela queda relativa do custeio e do investimento na saúde pública. De igual modo importante, como demonstrado por Wasem e Greb (2009), a regulação de sistema duplicado é muito mais complexa para o estado, uma vez que o mercado cobre também serviços ofertados pelo setor público (OECD, 2004b).

Não é à toa que há certo consenso entre os analistas de políticas de saúde de que os "maiores desafios [do SUS] são políticos, pois supõem a garantia do financiamento do subsistema público, a redefinição da articulação público-privada e a redução das desigualdades de renda, poder e

Parte IV • Financiamento

saúde" (PAIM, 2013, p. 1.933). Esse quadro sintetiza a "americanização perversa" do sistema de saúde brasileiro (VIANNA, 1998), e seria oportuno repensar por que razões não foi possível romper as amarras estruturais desta herança histórica (COHN, VIANA e OCKÉ-REIS, 2010), em direção à ampliação do financiamento do SUS e do fortalecimento dos mecanismos regulatórios da Agência Nacional de Saúde Suplementar (ANS) e da Agência Nacional de Vigilância Sanitária (Anvisa). Em particular, por ser peça-chave na reprodução econômica deste sistema duplicado e paralelo, tal renúncia merece mais atenção das autoridades governamentais, caso se queira, a um só tempo, consolidar o SUS e reduzir o gasto das famílias e dos empregadores com bens e serviços privados.

No contexto do subfinanciamento público (PIOLA *et al.*, 2013), a contradição central da renúncia fiscal, associada aos gastos com planos de saúde, reside em diminuir os gastos dos estratos superiores de renda, ao mesmo tempo em que patrocina atividade econômica altamente lucrativa, em detrimento de recursos financeiros que poderiam ser alocados para ampliar programas de caráter preventivo e melhorar a qualidade dos serviços especializados, fundamentais para consolidação do SUS (OCKÉ-REIS, 2014).

Para avaliar os subsídios em saúde, este capítulo é apresentado na seguinte ordem: na segunda seção, é apresentada a polêmica em torno do gasto tributário; na terceira, analisamos a evolução deste gasto entre 2003 e 2015, em especial a renúncia associada aos gastos com planos de saúde das famílias e dos empregadores; na quarta seção, discutimos a necessidade de o governo federal regular a aplicação deste subsídio. Nas considerações finais, propomos a continuidade desta agenda de pesquisa, pois, além dos problemas do SUS relativos ao financiamento, à gestão e à participação social, à primeira vista, a renúncia não promove a consolidação do SUS e nem a equidade do sistema de saúde brasileiro.

Debate inconcluso

Alguns países, como Austrália, Canadá e Estados Unidos, oferecem, ao seu modo, incentivos governamentais aos contribuintes, mediante a redução de impostos, para o consumo de planos privados de saúde (MOSSIALOS e THOMSON, 2002). Tal incentivo representa gasto tributário – se percebido enquanto imposto não recolhido ou gasto público não aplicado diretamente nas políticas de saúde (VILLELA, 1981). Expressando visões antagônicas, este poderia tanto reforçar a política de contenção de custos no setor público, quanto promover a rentabilidade do setor privado, ou, ainda, compensar os efeitos negativos da carga tributária e do "abuso do usuário" (PAULY, 1986).

7 • Financiamento do SUS: a renúncia de arrecadação fiscal em saúde

Sem entrar no mérito dos subsídios destinados à oferta (indústria farmacêutica e hospitais filantrópicos), o Brasil segue esta tendência mundial, uma vez que não apenas os gastos com planos de saúde, mas também com profissionais de saúde, clínicas e hospitais podem ser abatidos da base de cálculo do imposto a pagar – para a pessoa física e a pessoa jurídica –, o que reduz a arrecadação do governo federal. Uma vez que os mecanismos privados de financiamento tendem a afetar o orçamento público aplicado na saúde (FLOOD, STABILE e TUOHY, 2002), pode-se questionar, de um lado, se a renúncia subtrai recursos do SUS que poderiam incrementar sua qualidade; e, de outro, se ela restringe o acesso a esse sistema, à medida que sua aplicação piora a distribuição do gasto público *per capita* para certos grupos da população (MEDICI, 1990).

No contexto do sistema público e privado brasileiro – duplicado e paralelo –, considerando-se os impactos deste subsídio sobre o financiamento do SUS e a equidade do sistema, parece aceitável que o estado atenue o conflito distributivo (NOGUEIRA, 2011), decorrente da aplicação de subsídios aos estratos superiores de renda, que acabam favorecendo o faturamento do mercado de planos de saúde. Contudo, o ponto a ser destacado, na atual conjuntura histórica, repousa na seguinte constatação, para além da política de austeridade fiscal: este conflito não parece encorajar a adoção de medidas governamentais no curto prazo. Isto porque:

- No plano teórico, a renúncia não é vista enquanto peça-chave para a reprodução do sistema duplicado e paralelo. Afinal de contas, não se trata de desoneração fiscal qualquer; pelo contrário, esta foi e é essencial para a estrutura e a dinâmica do mercado de planos de saúde (OCKÉ-REIS, 2012).

- No plano político, contrariar determinados interesses enraizados na relação estado/sociedade poderia gerar realinhamentos imprevisíveis no ciclo eleitoral. No primeiro momento, a legitimidade de redução, eliminação ou focalização do subsídio poderia ser contestada pela 'classe média', que tem influência na opinião pública; pelos trabalhadores do setor público, privado e das empresas de economia mista, que perderiam todo ou parte do subsídio; pelos empregadores, que sofreriam aumento do custo da mão de obra, embora com a possibilidade de proteger-se via remarcação de preços; pelas operadoras de planos de saúde, por clínicas e hospitais privados e pelos profissionais de saúde, que perderiam também parte de sua receita, uma vez que o gasto tributário funciona como patrocínio para o consumo de bens e serviços privados (ANDREAZZI *et al.*, 2010).

- No plano institucional, não se pode deixar de registrar que os Poderes Executivo, Legislativo e Judiciário – isto é, o núcleo do poder decisório do estado brasileiro – é coberto por planos privados

Parte IV • Financiamento

de saúde – ou por formas híbridas como os planos de autogestão – e contam com benefícios da renúncia de arrecadação fiscal. Além disso, seus membros recebem incentivos da União, sob a forma de salário indireto, para o consumo de bens e serviços privados de saúde (OCKÉ-REIS E SANTOS, 2011).

Em que pese o realismo desse cenário, para reverter tal quadro, uma alternativa seria aumentar os recursos financeiros, melhorar a qualidade do SUS e ampliar a capacidade regulatória do estado sobre o mercado de serviços de saúde. O SUS serviria como polo de atração para segmentos da clientela da medicina privada, tendo-se como resultado a redução dos gastos das famílias e dos empregadores. Se, de um lado, isto poderia permitir o apoio político para reduzir, eliminar ou focalizar a renúncia, de outro, exigiria que o próprio gasto tributário fosse alocado na Atenção Primária (prevenção) e na Atenção Secundária (exames, consultas especializadas e cirurgias ambulatoriais) para melhorar, substancialmente, as condições de acesso e utilização do SUS. Entretanto, se este caminho parece crível, sua extensão e sua profundidade dependem do crescimento da economia e da produtividade deste sistema, do caráter anticíclico da política fiscal e da primazia da carreira de estado, na gestão dos recursos humanos do Ministério da Saúde e das esferas subnacionais. De qualquer maneira, não é recomendável naturalizar a renúncia – aceitá-la como natural, uma vez que resultou da ação humana, condicionada por interesses econômicos e políticos, em certo período histórico –, tampouco manter desregulada sua aplicação – afastada de valores, normas e práticas que possibilitem o exercício do controle governamental, sob o marco constitucional do SUS. Afinal de contas, a renúncia pode gerar situação tão regressiva da ótica das finanças públicas – ao favorecer os estratos superiores de renda e o mercado de planos de saúde –, que alguns países impuseram tetos ou desenharam políticas para reduzir ou focalizar sua incidência (OECD, 2004a). Nessa linha, parece oportuno refletir sobre a regulamentação dos gastos tributários em saúde, mas antes se examinará sua magnitude entre 2003 e 2015, com destaque para a análise da renúncia associada aos gastos com planos de saúde.

Magnitude dos gastos tributários em saúde: 2003-2015

Esta seção apresenta a renúncia fiscal em saúde observada entre 2003 e 2015, ou seja, o montante de recursos que o estado deixou de arrecadar, que envolve o consumo das famílias e dos empregadores, bem como a produção de bens e serviços da indústria farmacêutica e dos hospitais filantrópicos. Em particular, tendo como base os dados oficiais da Receita Federal do Brasil, estimou-se a renúncia efetiva associada aos planos de saúde, calculada *ad hoc*, a partir do modelo completo do Imposto de Renda – Pessoa

7 • Financiamento do SUS: a renúncia de arrecadação fiscal em saúde

Física e a partir de *proxy* das despesas médicas dos empregadores, por meio do Imposto de Renda – Pessoa Jurídica.

Na Tabela 7.1, observamos que, em 2003, o setor da saúde respondeu por 22,2% do gasto tributário total, isto é, R$ 32,3 bilhões. Essa participação foi decrescente ao longo do período, atingindo 11,7% em 2015. Tal redução se explica, em boa parte, pela ampliação das desonerações fiscais e previdenciárias promovidas pelo governo federal.

Na mesma linha, verificamos, na Tabela 7.2, que a renúncia de arrecadação fiscal correspondeu a aproximadamente um terço das despesas com Ações e Serviços Públicos de Saúde (ASPS) do Ministério da Saúde no período, que se manteve estável entre 2003 e 2015, variando entre 31,8% e 32,3% no período.

Na Tabela 7.3, tendo em vista as necessidades de financiamento do SUS, o montante da renúncia não foi desprezível entre 2003 e 2015: em 13 anos, a preços médios de 2015, o governo deixou de arrecadar R$ 331,5 bilhões (soma dos valores apresentados na terceira coluna). Nota-se, ainda, que a trajetória do crescimento do gasto direto e indireto em saúde, em termos reais, deu-se em ritmo superior à evolução do Produto Interno Bruto (PIB) no período, sendo que, no último ano, os subsídios cresceram relativamente mais do que o próprio gasto direto.

TABELA 7.1. Participação porcentual, gasto tributário total e em saúde no período entre 2003 e 2015

| Ano | Gasto tributário (R$ milhões) | | % |
	Total	Saúde	
2003	38.857	8.641	22,2
2004	49.800	10.515	21,1
2005	56.429	11.426	20,2
2006	81.240	14.894	18,3
2007	102.673	15.148	14,8
2008	114.755	17.050	14,9
2009	116.098	17.229	14,8
2010	135.861	18.376	13,5
2011	152.441	20.387	13,4
2012	181.747	23.431	12,9
2013	223.310	25.786	11,5
2014	257.223	29.019	11,3
2015	277.140	32.344	11,7

Fonte: adaptado de Ocké-Reis e Fernandes (2018).

Parte IV • Financiamento

TABELA 7.2. Proporção do gasto tributário em saúde sobre a despesa do Ministério da Saúde no período entre 2003 e 2015

Ano	Ministério da Saúde* (R$ milhões)	Gasto tributário em saúde	
		R$ milhões	%
2003	27.181	8.641	31,8
2004	32.703	10.515	32,2
2005	37.146	11.426	30,8
2006	40.750	14.894	36,6
2007	44.304	15.148	34,2
2008	48.670	17.050	35,0
2009	58.270	17.229	29,6
2010	61.965	18.376	29,7
2011	72.332	20.387	28,2
2012	80.063	23.431	29,3
2013	83.053	25.786	31,0
2014	91.898	29.019	31,6
2015	100.055	32.344	32,3

* Despesas com ações e serviços públicos de saúde, em conformidade com a lei complementar 141, que regulamentou a emenda constitucional 29/2000, sancionada pela Presidência da República em 13 de janeiro de 2012 (BRASIL, 2012). Fonte: adaptado de Ocké-Reis e Fernandes (2018).

Em 2015, somando a renúncia associada ao Imposto de Renda – Pessoa Jurídica (Tabela 7.4) mais aquela associada aos planos de saúde (Tabela 7.5), os subsídios que patrocinam o consumo no mercado de planos de saúde alcançou R$ 12,5 bilhões. Em 2003, esse montante era de R$ 6,1 bilhões, de modo que, em termos reais, os subsídios dobraram no período.

No quadro de desfinanciamento do SUS, considerando-se a magnitude expressiva do gasto tributário em saúde, deve-se pensar sobre o caráter da regulamentação dos gastos tributários em saúde, advertindo-se que a tendência atual gera similaridade com a arquitetura do sistema privado de saúde estadunidense, reconhecido como caro e ineficiente, e que também se caracteriza pela presença de subsídios e benefícios aos empregadores (MARMOR e BOYUM, 1994).

Qual é o papel do Ministério da Saúde?

Ao deixar de arrecadar parte dos impostos, o estado age como se estivesse realizando um pagamento – ou seja, um gasto tributário. Trata-se de pagamento implícito – isto é, não há desembolso –, mas constitui, de fato, pagamento.

7 • Financiamento do SUS: a renúncia de arrecadação fiscal em saúde

TABELA 7.3. Crescimento real: Produto Interno Bruto (PIB), Ministério da Saúde, gasto tributário em saúde e gasto federal total em saúde no período entre 2003 e 2015 (Valores deflacionados pelo Índice Nacional de Preços ao Consumidor Amplo a preços médios de 2015) (Base 100 = 2003)

Ano	PIB* (R$ milhões)	Índice	Ministério da Saúde[†] (R$ milhões)	Índice	Gasto tributário em saúde[†‡] (R$ milhões)	Índice	Gasto Federal total em saúde[§] (R$ milhões)	Índice
2003	4.184.234	100	53.872	100	17.125	100	70.997	100
2004	4.425.245	106	60.805	113	19.551	114	80.355	113
2005	4.566.947	109	64.626	120	19.878	116	84.504	119
2006	4.747.889	113	68.049	126	24.872	145	92.921	131
2007	5.036.079	120	71.385	133	24.408	143	95.792	135
2008	5.292.627	126	74.206	138	25.995	152	100.201	141
2009	5.285.968	126	84.702	157	25.045	146	109.747	155
2010	5.683.908	136	85.753	159	25.431	148	111.183	157
2011	5.909.810	141	93.870	174	26.457	154	120.327	169
2012	6.023.348	144	98.576	183	28.849	168	127.425	179
2013	6.204.339	148	96.284	179	29.894	175	126.178	178
2014	6.235.606	149	100.196	186	31.640	185	131.836	186
2015	6.000.570	143	100.055	186	32.344	189	132.399	186

* PIB deflacionado pelo deflator implícito, do Instituto Brasileiro de Geografia e Estatística. Para o ano de 2015, calculou-se o deflator a partir das Contas Nacionais Trimestrais, replicando a metodologia utilizada pelo Instituto Brasileiro de Geografia e Estatística para os anos de 2010 a 2014; † saúde deflacionada pelo Índice Nacional de Preços ao Consumidor Amplo, do Instituto Brasileiro de Geografia e Estatística, a preços médios de 2015; ‡despesas com ações e serviços públicos de saúde, em conformidade com a lei complementar 141, que regulamentou a emenda constitucional 29/2000, sancionada pela Presidência da República em 13 de janeiro de 2012 (BRASIL, 2012); §gasto total: soma dos gastos diretos (Ministério da Saúde) e indiretos (Gasto Tributário em Saúde) em saúde. Fonte: adaptado de Ocké-Reis e Fernandes (2018).

Nesse marco, as pessoas físicas podem deduzir da renda tributável os dispêndios realizados com saúde; porém, de maneira diversa da área da educação, não existe limite (teto) para tal abatimento – a não ser o próprio nível de renda do indivíduo. Esta forma de renúncia se aplica de igual modo ao empregador, quando fornece assistência à saúde a seus empregados, pois esta é considerada despesa operacional e pode ser abatida do lucro tributável (Piola *et al.*, 2010). No Brasil, esse tipo de incentivo governamental não é novidade nas relações econômicas estabelecidas entre o estado e o mercado e, portanto, seria natural esperar que o gasto tributário associado aos gastos com planos de saúde fosse ao menos justificado nas diretrizes do Ministério da Saúde.

Parte IV • Financiamento

TABELA 7.4. Crescimento real: gasto tributário em saúde no período entre 2003 e 2015 (Valores deflacionados pelo Índice Nacional de Preços ao Consumidor Amplo a preços médios de 2015)

Ano	IRPF		IRPJ		Medicamentos e produtos químicos		Hospitais filantrópicos		Total	
	R$ milhões	Índice	R$ milhões	Índice	R$ milhões	Índice	R$ milhões	Índice	R$ milhões	Índice
2003	7.422	100	2.302	100	2.223	100	5.179	100	17.125	100
2004	8.476	114	2.434	106	2.746	124	5.895	114	19.551	114
2005	8.656	117	2.615	114	3.014	136	5.594	108	19.878	116
2006	9.645	130	2.874	125	6.610	297	5.743	111	24.872	145
2007	10.484	141	3.387	147	4.634	208	5.903	114	24.408	143
2008	11.468	155	3.326	144	4.714	212	6.488	125	25.995	152
2009	9.876	133	3.310	144	5.023	226	6.836	132	25.045	146
2010	9.429	127	3.676	160	5.001	225	7.325	141	25.431	148
2011	10.014	135	3.812	166	4.641	209	7.991	154	26.457	154
2012	10.788	145	4.118	179	5.156	232	8.787	170	28.849	168
2013	11.125	150	4.693	204	5.029	226	9.047	175	29.894	175
2014	11.678	157	4.717	205	5.489	247	9.756	188	31.640	185
2015	11.672	157	4.539	197	6.619	298	9.514	184	32.344	189

IRPF: Imposto de Renda – Pessoa Física; IRPJ: Imposto de Renda – Pessoa Jurídica. Fonte: adaptado de Ocké-Reis e Fernandes (2018).

TABELA 7.5. Imposto de Renda – Pessoa Física: crescimento real, segundo tipo de gasto tributário em saúde, no período entre 2003 e 2015 (Valores deflacionados pelo Índice Nacional de Preços ao Consumidor Amplo a preços médios de 2015) (Base 100 = 2003)

Ano	Hospitais e clínicas do Brasil		Hospitais e clínicas no exterior		Planos de saúde		Profissionais de saúde no Brasil		Profissionais de saúde no exterior		Total	
	R$ milhões	Índice	R$ milhões	Índice	R$ milhões	Índice	R$ milhões	Índice	R$ milhões	Índice	R$ milhões	Índice
2003	1.417	100	28	100	3.845	100	2.023	100	108	100	7.422	100
2004	1.618	114	32	1-14	4.392	114	2.310	114	124	114	8.476	114
2005	1.561	110	27	95	4.760	124	2.206	109	102	94	8.656	117
2006	1.761	124	27	96	5.398	140	2.362	117	98	90	9.645	130
2007	2.474	175	40	140	5.778	150	1.890	93	303	280	10.484	141
2008	2.771	196	45	160	6.570	171	1.901	94	180	167	11.468	155
2009	2.197	155	19	65	6.006	156	1.600	79	55	51	9.876	133
2010	1.824	129	14	49	5.976	155	1.601	79	14	13	9.429	127
2011	2.059	145	15	53	6.269	163	1.664	82	8	7	10.014	135
2012	1.988	140	15	53	7.107	185	1.663	82	6	6	10.780	145
2013	1.942	137	16	57	7.488	195	1.582	78	6	6	11.034	149
2014	2.005	142	14	48	8.002	208	1.562	77	6	5	11.589	156
2015	2.125	150	15	54	8.014	208	1.427	71	7	6	11.588	156

Fonte: adaptado de Ocké-Reis e Fernandes (2018).

7 • Financiamento do SUS: a renúncia de arrecadação fiscal em saúde

Qual é a funcionalidade da renúncia de arrecadação fiscal na área da saúde para o governo federal? Em tese, esse tipo de gasto poderia atender os seguintes objetivos governamentais, de forma combinada ou não: patrocinar o consumo de planos de saúde; fortalecer a regulação dos preços do mercado de planos de saúde; reduzir a fila de espera e o tempo de espera nos serviços especializados do setor público; diminuir a carga tributária dos contribuintes que enfrentam gastos catastróficos em saúde; reduzir os gastos com bens e serviços privados de saúde da força de trabalho inserida no polo dinâmico da economia; e promover benefício fiscal. Nessa linha, é desejável que o estado normatize as regras de aplicação desse subsídio, bem como avalie seu impacto e torne sua finalidade no campo das políticas de saúde mais transparente para a sociedade.

No entanto, desde já, é possível sugerir algumas hipóteses sobre a lógica concreta do seu *modus operandi*:

- O gasto público em saúde é baixo, e boa parte dos problemas de gestão decorre exatamente de problemas de financiamento do SUS (OCKÉ-REIS, 2008-2009), de modo que a renúncia subtrai recursos significativos para este sistema, que poderiam melhorar seu acesso e sua qualidade.

- A renúncia reforça a iniquidade do sistema de saúde, o que piora a distribuição do gasto público *per capita* – direto e indireto – para os estratos inferiores e intermediários de renda.

- Os *lobbies* tendem a conservar e a agravar tal iniquidade, dado que o poder econômico pode corroer as sustentabilidades econômica e política do SUS no Congresso Nacional.

- Os subsídios não desafogam – completamente – os serviços médico-hospitalares do SUS, dado que os usuários de planos de saúde utilizam seus serviços (vacinação, urgência e emergência, banco de sangue, transplante, hemodiálise, serviços de alto custo e de complexidade tecnológica). Dessa maneira, paradoxalmente, o sistema socializa parte dos custos das operadoras, a exemplo do contencioso em torno do ressarcimento.

- No movimento contraditório do *mix* público/privado, os subsídios voltados para o setor privado podem aumentar de maneira descontrolada a procura global por serviços de saúde, duplicando muitas vezes sua oferta. Pior: os usuários de planos de saúde, uma vez favorecidos pela renúncia, podem fazer, por exemplo, exames diagnósticos com mais rapidez, permitindo-os "furar" a fila do SUS, em geral, nos serviços de alta complexidade.

- Essas hipóteses merecem ser verificadas empiricamente, mas são tão marcantes que uma justificativa aceitável para o Ministério da Saúde preencher esta lacuna normativa deveria partir da suspeita de que a

Parte IV • Financiamento

renúncia de arrecadação fiscal pode afetar o financiamento do SUS e a equidade do sistema de saúde. Em especial, se se considerar o caráter progressivo do SUS e seus efeitos positivos sobre a desconcentração de renda:

> (...) o fato de que os 40% mais pobres se apropriam de cerca da metade dos gastos com internações hospitalares e de 45% das despesas com procedimentos ambulatoriais frente a uma participação da ordem de 10% para os 20% mais ricos. Na composição do total das despesas, cabe a metade mais pobre pouco mais de 55% frente a uma participação de 1/5 para os 30% mais ricos. (SILVEIRA, 2013, p. 56)

Caso o governo quisesse radicalizar a carta constitucional em defesa da universalidade e da integralidade do SUS, outras pressuposições deveriam ser consideradas pelo Ministério da Saúde, tendo-se em mente as contradições encerradas na articulação entre o padrão de financiamento público e o mercado de planos de saúde:

- O gasto tributário foi e é peça-chave para a reprodução do sistema duplicado e paralelo.
- O subsídio associado ao mercado de planos de saúde não influencia na calibragem da política de reajustes de preços dos planos individuais praticada pela ANS – por exemplo, a Anvisa monitora a redução do preço dos medicamentos, a partir da desoneração fiscal patrocinada pelo governo voltada à indústria farmacêutica.
- O montante da renúncia associado aos Impostos de Renda – Pessoas Física e Jurídica não é controlado pelo Ministério da Saúde, tampouco pelo Ministério da Fazenda; condicionado pela renda, este depende, exclusivamente, do nível de gastos com saúde dos contribuintes e dos empregadores.

Na atual correlação de forças, não existe solução única, muito menos de corte tecnocrático, para definir o papel do Ministério da Saúde nessa questão. Por isto, evitando-se a 'judicialização' deste processo, a aproximação do governo junto à sociedade civil é essencial neste debate. A rigor, o governo não controla o destino, tampouco o teto dos gastos tributários, definidos pelos planos e seguros de saúde, prestadores de serviços de saúde das redes contratadas e consumidores – ou seja, não necessariamente a partir das prioridades do governo federal.

Uma alternativa, semelhante à área de educação, seria, tecnicamente, estabelecer um teto ou planejar a eliminação/redução do gasto tributário em saúde. Com base nas experiências internacionais, a focalização poderia, de igual modo, ser medida introdutória de fácil aplicação: seja em relação

7 • Financiamento do SUS: a renúncia de arrecadação fiscal em saúde

à faixa etária, ao nível de renda, aos itens de gastos (médicos, hospitais ou planos de saúde), ou, ainda, às próprias condições de saúde.

Em suma, o Ministério da Saúde não pode desistir de seu papel de regular o gasto tributário em saúde, cujo desenho depende do projeto institucional do governo para o setor, bem como de seu poder de barganha para superar os conflitos distributivos na arena setorial e para resistir à sua captura pelo mercado de planos de saúde.

Considerações finais

O bloco histórico sanitarista deve lutar para ampliar o financiamento, melhorar a gestão e fortalecer a participação social do SUS, mas, ao mesmo tempo, na crítica à privatização, deve propor a criação de estruturas institucionais e mecanismos regulatórios que permitam atrair segmentos da clientela da medicina privada para o SUS, bem como reduzir o gasto dos trabalhadores, das famílias e dos idosos com planos de saúde, serviços médico-hospitalares e remédios.

Na tentativa de fortalecer o SUS e reorientar o modelo de atenção, o gasto tributário associado aos planos de saúde (que alcançou R$ 12,5 bilhões em 2015) poderia ajudar no crescimento das transferências para a Atenção Primária e a média complexidade do Ministério da Saúde.

Seria necessário, assim, convencer o governo e a sociedade acerca das externalidades positivas da eliminação, da redução ou da focalização dos subsídios, desde que tais recursos sejam aplicados na Atenção Primária (Programa Saúde da Família, promoção e prevenção etc.) e na média complexidade (unidades de pronto atendimento, prática clínica com profissionais especializados e recursos tecnológicos de apoios diagnóstico e terapêutico etc.) do SUS.

A conversão de gasto público indireto em direto na área da saúde teria mais sentido clínico e epidemiológico se contribuísse para negar e superar o atual modelo assistencial; em outras palavras, se fustigasse o sistema duplicado e paralelo, que estimula a superprodução e o consumo desenfreado de bens e serviços de saúde (COELHO, 2013) e que "(...) responde às condições crônicas na lógica da atenção às condições agudas, [e], ao final de um período mais longo, [pode determinar] resultados sanitários e econômicos desastrosos" (CONASS, 2014, p. 12). Entretanto, na atual conjuntura, existe grau de indeterminação quanto à disposição da atual coalizão governamental em alocar os subsídios fiscais para o SUS, visando-se à melhoria de seu acesso e sua qualidade. Parece aceitável, ao menos, que o Ministério da Saúde se disponha a regular e a avaliar o gasto tributário em saúde.

O que precisa ser verificado é um conjunto de evidências que, neste momento, está indicando a seguinte conclusão: a renúncia da arrecadação

Parte IV • Financiamento

fiscal induz ao crescimento do mercado de planos de saúde – em detrimento do fortalecimento do SUS – e, também, gera situação de injustiça distributiva, ao favorecer os estratos superiores de renda e determinadas atividades econômicas lucrativas.

Referências

ANDRADE, E.I.G.; DIAS FILHO, P.P.S. Padrões de financiamento da saúde do trabalhador: do seguro social ao seguro saúde. In: LOBATO, L.V.; FLEURY, S. (orgs.). **Seguridade social, cidadania e saúde.** Rio de Janeiro: Cebes; 2009. p. 160-172. Coleção Pensar em Saúde.

ANDREAZZI, M.F.S., *et al.* A agenda da reforma dos benefícios tributários das famílias e das empresas com saúde: entre o particular e o geral. **Revista de Sociologia e Política,** v. 18, n. 35, p. 151-165, 2010.

BRASIL. Presidência da república. Casa Civil. Subchefia para Assuntos Jurídicos. **Lei complementar 141, de 13 de janeiro de 2012.** Regulamenta o § 3o do art. 198 da Constituição Federal para dispor sobre os valores mínimos a serem aplicados anualmente pela União, Estados, Distrito Federal e Municípios em ações e serviços públicos de saúde; estabelece os critérios de rateio dos recursos de transferências para a saúde e as normas de fiscalização, avaliação e controle das despesas com saúde nas 3 (três) esferas de governo; revoga dispositivos das Leis nos 8.080, de 19 de setembro de 1990, e 8.689, de 27 de julho de 1993; e dá outras providências. Brasília, DF: Diário Oficial da União; 2012. Disponível em: http://www.planalto.gov.br/ccivil_03/leis/LCP/Lcp141.htm

_____. **Constituição da República Federativa do Brasil.** Brasília, DF: Senado Federal; 1988.

COELHO, I.B. **Os hospitais na reforma sanitária brasileira.** Tese [Doutorado]. Campinas: Unicamp; 2013.

COHN, A.; VIANA, A.L.A.; OCKÉ-REIS, C.O. Configurações do sistema de saúde brasileiro: 20 anos do SUS. **Revista de Política, Planejamento e Gestão em Saúde,** n. 1, v. 1, p. 57-70, 2010.

CONSELHO NACIONAL DE SECRETÁRIO DE SAÚDE (CONASS). A crise contemporânea dos modelos de atenção à saúde. In: SEMINÁRIO CONASS DEBATE, 3. Brasília, Distrito Federal. **Anais...** Brasília, DF: CONASS, 13 maio 2014.

FLOOD, C.M.; STABILE, M.; TUOHY, C.H. The borders of solidarity: how countries determine the public/private mix in spending and the impact on health care. **Health Matrix Clevel,** v. 12, n. 2, p. 297-356, 2002.

MARMOR, T.R.; FREEMAN, R.; OKMA, K. (eds). **Comparative studies and the politics of modern medical care.** New Haven: Yale University Press; 2009. p. 288-304.

MARMOR, T.R.; BOYUM, D. Reflections on the argument for competition in medical care. In: MARMOR, T.R. (Ed.). **Understanding healthcare reform.** New Haven: Yale University Press, 1994. p. 139-145.

7 • Financiamento do SUS: a renúncia de arrecadação fiscal em saúde

MEDICI, A.C. **Incentivos governamentais ao setor privado no Brasil.** Rio de Janeiro: Escola Nacional de Ciências Estatísticas/Instituto Brasileiro de Geografia e Estatística; 1990. Relatórios Técnicos, n. 1.

MOSSIALOS, E.; THOMSON, S. Voluntary health insurance in the European Union: a critical assessment. **International Journal of Health Services**, v. 32, n. 1, p. 19-88, 2002.

NOGUEIRA, R.P. **Critérios de justiça distributiva em saúde.** Brasília, DF: Instituto de Pesquisa Econômica Aplicada; 2011. Texto para Discussão, n. 1.591.

OCKÉ-REIS, C.O. Qual é a magnitude do gasto tributário em saúde? **Boletim de Análise Político-Institucional**, n. 5, p. 71-76, 2014.

_____. **SUS**: o desafio de ser único. Rio de Janeiro: Fiocruz; 2012.

_____. Os problemas de gestão do SUS decorrem também da crise crônica de financiamento? **Trabalho Educação e Saúde**, v. 6 n. 3, p. 613-622, 2008-2009.

OCKÉ-REIS, C.O.; FERNANDES, A.M.P. **Descrição do Gasto Tributário em Saúde - 2003 a 2015**. Rio de Janeiro: Instituto de Pesquisa Econômica Aplicada, 2018. Nota Técnica n. 48.

OCKÉ-REIS, C.O; SANTOS, F.P. **Mensuração dos gastos tributários em saúde**: 2003-2006. Rio de Janeiro: Instituto de Pesquisa Econômica Aplicada; 2011. Texto para Discussão, n. 1.637.

ORGANIZATION FOR ECONOMIC CO-OPERATION AND DEVELOPMENT (OECD). **Private health insurance in OECD countries**. Paris: OECD; 2004a.

_____. **Proposal for a taxonomy of health insurance**. Paris: OECD; 2004b.

PAIM, J.S. A Constituição cidadã e os 25 anos do Sistema Único de saúde (SUS). **Cadernos de Saúde Pública**, v. 29, n. 10, p. 1.927-1.934, 2013.

PAULY, M. Taxation, health insurance, and market failure in the medical economy. **Journal of Economic Literature**, v. 24, n. 2, p. 629-75, 1986.

PIOLA, S.F. *et al.* **Financiamento público da saúde**: uma história à procura de rumo. Rio de Janeiro: Instituto de Pesquisa Econômica Aplicada; 2013. Texto para Discussão, n. 1.846.

_____. Gasto tributário e conflito distributivo na saúde. In: CASTRO, J.A.; SANTOS, C.H.; RIBEIRO, J.A.C. **Tributação e equidade no Brasil**: um registro da reflexão do Ipea no biênio 2008-2009. Brasília, DF: Instituto de Pesquisa Econômica Aplicada; 2010. p. 351-374.

SILVEIRA, F.G. Equidade fiscal: impactos distributivos da tributação e do gasto social. In: PRÊMIO TESOURO NACIONAL: 2012, 17., Brasília, Distrito Federal. **Anais...** Brasília, DF: Tesouro Nacional, 2013.

TUOHY, C.H.; FLOOD, C.M.; STABILE, M. How does private finance affect public health care systems? Marshaling the evidence from OECD nations. **Journal of Health Politics, Policy and Law**, v. 29, n. 3, p. 359-396, 2004.

VIANNA, M.L.T. **A americanização (perversa) da seguridade social no Brasil**: estratégias de bem-estar e políticas públicas. Rio de Janeiro: Revan; 1998.

VILLELA, L. A. **Gastos tributários e justiça social**: o caso do IRPF no Brasil. Dissertação [Mestrado]. Rio de Janeiro: PUC-RJ; 1981.

Parte IV • Financiamento

WASEM, J.; GREB, S. Regulating private health insurance markets. In: MARMOR, T. R.; FREEMAN, R.; OKMA, K. (eds). **Comparative studies and the politics of modern medical care**. New Haven: Yale University Press; 2009. p. 288-304.

Parte V

GESTÃO

8

Gestão do Sistema Único de Saúde

Isabela Cardoso de Matos Pinto
Luís Eugênio Portela Fernandes de Souza
Thadeu Borges Souza Santos
Carmen Fontes de Souza Teixeira

Introdução

A gestão do Sistema Único de Saúde (SUS) é um desafio bastante complexo enfrentado no cotidiano por milhares de pessoas que ocupam cargos e funções gerenciais nos diversos espaços da estrutura político-administrativa do sistema. Tais funções envolvem desde a tomada de decisões acerca da direcionalidade a ser dada ao processo de construção do sistema, que inclui a formulação, a implementação e a avaliação de políticas, programas e projetos, até a gerência das unidades que compõem a rede de serviços.

O SUS obedece à lógica da própria organização político-administrativa do país, contemplando as três esferas de governo (nacional, estadual e municipal), além de diversos níveis de gerência dos estabelecimentos que compõem a rede de serviços, a exemplo dos cargos de direção e coordenação existentes na área hospitalar, ambulatorial (centros especializados e unidades da rede básica) e nos programas e projetos, cuja execução perpassa os âmbitos das Atenções Primária, Secundária e Terceária do sistema.

Desse processo, deriva uma série de fatores, que caracteriza a enorme complexidade da gestão no SUS. Dentre eles, merece destaque a diversidade política, social e cultural das distintas regiões do país, exigindo dos gestores a compreensão das especificidades da situação de saúde, isto é, do perfil epidemiológico e sanitário da população em cada região, estado e municípios, bem como o conhecimento das características das instituições e dos serviços que foram unificados no processo de construção do sistema – notadamente, a partir de 1993.

Deve-se também levar em conta as particularidades dos serviços de saúde, considerando que são organizações profissionais (MINTZBERG, 1995), pois se caracterizam essencialmente por dependerem do trabalho de profissionais para funcionar. Os profissionais são trabalhadores diferenciados pelo fato de que o próprio exercício de suas atividades e o

Parte V • Gestão

desenvolvimento de suas competências impõem que gozem de elevado grau de autonomia. Ainda, seus trabalhadores possuem conhecimentos e manejam tecnologias, cuja comprensão, muitas vezes, não está ao alcance de seus gerentes e nem dos usuários dos serviços.

Enfim, essas características dos serviços de saúde tornam a gestão governamental em saúde uma prática social complexa e polivalente, envolvendo aspectos éticos, políticos, técnicos e administrativos, a partir da

> intermediação de interesses distintos, das interações de poder e de margens de autonomia constituídos a partir de ações intencionais ou comportamentos regrados de atores sociais, expressos em distintas racionalidades da ação, desencadeadas a partir de decisões (formais e informais) e consubstanciadas em combinações tecnológicas, métodos, técnicas, instrumentos e atividades intermediárias nos sistemas institucionalizados de ação. (CARVALHO *et al.*, 2012)

Vale acrescentar que há muita subjetividade envolvida nesses processos de gestão. De fato, a gestão é fortemente influenciada pelas características e qualidades das pessoas que assumem posições de tomada de decisão envolvendo "motivações, interesses, racionalidades imbricadas, intuição (e experiência intuitiva), conhecimentos, capacidades cognitivas, habilidades, qualidade estratégica, controle de capitais e recursos (...)" (CARVALHO *et al.*, 2012).

Antes, contudo, de analisar especificamente a gestão do SUS, é importante revisar alguns conceitos básicos provindos das teorias organizacionais, pois podem ser úteis à compreensão da evolução da própria organização político-administrativa do SUS, que vem sendo construída e sofre modificações ao longo dos governos que se sucederam no período 1988-2017.

Elementos teórico-conceituais para o exercício da gestão

Embora possa ser vista como prática que acompanha a humanidade desde sempre, a administração só passa a ser objeto particular de reflexão com a emergência da empresa moderna, a partir da Revolução Industrial, no século 19. É essa reflexão que gera o conhecimento e leva ao desenvolvimento de um conjunto de teorias gerais (MOTTA, 1993).

Os princípios da administração científica foram sistematizados na obra de Jules Henry Fayol (1841-1925), denominada *Administração Industrial e Geral*, publicada em 1916 (FAYOL, 1990). Seus princípios são: divisão do trabalho (com a especialização dos funcionários desde o topo da hierarquia até o chão de fábrica); autoridade (os gestores devem

8 • Gestão do Sistema Único de Saúde

dar ordens e ser obedecidos); disciplina (os membros de uma organização devem seguir as regras e convenções que governam a sociedade e a empresa, sendo passíveis de sanções caso as infrinjam); unidade de comando (cada funcionário deve receber ordens de apenas um chefe); unidade de direção (cada funcionário deve ser instruído sobre uma determinada operação, decorrente da aplicação de um único plano); subordinação dos interesses individuais ao bem comum (os interesses particulares dos membros da empresa não devem prevalecer sobre os interesses da organização como um todo); remuneração justa do trabalho executado pelos empregados e empregadores; centralização (as decisões cabem aos gerentes, que são responsáveis por tudo o que ocorre na empresa); hierarquia de respeito estritamente à linha de comando e à autoridade; ordem (deve haver um lugar para cada coisa e cada coisa deve ter seu lugar, dentro da organização; em particular, cada funcionário deve assumir a posição adequada para si); equidade (os gestores devem ser amigáveis e justos com seus subordinados, sem favorecimentos nem discriminações); estabilidade (deve-se evitar a alta taxa de rotatividade de pessoal, para não comprometer a eficiência da organização); iniciativa (os subordinados devem ter liberdade para tomar iniciativas que visem melhorar o desempenho da organização, mesmo com o risco de cometerem erros); e promoção do espírito de equipe que dê um sentido de unidade à organização (CARVALHO *et al.*, 2012).

Consoante esses 14 princípios, Fayol considera que o administrador deve desempenhar cinco funções: previsão, organização, comando, coordenação e controle. A previsão (ou planejamento) se refere à tomada de decisões sobre os objetivos ou resultados a serem alcançados e as estratégias requeridas para isso. A organização concerne à combinação ideal dos recursos humanos, financeiros e materiais necessários ao desenvolvimento das estratégias e ao alcance dos objetivos. O comando trata de assegurar que os empregados cumpram as tarefas previstas no plano. A coordenação é a função de ordenar as atividades da organização, favorecendo a produção dos resultados almejados. O controle, por fim, refere-se ao cumprimento das ações previstas, ou seja, à verificação se o plano está sendo corretamente implantado e, em caso negativo, à adoção de medidas corretivas (CHIAVENATO, 2003).

As cinco funções descritas por Fayol merecem destaque porque elas influenciaram, nas décadas seguintes, e alimentam, ainda um século depois, muitos debates e experimentações, seja nas práticas empresarial ou governamental, seja no campo científico ou na área de consultoria.

No que tange à função de previsão ou planejamento, a primeira experiência significativa, na esfera governamental, é a adoção, pelo estado soviético, a partir de 1928 (VILLELA, 1964), dos planos quinquenais. Na esfera empresarial, a experiência mais marcante é a adoção da linha de montagem por Henry Ford, em sua fábrica de automóveis, em 1913, que deve ter se

Parte V • Gestão

inspirado não na obra do francês Fayol, mas sim na de Frederick Taylor (1856-1915), o grande teórico americano da "administração científica", cujas recomendações são muito semelhantes às de Fayol (TAYLOR, 1995). Percebe-se que, tanto no âmbito dos governos quanto no das empresas, a prática do planejamento se difundiu rapidamente. De um lado, acompanhou o desenvolvimento dos estados de bem-estar social e dos estados socialistas e, de outro, acompanhou a expansão industrial, levando o modelo taylorista-fordista de produção para muito além do setor automobilístico (VILLELA, 1964; TAYLOR, 1995).

A difusão da prática do planejamento, curiosamente, revelou também seus limites. No âmbito das empresas, ainda nos anos 1930, Elton Mayo (1933) e outros teóricos das organizações que vieram a conformar a Escola de Relações Humanas, analisando o fracasso de certas empresas que tinham aderido ao modelo fordista, apontaram a incapacidade do planejamento de considerar as motivações não financeiras dos empregados. Na gestão pública, por sua vez, ficaram evidenciados, a partir dos anos 1950, os efeitos deletérios do planejamento de corte burocrático (MERTON, 1968).

Assim, progressivamente, consolidou-se a crítica ao planejamento normativo, e desenvolveu-se a abordagem estratégica do planejamento, seja no setor público, seja no privado. Fundamentalmente, incorporou-se, ao exercício do planejamento, a consideração das relações de poder, tanto ao interior da organização quanto no contexto social em que ela se situa (MANTUS, 1993).

A administração clássica, com sua ideia de modelo único ideal de organização, foi, então, substituída pela teoria da contingência, que nega a existência de *the one best way* (LAWRENCE e LORSCH, 1967) e afirma a possibilidade de múltiplos modelos gerenciais satisfatórios (SIMON, 1970), cujos níveis de desempenhos dependem do grau de coerência entre a estratégia e a estrutura organizacionais (BARNARD, 1938). Assim, o planejamento continua uma função do administrador contemporâneo, mas o gestor hodierno sabe que seu plano não é fruto apenas da reflexão sistemática, mas formulado de um modo processual e interativo, no qual interagem a decisão consciente, o acaso e os planos alheios (MINTZBERG, 2004).

Em segundo lugar, no que diz respeito à função de organização, as discussões e as experimentações gerenciais posteriores às formulações de Fayol evoluíram no sentido de demonstrar que organizar não se limita a dividir tarefas entre especialistas, mas envolve, necessariamente, a definição de mecanismos de coordenação para além da hierarquia e da ordem.

Assim, com efeito, Lawrence e Lorsch (1967) mostram que organizar significa diferenciar e integrar. Por um lado, o administrador deve diferenciar cada setor da organização (no limite, cada membro), designando-lhe uma função específica e, por outro lado, deve integrar o conjunto da organização, assegurando o alinhamento de todas as funções e de todos os setores.

8 • Gestão do Sistema Único de Saúde

As estratégias de diferenciação são variadas, embora a prática mais comum seja a criação de divisões organizacionais por propósitos, linhas de produto, clientelas ou regiões geográficas. Os mecanismos de integração, por sua vez, podem ser classificados em cinco categorias: ajuste mútuo, supervisão, padronização de produto, padronização de processo e padronização de competências (MINTZBERG, 1995).

Em geral, as organizações menores, com estruturas mais simples, limitam-se ao ajuste mútuo e à supervisão, enquanto aquelas maiores e mais complexas costumam requerer as estratégias de padronização de produto ou processo. Quando não é possível padronizar o produto ou o processo, como no caso das organizações profissionais, incluindo as de saúde (de fato, como padronizar o produto ou mesmo o processo de uma consulta médica?), recorre-se à padronização de competências, definindo-se previamente os conhecimentos, as habilidades e as atitudes que o profissional a ser contratado deve possuir.

Note-se que, nessa redefinição da função de organização, incorpora-se a função de coordenação, que Fayol apresentava separadamente. Assim, contemporaneamente, organizar, em seu duplo sentido de diferenciar e integrar, é uma função bem estabelecida do administrador.

Em terceiro lugar, no que se atém à função de comando, a ideia da obediência devida, típica daquela administração clássica, foi superada pelas considerações da Escola das Relações Humanas. Isto pela necessidade que se tinha em considerar outras motivações dos empregados, além da busca da recompensa financeira. Ademais, Hebert Simon (1970) chamou a atenção para o fato de que a tomada de decisões não deveria estar restritamente centrada no topo da hierarquia organizacional, mas ser transversalmente compartilhada entre todos os escalões da organização. Isto leva a considerar que, mais do que comandar, o gestor deve saber dirigir.

A função de direção, como atualmente definida, é exercida por meio da combinação de duas estratégias: o delineamento tecnológico do processo de trabalho e a mobilização dos trabalhadores (BARLEY e KUNDA, 1992). A primeira dessas estratégias está intimamente relacionada à função de organizar. Assim, o gestor é capaz de dirigir a organização se, por um lado, logra dividir bem as tarefas, definindo de modo articulado os espaços de tomada de decisão, e, por outro, consegue implantar os mecanismos de coordenação adequados à complexidade da organização. A segunda estratégia, por sua vez, refere-se à capacidade do gestor de comprometer o pessoal com os objetivos organizacionais, ou melhor, de fazer com que cada um incorpore os objetivos organizacionais como seus objetivos pessoais. Na linguagem comum aos consultores da área, trata-se de exercer a liderança.

Nenhuma organização se mantém ou cresce sem algum grau de compromisso de seus membros. Assim, mesmo se os conflitos entre patrões e empregados são intrínsecos, as estratégias de mobilização são perseguidas.

Parte V • Gestão

A questão dos conflitos tem sido central na evolução das discussões e experimentações referentes à última das funções do administrador mencionadas por Fayol: controle.

O debate mais relevante, quanto ao controle, opõe as teorias organizacionais funcionalistas – que entendem os conflitos como meras disfunções, passíveis de correção por meio de medidas gerenciais – e as teorias críticas que associam os conflitos internos às empresas a contradições sociais que só podem ser enfrentadas politicamente.

No campo das abordagens funcionalistas, o controle é visto, atualmente, como um processo de avaliação de desempenho organizacional, orientado pela mensuração do alcance dos objetivos e das metas da empresa. Diversos métodos são propostos para avaliar o desempenho e, se necessário, adotar medidas corretivas, sendo o mais conhecido o "controle de qualidade", popularizado por Deming (1990). A chave do controle, de acordo com esse método, reside em pensar na empresa como um sistema – um todo bem articulado –, em busca contínua de melhoria por meio da redução do desperdício, do retrabalho e dos litígios com os empregados, de modo a promover a fidelidade do cliente.

No campo das teorias críticas, o controle é entendido como a função precípua do gestor, mais importante do que as demais. Segundo tais teorias, não é a busca da eficiência que motiva a adoção de uma ou outra estratégia gerencial, mas o controle do processo de trabalho pelo capitalista (ou pelo administrador, seu preposto), porquanto a obtenção do lucro pressupõe a extração da mais-valia, ou seja, é a exploração do trabalho que gera a acumulação de capital. Neste sentido, para o capitalista, é estratégica a separação entre concepção e execução do trabalho, que reduz o trabalhador à condição de apêndice da máquina e preserva o monopólio do saber em mãos da gerência (BRAVERMAN, 1987).

Nesta linha crítica, Edwards (1979) distingue três tipos de controle: a coerção personalizada; o controle técnico, propiciado pelo delineamento da linha de produção; e o controle burocrático, assegurado pelas regras formais ou informais das relações sociais na empresa e na sociedade. Matizando a posição de Braverman (1987) e Edwards (1979), Burawoy (1978), outro importante autor crítico, lembra que o controle do trabalhador pela gerência envolve não apenas a dominação pelos controles de todos os tipos, mas também o convencimento e o consentimento. Assim, abordagens motivacionais ou mesmo concessões aos interesses de classe dos trabalhadores podem ser adotadas ou feitas pelo administrador, para conseguir o controle do processo de trabalho (BURAWOY, 1978).

As quatro funções do gestor, listadas por Fayol e discutidas por todos os teóricos da administração, encontram nova sistematização na obra de Henry Mintzberg, cujo mérito principal decorre do fato de ter sido feita a partir da observação minuciosa do cotidiano de diferentes administradores.

Assim procedendo, Mintzberg (1995; 2010) sistematizou os papéis desempenhados pelos administradores em três planos: o das informações, o das relações interpessoais e o da ação direta. Em cada um desses planos, dois papéis são cumpridos. No plano das informações, os gerentes comunicam (dentro e fora da empresa) e controlam (dentro da empresa). No das relações interpessoais, lideram (internamente) e se conectam com o mundo exterior. E, no plano da ação, executam ações dentro da empresa e negociam com outras organizações. Além disso, pessoalmente, os gerentes estruturam e modelam a organização, concebendo estratégias e estabelecendo prioridades, e programam seu próprio trabalho.

Em síntese, tomando os conceitos essenciais da administração para as funções do gestor contemporâneo, pode-se concluir que a administração é uma prática baseada nas atividades de planejamento, organização, direção e controle. Dessa definição, pode-se inferir que, sendo uma prática, a gestão não é uma ciência, nem uma arte, ainda que requeira diversos tipos de conhecimentos (inclusive o científico) e habilidades (inclusive artísticas). Não é, tampouco, uma profissão, no sentido de que as atividades próprias da gestão só poderiam ser realizadas por pessoas formadas em um corpo de conhecimentos e habilidades técnicas próprio ou exotérico para leigos. Trata-se de uma ocupação que tem assumido grande relevância nas diversas organizações. Com efeito, os gestores competentes têm sido fundamentais para que as organizações funcionem de modo efetivo e eficiente.

Tendo esses conceitos como pano de fundo, pode-se passar à discussão sobre a gestão do SUS, que se apresenta, a seguir, subdividida didaticamente em quatro partes: a configuração organizacional, a importância da participação e do controle social, a descentralização das responsabilidades gestoras e as competências das esferas estaduais e municipais, e a regulação como função da gestão do SUS.

Gestão do SUS: configuração organizacional

Incorporando as proposições defendidas pela Reforma Sanitária Brasileira a partir dos anos 1970, o processo de redemocratização política do país, nos anos 1980, permitiu que a saúde fosse constitucionalmente inscrita como direito social, cabendo ao estado a organização do SUS, fundamentado em um conjunto de princípios e diretrizes, entre os quais a descentralização (com direção única em cada esfera de governo federal, estadual e municipal), a regionalização, a universalidade e a integralidade da atenção e participação da comunidade (BRASIL, 1988).

A gestão do SUS vem sendo construída com base em um conjunto heterogêneo de leis, normas e portarias elaboradas ao longo dos últimos 30 anos. A historicidade e a sucessão desses instrumentos jurídicos e normativos podem ser acompanhadas na Tabela 8.1.

Parte V • Gestão

TABELA 8.1. Linha do tempo da normatização administrativa do Sistema Único de Saúde, de 1988 a 2017

Documentos	1990	1991	1992	1993	1994	1995	1996	1999	2000	2001	2002	2005	2006	2010	2011	2012	2013	2015	2016
Lei	8.080 8.142			8.689			9.836		10.424	11.108				12.401 12.466	141	12.895			
Decreto					1.232	1.651									7.508	7.827			
Portaria		258	234				2.203			95	237		399 699						
Emenda								29					51	63				86	95

Os fundamentos do SUS são explicitados no capítulo da Saúde, da seção da Seguridade Social, da Constituição Federal Brasileira de 1988. Nela, estão estabelecidos os direitos dos usuários, os deveres do estado, as diretrizes da organização e financiamento, e as atribuições de cada esfera de governo. O capítulo da Saúde da Constituição Federal Brasileira foi regulamentado, no que coube, pelas nas Leis Orgânicas da Saúde (LOS) 8.080 e 8.142 de 1990. A primeira dispõe sobre as condições para promoção, proteção e recuperação da saúde, e a regulação das ações e serviços de saúde executados isolada ou conjuntamente em todo o território nacional, em caráter permanente ou eventual. e por pessoas naturais ou jurídicas de direito público ou privado. A segunda versa sobre a participação da comunidade na gestão e sobre as transferências intergovernamentais de recursos financeiros na área da saúde (BRASIL, 1990a; 1990b).

As LOS, por sua vez, também requeriam regulamentações, que foram formalizadas por portarias ministeriais, destacando-se as Normas Operacionais Básicas (NOB) e de Atenção a Saúde (NOAS) instituídas pelas portarias 258, de 1991, 234, de 1992 (INAMPS, 1991; 1992), 2.203, de 1996, 95, de 2001, e 237, de 2002 (BRASIL, 1996; 2001; 2002). Elas representam o processo de reforma administrativa da saúde, com vistas à descentralização da gestão do SUS.

Além dessas portarias, há outros importantes instrumentos normativos que têm orientado a gestão do SUS, como a lei 8.689 (BRASIL, 1993), que extinguiu o Instituto Nacional de Assistência Médica da Previdência Social (Inamps), transferindo suas funções para as três esferas de gestão do SUS; o decreto 1.232 (BRASIL, 1994), que regulamentou a forma de repasse regular e automático de recursos do Fundo Nacional de Saúde para os fundos estaduais, municipais e do Distrito Federal; e o decreto 1.651 (BRASIL, 1995), que criou o Sistema Nacional de Auditoria no âmbito do SUS.

De grande importância foram também as portarias 399 e 699 (BRASIL, 2006), que instituíram o Pacto pela Saúde, com três dimensões (Pacto pela Vida, Pacto em Defesa do SUS e Pacto de Gestão), e o decreto-lei

8 • Gestão do Sistema Único de Saúde

7.508 (BRASIL, 2011b), que representa a regulamentação completa da LOS 8.080/1990, só ocorre em 2011 (BRASIL, 2011a).

De acordo com esse arcabouço jurídico-normativo, a gestão do SUS contempla o comando único, exercido pelas instituições gestoras, que são o Ministério da Saúde, as Secretarias Estaduais de Saúde e as Secretarias Municipais de Saúde, nas respectivas esferas de governo federal, estadual e municipal. A negociação e a pactuação entre estas esferas de governo ocorre nas Comissões Intergestoras Tripartite e Bipartite (CIT e CIB), compostas por representantes dos respectivos governos, constituindo espaços decisórios da articulação federativa (PINTO *et al.*, 2014; SOUZA e BAHIA, 2014).

Assim, o Ministério da Saúde é o ente federal, representante do Poder Executivo, com competência formuladora de políticas públicas e definidora de prioridades estratégicas. Seu poder decisório coloca-o com as seguintes responsabilidades gestoras: corresponsável pela integralidade da atenção à saúde da população; coparticipante do financiamento tripartite; formulador e implementador de políticas conforme pactuações; normatizador, coordenador e avaliador da atenção sistêmica à saúde nos distintos níveis de atenção; identificador, junto aos estados, das necessidades de articulação para minimizar iniquidades e direcionar recursos; corresponsável pelo processo de planejamento, regulação, programação pactuada e integrada da atenção à saúde, monitoramento e avaliação; estruturador e garantidor da assistência farmacêutica; apoiador das estruturas laboratoriais; definidor de diretrizes e pactuações para a organização das ações e serviços de média e alta complexidade, vigilância em saúde, sanitária e epidemiológica, das ações de média e alta complexidade (BRASIL, 2006).

Nos estados e Distrito Federal, as Secretarias Estaduais de Saúde são as organizações gestoras do SUS em seus respectivos territórios e, entre suas responsabilidades, estão a formulação de estratégias prioritárias no setor saúde e a coordenação de processos de trabalho. Assim, cabe às Secretarias Estaduais responder, solidariamente com municípios, pela integralidade da atenção à saúde da população; participar do financiamento tripartite; formular e implementar políticas para áreas prioritárias; apoiar técnica e financeiramente os municípios, para que estes assumam integralmente sua responsabilidade de gestor da atenção à saúde e a gestão da atenção básica nos municípios; reconhecer necessidades da população no âmbito estadual; desenvolver planejamento, regulação, programação pactuada e integrada da atenção à saúde, monitoramento e avaliação; coordenar configuração da rede de atenção e suas relações intermunicipais; pactuar, com os municípios, o processo de referência intermunicipal das ações e serviços de média e alta complexidade, a partir da Atenção Primária; acompanhar e avaliar a Atenção Primária no âmbito do território estadual; promover a estruturação da assistência farmacêutica e o acesso aos medicamentos;

Parte V • Gestão

coordenar e executar as ações de vigilância em saúde e assumir transitoriamente quando necessário; elaborar, pactuar e implantar a política de promoção da saúde; coordenar, normatizar e gerir os laboratórios de saúde pública; assumir gestão das unidades públicas de hemonúcleos/hemocentros (BRASIL, 2006).

As Secretarias Municipais de Saúde, por sua vez, responsabilizam-se por garantir integralidade das ações de saúde prestadas respeitando a equidade; articular atividades de promoção da saúde, prevenção de riscos, danos e agravos; implementar ações de assistência; assegurar atendimento às urgências; ofertar atenção a saúde conforme às necessidades, buscando justiça social e ampliação do acesso; participar do financiamento tripartite; assumir a gestão das ações e gerência de toda a rede pública de serviços de Atenção Primária, garantindo estrutura física necessária; identificar necessidades e iniquidades da população de seu território; planejar, regular, programar e monitorar pactuação integrada; formular, implementar e avaliar políticas para áreas prioritárias; organizar o acesso a serviços de saúde resolutivos e de qualidade na Atenção Primária, especializada e articulação com os demais níveis do sistema; estruturar assistência farmacêutica e garantir acesso aos medicamentos; assumir gestão e execução das ações de vigilância em saúde (epidemiológica, sanitária e ambiental) no âmbito local; elaborar, pactuar e implantar a política de promoção da saúde (BRASIL, 2006).

As instâncias de gestão federativa, como indicado anteriormente, promovem articulação entre as esferas de gestão municipal, estadual, federal e, mais recentemente, regional.

As CIT e CIB foram criadas por meio da portaria 545/1993, que estabeleceu a NOB 1993. Sua concepção parte do princípio da descentralização no processo de reforma administrativa da saúde e da estruturação de foros de negociação e deliberações nos âmbitos federal e estadual. A unicidade gestora que esta estruturação permitiu foi reiterada em outros documentos normativos subsequentes. Com a NOB 1996, as CIB poderiam conformar subcomissões regionais, posteriormente redefinidas como Colegiados de Gestão Regionais, pelo Pacto de Gestão de 2006.

Em 2011, foi regulamentada a LOS 8.080/1990, pelo decreto 7.508 (BRASIL, 2011b), que orienta os processos de planejamento da saúde, da assistência à saúde e da articulação federativa. Com ele, são estabelecidas as Regiões de Saúde e atribuídas responsabilidades à União, aos estados e aos municípios.

O decreto renomeia os Colegiados de Gestão Regional como Comissão Intergestora Regional (CIR) e determina que as CIR pactuem ações prioritárias e organizem o funcionamento dos serviços de saúde, respeitando as Redes de Atenção à Saúde (RAS) e as competências administrativo-operacionais do Ministério da Saúde, das Secretarias Estaduais de Saúde e das Secretarias Municipais de Saúde.

8 • Gestão do Sistema Único de Saúde

Quanto às atribuições de cada uma dessas comissões, apresenta-se:

• Competências comuns: gestão compartilhada, diretrizes das regiões de saúde e RAS, integração das ações e serviços, estabelecimento de responsabilidades individuais e solidárias entre os entes federativos e referencialidade das regiões intra e interestaduais de atenção integral a saúde.

• Competem às CIT e à CIB pactuação das diretrizes de composição da Relação Nacional de Ações e Serviços de Saúde (RENASE), estabelecimento de critérios para planejamento integrado das ações e dos serviços de saúde das regiões de saúde, e estabelecimento de diretrizes para o financiamento e operacionalização das Regiões de Saúde situadas em fronteiras com outros países.

• Competem à CIR pactuação sobre rol de ações e serviços ofertados por Regiões de Saúde; lista de medicamentos e critérios de acessibilidade aos serviços, planejamento regional (conforme política de saúde estadual), organização das RAS, responsabilidades econômico-financeiro individuais e solidárias conforme porte demográfico e conforme Contrato Organizativo de Ação Pública (COAP) e fortalecimento da cogestão regional; monitoramento e avaliação da execução do COAP.

No processo de regionalização, institucionalizado pelas comissões intergestoras, faz-se relevante a conformação de redes integradas de serviços, em consonância com as políticas definidas no Plano Estadual de Saúde, orientada pelo planejamento regional estabelecido no Plano Diretor de Regionalização e do Plano Diretor de Investimentos.

Tendo sido apresentada a configuração organizacional da gestão no SUS, na próxima seção, pecebe-se o quanto o usuário, como beneficiário e sujeito dotado de direitos no sistema de serviços de saúde, é importante e tem participação garantida na gestão do SUS, por meio das instâncias de controle social.

Participação e controle social na gestão do SUS

A participação e o controle social são consequências diretas do processo histórico de concepção e construção do SUS, sendo elementos estruturantes do direito à saúde e da democracia. Como instâncias de participação na gestão do SUS, existem as conferências e os conselhos de saúde locais, municipais, estaduais e nacionais, que são legitimados pela LOS 8.142 (BRASIL, 1990).

No processo de implementação dos Conselhos de Saúde, registra-se sua existência em todos os municípios brasileiros desde 2005, o que representa a efetivação de um novo espaço de relação entre estado e

Parte V • Gestão

sociedade. De fato, os conselhos fundamentam o controle social e, consequentemente, podem representar o fortalecimento da cidadania, favorecer a boa governança, criar corresponsabilidade dos sujeitos e dar voz aos múltiplos segmentos da sociedade, especialmente aos menos favorecidos (ESPERIDIÃO, 2014).

Os Conselhos de Saúde são órgãos colegiados permanentes e deliberativos, constituídos paritariamente por representantes dos usuários (50%), de um lado, e dos profissionais de saúde (25%) e gestores (25%), de outro. Suas responsabilidades condizem com a formulação de estratégias, o controle da execução de políticas de saúde e o acompanhamento das transferências de recursos orçamentários aos Fundos de Saúde, nas respectivas esferas de gestão, em conformidade com a LOS 8.142 (BRASIL, 1990) e a Emenda Constitucional 29 (BRASIL, 1990b; 2000).

Outra instância de participação é a Conferência Nacional de Saúde (CNS), cuja primeira edição ocorreu em 1937. Até a sétima edição, a conferência tinha a participação apenas de técnicos e gestores do sistema de saúde. O Ministério da Educação e Saúde (até 1952) e o Ministério da Saúde (a partir de 1953) realizam as conferências para discutir as grandes diretrizes das políticas de saúde.

Em 1986, contudo, a realização da oitava CNS, em meio ao processo de redemocratização do país e com participação de técnicos, gestores, profissionais de saúde, movimentos sociais e sociedade civil, marcou uma nova era, ao incluir a participação direta dos representantes de usuários dos serviços de saúde nos debates. Essa participação foi tão mais significativa, pois contribuiu decisivamente para que o relatório desta oitava conferência viesse a subsidiar as discussões na Assembleia Nacional Constituinte, eleita no mesmo ano de 1986, e influenciar no próprio texto da constituição promulgada em 1988.

Daí, a partir do SUS criado constitucionalmente e das LOS, estabeleceu-se que as conferências se realizam a cada 4 anos, o fluxo decisório é ascendente (sendo a CNS precedida das conferências estaduais, que são precedidas das municipais); e há participação ampla e paritária dos representantes do setor saúde. Nas conferências, os participantes definem a priorização de problemas, fundamentada na avaliação da situação de saúde, e estabelecem as diretrizes para formulação de políticas, que serão fiscalizadas pelos conselhos. De tal modo, representam, sem dúvida, um avanço no processo de democratização por meio da institucionalização da participação social no SUS (ESCOREL e TEIXEIRA, 2012).

Descentralização, municipalização e regionalização

De todas as diretrizes constitucionais do Sistema Único de Saúde, a descentralização foi a que mais avançou em sua efetivação. Sob a forma da

162

8 • Gestão do Sistema Único de Saúde

municipalização, a descentralização do SUS tornou-se, ao longo da década de 1990 – especificamente a partir de 1993 –, uma realidade em todo o país. Se, até o fim da década de 1980, a União era o principal financiador dos serviços públicos de saúde e, junto dos estados, respondia pela maior parte da provisão de serviços, no início dos anos 2000, já eram os municípios os principais provedores dos serviços públicos da Atenção Primária, empregando grande número de trabalhadores de saúde.

Esse significativo avanço da transferência de recursos e de poder da instância central de governo (federal) para as instâncias descentralizadas (estados e municípios) decorreu, fundamentalmente, de uma convergência pontual entre as agendas reformistas conservadora e progressista do estado. No campo conservador, a descentralização foi defendida como um mecanismo para reduzir o estado de encargos financeiros, principalmente na área social. Para os progressistas, foi entendida como meio de fortalecer a democracia, favorecendo a participação social, e como estratégia de adequação dos sistemas locais de saúde aos distintos perfis epidemiológicos das diferentes regiões do país.

Assim, com o apoio de um amplo leque de forças políticas, o SUS experimentou intenso processo de distribuição de autoridade, com os municípios ganhando o poder de formular políticas, definir prioridades e alocar recursos na área da saúde.

A trajetória da descentralização da gestão do SUS tem sido regulada pelo Ministério da Saúde por meio, principalmente, de normas operacionais, formalizadas em portarias ministeriais.

Ao final dessa década, contudo, os limites da municipalização se tornaram evidentes. A ampliação da oferta e do acesso aos serviços encontrou obstáculos, sobretudo no que tange aos serviços especializados, no momento em que a Atenção Primária alcançou certo nível de expansão. Os municípios, isoladamente, foram incapazes de promover a expansão dos serviços de média e alta complexidade. Ao mesmo tempo, a elevação dos gastos com a saúde passou a ameaçar a continuidade da oferta de serviços, mesmo na Atenção Primária, dado que os municípios esgotaram as possibilidades de ampliação dos investimentos próprios em saúde, e os repasses dos governos federal e estadual não acompanharam o aumento dos custos.

Nesse momento, a resposta buscada foi a da conformação das regiões de saúde. Considerando-se a economia de escala, a ideia era que municípios de pequeno ou mesmo de médio porte compartilhassem a oferta de serviços especializados, o que representaria uma alternativa de mais serviços ofertados e menores gastos para cada um.

Assim, para implantar as regiões de saúde, foram editadas, em 2001 e 2002, as Normas Operacionais da Assistência à Saúde (NOAS), que estabelecem padrões e mecanismos de constituição de regiões, agrupando municípios e envolvendo estados e União no financiamento, na organização,

Parte V • Gestão

na gestão e na prestação de serviços à população. A implantação concreta da regionalização, contudo, enfrenta dificuldades enormes e pouco avança com as NOAS.

Nova tentativa é realizada em 2006, com a aprovação pela CIT do Pacto pela Saúde, contendo o Pacto de Gestão, que procura superar o caráter burocrático das NOAS – de acordo com o qual o município pode aderir ou não, mas não pode modificar os parâmetros e nem os critérios da sua adesão – com um sistema de pactuação em que o município, o estado e o Ministério da Saúde decidem que compromissos cada um pode assumir, em termos de provisão de serviços.

Apesar de permitir razoável flexibilidade no processo de conformação das regiões de saúde, o Pacto de Gestão tampouco consegue avançar, em termos de efetivação da regionalização.

Em 2011, o governo federal ensaia outra estratégia de regionalização, com a edição do decreto-lei 7.508 (BRASIL, 2011b). Este instrumento legal introduz o Contrato Organizativo da Ação Pública de Saúde (COAPS), a ser assinado pelos representantes dos governos municipal, estadual e federal, com deveres bem definidos para cada um. O decreto formaliza ainda instrumentos de planejamento e gestão, como os planos de saúde, o mapa da saúde, a Relação Nacional de Medicamentos Essenciais (RENAME) e a Relação Nacional de Ações e Serviços de Saúde (RENASES), com a definição de um rol mínimo de serviços e a criação de redes regionais de atenção à saúde.

Novamente, a tentativa de implantação da regionalização fracassa, com apenas dois estados – Ceará e Mato Grosso do Sul – tendo assinado o COAPS, até 7 anos após a edição do decreto.

Enfim, a descentralização do SUS foi efetivamente implantada sob a forma da municipalização. Os limites dessa forma, contudo, ficaram claros desde o início dos anos 2000, mas sua superação, por meio da regionalização, ainda é uma promessa não cumprida. De fato, os mecanismos de descentralização setorial não permitiram contornar os conflitos federativos gerados pelas restrições orçamentárias e pela herança de desigualdades socioeconômicas no Brasil (SOUZA e VIANA, 2014) e sofreram forte influência dos projetos de enxugamento do estado e de estabilização macroeconômica.

Como ressaltam Souza e Viana (2014), a fragilidade do papel do estado na promoção do desenvolvimento regional e na formulação de políticas tem dificultado a adequação dos processos de descentralização às múltiplas realidades brasileiras.

Iniciado em 2016 e marcado pela edição do SUS Legal, os repasses, que desde 2006, eram realizados em seis blocos temáticos, passaram a ser feitos em duas modalidades: custeio e investimento. Além do Ministério da Saúde, o Conselho Nacional das Secretarias Municipais de

Saúde (CONASEMS) e o Conselho Nacional de Secretários de Saúde (CONASS) apoiaram a medida, salientando o maior grau de autonomia conquistado pelos gestores municipais e estaduais. Se, de fato, essa maior autonomia contribuirá para a melhoria da gestão do SUS, só o tempo dirá.

O importante a ser destacado, por fim, é que a conformação da descentralização sob a forma da regionalização é fundamental para o avanço do SUS, se o desejo for a universalidade, a igualdade e a integralidade da atenção à saúde. É justamente nesse ponto que todos os esforços já feitos de descentralização regionalizadora falharam.

Regulação da atenção à saúde e auditoria do SUS

A intervenção estatal para monitorar e corrigir rumos na condução de políticas públicas é a essência da regulação, termo que se originou nas áreas da economia, da administração pública e da ciência política, influenciando a normatização dos processos da prestação de serviços de saúde pelo estado (SANTOS e MERHY, 2006).

A função reguladora estatal se expressa na saúde por meio das atividades gestoras de acompanhamento e monitoramento, da competência de controles internos por meio do Sistema de Auditoria do SUS e do exercício dos órgãos de controle externos (Tribunais de Contas e Ministério Público) sobre o cumprimento dos deveres do Poder Executivo e sua regularidade administrativo-jurídico, sendo foco, deste momento, a regulação da atenção à saúde.

Em 2006, dentre os blocos de custeio criados pelo Pacto de Gestão – a saber: o bloco da atenção básica, o da média e alta complexidade, o da vigilância da saúde, o da assistência farmacêutica e o da gestão –, este último contemplaria a regulação, o controle, a avaliação e a auditoria.

Mais importante, contudo, foi a sanção, em 2008, da Política Nacional de Regulação do SUS, por meio da portaria 1.559. A partir dela, a regulação em saúde passa a ser entendida como responsabilidade sanitária das três esferas de governo, sob coordenação nacional e em três dimensões. A primeira se refere à regulação de sistema de saúde (por meio de monitoramento, controle, avaliação, auditoria e vigilância). A segunda corresponde à regulação da atenção à saúde (atenta à garantia da prestação de serviços e produção das ações). E a terceira se refere à regulação do acesso à assistência, dimensão estruturante dos Complexos Reguladores Estaduais e Regionais que têm como atribuição a autoridade sanitária para organização dos fluxos assistenciais baseados em protocolos, classificação de risco e critérios de priorização de acesso aos leitos hospitalares (BRASIL, 2008; PINTO 2009).

Todavia, há necessidade de refletir quanto ao desenvolvimento desta função estatal na saúde. Sabe-se que ela ainda é recente, articulada com

Parte V • Gestão

o princípio do controle social, mas merecedora de muita atenção pelos gestores. Estudiosos da avaliação em saúde apontam para necessidade de fomento às metodologias de avaliação e monitoramento da gestão pública, a perspectiva conciliadora nos processos de tomada de decisão e o foco na melhoria de resultados na prestação de serviços e na instrumentalização contratual de gestão, que são elementos essenciais na gestão pública dos sistemas de saúde (TAMAKI, 2012; DITTERICH, MOYSÉS e MOYSÉS, 2012). Assim, atribui-se grande importância ao Sistema de Auditoria do SUS (BRASIL, 1993) e também a suas relações com os órgãos de controle externo do estado.

Considerações finais

A compreensão conceitual, histórica e estrutural da gestão do SUS, desenvolvida ao longo do capítulo deve estar atrelada ao entendimento das características do nosso país, especialmente levando em conta que o Brasil é caracterizado pelas diversidades sociais, econômicas, culturais e políticas, fruto de determinações históricas, cujos efeitos também se apresentam na configuração organizacional e nas características do processo de construção do SUS.

Assim, cabe destacar que este processo tem assumido ritmos e formas diferenciadas nos diversos estados e municípios brasileiros, uma vez que, apesar da persitência de um forte poder centrado no nível federal, a relativa autonomia das esferas de governo estadual e municipal contribui para a permanência de certa tensão interfederatva, na disputa por recursos, o que se apresenta sob a forma de "mosaico" político, que afeta a direcionalidade dos projetos de governo e, consequentemente, influi na tomada de decisões e na formulação e implementação de políticas, programas e projetos.

Neste cenário, no que tange à gestão do SUS, podem-se constatar muitos avanços, mas também muitos problemas que ainda não foram superados, a exemplo da persistência do patrimonialismo na gestão pública, da coexistência de diversos modos de gestão pública e privada no interior do sistema e, principalmente, da fragilidade dos mecanismos de regulação, monitoramento e avaliação da qualidade da gestão

Tudo isso demanda a ampliação e o aprofundamento do debate em torno das opções estratégicas e das ações necessárias para o aperfeiçoamento das práticas gerenciais em todos os níveis do sistema, inclusive a qualificação dos gestores e a implementação de mecanismos que garantam a autonomia do SUS, com relação a interesses político-partidários conjunturais, e apontem para a efetiva institucionalização de uma gestão pública eficiente e comprometida com os princípios e diretrizes do SUS constitucional.

Referências

BARLEY, S.; KUNDA, G. Design and devotion: surges surges of rational and normative ideologies of control in managerial discourses. **Administrative Science Quarterly**, v. 37, p. 363-399, 1970.

BARNARD, C. **The functions of the executive**. Cambridge: Harvard University Press; 1938.

BRASIL Presidência da República. Casa Civil. **Decreto 7.508/2011**. Regulamenta a Lei n.º 8.080, de 19 de setembro de 1990, para dispor sobre a organização do Sistema Único de Saúde – SUS, o planejamento da saúde, a assistência à saúde e a articulação interfederativa, e dá outras providências. Brasilia, DF: Diário Oficial da União; 2011a.

_____. Presidência da República. Casa Civil. Subchefia para assuntos Jurídicos. **Decreto n. 7508, de 28 de junho de 2011**. Regulamenta a Lei nº 8.080, de 19 de setembro de 1990, para dispor sobre a organização do Sistema Único de Saúde - SUS, o planejamento da saúde, a assistência à saúde e a articulação interfederativa, e dá outras providências. Brasilia, DF: Diário Oficial da União; 2011b. Disponível em: http://www.planalto.gov.br/ccivil_03/_ato2011-2014/2011/decreto/d7508.htm

_____. Ministério da Saúde. **Portaria nº 1.559, de 1º de agosto de 2008**. Instituiu a Política Nacional de Regulação do Sistema Único de Saúde – SUS. Brasília, DF: Ministério da Saúde; 2008. Disponível em: http://bvsms.saude.gov.br/bvs/saudelegis/gm/2008/prt1559_01_08_2008.html

_____. Ministério da Saúde. **Portaria n.º 399, de 22 de fevereiro de 2006**. Divulga o Pacto pela Saúde 2006 – Consolidação do SUS e aprova as Diretrizes Operacionais do Referido Pacto. Brasília, DF: Ministério da Saúde; 2006.

_____. Ministério da Saúde. Gabinete do Ministro. **Portaria 373, de 27 de fevereiro de 2002**. Brasília, DF: Ministério da Saúde; 2002. Disponível em: http://bvsms.saude.gov.br/bvs/saudelegis/gm/2002/prt0373_27_02_2002.html

_____. **Emenda Constitucional nº29, de 13 de setembro de 2000**. Altera os Artigos 34, 35, 156, 160, 167, 198 da Cosntituição Federal e acrescenta artigo ao Ato das Disposiçoes Transitórias, para assegurar os recursos mínimos para o financiamento das ações e serviços públicos de saúde. Brasília, DF: Diário Oficial da União; 2000. Disponível em: http://conselho.saude.gov.br/web_sus20anos/20anossus/legislacao/emendaconstitucionaln29.pdf

_____. **Portaria 95, de 26 de janeiro de 2001**. Brasília, DF: Ministério da Saúde; 2001. Disponível em: http://bvsms.saude.gov.br/bvs/saudelegis/gm/2001/prt0095_26_01_2001.html

_____. Ministério da Saúde. **Portaria n.º 2.203, de 5 de novembro de 1996**. Brasília, DF: Ministério da Saúde; 1996. Disponível em: http://bvsms.saude.gov.br/bvs/saudelegis/gm/1996/prt2203_05_11_1996.html

_____. Presidência da República. Casa Civil. **Decreto nº1.651, de 28 de setembro de 1995**. Regulamenta o Sistema Nacional de Auditoria no âmbito do Sistema Único de Saúde. Brasília, DF: Diário Oficial da União; 1995. Disponível em:

Parte V • Gestão

https://www2.camara.leg.br/legin/fed/decret/1995/decreto-1651-28-setembro-1995-431764-publicacaooriginal-1-pe.html

_____. Presidência da República. Casa Civil. **Decreto 1.232, de 30 de agosto de 1994.** Dispõe sobre as condições e as forma de repasse regular e automático de recursos do Fundo Nacional de Saúde para os fundos de saúde estaduais, municipais e do Distrito Federal, e dá outras providências. Brasília, DF: Diário Oficial da União; 1994.

_____. Ministério da Saúde. **Portaria 545, de 20 de maio de 1993.** Estabelece normas e procedimentos reguladores do processo de descentralização da gestão das ações e serviços de saúde, através da Norma Operacional Básica - SUS 01/93. Brasília, DF: Ministério da Saúde; 1993a. Disponível em: http://bvsms.saude.gov.br/bvs/saudelegis/gm/1993/prt0545_20_05_1993.html

_____. Presidência da República. Casa Civil. **Lei nº 8.689, de 27 de julho de 1993.** Dispõe sobre a extinção do Instituto Nacional de Assistência Médica da Previdência Social (Inamps) e dá outras providências. Brasília, DF: Diário Oficial da União: 1993b. Disponível em: http://www.planalto.gov.br/ccivil_03/leis/L8689.htm

_____. Ministério da Saúde. Conselho Nacional de Saúde. **Lei n.º 8.142, de 28 de dezembro de 1990.** Dispõe sobre a participação da comunidade na gestão do Sistema Único de Saúde (SUS) e sobre as transferências intergovernamentais de recursos financeiros na área da saúde e dá outras providencias. Brasília, DF: Ministério da Saúde; 1990a. Disponível em: http://conselho.saude.gov.br/legislacao/lei8142_281290.htm

_____. Presidência da República. Casa Civil. Subchefia para Assuntos Jurídicos. **Lei nº 8.080, de 19 de setembro de 1990.** Dispõe sobre as condições para promoção, proteção e recuperação da saúde, a organização e o financiamento dos serviços correspondentes e dá outras providencias. Brasília, DF: Diário Oficial da União; 1990b. Disponível em: http://www.planalto.gov.br/ccivil_03/leis/l8080.htm

_____. **Constituição da República Federativa do Brasil.** Brasília, DF: Senado Federal; 1988.

BRAVERMAN, H. **Trabalho e capital monopolista.** Rio de Janeiro: Guanabara Koogan; 1987.

BURAWOY, M. Toward a Marxist theory of the labor process: Braverman and beyond. **Politics and Society,** v. 8, n. 3/4, p. 247-312, 1978.

CARVALHO, A.L.B., et al. A gestão do SUS e as práticas de monitoramento e avaliação:possibilidades e desafios para a construção de uma agenda estratégica. **Ciência & Saúde Coletiva,** v. 17, n. 4, p. 901-911, 2012.

CHIAVENATO, I. **Introdução à teoria geral da administração**: uma visão abrangente da moderna administração das organizações. Rio de Janeiro: Elsevier; 2003.

DEMING, W.E. **Qualidade**: a revolução da administração. São Paulo: Marques Saraiva; 1990.

8 • Gestão do Sistema Único de Saúde

DITTERICH, R.G.; MOYSÉS, S.T.; MOYSÉS, S.J. O uso de contratos de gestão e incentivos profissionais no setor público de saúde. **Cadernos de Saúde Pública**, v. 28, n. 4, p. 615-627, 2012.

EDWARDS, R. **Contested terrain**. New York: Basic Books; 1979.

ESCOREL, S.; TEIXEIRA, L.A. História da politica de saúde no Brasil de 1822 a 1963. In: GIOVANELLA, L, *et al.*, org. **Políticas e sistema de saúde no Brasil**. Rio de Janeiro: Fiocruz; 2012. p. 279-322.

ESPERIDIÃO, M.A. Controle social do SUS: conselhos e conferencias de saúde. In: PAIM, J.S.; ALMEIDA FILHO, N. **Saúde coletiva**: teoria e prática. Rio de Janeiro: MedBook; 2014. p. 245-260.

FAYOL, H. **Administração industrial e geral**. São Paulo: Atlas; 1990.

INSTITUTO NACIONAL DE ASSISTÊNCIA MÉDICA DA PREVIDÊNCIA SOCIAL (INAMPS). **Portaria n°234, de 7 de fevereiro de 1992**. Brasília, DF: INAMPS; 1992. Disponível em: http://siops.datasus.gov.br/Documentacao/Portaria%20234_07_02_1992.pdf

_____. **Resolução 258, de 7 de janeiro de 1991**. Brasília, DF: INAMPS; 1991. Disponível em: http://siops.datasus.gov.br/Documentacao/Resolução%20258_07_01_1991.pdf

LAWRENCE, P.; LORSCH, J. **Organization and environment**: managing differentiation and integration. Cambridge: Harvard University Press; 1967.

MATUS, C. **Política, planejamento & governo**. Brasília, DF: IPEA; 1993.

MAYO, E. **The human problems of an industrial civilization**. New York: The MacMillam Company; 1933.

MERTON, R. **Social theory and social structure**. New York: The Free Press; 1968.

MINTZBERG, H. **Managing**: desvendando o dia a dia da gestão. Porto Alegre: Bookman, 2010.

_____. **Ascensão e queda do planejamento estratégico**. Porto Alegre: Bookman; 2004.

_____. **Criando organizações eficazes**: estrututras em cinco configurações. São Paulo: Atlas; 1995.

MOTTA, F.C.P. **Teoria geral da administração**: uma introduão. São Paulo: Livraria Pioneira; 1973.

PINTO, I.C.M.P., *et al*. Organização do SUS e diferentes modalidades de gestão e gerenciamento dos serviços e recursos públicos de saúde. In: PAIM, J.S.; ALMEIDA FILHO, N. **Saúde coletiva**: teoria e prática. Rio de Janeiro: MedBook; 2014. p. 231-244.

PINTO, I.C.M.P. Reforma gerencialista e mudança na gestão do sistema nacional de vigilância sanitária. In: COSTA, E.A., org. **Vigilância sanitária**. Temas para debate. Salvador: Edufba; 2009. p. 171-194.

SANTOS, F.P.; MERHY, E.E. A regulação pública da saúde no Estado brasileiro – uma revisão. **Interface - Comunicação, Saúde, Educação**, v. 9, 18, p. 25-41, 2006.

SIMON, H. **Comportamento administrativo**. Rio de Janeiro: FGV; 1970.

Parte V • Gestão

SOUZA, L.E.P.F. DE; BAHIA, L. Os componentes de um sistema de serviços de saúde: população, infraestrutura, organização, prestação de serviços, financiamento e gestão. In: PAIM, J.S.; ALMEIDA FILHO, N. **Saúde coletiva:** teoria e prática. Rio de Janeiro: MedBook; 2014. p. 49-68.

SOUZA, L.E.; VIANA, A. L. Gestão do SUS: descentralização, regionalização e participação social. In: PAIM, J.S.; ALMEIDA FILHO, N. **Saúde coletiva:** teoria e prática. Rio de Janeiro: MedBook; 2014. p. 261-269.

TAMAKI, E.M., et al. Metodologia de construção de um painel de indicadores para monitoramento e avaliação da gestão do SUS. **Ciência e Saúde Coletiva,** v. 17, n. 4, p. 839-849, 2012.

TAYLOR, F. **Princípios da administração científica.** São Paulo: Atlas; 1995.

VIANA, A. L.; LIMA, L.; OLIVEIRA, R. Descentralização e federalismo: a política de saúde em novo contexto – lições do caso brasileiro. **Ciência e Saúde Coletiva,** v. 7, n. 3, p. 493-507, 2002.

VILLELA, A. Os Métodos de Planejamento na URSS. **Revista Brasileira de Economia,** v. 18, n. 4, p. 7-110, 1964.

Parte VI

PRESTAÇÃO DE SERVIÇOS

9

Modelos de atenção

Ana Luiza Queiroz Vilasbôas

Introdução

A prestação de serviços é um dos componentes dos sistemas de saúde e corresponde ao conjunto de práticas realizadas pelos profissionais de saúde, para atender necessidades individuais e coletivas (SOUZA & BAHIA, 2014). No Brasil, a saúde como direito de todos e dever do estado, e a concepção ampliada de saúde são os fundamentos legais que definem o escopo dos serviços prestados à população pelo Sistema Único de Saúde (SUS).

Cabe ao SUS ofertar, a todos os cidadãos brasileiros, ações e serviços de promoção e reabilitação da saúde, e de prevenção, diagnóstico e tratamento de doenças e agravos, com o propósito de atender às necessidades de usuários e da população. A prestação de serviços indica a relação direta dos profissionais de saúde com usuários e população, mediada por tecnologias ou meios de trabalho dependentes dos recursos disponíveis na infraestrutura do SUS.

Trata-se de um escopo amplo de serviços realizados em diferentes locais, seja em unidades de saúde de diversas densidades tecnológicas, a exemplo de Unidades Básicas de Saúde, policlínicas, unidades de pronto atendimento, hospitais, serviços de apoio diagnóstico e terapêutico; seja em domicílios, espaços de convivência, escolas, fábricas e outros ambientes de trabalho e estabelecimentos comerciais de interesse da saúde pública.

No SUS, profissionais de todas as carreiras da saúde produzem consultas, atendimentos, internações, exames laboratoriais, exames de imagenologia, procedimentos e terapias aplicam vacinas; desenvolvem atividades educativas; oferecem aconselhamento; e executam inspeções sanitárias, investigações epidemiológicas, medidas de controle de doenças sob notificação compulsória, ações de vigilância alimentar e nutricional, entre outros.

Apesar de reconhecermos que a prestação de serviços depende de outros componentes dos sistemas de saúde, a exemplo da infraestrutu-

Parte VI • Prestação de serviços

ra, do financiamento, da gestão e da organização dos níveis de atenção (TEIXEIRA, 2003), iremos tratar do 'conteúdo' das práticas de saúde, o que nos leva a destacar a dimensão técnica dos modelos de atenção – tema central deste capítulo.

Práticas de saúde são processos de trabalho constituídos pelo objeto, por meios de trabalho ou tecnologias, e pelo trabalho propriamente dito. A aplicação de conhecimentos e o manuseio de instrumentos materiais são os meios de trabalho utilizados pelos profissionais de saúde para apreender um objeto e transformá-lo, de modo a atender à necessidade de um usuário ou de uma população. Tal atendimento constitui-se na finalidade dessa prática (MENDES-GONÇALVES, 1992). Entre os objetos de saúde, podemos identificar doentes, doenças, problemas de saúde sob a forma de determinantes, riscos e danos, e a própria saúde, em sua concepção positiva.

Segundo Schraiber e Mendes-Gonçalves (1996), as necessidades determinam a organização das ações e dos serviços de saúde. Esses autores definem necessidades de saúde como carecimentos, "algo que deve ser corrigido" e as próprias intervenções sobre os carecimentos. Haveria, então, uma circularidade entre necessidades e consumo de serviços, pois um determinado padrão de oferta e distribuição de serviços cria valores sobre os quais seu consumo é reiterado socialmente e interpretado como necessidade.

A prestação dos serviços obedece a uma racionalidade ou lógica, denominada 'modelo de atenção'. Segundo Paim (2012), modelos de atenção são combinações tecnológicas estruturadas para a resolução de problemas e o atendimento de necessidades de saúde – individuais e coletivas. Nessa concepção, o elemento central do modelo de atenção são as tecnologias empregadas como meios de trabalhos pelos profissionais de saúde para o cumprimento da finalidade das práticas. Correspondem a conhecimentos (clínica, patologia, epidemiologia, ciências humanas e sociais aplicadas à saúde), técnicas (realização de procedimentos diagnósticos, terapêuticos e abordagens pedagógicas), instrumentos materiais (equipamentos, medicamentos, vacinas e cartilhas educativas) e habilidades comunicacionais.

Existem várias combinações tecnológicas que orientam a prestação dos serviços de saúde. A depender do tipo do conhecimento utilizado e das disciplinas que o fundamentam, teremos modelos centrados na prática clínica, individual, curativa; outros modelos de natureza coletiva, centrados nas ações de saúde pública, mediadas pelos conhecimentos da epidemiologia e disciplinas correlatas, a exemplo da estatística aplicada à saúde; e, ainda, modelos que buscam integrar a prestação de serviços individuais e coletivos.

Apresentaremos os modelos de atenção hegemônicos no Brasil, sua história e principais características, seguidos da descrição das propostas

9 • Modelos de atenção

alternativas relacionadas com a operacionalização da integralidade da atenção, um dos princípios assistenciais do SUS.

Breve histórico e principais características dos modelos de atenção hegemônicos no Brasil

No Brasil, ao longo do século 20, dois modelos de atenção desenvolveram-se de modo separado: o médico assistencial privatista (MMAP) e o sanitarista. As ações individuais eram representadas pelo modelo médico-assistencial privatista; as ações coletivas, por sua vez, pelo modelo sanitarista. Vale ressaltar que cada um desses modelos surgiu para atender interesses específicos do desenvolvimento capitalista em nosso país.

Modelo médico assistencial privatista

O surgimento do MMAP está relacionado com o desenvolvimento do capitalismo industrial, que necessitava de pessoal apto para o trabalho nas fábricas. Além disso, a oferta de assistência médica para os operários e seus familiares, e a concessão de aposentadorias e pensões atendiam a reivindicações do movimento sindical. Assim, a medicina previdenciária origina-se na década de 1920, com a promulgação da Lei Elói Chaves, que criou as Caixas de Aposentadorias e Pensões.

No primeiro governo de Getúlio Vargas, entre 1930 e 1945, a assistência médica previdenciária se expandiu, com a criação de Institutos de Aposentadoria e Pensões (IAPs), organizados por setores da economia, a exemplo do Instituto de Aposentadoria e Pensões dos Bancários (IAPB), e do Instituto de Aposentadoria e Pensões dos Industriários (IAPI). Nessa ocasião, a prestação de consultas médicas era realizada por serviços próprios dos institutos.

A consolidação do MMAP ocorreu entre 1945 e 1964, associada à expansão do segmento industrial da economia brasileira. Durante o regime militar, houve importante expansão dos serviços privados, que consolidaram sua posição como principais prestadores de consultas, procedimentos e internações para trabalhadores formais cadastrados obrigatoriamente no Instituto Nacional de Previdência Social (INPS), resultante da fusão dos IAPs. Em 1977, as funções de assistência médica e de concessão de aposentadorias e outros benefícios foram separadas em institutos distintos, o Instituto Nacional de Assistência Médica da Previdência Social (INAMPS) e o Instituto Nacional de Previdência Social (INPS).

Até o final da década de 1980, apenas os trabalhadores inseridos no mercado formal tinham acesso à assistência médica previdenciária. Os demais brasileiros não tinham seu direito à saúde assegurado. Quando necessitavam de atendimento médico eram assistidos pelas Santas Casas de Misericórdia, instituições filantrópicas vinculadas à igreja católica

Parte VI • Prestação de serviços

A criação do SUS estendeu a cobertura dos serviços médicos previdenciários a toda a população. O INAMPS foi incorporado à estrutura do Ministério da Saúde, e a maior parte das unidades próprias do instituto foi cedida às Secretarias Estaduais e Municipais de Saúde. Entretanto, o MMAP manteve sua posição hegemônica no SUS, e a atenção à saúde individual passou a ser o objeto de principal interesse do governo na formulação e na implementação de políticas de saúde em nosso país.

Além de ser a lógica assistencial predominante no SUS, esse modelo também domina a prestação de serviços para usuários de planos de saúde da assistência médica suplementar. Ainda que o hospital seja considerado o serviço mais importante desse modelo de atenção, outras unidades de prestação de serviços de saúde – a saber, Unidades Básicas de Saúde, policlínicas e unidades de pronto atendimento –, realizam a oferta de consultas e procedimentos baseados na lógica do MMAP (PAIM, 2012; TEIXEIRA e VILASBÔAS, 2014), cujas principais características são sumarizadas nos próximos parágrafos.

No MMAP, o médico é o principal agente das ações de saúde. As demais profissões de saúde são coadjuvantes. O hospital é o local mais importante de assistência aos usuários, onde são produzidas as consultas e realizados os procedimentos diagnósticos e terapêuticos. É um modelo centrado no diagnóstico e no tratamento de doenças. As disciplinas que orientam as práticas são a clínica e a patologia. É denominado de privatista, porque a maioria dos hospitais e das unidades especializadas que prestam serviços aos usuários do sistema público de saúde são de propriedade privada.

Esse modelo é a base principal do financiamento público dos procedimentos diagnósticos e terapêuticos. É grande a pressão pelo aumento do consumo de serviços com maior densidade tecnológica por diversos fatores. Entre eles, está a maior prevalência de doenças crônicas não transmissíveis, aliada às dificuldades de controle dessas condições nosológicas na Atenção Primária e à cultura disseminada na sociedade que vincula a qualidade da assistência à oferta de tais procedimentos. Ainda que o subfinanciamento do sistema restrinja o acesso da população aos procedimentos diagnósticos e terapêuticos, o MMAP contribui para a manutenção da crise do SUS.

A formação dos profissionais de saúde é orientada por esse modelo. A excelência na formação está baseada no conhecimento especializado e no aprendizado de procedimentos de alta densidade tecnológica. Nesse caso, em particular, a especialização sob a forma de residência é uma condição indispensável para o treinamento adequado dos médicos. O hospital é o centro da aprendizagem da profissão. O mesmo ocorre com as outras profissões. Procedimentos realizados por enfermeiros, nutricionistas, psicólogos etc. são subordinados ao trabalho do médico, a quem

9 • Modelos de atenção

cabe a primazia do diagnóstico e do tratamento de doenças. A abordagem das necessidades de saúde é centrada em doenças, no nível individual, de modo fragmentado (PAIM, 2012; TEIXEIRA e VILASBÔAS, 2014).

A população considera que essa é a forma ideal de assistência às necessidades de saúde, traduzida em consumo de procedimentos clínicos e cirúrgicos realizados ou definidos pelos médicos para diagnosticar e tratar doenças. Nessa percepção, quanto maior o acesso a tais procedimentos, melhor é a qualidade da assistência prestada. A garantia da utilização desse tipo de serviço de saúde é uma demanda recorrente dos brasileiros usuários do SUS, tema obrigatório nos programas de governo de candidatos à eleição para prefeitos, governadores e presidente da República.

Os profissionais de saúde, em sua maioria, também identificam a assistência individual, de alta densidade tecnológica, como a melhor forma de atenção aos usuários, a de maior prestígio social e a que pode oferecer o melhor pagamento por seu trabalho.

Modelo sanitarista

O modelo sanitarista tem sua origem nas campanhas de combate a epidemias que ameaçavam a sanidade das cidades portuárias, de onde se escoava a produção cafeeira para outros países, atividade principal da economia nacional. A campanha de vacinação contra a varíola e o combate à epidemia de febre amarela são exemplos das campanhas sanitárias que representaram as primeiras medidas de saúde pública para grandes contingentes populacionais no início do século 20. O cientista Osvaldo Cruz foi a liderança que introduziu esses benefícios à população, com medidas gerais e específicas de combate a essas doenças realizadas pelo governo federal.

Os programas de controle de endemias, a exemplo da malária, da doença de Chagas, da esquistossomose, da tuberculose e da hanseníase, passaram a fazer parte da estrutura do Ministério da Saúde nos anos 1950. Em 1975, foi criado o Sistema Nacional de Vigilância Epidemiológica, coordenado pelo Ministério da Saúde, com a participação de Secretarias Estaduais de Saúde. Na década de 1990, a descentralização das ações e serviços de saúde, obrigatória com a criação do SUS, levou à organização de estruturas municipais de vigilância epidemiológica e sanitária, com apoio financeiro e técnico do Ministério da Saúde. Em municípios de maior porte, passaram a ser realizadas ações de vigilância ambiental e de saúde do trabalhador (TEIXEIRA e VILASBÔAS, 2014).

Nos dias atuais, o desenvolvimento científico e tecnológico em saúde pública expandiu as ações que conformam o modelo sanitarista. O aprimoramento da produção de vacinas, a melhoria da qualidade dos procedimentos laboratoriais e os avanços da estatística aplicada à saúde, da

Parte VI • Prestação de serviços

tecnologia da informação e da microbiologia, entre outras disciplinas básicas, contribuíram para a expansão das ações de saúde pública realizadas em todo o território nacional.

Apesar da grande importância para a saúde da população, a formação graduada dos profissionais de saúde dá pouca ênfase à aquisição de conhecimentos e habilidades, para o desenvolvimento das ações de saúde pública. A oferta de cursos de especialização e a criação de cursos de graduação em Saúde Coletiva têm buscado superar a insuficiência de profissionais para o desempenho das ações de vigilância em saúde no SUS.

Podemos destacar as seguintes características do modelo sanitarista: os riscos e danos provocados pelas doenças infectocontagiosas são os principais objetos de trabalho dos sanitaristas, profissionais de saúde especializados em saúde coletiva, apoiados por profissionais de nível médio. A epidemiologia é a disciplina essencial para o diagnóstico de saúde, cuja abordagem é populacional.

É o modelo que orienta as ações de vigilância sanitária, epidemiológica, ambiental e de saúde do trabalhador, desenvolvidas nas estruturas administrativas da vigilância em saúde existentes no Ministério da Saúde, e nas Secretarias Estaduais e Municipais de Saúde. No caso da vigilância epidemiológica, as ações se organizam de modo rotineiro, sob a forma de programas, ou como ações de curta duração, conhecidas como campanhas sanitárias.

De maneira geral, pode-se definir um programa como um conjunto de intervenções realizadas em sequência cronológica com efeitos interdependentes (HARTZ, 1998). Os programas especiais ou verticais são combinações de procedimentos e atividades padronizadas, segundo critérios técnico-científicos, com recursos humanos, materiais e financeiros definidos, cujo propósito é o controle de um problema de saúde de interesse da saúde pública (SCHRAIBER, VILASBÔAS e NEMES, 2014). Entre os programas especiais existentes no SUS, podemos citar os de controle das seguintes doenças: tuberculose, hanseníase, malária, arboviroses (dengue e febre amarela), HIV/AIDS, doença de Chagas e esquistossomose.

Os programas especiais são organizados em componentes, ações, recursos e resultados esperados (SILVA, TEIXEIRA e COSTA, 2014). É importante destacar que incluem necessariamente ações de natureza clínica. Por exemplo, um programa de controle de tuberculose é composto por um conjunto organizado de ações padronizadas, de acordo com critérios técnico-científicos claramente definidos, que incluem a busca ativa de sintomáticos respiratórios, com vistas ao diagnóstico precoce e tratamento medicamentoso apropriado, a ações de controle dos comunicantes, ao seguimento do tratamento e a ações educativas na comunidade.

Ainda, os recursos necessários ao desenvolvimento do programa de tuberculose incluem profissionais treinados para assistência e vigilância

9 • Modelos de atenção

epidemiológica, insumos disponíveis para procedimentos diagnósticos e medicamentos distribuídos de modo regular em quantidade suficiente nas unidades de saúde às quais os pacientes estão vinculados – de preferência, as mais próximas de sua moradia.

Além desses insumos, é necessário que as unidades disponham também de cartilhas e outros materiais educativos para atividades na comunidade, escolas e locais de trabalho, além de impressos ou formulários eletrônicos para o registro das informações no Sistema Nacional de Notificações de Agravos (SINAN).

Os resultados esperados do programa de tuberculose correspondem ao alcance de metas de diagnóstico precoce, tratamento oportuno, correto e completo, e busca ativa de comunicantes, com vistas a reduzir a prevalência desse grave problema de saúde pública em nosso país (TEIXEIRA, COSTA e PENNA, 2014).

As campanhas sanitárias são um modo importante de prestar serviços de saúde pública no Brasil. Temos o exemplo das campanhas de vacinação. Constituem-se pela oferta de vacinas selecionadas, com o propósito de atingir a população-alvo em curto período de tempo. A realização dessas campanhas exige grande mobilização de profissionais de saúde, estratégias de comunicação em massa, abertura das unidades de saúde em finais de semana e criação de postos avançados de vacinação em escolas, creches, abrigo de idosos e estabelecimentos comerciais. Muitas vezes, são mobilizados profissionais de outros setores governamentais, para apoiar a logística das campanhas.

Recentemente, o Brasil adotou o monitoramento de doenças crônicas não transmissíveis e fatores de risco associados (sedentarismo, consumo de álcool e tabaco, e obesidade) mediante a realização de estudos de prevalência com amostras populacionais, a exemplo do VIGITEL, inquérito por telefone com indivíduos acima de 18 anos, moradores das capitais dos estados (BRASIL, 2012).

As ações de vigilância sanitária têm, como seus objetos de trabalho, produtos e substâncias, processos, serviços que podem causar dano à saúde, a exemplo de medicamentos, sangue e hemoderivados, órteses, próteses, alimentos, água para consumo humano, serviços de saúde, salões de beleza, clubes, hotéis e correlatos. Essas ações são de grande complexidade e exigem dos profissionais responsáveis, por conta de sua execução, a aplicação de conhecimentos oriundos dos campos da saúde e do direito (COSTA, 2009). Entre as práticas de vigilância sanitária, podemos citar as inspeções sanitárias e expedição de alvarás de funcionamento para estabelecimentos de saúde, farmácias, restaurantes, supermercados, operações especiais em eventos públicos de grandes porporções, a exemplo do Carnaval e competições esportivas

Parte VI • Prestação de serviços

Propostas alternativas aos modelos hegemônicos

O Movimento da Reforma Sanitária Brasileira levou à criação do SUS. Os princípios do sistema são grandes desafios para a organização da prestação dos serviços de saúde. Orientar os serviços de saúde na lógica da integralidade da atenção exige mudanças na organização e no conteúdo dos procedimentos realizados pelos profissionais de saúde (TEIXEIRA, 2003).

Pesquisadores e docentes de universidades públicas e instituições de pesquisa têm se dedicado à formulação de propostas alternativas aos modelos hegemônicos vigentes, quais sejam o médico-assistencial privatista e o sanitarista. Tais propostas inspiram-se na apropriação crítica de movimentos internacionais, a exemplo da medicina preventiva e da promoção da saúde, refuncionalizados tendo em vista os princípios e as diretrizes do SUS – em especial a busca da integralidade da atenção à saúde (TEIXEIRA e VILASBÔAS, 2014). Algumas dessas propostas foram experimentadas em um número restrito de municípios, entes federados responsáveis pela realização das ações e procedimentos de saúde à população sob sua responsabilidade sanitária (VILASBÔAS, 1998; KON, 1997)

Entretanto, cabe destacar que essas propostas estão subsumidas ao modelo médico-assistencial privatista e ao modelo sanitarista. O acesso e a utilização de serviços especializados e hospitalares são as principais preocupações dos gestores municipais de saúde. A seguir, apresentamos as principais propostas alternativas aos modelos hegemônicos.

Ações programáticas de saúde

Trata-se de uma proposta experimental de organização tecnológica de unidades de Atenção Primária desenvolvida por docentes e pesquisadores do Departamento de Medicina Preventiva da Universidade de São Paulo que, além de produzirem estudos e pesquisas sobre o processo de trabalho em saúde, exerciam funções assistenciais e de gestão no Centro de Saúde Escola Samuel Pessoa (SCHRAIBER, 1990).

Os sujeitos dos processos de trabalho dessa lógica assistencial eram os profissionais de saúde organizados em equipes e a população usuária do Centro de Saúde Escola. Os objetos de trabalho eram apreendidos e transformados por tecnologias médico-sanitárias baseadas na epidemiologia e na clínica com vistas ao atendimento de necessidades de saúde individuais e coletivas.

Nessa proposta, buscou-se articular a demanda espontânea à oferta organizada de ações segundo grupos populacionais (mulher, adolescente e hipertensos), incorporando ações de vigilância epidemiológica, em uma tentativa de integração dos serviços individuais e coletivos prestados aos usuários da unidade.

9 • Modelos de atenção

A possibilidade de articular a demanda espontânea à oferta organizada em Unidade Básica de Saúde implica no atendimento inicial do usuário pelos profissionais responsáveis pela identificação e pelo encaminhamento das necessidades desse indivíduo, em geral, na sala de "triagem". Utilizemos o exemplo de uma mulher que busca a unidade por apresentar uma queixa ginecológica. Nesse momento, além de assegurar a consulta médica, o profissional oferecerá à usuária ações de prevenção contra o câncer de colo uterino, realização de teste rápido para sífilis, orientações sobre contracepção, verificação da situação vacinal, aferição da pressão arterial (reatreamento para hipertensão arterial, causa mais prevalente de morte precoce no território) e o convite para participar do grupo de mulheres que discute temas de interesse sobre saúde e qualidade de vida. Assim, essa usuária será cadastrada na unidade e passará a ter uma oferta organizada de ações de promoção, prevenção, diagnóstico e tratamento, construindo relação de vínculo com a equipe de profissionais (SCHRAIBER, VILAS-BÔAS e NEMES, 2014).

Vigilância da saúde

A vigilância da saúde surgiu no ínicio dos anos 1990 em municípios que estabeleceram relações de cooperação técnica com a Organização Panamericana de Saúde e Cooperação Italiana em Saúde, com vistas à implantação de distritos sanitários em seus territórios (MENDES, 1993). Entendida como "modelo assistencial alternativo", a noção de vigilância da saúde refere-se a um conjunto articulado de ações destinadas a controlar determinantes, riscos e danos à saúde de populações que vivem em territórios, sob a ótica da integralidade do cuidado, o que inclui tanto a abordagem individual quanto a abordagem coletiva dos problemas de saúde (PAIM, 1993).

Teixeira, Paim e Vilasbôas (1998) descreveram os componentes do processo de trabalho em saúde organizado, de acordo com a lógica da vigilância da saúde. Para esses autores, os sujeitos das práticas de vigilância da saúde são os gerentes e profissionais de saúde; a população organizada, usuária das unidades de saúde que operam nessa lógica; e as equipes de outros setores governamentais, relacionados com a promoção da saúde e a prevenção de riscos, a exemplo da educação, saneamento, desenvolvimento urbano, transporte, segurança pública, trabalho e geração de renda.

Os objetos de trabalho dessa proposta alternativa aos modelos hegemônicos são os problemas que incidem em indivíduos, grupos e populações que vivem em determinados territórios, expressos sob a forma de determinantes, riscos e danos à saúde. Os profissionais, nesse modelo, utilizam os conhecimentos e os instrumentos materiais oriundos da epidemiologia,

Parte VI • Prestação de serviços

geografia crítica, clínica, ciências humanas e sociais aplicadas à saúde, estruturados em tecnologias médico-sanitárias integradas e tecnologias de gestão (planejamento situacional e manejo de informações epidemiológicas). A finalidade das práticas de vigilância da saúde é contribuir para a melhoria das condições de vida e saúde da população usuária do SUS.

As intervenções propostas para enfrentar os problemas de saúde prioritários incluem desde ações de controle dos determinantes, especialmente aquelas que exigem a conjugação de esforços de articulação intersetorial, passando por ações de proteção específica, de prevenção de riscos atuais ou potenciais, de triagem e diagnóstico precoce, até a redução de danos já instalados e de possíveis sequelas, mediante ações de reabilitação. A proposta da Vigilância da Saúde está desenhada de modo que as intervenções sobre os problemas de saúde destinem-se, de modo articulado, aos diversos níveis de prevenção (primária, secundária e terciária), propostos por Leavell e Clark não apenas no âmbito individual, como era a proposta da medicina preventiva, como também no âmbito coletivo ou populacional (PAIM, 2009).

Assim, as ações específicas de vigilância epidemiológica, vigilância sanitária e vigilância ambiental fazem parte do que se denomina vigilância da saúde, ao lado das ações de caráter individual, organizadas sob a forma de consultas e procedimentos. A vigilância da saúde incorpora também o arranjo tecnológico da articulação da demanda espontânea com a oferta organizada em unidades de saúde, proposto pelo modelo das ações programáticas de saúde (PAIM, 1993; TEIXEIRA, PAIM e VILASBÔAS, 1998).

Nessa proposta, a articulação das ações individuais e coletivas pode ser construída mediante processos de planejamento de caráter participativo, em que a equipe de saúde e os representantes da população, na condição de atores sociais, elegem problemas prioritários e respectivas propostas de enfrentamento como seus objetos de atuação. O planejamento é entendido como ferramenta da gestão da vigilância em saúde e incorpora dois princípios fundamentais: a corresponsabilidade sanitária e a participação social.

Acolhimento

O estabelecimento de vínculos entre os profissionais e a população que demanda os serviços, com vistas ao atendimento das necessidades e a construção da autonomia dos usuários nas escolhas sobre a condução de sua saúde, são os princípios que orientam a proposta alternativa do acolhimento. Segundo Franco, Bueno e Merhy (1999), ações de acolhimento baseiam-se nos seguintes pressupostos: atender a todas as pessoas que procuram os serviços de saúde; deslocar o processo de trabalho do médico para a equipe profissional; e qualificar a relação trabalhador-usuário, com base em valores humanitários de solidariedade e cidadania.

9 • Modelos de atenção

Motta, Perucchi e Filgueiras (2014), em revisão sistemática sobre acolhimento, identificaram 175 artigos publicados no Brasil, entre 2001 e 2011. Atribuíram essa produção à inserção do acolhimento como tecnologia norteadora da Política Nacional de Humanização criada em 2004. Observaram que a maioria dos estudos publicados tratava do acolhimento na Atenção Primária.

Os autores da revisão identificaram que a proposta do acolhimento não se restringe à organização da 'triagem', à garantia de instalações físicas adequadas para receber o usuário nas unidades de saúde ou ao adequado encaminhamento do usuário a serviços especializados. Trata-se da escuta e da troca de informações, de modo que as decisões partilhadas possam levar a ações efetivas sobre as necessidades colocadas pelos usuários aos trabalhadores de saúde.

Assim, os sujeitos das práticas de acolhimento são os usuários e trabalhadores organizados em equipes multiprofissionais de saúde. O objeto de trabalho são as necessidades amplas de saúde trazidas pelos usuários no momento de contato com a unidade de saúde, com ênfase em relações e(a)fetivas entre trabalhadores e usuários (CECÍLIO, 2009). Os meios de trabalho são constituídos pelos saberes da clínica, psicanálise e análise institucional (múltiplos saberes), e pelas tecnologias leves, para a construção de vínculo e autonomia

A Estratégia Saúde da Família e os modelos de atenção à saúde

A implantação da Estratégia Saúde da Família (ESF) tem propiciado a experimentação de propostas alternativas aos modelos hegemônicos, muitas delas pautadas no princípio da integralidade da atenção. Essas experiências são bastante heterogêneas e com graus variáveis de institucionalização em municípios (COSTA, 2009; SILVEIRA et al., 2004).

Não há estudos nacionais que revelem as lógicas assistenciais que orientam a prestação de serviços pelas equipes a usuários, famílias e população das áreas adscritas às unidades de saúde da família (AQUINO et al., 2014). A experiência cotidiana dos serviços de saúde indica que a lógica assistencial dominante nas unidades básicas é a do MMAP, com a presença de alguns procedimentos vinculados ao modelo sanitarista.

Contudo, a estabilidade de elevadas coberturas populacionais da ESF tem contribuído para a redução da mortalidade em menores de 5 anos e da mortalidade por doenças cardíacas e cerebrovasculares. Esses achados, resultantes de pesquisas de elevada qualidade científica publicadas em periódicos internacionais (RASELLA, AQUINO e BARRETO, 2010; RASELLA et al. 2014), indicam que a ampliação do acesso aos serviços

Parte VI • Prestação de serviços

prestados pelas equipes resulta em benefícios para a saúde da população cadastrada nas unidades de saúde da família. Esses efeitos podem estar relacionados com a oferta de ações de promoção da saúde, a prevenção contra riscos, o diagnóstico e tratamento de doenças prevalentes e pela construção de vínculos efetivos entre a população usuária e profissionais de saúde.

As diversas lógicas de prestação de serviços de saúde à população brasileira que foram se constituindo ao longo de nossa história orientam as decisões políticas e técnicas sobre a alocação dos recursos orçamentários e financeiros, e o conteúdo da formação profissional, para assegurar o funcionamento de sistemas de saúde. Por essa razão, o tema modelos de atenção à saúde é conteúdo obrigatório do que devemos saber sobre o SUS.

Referências

AQUINO, R., *et al.* "Estratégia Saúde da Família e reordenamento do sistema de serviços de saúde". In: PAIM, J.S.; ALMEIDA-FILHO, N. **Saúde coletiva**: teoria e prática. Rio de Janeiro: Medbook; 2014. p. 353-371.

BRASIL. Ministério da Saúde. Secretaria de Vigilância em Saúde. **Vigitel Brasil 2011**. Vigilância de fatores de risco e proteção para doenças crônicas por inquérito telefônico. Brasília, DF: Ministério da Saúde; 2012. Série G. Estatística e Informação em Saúde. Disponível em: http://bvsms.saude.gov.br/bvs/publicacoes/vigitel_brasil_2011_fatores_risco_doencas_cronicas.pdf

CECÍLIO, L.C.O. "As necessidades de saúde como conceito estruturante na luta pela integralidade e equidade na atenção em saúde". In: PINHEIRO, R.; MATTOS, R.A. (orgs.). **Os sentidos da integralidade na atenção e no cuidado à saúde**. Rio de Janeiro: IMS/UERJ/Abrasco; 2009. p. 117-130.

COSTA, E.A. "Fundamentos da vigilância sanitária". In: COSTA, E.A. (org.). **Vigilância sanitária**: temas para debate. Salvador: Edufba, 2009. p. 11-36.

COSTA, J.G. **O modo tecnológico da vigilância da saúde e o trabalho das equipes de saúde da família**. Dissertação (Mestrado). Salvador: Instituto de Saúde Coletiva da UFBA; 2009.

FRANCO, T.B.; BUENO, W.S.; MERHY, E.E. O acolhimento e os processos de trabalho em saúde. **Cadernos de Saúde Pública**, v. 15, n. 2, p. 345-353, 1999.

HARTZ, Z.M.A. (org.). **Avaliação em saúde**: dos modelos conceituais à prática na análise da implantação dos programas. Rio de Janeiro: Fiocruz; 1998.

KON, R. **O planejamento no distrito sanitário**: estratégia e comunicação. Dissertação (Mestrado). São Paulo: Faculdade de Medicina da USP; 1997.

MENDES, E.V. (org.) **Distrito Sanitário**: o processo social de mudança das práticas sanitárias do Sistema Único de Saúde. São Paulo/Rio de Janeiro: HUCITEC/ABRASCO; 1993.

9 • Modelos de atenção

MENDES-GONÇALVES, R.B. **Práticas de saúde, processo de trabalho e necessidades**. São Paulo: CEFOR, 1992. Cadernos CEFOR. Texto 1.

MOTTA, B.F.B.; PERUCCHI, J.; FILGUEIRAS, M.S.T. O acolhimento em Saúde no Brasil: uma revisão sistemática de literatura sobre o tema. **Revista da SBPH**, v. 17, n. 1, 2014.

PAIM, J.S. "Modelos de atenção à Saúde no Brasil". In: GIOVANELLA, L., et al. (orgs). **Políticas e Sistema de Saúde no Brasil**. 2ª ed. rev. e amp. Rio de Janeiro: Fiocruz/Centro Brasileiro de Estudos em Saúde; 2012, p. 459-491.

_____. "Vigilância da Saúde: dos modelos assistenciais para a promoção da saúde". In: CZERESNIA, D.; FREITAS, C.M. (orgs.) **Promoção da Saúde**: conceitos, reflexões, tendências. Rio de Janeiro: Fiocruz; 2009. p. 165-181.

_____. "A reforma sanitária e os modelos assistenciais". In: ROUQUAYROL, M.Z. **Epidemiologia e Saúde**. Rio de Janeiro: MEDSI; 1993, p. 455-466.

RASELLA, D.; AQUINO, R.; BARRETO, M.L. Reducing childhood mortality from diarrhea and lower respiratory tract infections in Brazil. **Pediatrics**, v. 126, n. 3, p. e534-e540, 2010.

RASELLA, D., et al. Impact of primary health care on mortality from heart and cerebrovascular diseases in Brazil: a nationwide analysis of longitudinal data. **British Medical Journal**, v. 349, p. g4014, 2014.

SCHRAIBER, L.B (org). **Programação em saúde hoje**. São Paulo/Rio de Janeiro: HUCITEC/ABRASCO; 1990.

SCHRAIBER, L.B.; MENDES-GONÇALVES, R.B. "Necessidades de saúde e atenção primária". In: SCHRAIBER, L.B.; NEMES, M.I.B.; MENDES-GONÇALVES, R.B. (orgs.). **Saúde do adulto**. Programas e ações na unidade básica. São Paulo: HUCITEC; 1996. p. 29-47.

SCHRAIBER, L.B.; VILASBÔAS, A.L.Q.; NEMES, M.I.B. "Programação em saúde e organização das práticas: possibilidades de integração entre ações individuais e coletivas no Sistema Único de Saúde". In: PAIM, J.S.; ALMEIDA-FILHO, N. **Saúde coletiva**: teoria e prática. Rio de Janeiro: Medbook: 2014. p. 83-93.

SILVA, G.A.P.; TEIXEIRA, M.G.; COSTA, M.C.N. "Estratégias de prevenção e controle de doenças, agravos crônicos e riscos: campanhas, programas, vigilância epidemiológica, vigilância em saúde e vigilância da saúde". In: PAIM, J.S.; ALMEIDA-FILHO, N. **Saúde coletiva**: teoria e prática. Rio de Janeiro: Medbook: 2014. p. 391-396.

SILVEIRA, M. F. A., et al. Acolhimento no Programa de Saúde da Família: um caminho para humanização da atenção à saúde. **Cogitare Enfermagem**, v. 9, n. 1, p. 71-78, 2004.

SOUZA, L.E.P.F.; BAHIA, L. "Componentes de um sistema de serviços de saúde: população, infra-estrutura, organização, prestação de serviços, financiamento e gestão". In: PAIM, J.S.; ALMEIDA-FILHO, N. **Saúde coletiva**: teoria e prática. Rio de Janeiro: Medbook: 2014. p. 49-68.

TEIXEIRA, C.F. A mudança do modelo de atenção à saúde no SUS: desatando nós, criando laços. Saúde em **Debate**, v. 27, n. 65, p. 257-277, 2003.

Parte VI • Prestação de serviços

TEIXEIRA, C.F.; PAIM, J.S.; VILASBÔAS, A.L. SUS, modelos assistenciais e vigilância da Saúde. **Informe Epidemiológico do SUS**, v. II, n. 2, p. 7-28, 1998.

TEIXEIRA, C.F.; VILASBÔAS, A.L.Q. "Modelos de atenção à saúde no SUS: transformação, mudança ou conservação?" In: PAIM, J.S.; ALMEIDA-FILHO, N. **Saúde coletiva**: teoria e prática. Rio de Janeiro: Medbook: 2014. p. 287-301.

TEIXEIRA, M.G.; COSTA, M.C.N.; PENNA, G.O. "Prevenção, atenção e controle de doenças transmissíveis". In: PAIM, J.S.; ALMEIDA-FILHO, N. **Saúde coletiva**: teoria e prática. Rio de Janeiro: Medbook: 2014. p. 401-422.

VILASBÔAS, A.L.Q. **Vigilância à súde e distritalização**: a experiência de Pau da Lima. Dissertação (Mestrado). Salvador: Instituto de Saúde Coletiva da UFBA; 1998.

Parte VII

COBERTURA

10

Níveis de atenção, produção de serviços e cobertura do SUS

Isabela Cardoso de Matos Pinto
Thadeu Borges Souza Santos
Catharina Leite Matos Soares
Carmen Fontes de Souza Teixeira

Introdução

O Sistema Único de Saúde (SUS) é composto atualmente por milhares de postos e centros de saúde, ambulatórios, clínicas e hospitais, nos quais são realizadas milhões de consultas e internações, que geram exames de laboratório e de imagem, visitas domiciliares, atendimentos de urgência, cirurgias, sessões de fisioterapia, ações educativas e também ações de vigilância e controle de riscos à saúde da população, por meio da fiscalização de supermercados, restaurantes, aeroportos, salões de beleza, farmácias e outros.

Promover a saúde, prevenir riscos e doenças, e atender e cuidar de pessoas que adoecem constituem um enorme desafio, que envolve um conjunto heterogêneo de serviços de saúde, espalhados por todo o país, onde trabalham milhares de trabalhadores de saúde, médicos, enfermeiras, nutricionistas, odontólogos, fisioterapeutas, fonoaudiólogos, sanitaristas e vários outros.

A análise do funcionamento desses serviços inclui, entre outros aspectos, a avaliação da cobertura populacional, isto é, da quantidade de pessoas que tais serviços podem e conseguem atender. Para isso, é necessário caracterizar os diversos tipos de estabelecimentos, e identificar os serviços que eles produzem e oferecem à população.

O objetivo desse capítulo é apresentar e discutir alguns dados relativos à cobertura populacional de uma gama diversificada de serviços de saúde que são produzidos cotidianamente no SUS. Com isso, esperamos dar uma ideia da magnitude e da importância desse sistema para o atendimento das necessidades de saúde da população brasileira. Afinal, o SUS é, hoje, o maior sistema público de saúde do mundo, responsável pela produção de mais de 1 bilhão de consultas por ano, as quais se desdobram em milhões de exames e outros procedimentos diagnósticos e terapêuticos. Ao lado disso, o SUS é também responsável por milhões de ações de promoção e vigilância da saúde, que, muitas vezes, não são percebidas pelo cidadão comum, que desconhece

Parte VII • Cobertura

a existência de centenas de milhares de trabalhadores que cotidianamente previnem os riscos a que todos nós nos expomos, por sermos consumidores de produtos e serviços que podem fazer mal à saúde, ou simplesmente por vivermos em determinados ambientes ou trabalharmos em condições que afetam nossa saúde física, mental e social.

O SUS alcança atualmente uma cobertura estimada em mais de 180 milhões de brasileiros de todas as idades, dentre crianças, mulheres e homens que vivem nas grandes, médias e pequenas cidades, em comunidades ribeirinhas e em vários outros locais desse país tão vasto, complexo e diversificado.

Para compreendermos melhor como se organiza esse conjunto tão imenso de serviços e apreendermos algumas informações acerca da produção e da cobertura das ações realizadas, é importante revisarmos brevemente alguns conceitos e definições frequentes nos documentos oficiais ou na literatura científica da área, mas cujo significado muitas vezes escapa ao leitor comum.

Conceitos e definições

O termo mais usado nos textos que tratam do SUS é 'serviço'. Esse termo aparece em documentos oficiais, isto é, em leis, normas, portarias, planos, programas e projetos, enfim, em um conjunto heterogêneo de textos, nos quais o termo 'serviços de saúde' ganha significados diferentes, de acordo com o contexto em que está sendo utilizado. Desse modo, às vezes aparece como sinônimo de 'ação de saúde' (como uma consulta, uma visita domiciliar, uma vacinação etc.), às vezes é usado como sinônimo de 'estabelecimento de saúde' (referindo-se a um posto de saúde, um centro de saúde, uma unidade de pronto atendimento – UPA – ou a um hospital).

É possível identificarmos os vários sentidos do termo 'serviços de saúde', levando em conta alguns referenciais teóricos e alguns critérios de classificação. Considerando que o termo 'serviço' provém da economia e se refere a um tipo de produto do processo de trabalho, podemos identificar que a produção de 'serviços de saúde' guarda semelhanças com a produção de outros tipos de serviços, qual seja, o fato de que é consumido no mesmo momento em que é produzido e não se caracteriza como mercadoria que possa circular, ser transportada, vendida e comprada no mercado.

Para compreender a especificidade da produção de serviços de saúde, entretanto, é necessário atentar para alguns aspectos deste processo, os quais permitem que se possam caracterizar e classificar os serviços produzidos. Assim, podemos classificar os serviços de acordo com sua finalidade, com o grau de complexidade tecnológica, ou, ainda, com as características do trabalhador de saúde que o produz, sejam profissionais de nível superior, como médicos, enfermeiras etc., ou pessoal de nível médio, como é o caso dos Agentes Comunitários de Saúde (ACS) e outros.

10 • Níveis de atenção, produção de serviços e cobertura do SUS

Neste capítulo, vamos tratar apenas das classificações feitas em função das finalidades dos serviços, entendidos como 'ações de saúde', e do grau de complexidade tecnológica dos serviços, entendidos como unidades de produção de serviços, ou sejam, 'estabelecimentos' onde se processa a produção de serviços classificados como de 'Atenção Primária' (postos, centros de saúde e UPA), 'Atenção Secundária' (ambulatórios e laboratórios especializados) e 'Atenção Terciária' (hospitais de pequeno, médio e grande porte, gerais ou especializados).

Estas classificações são utilizadas para a definição das informações que devem ser registradas nos sistemas de informação do SUS, a exemplo do Sistema de Informação da Atenção Primária (SIAB), atualmente e-SUS, o Sistema de Informação Ambulatorial (SIA) e o Sistema de Informação Hospitalar (SIH). Os dados registrados nesses sistemas são utilizados na construção dos indicadores de produção, isto é, na quantificação das ações realizadas, permitindo a construção de séries históricas que dão uma ideia dos avanços e dos eventuais retrocessos ocorridos no âmbito do SUS, no que diz respeito à cobertura populacional do sistema.

Classificação dos serviços/ações de saúde de acordo com sua finalidade

O primeiro aspecto que possibilita a classificação dos diferentes tipos de serviços de saúde produzidos, sem dúvida, é a finalidade, ou seja, para que serve tal serviço, qual a contribuição para a preservação, proteção e/ou recuperação de saúde das pessoas (indivíduo, grupo social ou população em geral). Nesse caso, é possível diferenciar as ações e os serviços de saúde conforme promocionais, preventivas ou assistenciais.

As ações de promoção da saúde são inespecíficas, a exemplo das ações de educação sanitária que visam elevar o grau de conhecimento das pessoas acerca dos determinantes da saúde, de modo que possam participar ativamente do cuidado da saúde individual ou coletiva. As ações promocionais tomam por objeto os sujeitos, as pessoas e os grupos sociais, tratando de problematizar suas condições e estilos de vida, e repassar conhecimentos que podem ser utilizados para a melhoria do modo de vida, a exemplo de mudanças em suas condições de alimentação, moradia, transporte, trabalho, educação, saúde e lazer, o que pressupõe, evidentemente, a conformação de uma consciência sanitária, que pode contribuir para a mobilização em prol da garantia dos direitos sociais, inclusive o direito à saúde.

Já os serviços voltados à prevenção de riscos e agravos à saúde são ações específicas de controle de vetores e ambientes nocivos à saúde, como é o caso das ações de vigilância epidemiológica, sanitária ou ambiental, que têm por finalidade proteger as pessoas, reduzindo ou até mesmo eliminando o risco de exposição a determinados fatores que podem ocasionar

Parte VII • Cobertura

doenças, evitando, assim, a ocorrência de epidemias, controlando a disseminação de agentes causais de doenças transmissíveis e até colaborando, juntamente das ações assistenciais, para o controle de doenças crônicas e outros agravos, como acidentes de trabalho, acidentes domésticos e lesões decorrentes dos diversos tipos de violência, que surgem no âmbito das relações sociais, a exemplo de homicídios e suicídios.

Ainda de acordo com a finalidade, podemos identificar os serviços de saúde como ações assistenciais, ou seja, voltadas à realização de diagnósticos e ao tratamento de doenças, caso em que o objeto de trabalho é o corpo dos pacientes, pessoas que apresentam sinais e sintomas de determinada doenças. Nesse grupo se incluem, evidentemente, os serviços produzidos pelos profissionais que trabalham na perspectiva clínica, isto é, de atendimento individualizado a pessoas, sejam em consultas e em outros procedimentos de apoio diagnóstico e terapêutico, como exames laboratoriais e de imagem, sejam partos, cirurgias e outros procedimentos especializados.

Por último, temos os serviços ou ações reabilitadoras, dirigidas à recuperação de funções eventualmente comprometidas por malformações congênitas, doenças genético-hereditárias, ou pela ocorrência de alguma doença ou dano à integridade e saúde das pessoas no curso de sua vida, como é o caso de problemas derivados da ocorrência de acidentes de trabalho, acidentes de trânsito, acidentes domésticos e problemas que afetam pessoas vítimas de violência, em suas mais diversas formas, que podem resultar em algum tipo de lesão corporal e comprometimento funcional. Nesse grupo se inserem ações voltadas à incorporação de órteses e próteses, bem como a oferta de equipamentos que auxiliam as pessoas lesionadas a melhorarem sua qualidade de vida.

Classificação dos serviços segundo o grau de complexidade tecnológica e organizacional das unidades de produção de serviços de saúde

A caracterização da produção dos serviços de saúde com base na complexidade tecnológica diz respeito aos meios de trabalho utilizados e às formas de organização do processo de trabalho. Estes aspectos estão intrinsicamente relacionados, na medida em que o uso de uma determinada tecnologia – seja ela tecnologia leve, leve-dura ou dura (MERHY, 1994) – condiciona o modo como os sujeitos do processo de trabalho – profissionais de saúde e técnicos – trabalham e, consequentemente, determina o tipo de produto gerado.

Na literatura especializada, encontramos duas maneiras de caracterizar a produção de serviços de saúde, que se distinguem uma da outra pela ênfase dada à tecnologia utilizada ou à forma de organização do processo de trabalho. Os autores que enfatizam a identificação das formas de organização do processo de produção dos serviços partem da crítica às diversas

10 • Níveis de atenção, produção de serviços e cobertura do SUS

modalidades que se podem encontrar na prática e propõem formas alternativas de organização, que impliquem em maior racionalidade, eficiência e efetividade das ações realizadas.

Paim (2008), por exemplo, distingue a "atenção à demanda espontânea" da "oferta organizada", valorizando o grau de racionalização que permeia o processo de produção de serviços. Nessa mesma linha, Schraiber, Nemes e Mendes-Gonçalves (1996) distingue a "consultação" da "programação", chamando a atenção para a diferença entre um processo de produção e serviços composto pelo somatório de consultas individualizadas, procedimento clínico por excelência, que reproduz a atenção à demanda espontânea, de um processo que obedeça a uma lógica epidemiológica precedida, portanto, pela análise da situação de saúde da população, que acessa um determinado serviço, com o estabelecimento de "programas", ou melhor "ações programáticas" voltadas ao atendimento dos grupos e problemas priorizados. Ainda nessa linha, ou seja, na busca de racionalização, encontra-se a proposta denominada de "Vigilância da Saúde" (Teixeira *et al.,* 1998), que propõe a articulação de diversas práticas (promocionais, preventivas, assistenciais e reabilitadoras), de modo a garantir a integralidade da atenção aos problemas e às necessidades de saúde da população de um dado território.

Embora tais propostas tenham, de certo modo, estimulado o debate acadêmico em torno das mudanças que se podem introduzir na organização do processo de produção de serviços de saúde no âmbito do SUS, a concepção predominante entre os gestores, que fundamenta, inclusive, a atribuição de responsabilidades de gestão sobre o conjunto dos serviços que compõem a base técnico-operacional do SUS leva em conta a complexidade tecnológica e estabelece políticas e estratégias diferenciadas com relação aos diversos "níveis de atenção" no SUS.

Esse termo, "níveis de atenção", provém do debate internacional que a Organização Mundial da Saúde (OMS) estimulou, a partir dos anos 1960, sobre a "reorientação dos sistemas de saúde com base na atenção primária" (OMS/OPS 1992). Não cabe aqui resgatar a vasta literatura sobre o tema, mas importa enfatizar que desse debate resultou a distinção entre Atenção Primária à Saúde (APS), Atenção Secundária e Atenção Terciária. O critério fundamental para a distinção desses "níveis de atenção" é a complexidade tecnológica, ou seja, o grau de densidade tecnológica empregado na produção de serviços.

Ainda que, no Brasil, autores como Schraiber, Nemes e Mendes-Gonçalves (1996) tenham problematizado essa distinção, chamando a atenção para os equívocos que podem derivar da compreensão da APS como um processo simples, quando, na verdade, é extremamente complexo lidar com a diversidade de problemas que chegam aos níveis primários de atenção, isto é, aos postos, centros de saúde e UPA, esta classificação foi incorporada pelo Ministério da Saúde e se reproduz na gestão do SUS nos níveis estadual e municipal.

Parte VII • Cobertura

Por conta disso, a avaliação da cobertura populacional dos serviços oferecidos pelo SUS pode levar em conta a distinção entre os diversos níveis de atenção. Cabe assinalar, ademais, que a expressão 'Atenção Primária à Saúde' corresponde, nos documentos de política do SUS, à noção de 'Atenção Primária', termo que empobrece sobremodo a definição de APS proposta pela OMS. A Atenção Secundária, por sua vez, corresponde aos serviços definidos pelo Ministério da Saúde como especializados de "média e alta complexidade" (MAC), e a Atenção Terciária corresponde aos serviços produzidos em hospitais.

Cada um desses níveis de atenção tem sido objeto de políticas e estratégias específicas, as quais trataremos de apontar, brevemente, nos próximos itens desse capítulo, de modo a contextualizar, politicamente, a produção de ações/serviços apresentada nas tabelas que ilustram cada um dos itens.

Atenção Primária à Saúde

Não há uma única definição de APS. Ela pode ser entendida como um programa especial, focalizado e específico, como se fosse uma 'cesta' de serviços destinados a grupos sociais mais necessitados; pode também ser interpretada como nível de atenção, abarcando serviços ambulatoriais não especializados de primeiro contato; e, por último, em sua acepção mais importante, como APS abrangente, uma estratégia reordenadora do modelo de atenção à saúde (AQUINO *et al.*, 2014).

Nessa concepção abrangente, considera-se que a APS à saúde deve possuir atributos ou características (STARFIELD, 2002), quais sejam:

- **Primeiro contato**: a APS representa a porta de entrada do sistema de saúde, aquele que é procurado regularmente por problemas de saúde diversos ou para acompanhamento de rotina.
- **Acessibilidade**: a APS deve estar disponível para os usuários do sistema de saúde sem barreiras de nenhum tipo, sejam geográfica, financeira, cultural ou mesmo organizacional. Deve estar disponível o mais próximo possível dos usuários, com horários de funcionamento compatíveis com o perfil da população, comportando também consultas não agendadas.
- **Longitudinalidade**: diz respeito ao estabelecimento de vínculos de longa duração, que possibilita maior conhecimento entre profissionais e usuários, suas necessidades, humanizando a relação.
- **Integralidade**: essa característica envolve a articulação da APS com os demais níveis de atenção, além da atenção em domicílio, nos territórios. Ou seja, exige a articulação de práticas de saúde de promoção da saúde, prevenção de agravos e cuidado em todos os níveis de atenção, assegurados pela APS em sua relação com a atenção ambulatorial especializada e também a hospitalar.

10 • Níveis de atenção, produção de serviços e cobertura do SUS

• **Coordenação**: esse atributo dialoga com o anterior, à medida que garante a continuidade do cuidado dos usuários ao interior do sistema de serviços de saúde. Nesse caso, destaca-se a necessidade de disponibilizar informações acerca dos problemas dos usuários e da utilização de mecanismos adequados de comunicação, como tecnologias que favoreçam a gestão da clínica.

No Brasil, convencionalmente, a APS passou a ser chamada de Atenção Primária, que corresponde a "(...) um conjunto de ações de caráter individual ou coletivo, situadas no primeiro nível de atenção dos sistemas de saúde, voltados para promoção da saúde, prevenção de agravos, tratamento e a reabilitação" (BRASIL, 1999, p.9).

Essa concepção da Atenção Primária aproxima-se da concepção abrangente de APS, representando uma estratégia de organização dos sistemas de serviços de saúde. Por conseguinte, envolve práticas de saúde de diferentes naturezas, tratando-se de ações no amplo espectro de saúde de promoção da saúde à reabilitação. Trata-se de ações de alta complexidade, porém baixa densidade tecnológica, ou seja, de menor custo e com potencial para solução de uma grande parte de problemas de saúde (STARFIEL, 2002).

Em resumo, podemos caracterizar a Atenção Primária como um conjunto de ações de saúde, no âmbito individual e coletivo, que abrangem a promoção e a proteção da saúde, a prevenção de agravos, a assistência, a reabilitação e a manutenção da saúde. Desenvolve-se por meio de práticas gerenciais e sanitárias, democráticas e participativas, sob a forma de trabalho em equipe dirigido a populações em territórios delimitados, para quem a equipe de saúde assume a responsabilidade sanitária. Trata-se de um nível de atenção que abarca um conjunto complexo de práticas de saúde de baixa densidade tecnológica voltadas à resolução dos problemas mais frequentes e relevantes da população do território. É o contato preferencial dos usuários e orienta-se pelos princípios da universalidade, integralidade, equidade e participação. Toma por base também os princípios da acessibilidade, da coordenação do cuidado, da continuidade, do estabelecimento de vínculos, e da humanização das relações entre profissionais, trabalhadores de saúde e usuários do sistema.

Atenção Primária no Brasil

Com a criação do SUS, coloca-se o desafio da organização de um sistema hierarquizado, descentralizado e regionalizado. Esse processo vem se dando pela implementação de um conjunto de normas, programas e estratégias adotadas pelos diversos gestores do sistema ao longo destes 30 anos.

Em 1991, implanta-se o Programa de Agentes Comunitários de Saúde (PACS), que tinha como foco a epidemia de cólera em regiões do Norte e Nordeste, com ações voltadas para orientação acerca de vacinação e reidratação oral (AQUINO *et al.*, 2014). A experiência do PACS propiciou, em 1994, a emergência do Programa Saúde da Família (PSF), inicialmente

Parte VII • Cobertura

implantado em pequenos municípios. Em 1996, com a publicação da Norma Operacional Básica de 1996 (NOB 96), o PSF ganha *status* privilegiado com financiamento próprio e passa a ser adotado como estratégia de reorientação do modelo de atenção à saúde no SUS (BRASIL, 1996).

Em 2003, o governo federal institui o Programa de Expansão e Consolidação da Saúde da Família (PROESF) (BRASIL, 2003), dirigido a municípios com mais de 100 mil habitantes. A partir de então, houve crescimento expressivo do número de equipes de Saúde da Família (eSF) no Brasil e, consequentemente, da cobertura dos serviços básicos

Em 2006 é publicada a Política Nacional de Atenção Básica (PNAB), revisada em 2011 e 2012, cujos princípios fundamentais são território adstrito para permitir o planejamento e a programação de forma descentralizada e contemplando a situação de saúde de cada território; acesso universal e contínuo a serviços de saúde, com qualidade e resolutividade de modo equânime; integralidade em seus vários aspectos, integrando ações programáticas e demanda espontânea, ações de promoção da saúde, prevenção de agravos, vigilância em saúde, tratamento e reabilitação. Tudo isso trabalhando de forma multiprofissional, interdisciplinar e integrada (BRASIL, 2011).

As eSF são compostas, no mínimo, por um médico generalista ou especialista em medicina de família e comunidade; enfermeiro também generalista ou especialista em saúde da família; auxiliar ou técnico de enfermagem; e os ACS. Em 2001, facultou-se às eSF a inserção das Equipes de Saúde Bucal (eSB), que comportam um cirurgião-dentista, com auxiliar de saúde bucal e técnico de saúde bucal, que é opcional. Essa equipe atende no máximo 4.000 pessoas, a depender do grau de vulnerabilidade das famílias de cada território. O número de ACS deve ser suficiente para cobrir o número de famílias cadastradas na proporção de um ACS para no máximo 150 famílias. Todos os profissionais disponibilizam 40 horas semanais para o trabalho nas ESF, com exceção do médico (BRASIL, 2012).

Outras iniciativas foram propostas ao longo dos anos para incrementar a eSF, a exemplo da inserção das eSB. Houve também a implantação dos Núcleos de Apoio à Saúde da Família (NASF), pela portaria 154 (BRASIL, 2008). Esses núcleos têm como objetivo ampliar a abrangência e o escopo das ações da Atenção Primária, aumentando sua resolubilidade. São constituídos por equipes compostas por profissionais de diferentes áreas de conhecimento que devem atuar em parceria com os profissionais das eSF, compartilhando as práticas em saúde nos territórios sob responsabilidade das eSF.

Em 2011, o NASF foi regulamentado pela portaria 2.488 publicada em outubro. No ano seguinte, a portaria 3.124, de dezembro de 2012, revisou os parâmetros para o NASF e, por consequência, criou-se mais uma modalidade de NASF, o NASF 3. Podem, então, ser identificados três tipos de NASF: NASF 1, que atende de cinco a nove eSF ou equipe

10 • Níveis de atenção, produção de serviços e cobertura do SUS

de Atenção Primária para população específica (consultório na rua, equipes ribeirinhas e fluviais); NASF 2, que atende de três a quatro equipes; e, NASF 3 dirigido para uma a duas equipes.

A composição do NASF deve ser orientada pelas necessidades epidemiológicas, resultando em diferentes configurações, contendo distintos profissionais, que podem ser: médico acupunturista; assistente social; profissional/professor de educação física; farmacêutico; fisioterapeuta; fonoaudiólogo; médico ginecologista/obstetra; médico homeopata; nutricionista; médico pediatra; psicólogo; médico psiquiatra; terapeuta ocupacional; médico geriatra; médico internista (clínica médica), médico do trabalho, médico veterinário, profissional com formação em arte e educação (arte educador) e profissional de saúde sanitarista, ou seja, profissional graduado na área de saúde com pós-graduação em saúde pública ou coletiva ou graduado diretamente em uma dessas áreas, segundo o Código Brasileiro de Ocupações (CBO) (BRASIL, 2008).

Cabe registrar que o financiamento da Atenção Primária encontra-se sob a gestão municipal desde implementação das NOBs, nos anos 1990. A NOB de 1996 instituiu o piso da Atenção Básica (PAB), calculado em função do tamanho da população, que corresponde a um valor *per capita* disponibilizado para os municípios pelo governo federal por meio de transferência fundo a fundo. Essa mesma NOB instituiu também o PAB variável, que consiste em um montante de recursos financeiros destinados a estimular a implantação de algumas estratégias, como Saúde Bucal (SB), Compensação de Especificidades Regionais, NASF, Saúde Indígena (SI) e Saúde no Sistema Penitenciário (TEIXEIRA *et al.*, 2014).

Com a aprovação dos Pactos pela Saúde, em 2006, o repasse de recursos foi organizado segundo blocos de financiamento, e a Atenção Primária passou a compor um bloco específico dentre os cinco que foram criados (BRASIL, 2006a).

Em 2017, a PNAB foi revisada, sendo que o aspecto mais discutível foi a flexibilização das modalidades de composição da equipe da Atenção Primária, quais sejam: eSF, Equipe da Atenção Primária (eAB), eSB, Núcleo Ampliado de Saúde da Família e Atenção Primária (Nasf-AB), Estratégia de Agentes Comunitários de Saúde (EACS) e Equipes de Atenção Primária para Populações Específicas. Essa diversidade de equipes reduz a ênfase no trabalho das eSF, que têm assumido a responsabilidade pela atenção integral à saúde nos territórios.

Cobertura da Atenção Primária no SUS

A PNAB instituiu dispositivos importantes para a reorganização do sistema de saúde no Brasil, com base territorial e, especialmente, com a implantação eSF, tendo o ACS como principal interlocutor entre as eSF e as comunidades assistidas.

Parte VII • Cobertura

Pode-se afirmar que, tomando como referência os últimos 17 anos (2000 a 2017), pós-implantação da NOB 96, houve expansão significativa do número de eSF, assim como sua cobertura populacional. De igual modo, houve, ao longo dos anos, o crescimento do número de municípios atendidos por equipes, resultando na expansão da Atenção Primária em todo território nacional. As eSB, entretanto, foram inseridas somente em 2001. Desde então, houve também crescimento do número de equipes e da cobertura populacional. Com relação aos NASFs, também cresceu, nos últimos anos, sua participação na Atenção Primária em todo país.

Na Tabela 10.1, a Atenção Primária está sintetizada em números, mostrando a expansão de cobertura em todo país.

Atenção Secundária ou ambulatorial especializada no SUS

O nível de Atenção Secundária contempla a oferta de serviços especializados, reconhecidamente de MAC, desenvolvidos em ambiente ambulatorial. Nele, são contempladas as especialidades médicas voltadas para assistência cardiovascular, auditiva, renal, oncológica, bucal, traumato-ortopédica e neurológica, além de contemplar atenção à saúde da mulher, do homem, do portador de deficiência, do idoso, do queimado, do obeso e do trabalhador. Inclui-se também a assistência nutricional, intensivista, ventilatória não invasiva e urgência-emergência (SOLLA e PAIM, 2014).

A normatização da Atenção Secundária é historicamente centrada no custo procedimental: não cabendo na Atenção Primária, destina-se à tabela da MAC ambulatorial (secundária) ou hospitalar (terciária). Esses mecanismos justificam críticas quanto ao entendimento conceitual sobre complexidade, pois se fundamenta no valor financeiro dos respectivos procedimentos nas tabelas do SUS e na densidade tecnológica (SOLLA e PAIM, 2014; BRASIL, 2011a).

A disposição destes serviços especializados deve respeitar a lógica hierárquica e regionalizada do sistema de saúde, fundamentar-se na demanda regulada e/ou referenciada preferencialmente para APS e pela contrarreferência dos serviços hospitalares. Todavia, é nível considerado como funil no sistema, dado o desafio de acesso (SOLLA e CHIORO, 2012).

Produção e rede ambulatorial no SUS

A produção de procedimentos no nível secundário é registrada no SIA. Sua série histórica tem apresentado aumento na produção de serviços de alta complexidade entre 2000 e 2007, principalmente na busca de órgãos para transplante, na distribuição de medicamentos de alto custo, na ressonância magnética e na radiografia convencional, enquanto para média complexidade, o aumento é destacável para terapias especializada, órteses/próteses e

10 • Níveis de atenção, produção de serviços e cobertura do SUS

odontologia. Entre 2008 e 2011, o notório aumento de 22,66% não superou o desafio de estrangulamento que esse nível de atenção significa na oferta de serviços pelo SUS (SOLLA e CHIORO, 2012; SOLLA e PAIM, 2014). Analisando os quantitativos de procedimentos ambulatoriais especializados produzidos pelo SUS, de acordo com o subgrupo e entre 2012 e 2016 (Tabela 10.2), observa-se que o crescimento da produção de serviços na Atenção Secundária decorre de alguns aspectos analíticos da histórica expansão da cobertura assistencial. O primeiro aspecto corresponde à ampliação das eSF que favoreceram o acesso dos usuários a APS e, consequentemente, provocou processo de busca por serviços de apoio diagnósticos e especialidades médicas ambulatoriais (BRASIL, 2011b).

Por outro ponto de vista, a ampliação da cobertura por Atenção Secundária se faz relevante pelos fatores determinantes, como aumento da esperança de vida, do envelhecimento da população e das doenças crônicas. Seu entendimento deve considerar a íntima correlação entre os níveis de atenção à saúde e, por isso, compreender que sua cobertura está associada ao princípio da integralidade e, principalmente, orientada às necessidades de saúde, fundamentadas na complexidade da abordagem (respeitando a concepção ampla, que envolve comorbidades, e determinantes sociais e epidemiológicos), na multidisciplinaridade da intervenção, na longitudinalidade do cuidado, na interdependência e corresponsabilização clínica, na territorialização, na intersetorialidade, na eficiência econômica e na melhoria contínua da qualidade (OUVERNEY e NORONHA, 2013).

Nessa lógica, a distribuição dos pontos assistenciais com ofertas de procedimentos deste nível coaduna com a necessidade de conformações de redes de atenção e perspectiva da regionalização, conforme estabelecido pelo Pacto de Gestão e por estratégias de implantação das Redes de Atenção à Saúde, considerando o não sucesso de os municípios tentarem desenvolver autossuficiência de seus sistemas e a fragmentação do modelo de oferta de serviços, que são desafios que fortalecem a necessidade de pactuações integradas (MENDES, 2010; ERDMANN *et al.*, 2013). Outros aspectos que merecem atenção são as experiências de incorporação de matriciamento para atenção especializada, pela possibilidade de melhoria da equidade no acesso, pelo estreitamento do cuidado especializado aos usuários, pelo relacionamento personalizado e pela maior articulação entre as eSF e os especialistas, situação percebida nos casos de Florianópolis (SC) e Curitiba (PR), que progressivamente mediaram relação entre Atenção Primária e Secundária ambulatorial.

Quanto à rede ambulatorial assistencial, a Tabela 10.3 evidencia que a MAC ambulatorial tem apresentado diminuição do número de estabelecimentos estaduais e aumentado o quantitativo municipal entre 2012 e 2017. Essa situação aponta a maior descentralização da oferta de serviços ambulatoriais das Secretarias Municipais de Saúde, mas não se trata de um fenômeno uniforme entre as regiões e estados brasileiros.

Parte VII • Cobertura

TABELA 10.1. Série histórica da cobertura e quantitativo de estabelecimentos de Atenção Primária à Saúde entre 2000 e 2016

Cobertura/estabelecimentos	2000	2001	2002	2003	2004	2005
Número de municípios com ACS	4.345	4.786	5.076	5.143	5.122	5.242
ACS implantados	134.273	152.865	175.463	184.341	192.735	208.104
Cobertura por ACS	70.099.999	80.336.759	90.790.464	94.405.341	98.332.480	103.521.431
Proporção de cobertura por ACS	42,76%	46,60%	52,61%	54,05%	55,48%	58,40%
Número de municípios com eSF	8.613	3.682	4.161	4.488	4.664	4.986
Cobertura populacional de Saúde da Família	28.581.244	43.829.910	54.932.215	62.339.523	69.104.532	78.617.526
Número de eSF implantadas	0	13.155	16.698	19.068	21.232	24.564
Proporção da população coberta por eSF	17,43%	25,43%	31,87%	35,49%	39%	44,35%
Número de municípios com eSB	0	1.288	2.302	2.787	3.184	3.897
Número de eSB	0	2.248	4.261	6.270	8.951	12.603
Número de NASF	0	0	0	0	0	0

Cobertura/estabelecimentos	2006	2007	2008	2009	2010	2011
Número de municípios com ACS	5.309	5.265	5.384	5.349	5.383	5.404
ACS implantados	215.492	210.964	230.244	234.767	244.863	250.607
Cobertura por ACS	109.712.383	106.951.509	113.688.944	115.425.615	119.841.804	122.189.034
Proporção de cobertura por ACS	59%	57	60	61	62.56	64.06
Número de municípios com eSF	5.106	5.125	5.235	5.251	5.294	5.285
Cobertura populacional de Saúde da Família	85.734.139	87.748.414	93.178.011	96.140.711	100.068.661	101.884.067
Número de eSF implantadas	26.729	27.324	29.300	30.328	31.660	32.295
Proporção da população coberta por eSF	46%	46,62%	50	51	52	53
Número de municípios com eSB	4.285	4.294	4.597	4.717	4.830	4.863
Número de eSB	15.086	15.694	17.807	18.982	20.424	21.425
Número de NASF	0	0	0	0	1.317	1.564

Cobertura/estabelecimentos	2012	2013	2014	2015	2016
Número de municípios com ACS	5.425	5.436	5.492	5.504	5.500
ACS implantados	257.265	257.936	265.698	266.217	265.685
Cobertura por ACS	125.119.788	125.584.425	128.696.369	129.241.994	129.083.413
Proporção de cobertura por ACS	65	65	66	67	67
Número de municípios com eSF	5.297	5.346	5.465	5.463	5.409
Cobertura populacional de Saúde da Família	105.504.290	109.341.094	121.190.878	123.605.306	125.556.551
Número de eSF implantadas	33.404	34.715	39.310	40.162	40.098
Proporção da população coberta por eSF	55	56	62	64	64
Número de municípios com eSB	4.901	4.971	5.018	5.019	4.955
Número de eSB	22.203	23.350	24.323	24.467	24.384
Número de NASF	1.929	2.737	4.130	4.188	4.406

ACS: Agente Comunitário de Saúde; eSF: equipe Saúde da Família; eSB: Equipe de Saúde Bucal; NASF: Núcleos de Apoio à Saúde da Família. Fonte: BRASIL. Ministério da Saúde. **Sistema de Informação da Atenção Básica**. Brasília, DF: Ministério da Saúde; s/d. Disponível em: http://www2.datasus.gov.br/SIAB/index.php?area=0

TABELA 10.2. Produção ambulatorial do Sistema Único de Saúde por gestor. Quantidade aprovada por subgrupo de procedimento e aprovação entre 2012 e 2016

Subgrupo de procedimentos	2012	2013	2014	2015	2016	2016-2012
0101 Ações coletivas/individuais em saúde	559.629.627	566.390.139	603.989.127	605.160.521	566.383.696	6.754.069
0102 Vigilância em saúde	17.084.509	20.276.345	24.419.652	21.203.469	24.751.574	7.667.065
0201 Coleta de material	66.976.600	74.221.984	76.962.699	76.690.865	64.674.068	-2.302.532
0202 Diagnóstico em laboratório clínico	538.677.227	553.245.731	600.970.813	616.626.466	624.610.323	85.933.096
0203 Diagnóstico por anatomia patológica e citopatologia	13.329.874	12.749.672	12.100.458	11.685.152	11.788.615	-1.541.259
0204 Diagnóstico por radiologia	60.892.595	62.033.177	63.630.536	62.209.157	60.789.762	-102.833
0205 Diagnóstico por ultrassonografia	14.045.353	14.473.976	15.494.364	15.350.468	15.909.419	1.864.066
0206 Diagnóstico por tomografia	2.812.283	31.67.362	3.680.447	3.989.096	4.329.295	1.516.912
0207 Diagnóstico por ressonância magnética	692.019	790.421	927.034	1.010.657	1.071.771	379.752
0208 Diagnóstico por medicina nuclear *in vivo*	387.008	413.376	432.860	435.684	446.245	59.237
0209 Diagnóstico por endoscopia	1.657.624	1.676.510	1.826.025	1.812.748	1.836.133	178.509
0210 Diagnóstico por radiologia intervencionista	57.213	59.111	58.947	53.222	50.714	-6.499
0211 Métodos diagnósticos em especialidades	30.411.328	31.231.325	34.542.107	37.221.558	39.207.959	8.796.631
0212 Diagnóstico e procedimentos especiais em hemoterapia	12.708.708	12.634.019	13.146.197	1.5913.353	16.048.705	3.339.997
0213 Diagnóstico em vigilância epidemiológica e ambiental	425.375	951.254	1.403.148	1.030.017	722.377	297.002
0214 Diagnóstico por teste rápido	40.949.843	45.550.730	49.684.410	52.947.147	52.258.533	11.308.690
0301 Consultas/ atendimentos/ acompanhamentos	1.316.668.909	1.386.801.616	1.474.959.285	145.2961.689	1.365.210.882	48.541.973
0302 Fisioterapia	45.276.586	43.682.436	44.488.653	42.819.846	42.834.868	-2.441.718
0303 Tratamentos clínicos (outras especialidades)	5.866.841	5.767.287	6.323.410	6.599.457	6.892.181	1.025.340

(continua)

(continuação)

Subgrupo de procedimentos	2012	2013	2014	2015	2016	2016-2012
0304 Tratamento em oncologia	12.054.685	12.889.778	13.349.794	13.489.390	13.402.257	1.347.572
0305 Tratamento em nefrologia	12.206.285	12.641.287	13.186.448	13.618.515	13.966.275	1.759.990
0306 Hemoterapia	7.919.366	7.925.442	7.984.952	8.065.803	7.944.923	25.557
0307 Tratamentos odontológicos	86.946.236	80.661.790	88.098.215	89.973.745	71.459.978	-15.486.258
0308 Tratamento de lesões, envenenamentos e outros, decorrentes de causas externas	5	15	13	-	1	-4
0309 Terapias especializadas	993.940	984.063	1.043.701	1.102.036	1.261.881	267.941
0310 Parto e nascimento	2.310	1.063	1.319	901	797	-1.513
0401 Pequenas cirurgias e cirurgias de pele, tecido subcutâneo e mucosa	62.269.677	60.536.558	66.817.836	68.730.651	55.244.023	-7.025.654
0403 Cirurgia do sistema nervoso central e periférico	14.899	22.629	25.548	27.279	39.682	24.783
0404 Cirurgia das vias aéreas superiores, da face, da cabeça e do pescoço	807.498	733.087	2.026.771	1.263.559	766.892	-40.606
0405 Cirurgia do aparelho da visão	1.090.030	1.166.807	1.301.464	1.220.308	1.211.659	121.629
0406 Cirurgia do aparelho circulatório	138.404	128.277	208.095	231.525	219.010	80.606
0407 Cirurgia do aparelho digestivo, órgãos anexos e parede abdominal	68.042	73.293	88.290	93.271	98.506	30.464
0408 Cirurgia do sistema osteomuscular	514.325	430.707	399.004	326.784	316.411	-197.914
0409 Cirurgia do aparelho geniturinário	106.724	91.503	96.431	98.654	91.996	-14.728
0410 Cirurgia de mama	8.329	5.942	5.281	4.705	4.502	-3.827
0411 Cirurgia obstétrica	15.256	9.555	9.759	7.568	7.386	-7.870
0412 Cirurgia torácica	5.789	5.848	6.996	8.245	8.412	2.623
0413 Cirurgia reparadora	210.011	387.182	351.634	200.695	1.175.007	964.996

(continua)

10 • Níveis de atenção, produção de serviços e cobertura do SUS

Subgrupo de procedimentos	2012	2013	2014	2015	2016	2016-2012
0414 Bucomaxilofacial	22.571.045	20.389.663	17.636.816	19.003.805	17.110.323	-5.460.722
0415 Outras cirurgias	142.390	170.142	173.392	167.437	151.506	9.116
0416 Cirurgia em oncologia		2	3	8	1	1
0417 Anestesiologia	215.000	285.431	374.580	422.170	492.399	277.399
0418 Cirurgia em nefrologia	106.259	108.178	112.324	118.079	119.963	13.704
0501 Coleta e exames para fins de doação de órgãos, tecidos e células e de transplante	1.044.678	1.029.844	1.207.438	1.331.051	1.251.865	207.187
0503 Ações relacionadas à doação de órgãos e tecidos para transplante	19.949	19.944	23.343	26.703	27.299	7.350
0504 Processamento de tecidos para transplante	45.205	44.407	49.571	53.439	54.040	8.835
0505 Transplante de órgãos, tecidos e células	4.252	3.591	3.433	3.587	4.183	-69
0506 Acompanhamento e intercorrências no pré e pós-transplante	262.963	284.218	297.806	320.108	338.915	75.952
0604 Componente especializado da assistência farmacêutica	723.246.845	736.095.454	817.056.265	840.185.315	865.622.710	142.375.865
0701 Órteses, próteses e materiais especiais não relacionados ao ato cirúrgico	4.326.873	4.626.882	5.161.966	5.441.417	5.847.180	1.520.307
0702 Órteses, próteses e materiais especiais relacionados ao ato cirúrgico	281.498	278.901	286.386	300.774	301.486	19.988
0801 Ações relacionadas ao estabelecimento	977.061	681.358	551.585	635.379	663.135	-313.926
0803 Autorização/regulação	17.228.697	19.087.395	21.455.695	23.878.745	26.555.189	9.326.492
Total	3.684.394.148	3.797.916.707	4.088.432.326	4.116.072.223	3.985.576.912	301.182.764

Fonte: BRASIL. Ministério da Saúde. **Sistema de Informação Ambulatorial do SUS**. Brasília, DF: Ministério da Saúde; s/d. Disponível em: http://sia.datasus.gov.br/principal/index.php

Parte VII • Cobertura

TABELA 10.3. Estabelecimentos ambulatoriais de média e alta complexidade, por esfera estadual ou municipal, entre 2012 e 2017

Complexidade ambulatorial Região/Unidade da Federação	Média complexidade estadual		Média comlexidade municipal		Alta complexidade estadual		Alta complexidade municipal	
	2012	2017	2012	2017	2012	2017	2012	2017
Norte	1.807	1.379	5.631	8.619	194	231	223	315
Rondônia	374	413	1.002	1.725	31	39	48	66
Acre	262	167	110	337	14	20	1	4
Amazonas	677	332	539	958	36	37	9	15
Roraima	50	96	177	232	19	21	7	6
Pará	162	149	.982	4.026	48	65	135	188
Amapá	176	133	54	212	18	21	1	4
Tocantins	106	89	767	1.129	28	28	22	32
Nordeste	3.484	2.950	30.419	39.708	337	406	1.145	1.463
Maranhão	299	234	1810	2.823	31	37	131	169
Piauí	274	523	1.219	1.619	15	14	76	96
Ceará	106	194	7.106	8.988	14	20	187	235
Rio Grande do Norte	44	72	2.661	3.255	55	55	70	104
Paraíba	66	56	2.590	3.595	12	31	171	213
Pernambuco	248	226	4.517	5.854	111	137	78	108
Alagoas	123	106	2.048	2.431	8	9	84	105
Sergipe	130	149	687	908	8	11	76	84
Bahia	2.194	1.390	7.781	10.235	83	92	272	349
Sudeste	5.426	4.380	81.459	107.520	678	540	3.214	3.672
Minas Gerais	2.336	2.031	20.288	27.030	195	153	628	808
Espírito Santo	2.243	1.850	1.964	3.442	136	110	39	56
Rio de Janeiro	382	126	11.178	16.241	90	43	931	1.035
São Paulo	465	373	48.029	60.807	257	234	1.616	1.773
Sul	7.389	4.185	30.479	41.853	579	470	967	12.98
Paraná	3.910	2.344	10.784	14.806	322	298	275	367
Santa Catarina	836	249	8.453	11.673	80	41	314	453
Rio Grande do Sul	2.643	1.592	11.242	15.374	177	131	378	478
Centro-Oeste	4.316	2.315	10.851	15.043	244	224	520	740
Mato Grosso do Sul	78	79	3.109	3.974	5	22	97	114
Mato Grosso	524	93	2.532	3.961	81	57	144	283
Goiás	139	49	5.151	7.108	12	11	278	343
Distrito Federal	3575	2094	59	-	146	134	1	-
Total	22.422	15.209	158.839	212.743	2.032	1.871	6.069	7.488

Fonte: BRASIL. Ministério da Saúde. **Portal da Saúde**. Cadastro Nacional dos Estabelecimentos de Saúde do Brasil. Brasília, DF: Ministério da Saúde; 2018. Disponível em: http://www2.datasus.gov.br/DATASUS/index.php?area=0204

As Regiões Norte e Nordeste aumentaram sua capacidade instalada de alta complexidade ambulatorial tanto na esfera estadual quanto municipal, exceto nos estados do Tocantins, Piauí e Rio Grande no Norte, condição que aponta a importante participação da rede estadual na cobertura da atenção de alta complexidade ambulatorial no Norte e Nordeste. Assim como para média complexidade ambulatorial, existe importante dependência do nível estadual no Acre, Amazonas, Piauí, Ceará, Rio Grande no Norte e Sergipe.

Refletindo a tendência nacional, o aumento da rede ambulatorial de alta complexidade pelos municípios foi mais marcante para Paraíba, no Nordeste, Minas Gerais, no Sudeste, Santa Catarina, no Sul, e Mato Grosso, no Centro-Oeste do Brasil. As principais reduções da rede estadual ambulatorial de média complexidade por suas respectivas regiões são no Amazonas, na Bahia, no Espírito Santo, no Paraná e no Mato Grosso.

Assim, entendemos que a cobertura da MAC ambulatorial é historicamente sustentada pela rede estadual, mas que vem ocorrendo um processo de descentralização desta capacidade instalada aos municípios brasileiros. Reitera-se a descrição da literatura quanto à maior concentração de serviços especializados e de alta complexidade ambulatorial nos Estados das Regiões Sudeste e Sul (BRAGA NETO *et al.*, 2012; SOLLA e CHIORO, 2012)

Atenção Terciária

A Atenção Terciária é notoriamente conhecida como aquela prestada nos serviços hospitalares, mas esta concepção é simplista, na perspectiva da compreensão fundamentada no processo de articulação dos níveis de atenção e no princípio da integralidade. Isto é justificado pelas contemporâneas estratégias de prestação de serviços, outrora situados somente em nível hospitalar.

Historicamente, os serviços hospitalares tinham como característica de sua acessibilidade a prestação de serviços por meio do modelo filantrópico, que, na maioria das vezes, era de caráter religioso e destinado aos mais pobres e a pessoas sem vínculos trabalhistas regulares. Outro modelo, filantrópico ou não, era constituído por contribuintes de fundos de pensões específicos e que se destinava privativamente a seus contribuintes. Ambos ofertavam serviços, diferenciando o público e o privado quanto ao acesso, mas sendo, na maioria das vezes, contratados pelos governos para oferta de serviços, que marcou importante dependência financeira pública deste nível de atenção, principalmente na segunda metade do século 20 (BRAGA NETO *et al.*, 2012).

Com a definição constitucional do direito à saúde em 1988, a capacidade instalada da rede hospitalar pública própria que foi herdada pelo SUS se caracterizou como de baixa complexidade assistencial e resolutividade, e alta concentração metropolitana, que ocasionava baixa cobertura em outros territórios de saúde.

Parte VII • Cobertura

Assim, histórica e regionalmente, os serviços hospitalares são distribuídos no Brasil de modo desigual, caracterizando cobertura desigual nas várias regiões do país. Isto piora quando analisada a disponibilidade destes serviços por habitantes, demonstrando o quão heterogêneo é a Atenção Terciária no país. Coexiste alta densidade de leitos em alguns estados ou territórios de saúde, enquanto ocorrem vazios assistenciais em outras (áreas territoriais com baixa relação leitos gerais por habitante). É forte a presença de hospitais de pequeno porte com baixa resolutividade (com perfil assistencial mais próximo do atendimento ambulatorial) e baixa capacidade instalada de alta complexidade (que tem como indicador a relação leitos gerais por leitos de unidade de terapia intensiva) (MACHADO, MARTINS e LEITE, 2015; COELHO, 2016; FARIAS e ARAÚJO, 2017).

No SUS, o registro dos estabelecimentos hospitalares tem variada classificação. Quanto ao tipo são gerais ou especializados; podem ser de pequeno, médio e grande porte; por suas naturezas, podem se enquadrar como públicos e privados, com ou sem fins lucrativos; e, quanto à esfera de gestão, eles podem ser federais (dos Ministério da Saúde, da Educação e das Forças Armadas), estaduais e municipais (BRASIL, 2017).

A partir da elaboração do Plano de Reforma da Atenção Hospitalar Brasileira (PRAHB) (BRASIL, 2004), iniciou-se a discussão governamental sobre a recondução do modo como o hospital se insere nos níveis de atenção à saúde. Entendendo que a atenção hospitalar envolve seis dimensões (organizacional, assistencial, política, social, financeira e de ensino-pesquisa) (BRASIL, 2004), as estratégias governamentais estabeleceram diretrizes como modelo de atenção centrado no usuário; planejamento e gestão de rede assistencial; alocação global e mista de recursos; contratualização com estabelecimento de metas; fortalecimento da capacidade gerencial e relação próxima com os gestores dos serviços e sistemas (SOLLA e PAIM, 2014).

Em 2013, foi estabelecida a Política Nacional de Atenção Hospitalar (PNHOSP), reiterando a importância da contratualização, da atenção regionalizada e do estabelecimento do hospital como ponto de atenção integrado às Redes de Atenção a Saúde (BRASIL, 2013; SANTOS e PINTO, 2017), que passaram a ser a estratégia privilegiada para a reorganização dos serviços ao nível estadual.

Atualmente, a rede hospitalar pode ser pública ou privada. Esta última pode pertencer ao grupo de serviços contratados pelo poder público (devendo ser preferencialmente sem fins lucrativos e com oferta parcial ou 100% ao SUS) ou integrar a rede suplementar, que atende aos usuários de modo particular, com desembolso direto ou particular assegurado por operadoras de planos de saúde. Também podem ser distinguidos como municipais, estaduais e federais, conforme nível de gestão que são vinculados.

Quanto à cobertura dos estabelecimentos de MAC hospitalar, evidencia-se, entre outubro de 2012 e 2017, importante caracterização ilustrada

10 • Níveis de atenção, produção de serviços e cobertura do SUS

na Tabela 10.4. Nesse nível de atenção, repete-se a tendência nacional percebida na MAC ambulatorial: registram-se diminuição dos estabelecimentos estaduais e aumento dos municipais entre 2012 e 2017, também indicando relevância do processo de descentralização da atenção hospitalar para as Secretarias Municipais de Saúde, principalmente para Região Sudeste. Todavia, o fenômeno foi contrário para Região Norte, que praticamente manteve a rede estadual, além de ter registrado aumento municipal para MAC, e para metade dos estados no Nordeste.

Acompanhando a tendência nacional, a diminuição dos serviços de média complexidade hospitalar foi mais importante nos seguintes estados, por respectivas regiões: Tocantins, Maranhão, Minas Gerais, Paraná e Mato Grosso. Houve destaque para Bahia, que não reduziu e se manteve como estado com maior rede de média complexidade hospitalar estadual.

Quanto à rede municipal de MAC hospitalar, o Norte se caracteriza pela baixa capacidade instalada. As Regiões Nordeste e Sudeste possuem o maior quantitativo de estabelecimentos de média complexidade municipal (devendo ponderar que o Sudeste concentra seu total em apenas quatro estados e, assim, destaca-se). Praticamente metade da capacidade instalada de alta complexidade hospitalar estadual e municipal está nos estados do Sudeste. Cabe destacar que o maior quantitativo de estabelecimentos estaduais está em São Paulo, Paraná, Bahia e Pernambuco (e, nesses dois últimos, houve aumento entre 2012 e 2017).

Essa rede assistencial hospitalar presta serviços de MAC, que são notificados no Cadastro Nacional de Estabelecimentos de Saúde (CNES), e a prestação de serviços da Atenção Terciária consta no SIH e pode ter sido desenvolvida por prestadores SUS ou não SUS.

Os serviços realizados são de consultas clínicas, cirúrgicas e especializadas (neurologia, oftalmologia, pneumologia, cardiologia, nefrologia e gastrenterologia). Como procedimentos de média complexidade, podem-se citar coleta de exames, pequenas cirurgias e terapias ambulatoriais com suporte hospitalar. Dentre os procedimentos de alta complexidade, podem ser citadas grandes cirurgias cardiovasculares, neurológicas, endócrinas, obstétricas, digestórias, ortopédicas entre outras, até todo o processo de transplantes de órgãos (da captação até o pós-operatório).

Na Tabela 10.5, apresenta-se a série histórica da prestação destes serviços em 2008 e de 2012 a 2016. Nela, pode-se perceber duas diferenças: uma entre a produção de 2008 e 2012 e outra referente à produção de 2012 a 2016. Na primeira, entre 2008 e 2012, houve importante diminuição do número de partos e nascimentos, seguido da diminuição dos tratamentos clínicos e das cirurgias geniturinárias, reparadoras e de bucomaxilo, além dos tratamentos nefrológicos. No mesmo período, houve aumento considerável de procedimentos, quando comparados ao total do período de 2012 a 2016.

Parte VII • Cobertura

TABELA 10.4. Estabelecimentos de média e alta complexidade hospitalar, por esfera estadual ou municipal, entre 2012 e 2017

Complexidade hospitalar Região/Unidade da Federação	Média complexidade estadual		Média complexidade municipal		Alta complexidade estadual		Alta complexidade municipal	
	2012	2017	2012	2017	2012	2017	2012	2017
Norte	282	284	356	379	50	72	46	61
Rondônia	21	29	87	85	11	15	7	10
Acre	31	31	2	-	3	3	-	1
Amazonas	116	118	14	14	15	26	-	-
Roraima	10	15	4	4	5	4	4	3
Pará	49	51	222	231	8	14	31	37
Amapá	19	18	-	1	2	3	-	-
Tocantins	36	22	27	44	6	7	4	10
Nordeste	768	737	1.682	1.971	89	132	231	295
Maranhão	147	104	128	205	6	9	19	25
Piauí	122	119	73	85	-	-	19	24
Ceará	4	4	346	362	3	4	53	55
Rio Grande do Norte	8	14	198	203	2	3	21	30
Paraíba	15	23	172	190	-	7	28	38
Pernambuco	82	81	293	332	33	40	14	29
Alagoas	11	10	89	104	5	5	8	10
Sergipe	15	18	79	75	-	5	15	13
Bahia	364	364	304	415	40	59	54	71
Sudeste	734	536	1.561	1.943	202	173	639	755
Minas Gerais	378	289	362	494	32	25	117	143
Espírito Santo	53	55	46	49	32	32	10	12
Rio de Janeiro	60	27	461	443	32	18	248	275
São Paulo	243	165	692	957	106	98	264	325
Sul	734	652	401	538	99	96	197	219
Paraná	362	329	192	237	51	47	65	72
Santa Catarina	122	102	93	126	16	17	64	70
Rio Grande do Sul	250	221	116	175	32	32	68	77
Centro-Oeste	165	192	632	774	54	61	104	146
Mato Grosso do Sul	54	48	78	97	-	1	22	25
Mato Grosso	32	14	145	178	10	10	25	40
Goiás	14	6	407	499	2	3	57	81
Distrito Federal	65	124	2	-	42	47	-	-
Total	2.683	2.401	4.632	5.605	494	534	1.217	1.476

Fonte: BRASIL. Ministério da Saúde. **Portal da Saúde**. Cadastro Nacional dos Estabelecimentos de Saúde do Brasil. Brasília, DF: Ministério da Saúde; 2018. Disponível em: http://www2.datasus.gov.br/DATASUS/index.php?area=0204

10 • Níveis de atenção, produção de serviços e cobertura do SUS

TABELA 10.5. Produção Hospitalar do Sistema Único de Saúde por gestor, segundo quantidade aprovada por subgrupo de procedimentos aprovados em 2008 e entre 2012-2016

Subgrupo de procedimento.	2008	2012	2013	2014	2015	2016	2012-2008	2016-2012
0201 Coleta de material	7.171	123.46	8.469	9.112	9.828	10.534	5.175	-1.812
0209 Diagnóstico por endoscopia	1.079	3.462	3.892	4.598	6.021	6.475	2.383	3.013
0211 Métodos diagnósticos em especialidades	7.181	5.820	6.487	6.480	6.728	6.721	-1.361	901
0301 Consultas/atendimentos/acompanhamentos	302.302	330.237	333.856	353.640	362.755	367.753	27.935	37.516
0303 Tratamentos clínicos (outras especialidades)	5.146.164	5.050.645	5.023.451	4.894.347	4.831.728	4.740.247	-95.519	-310.398
0304 Tratamento em oncologia	166.994	245.088	264.498	277.851	298.370	303.831	78.094	58.743
0305 Tratamento em nefrologia	250.301	248.414	245.192	248.322	246.107	234.622	-1.887	-13.792
0308 Tratamento de lesões, envenenamentos e outros, decorrentes de causas externas	111.212	177.116	193.232	207.478	213.079	217.929	65.904	40.813
0310 Parto e nascimento	1.318.616	1.130.001	1.117.427	1.124.188	1.182.254	1.126.391	-188.615	-3.610
0401 Pequenas cirurgias e cirurgias de pele, tecido subcutâneo e mucosa	102.911	106.291	106.543	113.953	110.737	111.730	3.380	5.439
0402 Cirurgia de glândulas endócrinas	13.006	13.517	12.615	12.923	12.797	12.366	511	-1.151
0403 Cirurgia do sistema nervoso central e periférico	76.666	84.703	87.625	88.724	86.803	84.833	8.037	130
0404 Cirurgia das vias aéreas superiores, da face, da cabeça e do pescoço	118.733	142.078	139.290	143.322	138.531	130.870	23.345	-11.208
0405 Cirurgia do aparelho da visão	48.314	85.352	89.322	93.954	90.689	94.126	37.038	8.774
0406 Cirurgia do aparelho circulatório	221.523	267.323	275.838	285.109	279.277	282.725	45.800	15.402
0407 Cirurgia do aparelho digestivo, órgãos anexos e parede abdominal	698.547	712.683	713.247	732.855	722.202	724.474	14.136	11.791
0408 Cirurgia do sistema osteomuscular	630.049	685.068	716.798	743.816	746.730	745.885	55.019	60.817
0409 Cirurgia do aparelho geniturinário	556.557	506.695	467.345	486.086	467.404	469.946	-49.862	-36.749
0410 Cirurgia de mama	40.944	42.018	35.808	36.410	34.818	34.738	1.074	-7.280

(continua)

(continuação)

Subgrupo de procedimento.	2008	2012	2013	2014	2015	2016	2012-2008	2016-2012
0411 Cirurgia obstétrica	869.998	960.998	980.149	997.779	1.000.142	981.096	91.000	20.098
0412 Cirurgia torácica	40.938	50.270	52.757	55.124	56.706	57.891	9.332	7.621
0413 Cirurgia reparadora	70.768	67.479	66.232	64.419	59.698	56.919	-3.289	-10.560
0414 Bucomaxilofacial	29.844	9.285	7.795	9.189	10.831	11.630	-20.559	2.345
0415 Outras cirurgias	147.583	360.509	395.708	436.531	471.796	510.937	212.926	150.428
0416 Cirurgia em oncologia	84.547	88.083	114.803	123.303	129.583	133.934	3.536	45.851
0501 Coleta e exames para fins de doação de órgãos, tecidos e células e de transplante	23	535	668	700	715	835	512	300
0503 Ações relacionadas à doação de órgãos e tecidos para transplante	16.745	17.059	17.999	19.116	19.179	20.449	314	3.390
0504 Processamento de tecidos para transplante	196	1.511	1.388	1.127	1.400	1.732	1.315	221
0505 Transplante de órgãos, tecidos e células	11.727	12.469	12.473	12.897	12.687	13.235	742	766
0506 Acompanhamento e intercorrências no pré e pós-transplante	16.516	22.834	29.930	29.362	29.258	31.373	6.318	8.539
Total	11.107.155	11.439.889	11.520.837	11.612.715	11.638.853	11.526.227	332.734	86.338

Fonte: BRASIL. Ministério da Saúde. **Sistema de Informação Ambulatorial do SUS**. Brasília, DF: Ministério da Saúde; s/d. Disponível em: http://sia.datasus.gov.br/principal/index.php

10 • Níveis de atenção, produção de serviços e cobertura do SUS

Neste segundo período, a redução no total teve como principais procedimentos com diminuição os tratamentos clínicos e nefrológicos, e os cirúrgicos glandulares (da cabeça-pescoço) e os reparadores (geniturinário e das mamas).

Assim, entendemos que a cobertura da MAC hospitalar se caracteriza pelo processo heterogêneo que envolve a histórica densidade na Região Sudeste para alta complexidade e menor quantitativo de estabelecimentos nos estados e municípios do Norte; o processo de descentralização da MAC hospitalar para os municípios, sustentação da Bahia, Paraná e Minas Gerais como as maiores redes de média complexidade hospitalar estadual; e o Norte com baixíssima quantidade de estabelecimentos de alta complexidade hospitalar (BRAGA NETO *et al.*, 2012; SOLLA e CHIORO, 2012).

Considerações finais

Organizar e gerenciar o conjunto de serviços (estabelecimentos) dos diversos níveis de atenção do SUS têm sido enormes desafios e, para isso, as instituições gestoras (Ministério da Saúde e Secretarias Estadual e Minucipal de Saúde) têm definido propostas e estratégias diferenciadas, de acordo com as políticas e as prioridades para o enfrentamento dos principais problemas e atendimento das necessidades de saúde da população.

A proposta que tem sido implementada nos últimos anos é a de construção de Redes Atenção à Saúde, que se fundamenta em alguns dos princípios e diretrizes do SUS, incorporados à legislação vigente, isto é, à Constituição Federal, de 1988, no Capítulo Saúde, e as leis 8.080 e 8.142 de 1990, sobre a integralidade da atenção à saúde, por meio da regionalização e integração dos serviços.

Quando esse conceito começou a ser discutido, nos anos 1960 e 1970, pensava-se na articulação entre serviços de APS, Atenção Secundária e Atenção Terciária, simulando uma espécie de 'pirâmide', em cuja bases estariam localizados os serviços básicos – produzidos em postos e centros e saúde – e no ápice estaria o hospital – local por excelência dos serviços mais especializados e complexos. Atualmente, entretanto, esta metáfora da 'pirâmide' caiu em desuso, e discutem-se a possibilidade e a necessidade de se estabelecerem 'linhas de cuidado', que articulam serviços diversos que podem estar localizados em vários estabelecimentos, sem importar se estes são classificados ou não como pertencentes à rede de Atenção Primária, à MAC ou a hospitais.

Assim, caiu por terra a noção de que a 'porta de entrada' dos pacientes ao sistema de saúde deveria ser, sempre, a APS (ou Básica), e, hoje em dia, admite-se a possibilidade de os usuários acessarem o sistema por qualquer

Parte VII • Cobertura

'porta' (serviços de emergência de hospitais gerais, por exemplo, ou uma UPA), sendo que, a partir daí, pode-se construir um diagrama de fluxo que inclua o acesso aos serviços e as ações necessárias para a resolução de seu problema.

A padronização desses fluxos tem alimentado uma discussão sobre linhas de cuidado, que correspondem a um protocolo clínico ampliado, que estabelece o 'menu' de serviços aos quais os pacientes devem ter acesso, para garantir a integralidade da atenção ao seu problema. Conjugados com a proposta de constituição das Redes de Atenção à Saúde, esta estratégia tem inspirado a reorganização da atenção a vários problemas de saúde priorizados em função de sua magnitude e transcendência, como é o caso da Rede Cegonha, dirigida a garantir a integralidade da atenção ao pré-natal, parto e puerpério; a Rede de Atenção Psicossocial (RAP), organizada em função dos pacientes em sofrimento mental; e também a Rede de Atenção de Oncologia (voltada ao atendimento de pacientes com câncer) e a Rede de Atenção a Urgência e Emergência e outras.

Acompanhar a implementação dessa proposta é de extrema importância para os pesquisadores, estudantes, profissionais, trabalhadores, gestores do SUS, interessados em garantir a efetivação e consolidação de seus princípios constitucionais, mesmo em uma conjuntura difícil, como a atual.

Referências

AQUINO, R., et al. "Estratégia de Saúde da Família e reordenamento do sistema de serviços de saúde". In: PAIM, J.S.; ALMEIDA FILHO, N. **Saúde Coletiva**: teoria e prática. Rio de Janeiro: Medbook; 2014. p. 353-372.

BATISTELLA, C. "Abordagens contemporâneas do conceito de saúde". In: FONSECA, A.F (organizadora). **O território e o processo saúde-doença**. Rio de Janeiro: Escola Politécnica de Saúde Joaquim Venâncio/Fundação Oswaldo Cruz; 2007. p. 51-86.

BRAGA NETO, F.C., et al. "Atenção hospitalar: evolução histórica e tendências". In: GIOVANELLA, L., et al., orgs. **Políticas e sistema de saúde no Brasil**. Rio de Janeiro: Fundação Oswaldo Cruz; 2012. p. 577-608.

BRASIL. **Cadastro Nacional de Estabelecimentos de Saúde**. Brasília, DF: Departamento de Informática do SUS; 2017. Disponível em: http://cnes. datasus.gov.br

_____. Ministério da Saúde. **Portaria 3.390**. Institui a Política Nacional de Atenção Hospitalar (PNHOSP) no âmbito do Sistema Único de Saúde (SUS), estabelecendo-se as diretrizes para a organização do componente hospitalar da Rede de Atenção à Saúde (RAS). Brasília, DF: Ministério da Saúde; 2013. Disponível em: http:// bvsms.saude.gov.br/bvs/saudelegis/gm/2013/prt3390_30_12_2013.html

10 • Níveis de atenção, produção de serviços e cobertura do SUS

_____. Ministério da Saúde. **Portaria n. 3.124, de 28 de dezembro de 2012**. Redefine os parâmetros de vinculação dos Núcleos de Apoio à Saúde da Família (NASF) Modalidades 1 e 2 às Equipes Saúde da Família e/ou Equipes de Atenção Básica para populações específicas, cria a Modalidade NASF 3, e dá outras providências. Brasília, DF: Ministério da Saúde; 2012. Disponível em: http://bvsms.saude.gov.br/bvs/saudelegis/gm/2012/prt3124_28_12_2012.html

_____. Ministério da Saúde. **Política Nacional de Atenção Básica**. Portaria n. 2.488, de 21 de outubro de 2011. Aprova a Política Nacional de Atenção Básica, estabelecendo a revisão de diretrizes e normas para a organização da Atenção Básica, para a Estratégia Saúde da Família (ESF) e o Programa de Agentes Comunitários de Saúde (PACS). Brasília, DF: Ministério da Saúde; 2011a. Disponível em: http://bvsms.saude.gov.br/bvs/saudelegis/gm/2011/prt2488_21_10_2011.html

_____. Presidência da República. Casa Civil. Subchefia para Assuntos Jurídicos. **Decreto 7.508/2011**. Regulamenta a Lei n. 8.080, de 19 de setembro de 1990, para dispor sobre a organização do Sistema Único de Saúde - SUS, o planejamento da saúde, a assistência à saúde e a articulação interfederativa, e dá outras providências. Brasília, DF: Diário Oficial da União; 2011b. Disponível em: http://www.planalto.gov.br/ccivil_03/_ato2011-2014/2011/decreto/d7508.htm

_____. Ministério da Saúde. **Portaria n. 154, de 24 de janeiro de 2008**. Cria os Núcleos de Apoio à Saúde da Família - NASF. Brasília, DF: Ministério da Saúde; 2008. Disponível em: http://bvsms.saude.gov.br/bvs/saudelegis/gm/2008/prt0154_24_01_2008.html

_____. Ministério da Saúde. Secretaria de Atenção à Saúde. Núcleo Técnico da Política Nacional de Humanização. **Clínica ampliada, equipe de referência e projeto terapêutico singular**. Brasília, DF: Ministério da Saúde; 2007. Série Textos Básicos de Saúde. Disponível em: http://bvsms.saude.gov.br/bvs/publicacoes/clinica_ampliada_equipe_referencia_2ed_2008.pdf

_____. Ministério da Saúde. **Política Nacional de Atenção Básica**. Série Pactos pela Saúde. 4. ed. Brasília, DF: Ministério da Saúde; 2006a. Volume 4. Disponível em: http://bvsms.saude.gov.br/bvs/publicacoes/politica_nacional_atencao_basica_4ed.pdf

_____. Ministério da Saúde. Secretaria de Atenção à Saúde. Departamento de Atenção Básica. **Política Nacional de Práticas Integrativas e Complementares no SUS**. Atitudes de Ampliação de acesso. Brasília, DF: Ministério da Saúde; 2006b. Disponível em: http://bvsms.saude.gov.br/bvs/publicacoes/pnpic.pdf

_____. Secretaria de Atenção à Saúde. **Reforma do sistema de atenção hospitalar brasileira**. Brasília, DF: Secretaria de Atenção à Saúde; 2004.

_____. Ministério da Saúde. Secretaria de Assistência à Saúde. Departamento da Atenção Básica. **PROESF - Programa de Expansão e Consolidação da Atenção Básica**. Brasília, DF: Ministério da Saúde; 2003. Disponível em: http://dab2.saude.gov.br/sistemas/proesf/

_____. Ministério da Saúde. Secretaria de Assistência à Saúde. Coordenação de Saúde da Comunidade. **Saúde da Família**: uma estratégia para a reorientação do modelo assistencial. Brasília, DF: Ministério da Saúde; 1997. Disponível em: http://bvsms.saude.gov.br/bvs/publicacoes/cd09_16.pdf

Parte VII • Cobertura

_____. Ministério da Saúde. **Portaria nº 2.203, de 5 de novembro de 1996.** Brasília, DF: Ministério da Saúde; 1996. Disponível em: https://www.nescon. medicina.ufmg.br/biblioteca/imagem/0218.pdf

_____. **Lei nº 8.142, de 28 de dezembro de 1990.** Dispõe sobre a participação da comunidade na gestão do Sistema Único de Saúde (SUS) e sobre as transferências intergovernamentais de recursos financeiros na área da saúde e dá outras providências. Brasília, DF: Diário Oficial da União; 1990a. Disponível em: http://www.planalto.gov.br/ccivil_03/leis/l8142.htm

_____. Presidência da República. Casa Civil. Subchefia para Assuntos Jurídicos. **Lei nº 8.080, de 19 de setembro de 1990.** Dispõe sobre as condições para a promoção, proteção e recuperação da saúde, a organização e o funcionamento dos serviços correspondentes e dá outras providências. Brasília, DF: Ministério da Justiça; 1990b. Disponível em: http://www.planalto.gov.br/ccivil_03/leis/ l8080.htm

_____. **Constituição da República Federativa do Brasil.** Brasília, DF: Senado Federal; 1988.

COELHO, I. **Os hospitais no Brasil.** São Paulo: HUCITEC; 2016.

DAHLGREN, G.; WHITEHEAD, M. **Policies and Strategies to Promote Social Equity in Health.** Stockholm: Institute of Futures Studies; 1991.

DONNANGELLO, M.C.F.; PEREIRA, L. **Saúde e sociedade.** São Paulo: Duas cidades; 1976.

ERDMANN, A.L., *et al.* A atenção secundária em saúde: melhores práticas na rede de serviços. **Revista Latino-Americana de Enfermagem,** v. 21, n. Spec, 2013.

FARIAS, D.C.; ARAÚJO, F.O. Gestão hospitalar no Brasil: revisão da literatura visando ao aprimoramento das práticas administrativas em hospitais. **Ciência & Saúde Coletiva,** v. 22, n. 6, p. 1895-1904, 2017.

FRANCO, T,B.; BUENO, W,S.; MERHY, E,E. O acolhimento e os processos de trabalho em saúde. **Caderno de Saúde Pública,** v. 15, n. 2, p. 345-353, 1999.

FRANCO, T.B.; MAGALHÃES JÚNIOR, H.M. "Integralidade na assistência à saúde: a organização de linhas de cuidado". In: MERHY, E.E., *et al.,* (orgs). **O trabalho em saúde: olhando e experienciando o SUS no cotidiano.** 2. ed. São Paulo: Hucitec; 2004.

FREITAS, C.M. "A Vigilância da Saúde para a promoção da saúde". In: CZERESNIA, D.; FREITAS, C.M., orgs. **Promoção da saúde:** conceitos, reflexões, tendências. Rio de Janeiro: Fiocruz; 2003. p. 141-159.

GIOVANELLA, L.; MENDONÇA, M.H. "Atenção Primária à Saúde". GIOVANELLA, L., *et al.,* orgs. **Políticas e sistema de saúde no Brasil.** Rio de Janeiro: Fiocruz; 2012. p. 493-546.

KUSCHNIR, R.; CHORNY, A,H. Redes de atenção à saúde: contextualizando o debate. **Ciência & Saúde Coletiva,** v. 15, n. 5, 2307-2316, 2010.

LUZ, M.T. "Novas práticas em Saúde Coletiva". In: MINAYO, M.C.; COIMBRA, C.E.A., orgs. **Críticas e atuantes:** ciências sociais e humanas em saúde na América Latina. Rio de Janeiro: Fiocruz; 2005. p. 33-46.

10 • Níveis de atenção, produção de serviços e cobertura do SUS

_____. "Políticas de descentralização e cidadania: novas práticas em saúde no Brasil atual". In: PINHEIRO, R.; MATTOS, R.A., orgs. **Os sentidos da integralidade na atenção e no cuidado à saúde.** Rio de Janeiro: IMS/UERJ, Abrasco; 2001; p. 17-37.

MACHADO, J.P.; MARTINS, M.; LEITE, I.C. O mix público-privado e os arranjos de financiamento hospitalar no Brasil. **Saúde em Debate**, v. 39, n. esp, p. 39-50, 2015.

MENDES, E.V. As redes de atenção à saúde. **Ciência & Saúde Coletiva**, v. 15, n. 5, p. 2297-2305, 2010.

_____. **As redes integradas de atenção à saúde.** Belo Horizonte: ESP/MG; 2009.

_____. **Distrito Sanitário**: o processo social de mudança das práticas sanitárias do Sistema Único de Saúde. São Paulo/Rio de Janeiro: HUCITEC/ABRASCO; 1993.

MERHY, E.E. "Em busca da qualidade dos serviços de saúde: os serviços de porta aberta para a saúde e o modelo tecno-assistencial em defesa da vida". In: CECILIO, L.C.O. **Inventando a mudança na saúde.** São Paulo: HUCITEC; 1994. p.117-160.

OUVERNEY, A.M.; NORONHA, J.C. "Modelos de organização e gestão da atenção à saúde: redes locais, regionais e nacionais". In: FUNDAÇÃO OSWALDO CRUZ (FIOCRUZ). **A saúde no Brasil em 2030** – prospecção estratégica do sistema de saúde brasileiro: organização e gestão do sistema de saúde. Rio de Janeiro: Fiocruz/Ipea/Ministério da Saúde/Secretaria de Assuntos Estratégicos da Presidência da República; 2013. v. 3. p. 143-182.

ORGANIZAÇÃO PANAMERICANA DE SAÚDE (OPAS). ORGANIZAÇÃO MUNDIAL DA SAÚDE (OMS). Promoción de liderazgo y formación avanzada em Salud Pública: la prestación de servicios de salud. **Educación Médica y Salud**, v. 26, n. 3, p. 293-425, 1992.

_____. Programación de la salud: problemas conceptuales y metodológicos. **Publicaciones Científicas,** n. 111, 1965.

PAIM, J.S. "Modelos de atenção à Saúde no Brasil". GIOVANELLA, L., *et al.*, orgs. **Políticas e sistema de saúde no Brasil**. Rio de Janeiro: Fiocruz; 2012. p. 459-492.

PAIM, J. S. "Modelos de atenção à saúde no Brasil". In: GIOVANELLA, L, *et al.* (orgs). **Políticas e sistema de saúde no Brasil**. Rio de Janeiro: Fiocruz/Cebes; 2008. p. 547-573.

_____. "A Reforma Sanitária e os Modelos Assistenciais". In: ROUQUAYROL, M.Z.; ALMEIDA FILHO, N. **Epidemiologia & saúde**. Rio de Janeiro: MEDSI; 2003a. p. 455-466.

_____. "Modelos de atenção e Vigilância da Saúde". In: ROUQUAYROL, M.Z.; ALMEIDA FILHO, N. **Epidemiologia & saúde**. Rio de Janeiro: MEDSI; 2003b. p. 567-586.

_____. **Saúde, política e reforma sanitária**. Salvador: ISC; 2002.

_____. "A reorganização das práticas de Saúde em Distritos Sanitários". In: MENDES, E.V., org. **Distrito Sanitário**: o processo social de mudança das práticas sanitárias

Parte VII • Cobertura

do Sistema Único de Saúde. São Paulo/Rio de Janeiro: HUCITEC/ABRASCO; 1993. p. 187-220.

PASCHE, D.F.; PASSOS, E. Inclusão como método de apoio para a produção de mudanças na saúde – aposta da Política de Humanização da Saúde. **Saúde em Debate**, v. 34, n. 86, p. 423-432, 2010.

SANTOS, T.B.S.; PINTO, I.C.M. Política Nacional de Atenção Hospitalar: con(di) vergências entre normas, conferências e estratégias do Executivo Federal. **Saúde Debate**, v. 41, n. esp.3, p. 99-113, 2017.

SCHRAIBER, L. (org). **Programação em saúde hoje**. São Paulo/Rio de Janeiro: HUCITEC/ABRASCO; 1990.

SCHRAIBER, L.B.; NEMES, M.I.B.; MENDES-GONÇALVES, R.B., orgs. **Saúde do Adulto**: programas e ações na unidade básica. São Paulo: Hucitec; 1996.

SILVA JÚNIOR, A. **Modelos tecno-assistenciais em saúde**. O debate no campo da Saúde Coletiva. São Paulo: HUCITEC; 1998.

SILVA, S.F. Organização de redes regionalizadas e integradas de atenção à saúde: desafios do Sistema Único de Saúde (Brasil). **Ciência & Saúde Coletiva**, v. 16, n. 6, p. 2753-2762, 2011.

SOLLA, J.P. "Acolhimento no sistema municipal de saúde". In: TEIXEIRA, C.F.; SOLLA, J.P., orgs. **Modelo de atenção à saúde**: promoção vigilância e saúde da família. Salvador: EDUFBA; 2006. p. 209-236.

SOLLA, J.J.S.P.; CHIORO, A. "Atenção ambulatorial especializada". In: GIOVANELLA, L., *et al.*, orgs. **Políticas e sistema de saúde no Brasil**. Rio de Janeiro: Fiocruz; 2012. p. 547-576.

SOLLA, J.S.P.; PAIM, J.S. "Relação entre atenção básica, média e alta complexidade: desafios para a organização do cuidado no Sistema Único de Saúde". In: PAIM, J.S.; ALMEIDA FILHO, N. (orgs). **Saúde coletiva**. Teoria e Prática. Rio de Janeiro: MedBook; 2014. p. 343-352.

STARFIEL, B. **Atenção Primária de Saúde**: equilíbrio entre necessidade de saúde, serviços e tecnologias. Brasília, DF: Unesco/Ministério da Saúde; 2002.

TEIXEIRA, C.F., *et al.* "Sistema Único de Saúde (SUS): a difícil construção de um sistema universal na sociedade brasileira". In: PAIM, J.S.; ALMEIDA FILHO, N. (orgs) **Saúde coletiva**. Teoria e Prática. Rio de Janeiro: MedBook; 2014. 2014

TEIXEIRA, C.F. A mudança do modelo de atenção à saúde no SUS: desatando nós, criando laços. **Saúde em Debate**, v. 27, n. 65, p. 257-277, 2003.

_____., org. **Promoção e Vigilância da Saúde**. Bahia: CEPS/ISC, 2002.

TEIXEIRA, C.F.; PAIM, J.S.; VILASBOAS, A.L. SUS, Modelos assistenciais e vigilância da Saúde. **Informe Epidemiológico do SUS**, v. 7, n. 2, p. 7-28, 1998.

TESSER, C.D.; POLI NETO, P. Atenção especializada ambulatorial no Sistema Único de Saúde: para superar um vazio. **Ciências e Saúde Coletiva**, v. 22, n. 3, p. 941-951, 2017.

Parte VIII

RELAÇÃO
PÚBLICO-PRIVADO

11

Público e privado na saúde

Mário César Scheffer
Ligia Bahia

Introdução

Os sistemas de saúde contemporâneos são caracterizados pela atuação de agentes públicos e privados que prestam e realizam ações e serviços de promoção, prevenção, reabilitação e tratamento. Nas atividades assistenciais, há diversos formatos e modalidades de composição de equipamentos, insumos e recursos públicos e privados.

A situação socioeconômica, a história e as leis do país, e as condições políticas, mediadas pelas forças sociais, por negociações e acordos entre diferentes interesses de governo, mercado e sociedade, são aspectos que contribuem para a definição da natureza mais pública ou mais privada dos sistemas de saúde.

No entanto, são determinantes a forma e o grau de intervenção estatal na regulação da oferta e da demanda, e na definição de recursos públicos e privados envolvidos com as redes de cuidados e serviços de saúde. A maior intensidade das ações desempenhadas pelo estado normalmente mantém correspondência com a extensão do direito à saúde.

Países com sistemas universais de saúde, nos quais quase toda a população possui coberturas intermediadas por políticas estatais, não proíbem o funcionamento de serviços privados. No entanto, esses mesmos sistemas de saúde podem abrigar distintas modalidades privadas de cuidados à saúde. Existem instituições privadas, como empresas de planos e seguros de saúde, que são responsáveis ou intermediam as relações com profissionais e estabelecimentos de saúde; há unidades assistenciais privadas, como hospitais, ambulatórios e serviços de diagnóstico e terapia, farmácias e drogarias; e, ainda, modalidades de oferta e consumo, como consultórios médicos e odontológicos, de fisioterapeutas, nutricionistas, entre outros, regulados pelas respectivas corporações profissionais.

Em decorrência das complexas inter-relações existentes nos sistemas de saúde envolvendo recursos humanos, físicos e financeiros, não há um país

Parte VIII • Relação público-privado

cuja totalidade dos cuidados à saúde seja desempenhada exclusivamente por agentes públicos ou apenas por instituições privadas e profissionais liberais.

Os modelos clássicos de sistemas de saúde, usados para enquadrar realidades sempre mais diversificadas que seus rótulos, não são puramente públicos ou privados. Nos sistemas universais de saúde, o estado exerce forte poder de regular o financiamento, a gestão e a prestação de serviços. Em sentido oposto, nos denominados sistemas liberais, privados ou orientados pelo mercado, os agentes e as instituições envolvidas no consumo de atividades assistenciais possuem maior liberdade de atuação. Nos sistemas em que a saúde é responsabilidade pública, o estado geralmente distingue o papel dos pagadores e dos fornecedores de cuidados de saúde, criando regras e autorizando previamente o funcionamento dos mercados.

O setor privado da saúde (MACKINTOSH *et al.*, 2016; MCPAKE e HANSON, 2016; MORGAN *et al* 2016), principalmente em países de baixa e média renda, é extenso e diversificado, variando de drogarias que vendem medicamentos no varejo, passando por médicos e profissionais de saúde liberais, até grupos hospitalares privados e grandes empresas de planos e seguros de saúde.

Os agentes do setor privado da saúde são altamente heterogêneos, em termos de tamanho, objetivos e qualidade. Em muitos países, há um setor privado subqualificado que busca vender serviços a pessoas de menor renda; há provedores privados, mas sem fins lucrativos, que operam em várias escalas e atividades; há desde práticas privadas de pequeno e médio porte até um robusto setor hospitalar comercial lucrativo ligado a grupos econômicos.

Para a identificação de subsistemas privados no interior dos sistemas de saúde podem ser consideradas as proporções das seguintes situações: participação das fontes privadas no gasto com saúde; cobrança pela utilização de serviços no setor público; participação do setor privado nas atividades assistenciais de Atenção Primária e Secundária; presença de grandes grupos econômicos na rede hospitalar privada e no mercado de planos de saúde (MACKINTOSH *et al.*, 2016).

O setor privado não existe por si só e, no caso de sistemas estratificados e fragmentados, somente pode ser compreendido dentro do contexto maior do sistema de saúde, uma vez que os setores público e privado interagem o tempo todo. Os estudos sobre o desempenho do setor privado na saúde concentraram-se principalmente em três dimensões: qualidade, igualdade de acesso e eficiência. As características dos pacientes, as estruturas e as coberturas do setor público, e a regulação da saúde influenciam nos tipos de serviços de saúde prestados pelo setor privado e em seus resultados. Não é adequado, assim, focar o setor privado unica e isoladamente, pois seu funcionamento requer resposta regulatória, que leva em conta

11 • Público e privado na saúde

o funcionamento, a organização e o financiamento do sistema de saúde como um todo.

Público e privado no sistema de saúde do Brasil

Em 1988, a Constituição Federal do Brasil definiu saúde como um direito de todos e dever do estado, e instituiu o Sistema Único de Saúde (SUS), que prevê acesso universal a toda a população, além de permitir a livre participação da iniciativa privada na saúde. A Constituição é expressa ao estabelecer que, na condição de relevância pública, os serviços de saúde devem se submeter à regulamentação, à fiscalização e ao controle do poder público, sendo executados pelo estado – por meio de serviços próprios, conveniados ou contratados – ou pela iniciativa privada.

O setor privado participa do sistema de saúde brasileiro de forma complementar, por meio da venda de insumos ou da prestação de serviços ao sistema público; ou se organiza para atender planos de saúde e clientelas particulares.

Parte do setor privado atende usuários do SUS, por meio de contratos e convênios com gestores públicos. Outra parte do setor privado atende prioritariamente clientelas específicas.

Em 2013, aproximadamente 73% dos brasileiros afirmavam usar exclusivamente o SUS, e 27% dos brasileiros (IBGE, 2013), além de usarem o SUS em determinadas situações, também tinham planos e seguros privados de assistência médica e hospitalar, sendo mais de 80% deles ligados a planos de saúde coletivos oferecidos por empregadores, na condição de benefício atrelado ao contrato de trabalho.

A proporção de pessoas que têm plano de saúde no Brasil mantém-se estável nos últimos 20 anos, entre 25% a 30% da população, com oscilações sobretudo em função da situação econômica do país e do nível de emprego. A população que tem planos de saúde, em comparação àqueles que não têm, apresenta mais anos de escolaridade e maior renda, reporta melhor estado de saúde e está mais concentrada nas capitais e nas Regiões Sul e Sudeste (IBGE, 2013).

Quem tem plano de saúde também utiliza frequentemente o SUS, em atendimentos de urgência e emergência, de alta complexidade e nos procedimentos não cobertos pelos planos de saúde. Enquanto no Brasil a maioria dos serviços de Atenção Primária e de emergência são públicos, os hospitais, serviços de apoio diagnóstico e equipamentos de radiologia são majoritariamente privados (PAIM *et al.*, 2011).

A maioria dos hospitais privados presta serviços tanto para o SUS quanto para os planos de saúde. Os planos de saúde pagam mais que o SUS por

Parte VIII • Relação público-privado

estes serviços, o que lhes garante melhores condições de hotelaria e menor tempo de espera em determinados procedimentos.

A noção de setor privado da saúde no Brasil é ambígua, pois existem estabelecimentos privados com e sem fins lucrativos; há estabelecimentos privados que prestam serviços ao SUS e aos planos de saúde ao mesmo tempo; organizações privadas que administram serviços públicos; incentivos públicos para estruturas que não atendem o SUS; e dupla porta em hospitais universitários e filantrópicos, que recebem clientes de planos. As regras vigentes permitem o duplo vínculo (público e privado) de profissionais de saúde. É significativa a ocupação de cargos de confiança e de gestão pública na área da saúde por pessoas que têm ligação direta com o setor privado da saúde.

A complexa relação público-privada na saúde no Brasil é acompanhada pela insatisfação generalizada da população. Segundo pesquisa divulgada em 2018, pelo Conselho Federal de Medicina (CFM) e Datafolha, a saúde era classificada como péssima ou ruim por 55% dos brasileiros, e como regular para outros 34%. Entre quem tem planos de saúde, os porcentuais subiam para 59% e 35%, respectivamente (CFM, 2018).

O subsetor privado da saúde está em transformação no Brasil. Em seus diversos segmentos (planos e seguros de saúde, medicina diagnóstica, farmácias e drogarias, hospitais privados, indústria farmacêutica, distribuidoras de medicamentos; entre outros) observam-se a formação de grandes grupos econômicos associados à abertura de capital de empresas; a venda de participação acionária para empresas e investidores nacionais e internacionais; a maior concentração de mercado por movimentos de fusões e aquisições; a busca de financiamento público e privado mediante empréstimos, créditos e operações financeiras; a entrada de empresas de outros setores na saúde e diversificação dos negócios das empresas originais da saúde; e a relevância crescente das funções financeiras para alavancar ampliação de escala, vantagens competitivas e resultados econômicos (MATTOS, 2018).

Também nota-se o surgimento de mercados especializados na saúde, alvos de grandes grupos já estabelecidos. É o caso das clínicas populares, oncológicas e oftalmológicas; da comercialização de medicamentos especializados; das gestoras de benefício medicamento, entre outros.

A relação entre público e privado na saúde do Brasil pode ser analisada pelo comportamento e pela dinâmica dos agentes privados, mas também a partir dos diversos componentes do sistema de saúde, como financiamento (subfinanciamento público, aumento dos gastos privados e pagamento direto de indivíduos e famílias); gestão (atuação de organizações privadas na administração de estabelecimentos e serviços públicos de saúde); prestação de serviços (compra de serviços privados por instituições públicas); propriedade (concessão, transferência ou controle de bens públicos e recursos de saúde por entidades privadas lucrativas); e recursos humanos (delegação da formação, contratação e gestão de pessoal a instituições privadas).

11 • Público e privado na saúde

Planos e seguros de saúde: antecedentes

Entre os fatores históricos que contribuíram para a conformação do sistema privado de saúde, destacam-se a industrialização do país, a partir dos anos 1950, no governo de Juscelino Kubitscheck, quando corporações estrangeiras que compunham o parque produtivo contrataram assistência privada para seus empregados; e o decreto-lei 200, ainda no governo militar de 1964, que viabilizou a contratação, pelo estado, de empresas médicas e serviços privados de saúde (BRASIL, 1967). Posteriormente, a recessão econômica dos anos 1980, a partir da crise do petróleo de 1978, que provocou retração nos convênios mantidos entre o estado e as empresas médicas, estimulou o crescimento da oferta direta de planos de saúde a indivíduos ou empresas.

A Volkswagen foi a primeira empresa a aderir aos convênios entre a Previdência Social e empresas empregadoras, baseados no pagamento *per capita* de um valor fixo para o atendimento de seus empregados por uma empresa médica. Outras empresas utilizaram esses recursos previdenciários para instituir esquemas assistenciais próprios, hoje denominados autogestão. A justificativa para a oferta do atendimento diferenciado para trabalhadores de determinadas empresas (muitas delas multinacionais) era a necessidade de dispor do mesmo tipo de benefício de assistência médica concedido aos empregados no país sede de suas respectivas matrizes.

Os incentivos governamentais para a criação de empresas especializadas na comercialização de planos privados originaram dois tipos de organizações: as empresas de medicina de grupo e as cooperativas médicas. As primeiras adotaram características de empresas lucrativas e as segundas, de entidades sem fins lucrativos. Ambas as modalidades empresariais voltaram-se prioritariamente para o atendimento de empregados inseridos no mercado formal de trabalho. Inicialmente, as diferenças entre as empresas com natureza lucrativa e não lucrativa concentraram-se na exploração do trabalho médico.

A criação e a expansão de empresas nacionais e multinacionais na esteira das altas taxas de crescimento econômico, durante os anos 1970 e início dos 1980, propiciaram, além das medicinas de grupo e cooperativas médicas, os esquemas assistenciais das próprias empresas empregadoras, denominados autogestão. Até essa época, as seguradoras, embora atuantes em outros ramos, não comercializavam seguro saúde. Entre as razões para a não participação no mercado de planos de saúde dos agentes do segmento financeiro situam-se os impeditivos legais inscritos no decreto-lei 73 (BRASIL, 1966). Segundo essa norma legal, que estabeleceu as bases do sistema nacional de seguros e resseguros no país, os seguros saúde teriam que garantir a livre escolha do médico e do hospital, por meio de pagamento em dinheiro aos segurados.

223

Parte VIII • Relação público-privado

Essas cláusulas encareciam os preços dos seguros. Como o país não dispunha de um contingente populacional com renda suficiente e predisposto a pagar individualmente, o seguro-saúde tornava-se inviável, em face da concorrência com as medicinas de grupo e cooperativas. A comercialização de planos coletivos se intensificou ao longo do tempo. Vistos como benefícios, salário indireto, dotados de apelo para atração e manutenção de empregados qualificados, os empresários passaram a computar o pagamento dos planos de saúde como custo operacional. Para as empresas, a oferta de assistência médica tornou-se um benefício, expresso como salário indireto, associado com aumento da produtividade dos trabalhadores.

Devido ao aumento de custos da assistência médico-hospitalar, em decorrência do acelerado processo de inovação tecnológica do setor saúde, os segmentos de renda média, que não obtinham cobertura por meio do emprego, antes capazes de pagar diretamente consultas, exames e internações, tornaram-se demandantes de planos de saúde individuais. A comercialização dos planos individuais teve início nos anos 1980.

Em 1989, a Superintendência de Seguros Privados (SUSEP), órgão do Ministério da Fazenda, autorizou as seguradoras a referenciarem serviços de saúde. Com isso, as seguradoras puderam organizar planos similares aos das medicinas de grupo e cooperativas médicas. Ainda que as seguradoras não possam ter serviços próprios e sejam obrigadas a reembolsar, esses valores podem ser irrisórios. Assim as três modalidades empresariais do mercado de planos vinculam por meio do pagamento de serviços realizados médicos, hospitais e unidades de diagnóstico e terapia. Como as autogestões, que constituem o segmento não comercial desse setor, também credenciam serviços de saúde.

A regulamentação da Saúde Suplementar

A Constituição de 1988 estabeleceu que a saúde é livre à iniciativa privada, e definiu que os serviços filantrópicos e privados poderiam complementar, quando necessário, a rede pública, mas não houve referência específica ao mercado de planos e seguros de saúde e nem à denominada saúde suplementar

Ao longo dos anos 1990, o subfinanciamento do SUS afetou negativamente a oferta de serviços públicos. A escassez da oferta, a baixa qualidade dos serviços do SUS e a diversificação de recursos públicos indiretos direcionados a estimular o mercado de planos de saúde provocaram significativa expansão das demandas.

Após mais de três décadas sem regulação e controle, os planos e seguros de saúde no Brasil passaram, em 1998, a contar com a lei 9.656 (BRASIL, 1998), que representou, de alguma forma, avanço para a

224

11 • Público e privado na saúde

parcela da sociedade que utiliza a assistência médica suplementar no Brasil (BAHIA e SCHEFFER, 2010). Até então, tratava-se de um segmento que atuava sem normas regulamentadoras, controle ou fiscalização específica e mais abrangente por parte do estado.

Entre inovações consideradas positivas, ainda que lacunares e insuficientes, a legislação trouxe a definição de padrões mínimos de cobertura e o estabelecimento de critérios para a entrada, o funcionamento e a saída de empresas no setor. Também transferiu para o Poder Executivo a responsabilidade pela regulação e pela fiscalização destas empresas privadas, tanto nos aspectos assistenciais como naqueles ligados à atividade econômica.

Resultado da decisão governamental, da mobilização da sociedade civil e da tramitação no Poder Legislativo, a regulamentação dos planos de saúde ganhou força a partir do início dos anos 1990, em meio a intensos conflitos de interesses entre a atuação e o *lobby* das empresas junto ao Parlamento e ao Executivo, reivindicações dos prestadores de serviços e anseios dos clientes dos planos de saúde.

Além da decisão política de regulamentar o setor, da convergência das demandas e das necessidades levantadas principalmente por consumidores e médicos, outros fatores são igualmente decisivos na história da regulação dos planos de saúde. Manifestações públicas, legislações estaduais, resoluções de conselhos profissionais e jurisprudência acumulada nas diversas instâncias do Judiciário criaram a convicção coletiva de que a regulação do setor era inadiável.

Não menos preponderante, as notificações sobre os problemas relacionados aos planos de saúde eram cada vez mais constantes nos PROCONS, tribunais e meios de comunicação. Igualmente comuns e de grande repercussão eram as práticas abusivas, como a limitação de dias de internação, inclusive em unidades de terapia intensiva; o prazo de carência para determinados tipos de atendimento, em alguns casos até maiores do que a vigência dos contratos; as exclusões de doenças preexistentes, crônicas, infeciosas (como HIV e AIDS) e congênitas; o aumento desmedido dos preços das mensalidades; a rescisão unilateral do contrato por falta de pagamento já a partir do primeiro dia de inadimplência; dentre outros abusos.

Os médicos, por sua vez, reclamavam dos baixos honorários pagos por consultas, exames e procedimentos, e denunciavam imposições e interferências dos planos de saúde na autonomia profissional, a exemplo da limitação de dias de internação, do número de consultas e exames. Ao mesmo tempo, governos estaduais iniciavam a discussão sobre a viabilidade do controle do fluxo de clientes dos planos nas unidades públicas de saúde, visando ao ressarcimento ao SUS.

Enquanto isso, movimentos organizados de defesa de usuários portadores de patologias e deficiências tradicionalmente excluídas da cobertura

Parte VIII • Relação público-privado

dos planos – a exemplo dos grupos de luta contra a AIDS, de renais crônicos e de saúde mental – levaram a pauta, até então pouco abordada, para as instâncias de controle social do SUS, em especial para o Conselho Nacional de Saúde (CNS). Cabe ressaltar o interesse, naquela ocasião, dos conselhos e entidades representativas de profissões da saúde (odontologia, psicologia, fisioterapia, dentre outras) na ampliação das coberturas para além da assistência médica, via regulamentação. Destacaram-se, neste momento, a ausência e o afastamento de duas lideranças importante: o movimento sindical e o movimento sanitário.

Nos anos que precederam a aprovação da lei 9.656 (BRASIL, 1998), houve uma coalizão de interesses em torno da necessidade da regulamentação do segmento de planos de saúde. Porém foi a união entre médicos e consumidores, profissionais de saúde e usuários que garantiu certa vocalização política, repercussão nos meios de comunicação e respaldo da opinião pública.

Assim, em 1998, 10 anos após a Constituinte, e depois de intenso debate e tramitação no Parlamento, a lei dos planos de saúde passou a dispor sobre vários temas, sintetizados no Quadro 11.1.

QUADRO 11.1. Síntese da lei 9.656, de 1998

Tema	Disposições normativas
Idosos e *status* de saúde (idosos e portadores de deficiências)	Proíbem a negação de cobertura em razão do *status* de saúde. Inicialmente impediam o aumento do preço para clientes com mais de 60 anos há mais de 10 anos no plano. Após revisão, passaram a vincular os preços dos planos às faixas etárias e a permitir aumento escalonado para maiores de 60 anos
Manutenção de coberturas para aposentados e desempregados	Garantem a manutenção de coberturas para aposentados e desempregados (por tempo determinado) para os participantes de planos empresariais
Lesões e doenças preexistentes	Vedam a exclusão de cobertura a lesões preexistentes após 24 meses de carência
Eventos cobertos	Cobertura para todas as doenças incluídas no Código Internacional de Doenças, devendo abranger a realização de transplantes e o atendimento aos problemas mentais. Porém a própria legislação restringe as coberturas de determinados procedimentos de alto custo e possibilita a preservação das limitações vigentes em contratos antigos
Limites para a utilização de serviços de saúde	Proibição de negação de coberturas em razão da quantidade e do valor máximo de procedimentos, dias de internação etc.
Ressarcimento ao SUS	Ressarcimento dos serviços prestados a clientes de planos de saúde, previstos em seus respectivos contratos, em estabelecimentos vinculados ao SUS

SUS: Sistema Único de Saúde. Fonte: Brasil (1998).

Para implementar a legislação regulamentadora, foi criada a Agência Nacional de Saúde Suplementar (ANS) pela lei 9.961 (BRASIL, 2000). A ANS é uma autarquia especial com autonomia administrativa, financeira, patrimonial e de gestão de recursos humanos. Com independência nas decisões técnicas e mandatos fixos de seus diretores, além de promover a

11 • Público e privado na saúde

defesa do interesse público, deve normatizar, controlar e fiscalizar as atividades que garantem a assistência supletiva à saúde.

A ANS possui instrumentos legais e administrativos para promover a defesa do interesse público na assistência suplementar à saúde, regulando as operadoras setoriais, inclusive quanto às suas relações com prestadores e consumidores, contribuindo para o desenvolvimento das ações de saúde no país.

As competências da ANS estão exposta no quadro 11.2.

QUADRO 11.2. Competências da Agência Nacional de Saúde Suplementar (ANS).

Detalhamento das coberturas obrigatórias	Elaborar e atualizar um rol de procedimentos e eventos que devem constar da oferta de serviços das empresas e suas coberturas obrigatórias Estabelecer normas relativas à adoção e à utilização, pelas empresas de dispositivos para o racionamento do acesso de uso de serviços como autorizações para realização de procedimentos, solicitação de segunda opinião, sugestão de mudança de conduta diagnóstica e terapêutica etc.
Elegibilidade e carências relacionadas com doença e lesão preexistentes	Conceituar doenças e lesões preexistentes e resguardar a cobertura para o atendimento a eventos e processos não relacionados com a preexistência, bem como a observância dos prazos estipulados de carência para as necessidades de atenção às condições preexistentes
Configuração empresarial do mercado	Autorizar o registro e o funcionamento das empresas de planos privados de assistência à saúde, bem como sua cisão, fusão, incorporação, alteração ou transferência do controle societário Instituir processos para controle pela ANS (regime de direção fiscal ou técnica) nas empresas que apresentem problemas para assumir responsabilidades contratuais com seus clientes e com seus prestadores de serviços, e desenvolver a recuperação financeira das mesmas Proceder à liquidação extrajudicial e autorizar o liquidante a requerer a falência ou insolvência civil de empresas que não obtenham recuperação financeira Determinar e acompanhar o processo de transferência de clientes de empresas que não possam mais atuar no mercado para outras empresas (alienação da carteira)
Características e dimensões das redes de serviços	Fixar critérios para os procedimentos de credenciamento e descredenciamento de prestadores de serviços Avaliar a capacidade técnico-operacional das empresas de planos privados de assistência à saúde para garantir a compatibilidade da cobertura oferecida com os recursos disponíveis na área geográfica de abrangência
Acompanhamento e reajuste de preços	Autorizar reajustes e revisões das contraprestações pecuniárias dos planos privados de assistência à saúde, ouvido o Ministério da Fazenda Monitorar a evolução dos preços de planos de assistência à saúde, seus prestadores de serviços, e respectivos componentes e insumos
Contratos e punições	Estabelecer as características gerais dos instrumentos contratuais utilizados na atividade das empresas Aplicar as penalidades e multas pelo descumprimento da legislação
Ressarcimento ao SUS	Elaborar normas sobre os eventos e procedimentos e bases de compatibilidade dos valores a serem ressarcidos
Fiscalização e avaliação da qualidade	Fiscalizar as atividades das empresas de planos privados de assistência à saúde e zelar pelo cumprimento das normas atinentes ao seu funcionamento. Controlar e avaliar aspectos concernentes à garantia de acesso, manutenção e qualidade dos serviços prestados, direta ou indiretamente, pelas empresas Estabelecer parâmetros e indicadores de qualidade e de cobertura em assistência à saúde para os serviços próprios e de terceiros oferecidos, e zelar pela qualidade dos serviços de assistência à saúde Fiscalizar aspectos concernentes às coberturas e ao cumprimento da legislação referente aos aspectos sanitários e epidemiológicos, relativos à prestação de serviços médicos e hospitalares

Fonte: Brasil (2000).

Parte VIII • Relação público-privado

Características do mercado de planos de saúde no Brasil

Aproximadamente 47 milhões de brasileiros estavam, em 2018, vinculados a planos de assistência médica, segmento do mercado da saúde no qual atuam aproximadamente 800 empresas operadoras, que movimentaram, em 2017, receita próxima de R$ 179 bilhões (ANS, 2018).

Embora sob a mesma legislação, há segmentos de planos de saúde com diferenças jurídico-institucionais e diversidade na abrangência geográfica, na oferta da cobertura assistencial e na organização da rede de serviços. As modalidades que detêm maior fatia do mercado são as cooperativas médicas (Unimeds) e a medicina de grupo (Amil, Golden Cross etc.), seguidas da autogestão (sem fins lucrativos, como Geap, Cassi e Petros), das seguradoras de saúde (SulAmérica e Bradesco etc.), dos filantrópicos (mantidos por Santas Casas) e das administradoras de benefícios (a exemplo da Qualicorp, que funciona como espécies de 'corretoras' de planos coletivos).

O mercado é concentrado, tanto setorialmente (cerca de 14 empresas dominam mais de 40% do setor) quanto geograficamente (70% dos usuários de planos de saúde estão na Região Sudeste). Os planos de saúde acompanham o desenvolvimento econômico do país, constituindo um mercado sensível aos níveis de emprego e renda, com predomínio de contratos coletivos: cerca de 80% são planos empresariais (financiados por empregadores com ou sem participação dos empregados no financiamento), contratados por famílias ou pequenos grupos mediante um CNPJ, ou planos de adesão a associações, sindicatos etc.

Este setor tem registrado crescente judicialização de demandas e reclamações de usuários, devido a restrições de coberturas, reajustes de mensalidades e rescisões unilaterais de contrato; dificuldades no atendimento e demoras devido à rede insuficiente; conflitos com prestadores, sobretudo médicos, por causa dos valores de honorários; barreiras de acesso para idosos, doentes crônicos e procedimentos de alto custo; além de baixa articulação com o SUS.

Há subsídios públicos diretos e indiretos para planos de saúde, que vão desde as desonerações fiscais a operadoras, prestadores e clientes (pessoas físicas e jurídicas), compra de planos privados para funcionários públicos, empréstimos no Banco Nacional de Desenvolvimento Econômico e Social (BNDES) e não ressarcimento ao SUS, e descumprimento do dispositivo legal que prevê pagamento ao SUS em determinadas situações que clientes de planos de saúde são atendidos na rede pública.

Os planos e os seguros de saúde dependem fortemente do financiamento das empresas empregadoras. O pagamento de planos de saúde individuais pesa no orçamento doméstico. Já os custos com planos coletivos são geralmente embutidos pelas empresas empregadoras nos preços dos produtos e serviços consumidos por toda a sociedade.

As pessoas físicas e jurídicas podem abater as despesas com planos de saúde do Imposto de Renda. Essa renúncia fiscal ou gasto tributário, que corresponde àquilo que o estado deixa de arrecadar, é um favorecimento indireto ao mercado de planos de saúde.

São consideradas despesas públicas os gastos com planos de saúde para o funcionalismo e seus dependentes. Ou seja, despesas previstas nos orçamentos das estatais, da União e de determinados estados e municípios, financiadas pelos tributos pagos por toda a sociedade, garantem planos de saúde para um segmento populacional específico.

Não é possível dimensionar com exatidão, em termos financeiros, o intenso trânsito de clientes de planos de saúde em busca de recursos assistenciais públicos. Sabe-se que as áreas nas quais este fluxo é mais intenso são exatamente aquelas de maior custo e maior complexidade.

A Lei dos Planos de Saúde criou o ressarcimento ao SUS toda vez que um cliente de plano privado for atendido em um hospital ou serviço público de saúde. No entanto, a ANS não criou mecanismos para tornar a cobrança efetiva, o tema foi judicializado pelas operadoras, e os valores devolvidos ao SUS são historicamente irrisórios. Em fevereiro de 2018, o Supremo Tribunal Federal reconheceu por unanimidade a constitucionalidade dos planos de saúde em ressarcir o SUS, conforme revisto da lei 9.656, de 1998.

Os planos de saúde têm por tradição financiar campanhas eleitorais (SCHEFFER e BAHIA, 2013), e frequentemente cargos e diretorias da ANS são ocupados por pessoas oriundas de empresas ou de entidades representativas do setor.

Na agenda mais recente do setor, destacam-se as polêmicas em torno dos reajustes de mensalidades, tentativas de mudanças e retrocessos na legislação e iniciativas de planos de saúde "populares" ou " acessíveis", de menor preço, por meio de esquemas de franquia, coparticipação ou redução de coberturas.

A magnitude e a esfera de influência dos planos de saúde não podem ser medidas somente pelo número de pessoas cobertas. O faturamento das empresas, os recursos assistenciais mobilizados, a quantidade e a diversidade de empresas envolvidas, e o uso direto e indireto de recursos públicos permitem estimar que é amplo o raio de alcance das atividades, da atuação e do poder econômico e político das empresas de planos e seguros de saúde.

Não são poucas as desigualdades geradas por essa estrutura de oferta e pelo financiamento do sistema de saúde brasileiro. A existência de um expressivo mercado de planos privados de saúde, que utiliza recursos também disponíveis para a rede do SUS, é uma fonte permanente de iniquidades na atenção à saúde. A alocação de mais recursos financeiros para determinado segmento populacional proporciona acesso e taxas de utilização de procedimentos diferenciados.

Parte VIII • Relação público-privado

Deve ser rechaçada a ideia disseminada que aponta a existência de dois subsistemas não relacionados e distintos, ou seja, o SUS, considerado o sistema dos pobres, e os planos e seguros de saúde, para os trabalhadores formais e a classe média.

Nesta perspectiva, os problemas e limites relacionados à assistência suplementar devem ser abordados não apenas como um assunto que diz respeito a milhões de brasileiros vinculados a planos de saúde privados, mas também devem ser consideradas as inúmeras repercussões da configuração e das práticas deste mercado para a política nacional de saúde e para definição do futuro do SUS.

Referências

AGÊNCIA NACIONAL DE SAÚDE SUPLEMENTAR (ANS). **ANS disponibiliza números do setor referentes a março.** Brasília, DF: ANS; 2018. Disponível em: http://www.ans.gov.br/aans/noticias-ans/numeros-do-setor/4414-ans-disponibiliza-numeros-do-setor-referentes-a-marco

BAHIA, L.; SCHEFFER, M. **Planos e seguros de saúde:** o que todos deve saber sobre a assistência médica suplementar no Brasil. São Paulo: UNESP; 2010.

BRASIL. Presidência da República. Casa Civil. Subchefia para Assuntos Jurídicos. **Lei nº 9.961 de 28 de janeiro de 2000.** Cria a Agência Nacional de Saúde Suplementar – ANS e dá outras providências. Brasília, DF: Diário Oficial da União; 2000. Disponível em: http://www.planalto.gov.br/ccivil_03/leis/l9961.htm

_____. Presidência da República. Casa Civil. Subchefia para Assuntos Jurídicos. **Lei nº 9.656, de 3 de junho de 1998.** Dispõe sobre os planos e seguros privados de assistência à saúde. Brasília, DF: Diário Oficial da União; 1998. Disponível em: http://www.planalto.gov.br/ccivil_03/leis/l9656.htm

_____. **Constituição da República Federativa do Brasil.** Brasília, DF: Senado Federal; 1988.

_____. Presidência da República. Casa Civil. Subchefia para Assuntos Jurídicos. **Decreto-Lei Nº 200, de 25 de fevereiro de 1967.** Dispõe sôbre a organização da Administração Federal, estabelece diretrizes para a Reforma Administrativa e dá outras providências. Brasília, DF: Diário Oficial da União; 1967. Disponível em: http://www.planalto.gov.br/ccivil_03/decreto-lei/del0200.htm

_____. Presidência da República. Casa Civil. Subchefia para Assuntos Jurídicos. **Decreto-lei nº 73, de 21 de novembro de 1966.** Dispõe sôbre o Sistema Nacional de Seguros Privados, regula as operações de seguros e resseguros e dá outras providências. Brasília, DF: Diário Oficial da União; 1966. Disponível em: http://www.planalto.gov.br/ccivil_03/decreto-lei/del0073.htm

CONSELHO FEDERAL DE MEDICINA (CFM). **Com má avaliação da saúde no País, brasileiros cobram dos candidatos às eleições medidas para enfrentar crise na área.** Brasília, DF: CFM; 2018. Disponível em: http://

11 • Público e privado na saúde

portal.cfm.org.br/index.php?option=com_content&view=article&id=27696:-2018-06-25-21-06-49&catid=3

INSTITUTO BRASILEIRO DE GEOGRAFIA E ESTATÍSTICA (IBGE). **Pesquisa Nacional de Saúde (PNS)**. Rio de Janeiro: IBGE; 2013.

MACKINTOSH, M., *et al*. What is the private sector? Understanding private provision in the health systems of low-income and middle-income countries. **Lancet**. v. 388, n. 10044, p. 596-605, 2016.

MATTOS, L., *et al*. **FEBRAPLAN e a disputa real pelo Sistema de Saúde Universal**: considerações sobre a atuação recente do setor privado nas políticas de saúde. GPDES/IESC/UFRJ. Rio de Janeiro. 2018. Disponível em: www. ies. ufrj/gpdes

MCPAKE, B.; HANSON, K. Managing the public-private mix to achieve universal health coverage. **Lancet**, v. 388, n. 10044, p. 622-630, 2016.

MORGAN, R.; ENSOR, T.; WATERS, H. Performance of private sector health care: implications for universal health coverage. **Lancet**, v. 388, n. 10044, p. 606-612, 2016.

PAIM, J.; *et al*. The Brazilian health system: history, advances, and challenges. **Lancet**. v. 377, n. 9779. p. 1778-1797, 2011.

SCHEFFER, M.; BAHIA, L. O financiamento de campanhas pelos planos e seguros de saúde nas eleições de 2010. **Saúde em Debate**. v. 37, n. 96, p. 96-103, 2013.

Parte IX

TEMAS ESPECIAIS

12

Trabalho e qualificação dos agentes das práticas de saúde

Liliana Santos
Estevão Toffoli Rodrigues
Fernanda Silva Scher
Marcelo Nunes Dourado Rocha

> Assim como o ciclo gnosiológico não termina na etapa de aquisição do conhecimento existente, pois que se prolonga até a fase de criação de um novo conhecimento, a conscientização não pode parar na etapa de desvelamento da realidade. A sua autenticidade se dá quando a prática do desvelamento da realidade constitui uma unidade dinâmica e dialética com a prática da transformação da realidade.
>
> Paulo Freire (1992, p. 53)

Introdução

No senso comum, procedimentos técnicos definem boa parte das práticas profissionais em saúde. Neste cenário idealizado, médicos diagnosticariam doenças, prescreveriam medicamentos e realizariam cirurgias e tratamentos, enfermeiras prestariam cuidados a corpos enfermos, fisioterapeutas se ocupariam das patologias e movimentos reabilitadores, psicólogos se deteriam na escuta e no cuidado de agravos mentais, cirurgiões-dentistas se ocupariam de produzir belos sorrisos, e assim por diante. No entanto, as práticas de saúde guardam em si uma complexidade nem sempre revelada nos estereótipos de cada ato profissional. São datadas historicamente e pertencem a determinados contextos. A ação dos profissionais diante das necessidades de saúde da população se constitui nas interfaces entre as competências técnicas de cada profissão, o encontro intersubjetivo produzido pelas relações de cuidado, os desafios políticos e burocráticos da organização de serviços e sistemas de saúde, e o conjunto de interesses e poderes que permeia estas instituições.

Questões relacionadas a condições de trabalho e remuneração, formação e mercado profissional, trabalho em equipe e em rede, empoderamento dos trabalhadores e sua relação com a qualidade da assistência à saúde, regulação do trabalho, possibilidades de aprendizagem em serviço e educação permanente, entre outras, dizem respeito ao cotidiano do Sistema

235

Parte IX • Temas especiais

Único de Saúde (SUS) e podem ser melhor abordadas quando se dá centralidade ao conceito de trabalho em saúde.

O desenvolvimento de estudos e pesquisas que adotaram como objeto privilegiado o processo de trabalho em saúde, a formação de seus agentes e suas formas de organização e regulação, seja pelo mercado, seja por meio de políticas públicas, deu origem a uma área de conhecimentos e práticas, que chamamos atualmente de "gestão do trabalho e da educação na saúde", tradicionalmente tratada como Recursos Humanos em Saúde (VIEIRA, CHINELLI e LOPES, 2011; CECCIM, 2005).

O presente texto tem como objetivos oferecer elementos para a caracterização das práticas e do trabalho em saúde e para a compreensão dos processos de trabalho em saúde. Da mesma forma, visa estabelecer um breve panorama acerca da força de trabalho em saúde inserida no SUS, e dos desafios para a formação e educação permanente destes agentes, de modo a qualificar e aperfeiçoar continuamente suas ações.

Organização das práticas e qualificação dos processos de trabalho em saúde

A organização das práticas e a qualificação dos processos de trabalho em saúde devem ser estruturadas, prioritariamente, a partir da análise das necessidades dos usuários. Para tanto, leva-se em consideração a identificação de seus problemas, a partir da análise da situação epidemiológica e das condições de vida dos diversos grupos da população, bem como a análise da organização dos serviços de saúde e das políticas, planos e programas implementados em diversas conjunturas.

As ações de saúde são realizadas por sujeitos individuais ou coletivos, inseridos em processos sócio-históricos, nos quais são determinados e, ao mesmo tempo, determinantes. Na concretude dessas ações, materializam-se necessidades e poderes cotidianamente disputados por atores sociais, sejam eles gestores, profissionais, usuários, docentes ou estudantes da área da saúde ou, ainda, representantes de interesses políticos e do mercado, de forma ampla.

A partir desta perspectiva, vale destacar conceitos como 'trabalho' e 'processo de trabalho em saúde', dada a relevância destes para o entendimento do que se passa no interior dos serviços de saúde, especialmente na relação entre profissionais e usuários do SUS.

O conceito de trabalho em saúde remete à perspectiva de que todo ser humano se cria e recria pela ação consciente do trabalho, e, nas relações estabelecidas para a transformação da natureza, o homem reconfigura o mundo, a partir de suas necessidades. Antunes (2011) destaca que é a partir do trabalho que o ser humano se torna social e, assim, distingue-se de todas as formas não humanas.

12 • Trabalho e qualificação dos agentes das práticas de saúde

Essa relação permite estabelecer uma primeira premissa: a de que todo o trabalho em saúde, por ser um trabalho humano, é um trabalho social e histórico. Por conseguinte, pode-se propor uma segunda premissa, a de que todo trabalho em saúde se configura a partir dessas relações sociais e, então, adquire sentidos e características sociais também de acordo com o modo de produção vigente em cada sociedade. Assim, todo o trabalho em saúde é considerado uma prática social.

Se a todo o trabalho corresponde uma transformação da natureza e do próprio ser humano, e dada sua natureza social, é importante destacar que, para o campo da saúde, o ato de cuidar se reconfigura mediante dadas condições sócio-históricas e concepções sobre saúde e doença vigentes, indicando sua complexidade. Diversos modelos explicativos acerca dos processos de saúde-doença, bem como distintos agentes das práticas, têm se configurado ao longo da história, definindo, então, distintos sistemas de cuidado e de organização das práticas de saúde. Todos os agentes responsáveis tanto pela ação direta de oferta de cuidados em saúde (profissionais de níveis superior e médio), quanto pela gestão e organização do cuidado, são entendidos como trabalhadores da saúde e desenvolvem processos de trabalho na saúde.

De acordo com Mendes-Gonçalves (2017), o trabalho em saúde

> tem necessariamente por objetivo produzir um conjunto de alterações no estado vital de um ou mais indivíduos de tal forma que o resultado seja avaliado como melhor que o estado anterior, e no limite, o mais próximo possível do estado vital social e historicamente avaliado como 'normal'. (p. 259)

Trabalho em saúde, dessa forma, diz respeito a mudanças na condição de vida e saúde de indivíduos ou comunidades e, ao mesmo tempo, à ação política de garantir, por um lado, direitos de cidadania e, por outro, a ação dos trabalhadores em prol da produção do conhecimento nos serviços de saúde e a valorização desse trabalho enquanto algo digno. Esquematica-

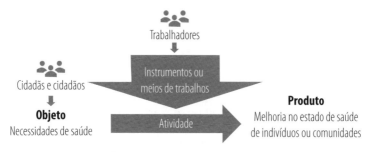

FIGURA 13.1. Processo de trabalho em saúde. Fonte: adaptado de Mendes-Gonçalves (2017).

Parte IX • Temas especiais

mente, o autor define que os processos de trabalho na saúde se definem a partir das necessidades de saúde, como ilustra a figura 13.1. De forma simplificada, usuários percebem necessidades e problemas de saúde e buscam profissionais de saúde (estas necessidades podem ser identificadas também por serviços de saúde). Estes tomam as necessidades de saúde como objeto e utilizam instrumentos e meios de trabalho (tecnologias) para desenvolverem atividades, ou seja, ações de cuidado em saúde. Como produto desta ação, tem-se a transformação do estado de saúde de indivíduos ou comunidades, além da ressignificação das próprias práticas e da produção de conhecimentos a partir desta atividade.

Para compreender o trabalho em saúde, vários autores (DONNANGELO, 1975; LUZ, 1979; SCHRAIBER, 1989; MENDES-GONÇALVES, 1979) dedicaram-se a estudar a prática médica, por ser esta a mais antiga e hegemônica prática de saúde. Nesse sentido, cabe observar que a constituição das demais profissões da saúde espelha-se na medicina, tanto no âmbito prático quanto teórico (reservando-se a especificidade de cada núcleo profissional) (CAMPOS, 2000), o que justifica o estudo da medicina para a compreensão mais ampla do trabalho em saúde. No que tange à produção teórica, destaca-se que, historicamente, a medicina ganhou legitimidade social, na medida em que se aproximou da ciência, notadamente a partir do século 19, com a medicina científica (FOUCAULT, 1963). Dessa forma, torna-se possível identificar razões ideológicas que aproximam o trabalho em saúde da ciência e da pesquisa, desnaturalizando o conhecimento aplicado durante os processos de produção do cuidado, fortalecendo as bases sociais do trabalho em saúde, e evidenciando que todo o trabalho em saúde é uma prática social.

Para o desenvolvimento destas práticas, os agentes são formados em instituições de ensino. A formação dos agentes das práticas de saúde é determinada por um conjunto de interesses e condicionada pelas forças que se movem nas instituições de ensino, seja no sentido da reprodução ou da transformação do sistema de educação e de saúde. Essas forças podem se articular com aquelas que pretendem manter e reproduzir o *status quo* da sociedade e dos serviços de saúde com outras que apostam na transformação social e na reorientação das políticas públicas para a garantia do direito à saúde ou, ainda, oscilam na tensão entre reprodução e transformação, posto que nenhuma instituição se constitui de forma estática ou perene.

De acordo com García (1972), a universidade se insere dentro de um determinado projeto de sociedade, com a tarefa de transformar os postulantes a um determinado campo de práticas em saúde em graduados ou aptos a esse campo. O autor criou um quadro teórico para estudar a constituição das escolas médicas, na América Latina, na década de 1970. Para García (1972), este processo de ensino se constitui na relação entre as atividades de ensino, os objetos de ensino e os meios utilizados para que

12 • Trabalho e qualificação dos agentes das práticas de saúde

esse ensino se desenvolva, a partir dessa relação. Os postulantes admitidos neste processo de ensino passam a ser estudantes e, de acordo com o desenvolvimento das atividades prescritas por esse sistema de ensino, saem para a sociedade com o título de graduação supostamente com um grau maior de autonomia para o desenvolvimento das atividades a que essa profissão lhe reserva o direito.

No cenário contemporâneo, aliada à rigidez dos currículos, que dificulta a autonomia dos estudantes e cerceia a busca mais livre por áreas de interesse, é possível detectar a precocidade da escolha da carreira profissional, submetida a uma seleção igualmente excludente. Sobre esse aspecto, Bourdieu e Passeron (2008), ao analisarem o sistema de ingresso no Ensino Superior na França da década de 1970, em sua obra *A reprodução*, destacaram seu caráter segregativo e repetidor de uma determinada ordem social. Assinalam que esse sistema, em muito semelhante ao brasileiro, acaba por reforçar a estrutura social de classes e manter o acesso ao capital cultural vinculado ao capital econômico, perpetuando, por um lado, as lógicas de dominação e, por outro, referenciando a carreira universitária como forma quase única de ascensão social.

Essa compreensão acerca do papel da reprodução social nos sistemas educacionais pode ser generalizada para a análise da formação de profissionais de saúde na contemporaneidade. Segundo Bourdieu e Passeron (2008), o poder de arbítrio cultural constituído pelas instituições de ensino é exercido cotidianamente por meio da ação de inculcação, pois toda cultura escolar é necessariamente rotinizada, homogeneizada e ritualizada — os exercícios repetidores são estereotipados e têm como finalidade a criação de determinados valores e modos de agir.

O desafio que se apresenta diante dessa análise e na interface entre a organização das práticas de saúde e os espaços de formação e produção de conhecimento é o de integrar ação, formação e produção de conhecimento nas relações interdisciplinares, intersetoriais e interprofissionais, orientando-as para a satisfação das necessidades e o atendimento às demandas de saúde da população.

Mercado, profissões e formação graduada em saúde no Brasil

A discussão sobre trabalho e educação dos profissionais da saúde ganhou relevância no campo da saúde durante a trajetória do movimento da Reforma Sanitária Brasileira, na qual as reivindicações pela democratização da saúde somaram-se à luta contra a ditadura militar instaurada no Brasil.

No marco deste processo, em 1986, a 8ª Conferência Nacional de Saúde consolidou uma concepção ampliada de saúde, calcada na ideia do

Parte IX • Temas especiais

direito à saúde como direito de cidadania e dever do estado. Traçaram-se assim as bases do SUS, promulgado em 1988, por meio da Constituição Brasileira (BRASIL, 1988) e regulamentado em 1990, com as leis federais 8.080 e 8.142 (BRASIL, 1990a; 1990b).

Desde o final do século 20, no Brasil, verificam-se muitas mudanças no mercado de trabalho em saúde, caracterizado pelo vigoroso processo de crescimento e formalização dos postos de trabalho, decorrente, em grande medida, da reorganização do sistema de saúde no país, de um lado, com a criação do SUS e, do outro, com a expansão do sistema de assistência supletiva à saúde, via planos e seguros de saúde, que possibilitaram a ampliação da cobertura e o incremento na prestação de serviços de saúde. De acordo com Machado, Oliveira e Moysés (2011),

> algumas tendências são identificadas nesse processo e merecem ser destacadas, como por exemplo: 1) expansão da capacidade instalada; 2) municipalização dos empregos; 3) ambulatorização dos atendimentos; 4) maior qualificação da equipe; 5) feminização da força de trabalho; 6) flexibilidade dos vínculos, entre outras. (p. 105)

As características da conjuntura recente resultaram na consolidação de um modelo econômico baseado, majoritariamente, em atividades do setor de serviços, o que permitiu ampliar a força de trabalho ocupada em atividades da área da saúde e recuperar os salários em níveis superiores ao do restante da economia (MAAS *et al.*, 2014).

Com efeito, em uma década, houve aumento da participação porcentual da força de trabalho ocupada no macrossetor da saúde, de 5,4% do total de ocupados na população brasileira, no ano 2000, para 7% em 2010, correspondendo a uma taxa de incremento anual de 5,5% e a um salto, em termos absolutos, de um contingente de 3,5 para pouco mais de 6 milhões de trabalhadores em saúde (Tabela 12.1).

Dentre a força de trabalho coletiva ocupada, a taxa de crescimento anual foi maior nas profissões e ocupações específicas de saúde, que passaram a representar a maioria dos trabalhadores, com 54% do total. Este crescimento, contudo, não repercutiu no aumento da participação nas atividades diretamente ligadas à assistência à saúde (núcleo do setor) que tiveram sua proporção diminuída de 69% para 61%.

Em contrapartida, as atividades indiretas da saúde cresceram 7,9% ao ano e elevaram sua participação de 31% para 39%, ainda que de modo desproporcional entre elas, já que as atividades de comercialização de produtos e de saneamento aumentaram sua participação proporcional enquanto as atividades industriais, de financiamento (seguros e planos) e ensino, apresentaram redução.

12 • Trabalho e qualificação dos agentes das práticas de saúde

Destaque-se, ainda, que o número de profissionais de saúde em outras atividades apresentou taxa de incremento de 18,5% ao ano, passando a corresponder a 10% da força de trabalho ocupada no macrossetor da saúde, ou seja, 605.307 profissionais (ESTAÇÃO DE PESQUISA DE SINAIS DE MERCADO, 2014).

Um movimento importante relativo às profissões da área da saúde no Brasil tem sido o progressivo processo de regulamentação profissional, que resultou, até o momento, no reconhecimento de 14 profissões na área da saúde por parte do Conselho Nacional de Saúde, a saber: serviço social, biologia, biomedicina, educação física, enfermagem, farmácia, fisioterapia, fonoaudiologia, medicina, medicina veterinária, nutrição, odontologia, psicologia e terapia ocupacional (BRASIL, 1998).

A análise da força de trabalho coletiva em saúde com base no número de profissionais de saúde de nível superior registrados em conselhos profissionais, por sua vez, evidencia a existência de um contingente de 3.142.017 profissionais de saúde em atividade no Brasil (Tabela 12.2).

Desse total, o contingente mais expressivo é de enfermeiros que possuem, proporcionalmente, 15,3% do total de profissionais inscritos, seguidos de médicos (14,4%), educadores físicos (13,3%), psicólogos (9,7%),

TABELA 12.1. População brasileira ocupada no macrossetor saúde, discriminada por profissões e ocupações de saúde e não saúde, e núcleo do macrossetor e demais atividades

Atividades	2000		2010		Incremento anual
	n	%	n	%	
Total do macrossetor	3.536.862	100	6.049.479	100	5,5
I. Atividades diretas da saúde – núcleo do setor	2.443.632	69,1	3.708.704	61,3	4,3
II. Atividades indiretas da saúde	1.093.230	30,9	2.340.775	38,7	7,9
Atividades industriais de produção de insumos	156.035	4,4	98.993	1,6	-4,4
Atividades de comercialização de produtos	402.666	11,4	786.894	13,0	6,9
Atividades de financiamento (seguros e planos)	182.953	5,2	229.921	3,8	2,3
Atividades de saneamento	208.072	5,9	575.068	9,5	10,7
III. Profissionais de saúde no ensino	33.103	0,9	44.592	0,7	3,0
Profissionais de saúde em outras atividades	110.402	3,1	605.307	10,0	18,5
Profissões e ocupações de saúde	1.476.226	41,7	3.236.060	53,5	8,2
Profissões e ocupações não saúde	2.060.637	58,3	2.813.419	46,5	3,2
População ocupada no total da economia	65.629.892		86.353.839		2,8
Macrossetor saúde em relação ao total, %	5,39		7,01		

Fonte: Estação de Pesquisa de Sinais de Mercado (2014).

Parte IX • Temas especiais

assistentes sociais e dentistas, com 8,9% cada, além de fisioterapeutas e farmacêuticos, com 7,8% e 6,5% de participação, respectivamente.

A rede do SUS é o principal empregador do país, sendo responsável pela contratação, ainda que em caráter não exclusivo, de 63% dos médicos, 43% dos enfermeiros, 40% dos terapeutas ocupacionais, 29% dos fonoaudiólogos, 21% dos dentistas, 19% dos fisioterapeutas, 16% dos nutricionistas e biomédicos, 12% dos farmacêuticos e 11% dos psicólogos.

Além dos aspectos quantitativos, os pesquisadores da área destacam a existência de quatro traços estruturais característicos do setor de serviços de saúde: é constituído por atividades eminentemente intensivas em mão de obra, a despeito mesmo do intenso dinamismo com que novas tecnologias são crescentemente incorporadas às suas práticas; há forte presença de profissões e ocupações regulamentadas, além da vulnerabilidade da gestão setorial diante das normas do 'mundo das profissões'; apresenta peculiar inserção no sistema econômico, devido, em parte, à alta repercussão social dos serviços prestados pelo setor, juntamente de seu dinamismo, no que

TABELA 12.2. Profissionais de saúde credenciados, número de habitantes por profissional e vínculo com o Sistema Único de Saúde (SUS) em 2018

Profissão	Profissionais credenciados* n	Habitantes[†] por profissional n	Vínculo no serviço público (SUS)[‡] n	Vínculo no serviço público (SUS) (%)
Biomedicina	40.393	5.102	6.422	15,9
Ciências biológicas	117.727	1.751	5.432	4,6
Educação física	418.371	493	ND	ND
Enfermagem	481.858	428	234.882	42,7
Farmácia	203.600	1.012	28.850	12,0
Fisioterapia	245.699	839	46.965	19,1
Fonoaudiologia	45.363	4.543	13.371	29,4
Medicina	452.270	456	285.859	63,2
Medicina veterinária	125.511	1.642	3.807	3,0
Nutrição	124.420	1656	20.368	16,3
Odontologia	280.746	734	59.255	21,1
Psicologia	305.585	674	34.014	11,1
Serviço Social	281.417	732	29.376	10,4
Terapia ocupacional	19.057	10.814	7.611	40,0

* Fonte: conselhos federais das profissões de saúde: enfermagem, medicina e psicologia (2018); ciências biológicas, educação física, fisioterapia, fonoaudiologia, medicina veterinária, nutrição, serviço social e terapia ocupacional (2017); biomedicina, farmácia e odontologia (2016). † Fonte: INSTITUTO BRASILEIRO DE GEOGRAFIA E ESTATÍSTICA (IBGE). **Censo populacional 2016**. Brasília, DF: IBGE; 2016. População residente: 206.081.432 habitantes. ‡ Fonte: BRASIL. Ministério da Saúde. **Cadastro Nacional de Estabelecimentos de Saúde (CNES)**. Brasília, DF: Ministério da Saúde; 2018. Disponível em: http://tabnet.datasus.gov.br/cgi/tabcgi.exe?cnes/cnv/prid02br.def. Dados referentes a dezembro de 2017. ND: não disponível.

12 • Trabalho e qualificação dos agentes das práticas de saúde

diz respeito à incorporação científico-tecnológica ao processo de trabalho, e há preponderância da força de trabalho feminina (GIRARDI, 1999).

Quanto à formação de profissionais, é necessário enfatizar que tem ocorrido grande ampliação do número de cursos, vagas e concluintes de cursos de graduação em saúde, especialmente no setor privado. Em 2016, foram registrados 5.728 cursos, na modalidade bacharelado ou de formação profissional em saúde no Brasil, o que corresponde a 18% do total de cursos de graduação presenciais ofertados no país naquele ano (32.704) (Tabela 12.3).

A partir das informações divulgadas no Censo da Educação Superior (BRASIL, 2017), é possível classificar as profissões que compõem o subsistema de educação superior em saúde em três faixas, em função da quantidade de cursos de graduação presencial em funcionamento. No primeiro grupo, daquelas profissões com mais de 500 cursos, encontram-se os cursos de enfermagem (947), psicologia (634), fisioterapia (606), educação física (528) e farmácia (515). No segundo grupo, com número entre 100 e 500 cursos, incluem-se outras sete profissões: nutrição (455), serviço

TABELA 12.3. Características gerais dos cursos presenciais de graduação em saúde, na modalidade bacharelado, por categoria profissional, no Brasil, em 2018

Graduação presencial	Características gerais						
	Cursos	Vagas	Inscritos	Inscritos / vaga	Ingressos	Matriculados	Concluintes
Biomedicina	327	49.516	132.426	2,7	22.478	61.034	7.491
Ciências biológicas	359	25.760	92.576	3,6	11.344	40.217	6.188
Educação física	528	72.656	226.888	3,1	42.700	112.779	15.510
Enfermagem	947	160.097	520.528	3,3	82.906	268.987	35.128
Farmácia	515	68.696	195.226	2,8	32.554	115.693	14.428
Fisioterapia	606	92.280	300.149	3,2	49.392	150.780	15.326
Fonoaudiologia	81	7.116	24.133	3,4	3.565	12.233	1.867
Medicina	279	27.857	1.059.652	38	27.227	136.861	16.638
Medicina veterinária	247	32.007	208.196	6,5	23.702	86.884	8.750
Nutrição	455	65.176	300.021	4,6	39.528	114.268	12.313
Odontologia	299	34.806	232.135	6,7	27.903	107.318	14.545
Psicologia	634	106.513	425.853	4,0	64.268	235.594	26.344
Serviço social	407	51.453	159.379	3,1	17.157	68.636	13.877
Terapia ocupacional	44	2.734	19.243	7,0	1.381	5.365	835
Total	5.728	796.667	3.896.405	4,9	446.105	1.516.649	189.240

Fonte: INSTITUTO NACIONAL DE ESTUDOS E PESQUISAS EDUCACIONAIS ANÍSIO TEIXEIRA (INEP). **Censo da Educação Superior**. Brasília: MEC/INEP; 2017. Disponível em: http://inep.gov.br/censo-da-educacao-superior

Parte IX • Temas especiais

social (407), ciências biológicas (359), biomedicina (327), odontologia (299), medicina (279) e medicina veterinária (247). O último grupo, com as profissões com menos de 100 cursos, inclui, além da fonoaudiologia (81), a terapia ocupacional (44).

Em seu conjunto, o subsistema de educação superior em saúde recebeu, em 2016, uma demanda de 3.896.405 candidatos inscritos para uma oferta de 796.667 vagas, o que representa um grau de competição médio de 4,9 candidatos por vaga. A procura, obviamente, não é homogênea. Dentre as profissões. Medicina apresenta a maior quantidade de candidatos inscritos, disputando as vagas oferecidas, com relação de 38 candidatos por vaga, muito à frente de terapia ocupacional, odontologia e medicina veterinária, respectivamente, com 7,0, 6,7 e 6,5 candidatos/vaga. Todas as outras profissões apresentam concorrência superior a 2,5 candidatos/vaga: nutrição (4,6), psicologia (4,0), ciências biológicas (3,6), fonoaudiologia (3,4) enfermagem (3,3), fisioterapia (3,2), educação física (3,1), serviço social (3,1), farmácia (2,8) e biomedicina (2,7).

Ainda que a demanda pelos cursos da saúde seja ligeiramente superior à média nacional, que é de 3,5 candidatos por vaga, o grau de ocupação médio registrado em 2016 foi de 56% das vagas oferecidas, com 446.105 novos alunos ingressantes. A análise da taxa de ocupação por curso revela que a maioria possui mais do que 50% das vagas preenchidas, sendo o primeiro medicina (98%), seguido de odontologia (80%), medicina veterinária (74%), nutrição (61%), psicologia (60%), educação física (59%), fisioterapia (54%), enfermagem (52%), terapia ocupacional (51%) e fonoaudiologia (50%). Os cursos que possuem grau de ocupação inferior a 50% são farmácia (47%), biomedicina (45%), ciências biológicas (44%) e serviço social (33%).

No cômputo geral, em 2016, existiam 1.516.649 alunos matriculados em cursos presenciais de graduação em saúde, o que equivale a 23% de todos os alunos matriculados em cursos de graduação presencial no país. Os cursos que possuíam o maior número de alunos matriculados, em ordem decrescente, eram: enfermagem (268.987), psicologia (235.594), fisioterapia (150.780), medicina (136.861), farmácia (115.693), educação física (112.779), nutrição (114.268), odontologia (107.318), medicina veterinária (86.884), serviço social (68.636), biomedicina (61.034), ciências biológicas (40.217), fonoaudiologia (12.233) e terapia ocupacional (5.365).

Com relação ao número de concluintes, tem-se que os cursos de graduação em saúde formaram 189.240 alunos em 2016, correspondendo a 20% do total de alunos concluintes no país naquele ano. A análise dos dados evidencia que a enfermagem (35.128) é o curso com o maior número de concluintes, seguido de educação física (15.510), ciências biológicas (6.188), psicologia (26.344), fisioterapia (15.326), farmácia (14.428),

12 • Trabalho e qualificação dos agentes das práticas de saúde

medicina (16.638), serviço social (13.877), nutrição (12.313), odontologia (14.545), medicina veterinária (8.750), biomedicina (7.491), fonoaudiologia (1.867) e terapia ocupacional (835).

Formação, educação permanente e qualificação das práticas

As formas de qualificar as práticas desenvolvidas pelos agentes da saúde vêm se transformando ao longo do tempo. O que historicamente era ensinado pelos práticos aos seus aprendizes na execução do próprio trabalho, hoje se efetiva majoritariamente em cursos de formação e requalificação. Também no âmbito dos sistemas de saúde, os enfoques acerca da formação, qualificação e desenvolvimento dos trabalhadores transformaram-se sensivelmente.

No campo da pesquisa, a interface entre educação, trabalho e saúde vem sendo investigada, na América Latina, desde a década de 1960 (MACHADO, OLIVEIRA e MOYSÉS, 2011; TESTA, 1992; FEUERWEKER, 2002). No Brasil, entre as décadas de 1970 e 1980, os movimentos pela democratização do país e o contexto de lutas pela abertura política abrigaram o debate e o movimento de construção da Reforma Sanitária (FEUERWEKER, 2002; PAIM, 2006). Discutiam-se, entre outros temas, a insuficiência da formação tradicional dos profissionais de saúde diante das ideias acerca de novos modelos de atenção à saúde e a criação de um sistema com diretrizes únicas, participação dos cidadãos e atenção integral à saúde de toda a população.

Orientação pedagógica tradicional, currículos organizados por meio de disciplinas fragmentadas, ausência de uma efetiva integração entre teoria e prática, centralização das atividades práticas em hospitais e orientação à especialização e ao mercado vêm sendo apontados como principais problemas associados à formação dos profissionais da saúde, ao mesmo tempo em que se configuram como desafios para a transformação dos espaços e práticas de formação dos profissionais da saúde (FEUERWEKER, 2002; CECCIM e FEUERWERKER, 2004).

O programa Uma Nova Iniciativa na Formação dos Profissionais de Saúde (UNI), as estratégias de qualificação dos profissionais de nível médio a exemplo dos projetos Larga Escala, Profissionalização dos Trabalhadores da Área de Enfermagem (PROFAE) e Programa de Formação de Agentes Locais de Vigilância em Saúde (PROFORMAR), e a própria reformulação das Diretrizes Curriculares Nacionais para os cursos da área da saúde contribuíram para o desenvolvimento do que chamamos condições favoráveis à mudança, mesmo que não fizessem parte de políticas setoriais ou intersetoriais que interferissem de forma mais consistente na formação

Parte IX • Temas especiais

dos profissionais. O UNI foi lançado no Brasil em 1991, pela fundação Kellogg, decorrente da avaliação crítica das experiências de Integração Docente Assistencial (IDA), iniciativas desenvolvidas na América Latina, na década de 1980. Buscava a integração entre universidades, serviços de saúde e comunidades, sendo inserido em discussões mais amplas acerca da integração docente-assistencial e nas propostas de mudanças na formação dos profissionais de saúde (FEUERWERKER, 2002).

No cenário das políticas públicas da saúde, somente em 2003, esta problemática recebeu *status* no primeiro escalão do Ministério da Saúde, com a criação da Secretaria de Gestão do Trabalho e da Educação na Saúde (SGTES), para tratar especificamente destas questões (JAEGER, CECCIM e MACHADO, 2004).

De acordo com Paim (2006), esforços vêm sendo empreendidos no sentido de qualificar e valorizar os profissionais que atuam na saúde, nos níveis de aperfeiçoamento, especialização e pós-graduação senso estrito. Especificamente com relação à saúde coletiva, até o início dos anos 2000, a preparação de profissionais sanitaristas ou salubristas ocorria apenas nos estudos de pós-graduação, e as iniciativas de discussão e mudanças na formação dos profissionais da saúde para atuarem nesta área ocorriam de forma pontual e efêmera.

Mais recentemente, no âmbito do Ensino Superior, evidenciam-se iniciativas como o Programa de Reestruturação e Expansão das Universidades Federais (REUNI) e os debates sobre a Universidade Nova, demonstrando o interesse e o investimento públicos na ampliação da oferta. A discussão sobre a Universidade Nova surgiu no Brasil nos anos 2000 junto às discussões e aos processos da Reforma Universitária em curso. A proposta trata especialmente das novas formas de ingressar nas universidades federais, da ampliação de vagas e da alterações na estrutura curricular de cursos superiores, incluindo formação geral e humanística comum a todos os cursos de graduação.

No contexto dessas transformações, a partir dos anos 2000, algumas universidades criaram estratégias importantes, como os bacharelados interdisciplinares, os cursos tecnológicos e os cursos de graduação em saúde coletiva (CGSC).

De acordo com a Política Nacional de Educação Permanente em Saúde (BRASIL, 2009), a Educação Permanente em Saúde representa importante mudança na concepção e nas práticas de capacitação dos trabalhadores dos serviços. Nesse sentido, ela pode ser entendida, ao mesmo tempo, como política e como metodologia, visto que se trata de uma forma de qualificar a ação em saúde, tomando o trabalho como eixo central da formação, e a reflexão crítica e transformadora das práticas, como metodologia de produção de conhecimento. Dessa forma, ensino e aprendizado são incorporados à vida cotidiana das organizações e às práticas no contexto

12 • Trabalho e qualificação dos agentes das práticas de saúde

real em que ocorrem. Os desafios colocados no cotidiano dos serviços são, desse modo, tomados como disparadores de situações de aprendizagem, quer para os próprios trabalhadores, quer para estudantes em contato com serviços de saúde.

Estudantes, docentes, trabalhadores, gestores e usuários do SUS passam, dessa forma, a ser agentes observadores, reflexivos e críticos das práticas de saúde e o propósito do ato educativo passa a ser transformar de maneira significativa os processos de trabalho e, por conseguinte, as condições de vida e saúde da população, bem como o conhecimento que derive desta ação. Sendo assim:

> A educação permanente é aprendizagem no trabalho, onde o aprender e o ensinar se incorporam ao cotidiano das organizações e ao trabalho. Baseia-se na aprendizagem significativa, na possibilidade de transformar as práticas profissionais e pode ser entendida como aprendizagem-trabalho, ou seja, acontece no cotidiano das pessoas e das organizações. A educação permanente é feita a partir dos problemas enfrentados na realidade e leva em consideração os conhecimentos e as experiências que as pessoas já têm. Propõe que os processos de educação dos trabalhadores da saúde se façam a partir da problematização do processo de trabalho, e considera que as necessidades de formação e desenvolvimento dos trabalhadores sejam pautadas pelas necessidades de saúde das pessoas e populações. Os processos de educação permanente em saúde têm como objetivos a transformação das práticas profissionais e da própria organização do trabalho. (BRASIL, 2009, p. 20)

Nesse sentido, é importante que os resultados conquistados sejam acompanhados ou articulados com dispositivos de mudança nas organizações, de modo que os avanços não sejam desconsiderados, nem reduzidos às mesmas rotinas. A educação permanente possibilita a reorganização das práticas em diálogo com a produção de novos conhecimentos, como destaca Mendes-Gonçalves (2017) ao propor a pesquisa operacional como modalidade de produção de conhecimento nos serviços de saúde.

Desafios aos trabalhadores, gestores e comunidade acadêmica diante das necessidades de saúde dos usuários do SUS na atual conjuntura

A atual conjuntura política e econômica no Brasil, marcada, de um lado, pela forte atuação do complexo médico-industrial e de multinacionais, e, de outro, pelas políticas de austeridade com relação a gastos com seguridade social, tende a acirrar as vulnerabilidades existentes no país e enfraquecer o SUS (OCKÉ-REIS, 2017). O subfinanciamento das polí-

Parte IX • Temas especiais

ticas de saúde e alterações normativas ameaçam processos anteriormente conquistados, como a Reforma Trabalhista aprovada em julho de 2017, a qual propõe novas regras aos trabalhadores regidos pela Consolidação das Leis do Trabalho (CLT).

As mudanças ocorridas na década de 1990, a partir das propostas de Reforma Administrativa do Estado, constituíram novo arcabouço jurídico, o qual possibilitou que o Estado e as instituições privadas desempenhassem ações visando ao bem-estar social. Esse novo formato foi adotado em todo o país, com a justificativa da dificuldade dos entes da União no gerenciamento de seus investimentos e sua produção, assim como na conservação dos serviços públicos, diante do compromisso de parte das receitas com os salários dos trabalhadores ativos, aposentadorias e pagamento da dívida pública (PIERANTONI, 2001). Essa alteração levou algumas gestões a reduzirem serviços, ou a adotarem sua terceirização, com o argumento de redução das despesas da força de trabalho na área pública.

Tais transições têm complexas implicações nas relações entre os setores público e privado, com o fortalecimento de evidentes contradições entre o dever do público e o direito do privado, que podem resultar em consequências negativas ao cumprimento das diretrizes constitucionais para a área da saúde.

Uma das mais visíveis consequências dessas reconfigurações é a multiplicidade de tipos de vínculos dos profissionais no âmbito do serviço público. Em um mesmo serviço, por exemplo, podem ser encontrados, a um só tempo, trabalhadores estatutários, celetistas, com cargos comissionados, com contratos temporários, vinculados a empresas e cooperativas (como "pessoas jurídicas"), entre outros (GIRARDI, 1999). Cabe referir a Lei de Responsabilidade Fiscal e a demanda pela força de trabalho na saúde; tal lei limita a contratação de pessoal, resultando na proliferação de contratos de trabalhos com escassa regulação, sendo mediados por diferentes tipos de administração (fundações privadas, Organizações Não Governamentais e cooperativas).

No campo da educação, as Instituições de Ensino Superior, ao prepararem os estudantes para o mundo do trabalho, reproduzem formatos mais especializados, o que, muitas vezes, dificulta a possibilidade de interação entre os sujeitos. Há intensa necessidade da interdisciplinaridade, enquanto conceito atuante no cotidiano do trabalho, assim como o campo de interação entre as disciplinas, a união dos conhecimentos e o uso de diversas abordagens de diversos campos, enquanto possibilidade de incidir na elaboração do conhecimento ou na atuação sobre um problema existente (ALMEIDA-FILHO, 2011).

Em um terreno de ameaças constantes, com grandes retrocessos na formação de profissionais da saúde em curso, cabe reforçar a importância do trabalho e da formação interprofissionais, da articulação entre

12 • Trabalho e qualificação dos agentes das práticas de saúde

trabalhadores e usuários, das estratégias de gestão participativa e da ação intersetorial, a fim de garantir que direitos constitucionais assegurados desde 1988 não sejam negligenciados. A análise compartilhada das necessidades de saúde e de ações educativas articuladas ao sistema de saúde propicia a criação de espaços educativos mobilizadores da transformação das práticas de saúde e das formas de organizar/disputar poderes tanto no âmbito da gestão, quanto da produção do cuidado e de formação dos profissionais.

A qualificação dos agentes das práticas de saúde precisa educar indivíduos capazes de reconhecer o outro em seu trabalho, fundamentados nas necessidades sociais, implicados na promoção da saúde e na participação social, tendo formação humanística, de modo a promover uma sociedade efetivamente democrática.

Cabe ressaltar que a mudança de referencial e de práticas em saúde não acontece de forma repentina, nem exclusivamente por determinação institucional ou legal. Antes de tudo, é resultado de constantes discussões e experimentações de coletivos, que refletem cotidianamente suas práticas, para além das transformações legais. Não basta a oferta de disciplinas isoladas, ou campos de estágio que ofereçam pequenas incursões pelo cotidiano social ou, ainda, uma pretensa neutralidade científica, que mascara históricas dificuldades de interação entre o campo científico e o conjunto das relações sociais. É preciso pensar uma formação integral e que dê conta de estabelecer conexões entre a produção de conhecimento, a prática profissional e a transformação das condições de vida das pessoas.

Sá-Chaves (2014) quando fala na produção de utopias a partir do reconhecimento da própria experiência como conhecimento, e na ressignificação e constituição desses saberes e práticas em conexão com outros saberes e práticas, resgata a necessidade de refundar epistemologias nos processos de trabalho e investigação, ou seja, reconfigurar práticas e modos de pensar a partir da reflexão crítica acerca dos próprios saberes e fazeres. Desse modo, e concordando com a autora, torna-se possível ressignificar práticas, qualificar agentes, aproximar o trabalho das necessidades de saúde dos usuários e usuárias, a quem se destina e por quem se justifica a realização de todo o trabalho no SUS.

Referências

ALMEIDA FILHO, N. Higher Education and Health Care in Brazil. **Lancet**, v. 377, n. 9781, p. 1898-1900, 2011.

ANTUNES, R. "Trabalho e estranhamento". In: ANTUNES, R. **Adeus ao trabalho**: ensaios sobre as metamorfoses e a centralidade do mundo do trabalho. 6. ed., São Paulo/Campinas: Cortez/Editora da Universidade Estadual de Campinas; 2011. p. 142-155.

Parte IX • Temas especiais

BOURDIEU, P.; PASSERON, J.C. **A reprodução**. Petrópolis: Vozes; 2008.

BRASIL. Ministério da Saúde. Secretaria de Gestão do Trabalho e da Educação na Saúde. Departamento de Gestão da Educação em Saúde. **Política Nacional de Educação Permanente em Saúde**. Brasília, DF: Ministério da Saúde; 2009. Disponível em: http://portal.anvisa.gov.br/documents/33856/396770/Pol%C3%ADtica+Nacional+de+Educação+Permanente+em+Saúde/c92db117-e170-45e7-9984-8a7cdb111faa

_____. Ministério da Saúde. Conselho Nacional de Saúde. **Resolução N° 287 de 8 de outubro de 1998**. Brasília, DF: Ministério da Saúde; 1998. Disponível em: http://bvsms.saude.gov.br/bvs/saudelegis/cns/1998/res0287_08_10_1998.html

_____. Presidência da República. Casa Civil. Subchefia para Assuntos Jurídicos. **Lei n° 8.080, de 19 de setembro de 1990**. Dispõe sobre as condições para a promoção, proteção e recuperação da saúde, a organização e o funcionamento dos serviços correspondentes e dá outras providências. Brasília, DF: Ministério da Justiça; 1990a. Disponível em: http://www.planalto.gov.br/ccivil_03/leis/l8080.htm

_____. Presidência da República. Casa Civil. Subchefia para Assuntos Jurídicos. **Lei n° 8.142, de 28 de dezembro de 1990**. Dispõe sobre a participação da comunidade na gestão do Sistema Único de Saúde (SUS) e sobre as transferências intergovernamentais de recursos financeiros na área da saúde e dá outras providências. Brasília, DF: Diário Oficial da União; 1990b. Disponível em: http://www.planalto.gov.br/ccivil_03/leis/l8142.htm

_____. **Constituição da República Federativa do Brasil**. Brasília, DF: Senado Federal; 1988.

CAMPOS, G.W.S. Saúde pública e saúde coletiva: campo e núcleo de saberes e práticas. **Ciência & Saúde Coletiva**, v. 5, n. 2, p. 219-230, 2000.

CECCIM, R.B. "Onde se lê 'recursos humanos em saúde', leia-se 'coletivos organizados de produção em saúde'. Desafios para a educação". In: PINHEIRO, R.; MATTOS R.A. (org.). **Construção social da demanda**: direito à saúde, trabalho em equipe, participação e espaços públicos. Rio de Janeiro: Cepesc; 2005. p. 161-80.

CECCIM, R.B.; FEUERWERKER, L.C.M. Mudança na graduação das profissões de saúde sob o eixo da integralidade. **Cadernos de Saúde Pública**, v. 20, n. 5, p. 1400-1410, 2004.

DONNANGELO, M.C.F. **Medicina e sociedade**. O médico e seu mercado de trabalho. São Paulo: Pioneira; 1975.

FEUERWERKER, L.C.M. **Além do discurso de mudança na educação médica**: processos e resultados. São Paulo: Hucitec; 2002.

FOUCAULT, M. **O nascimento da clínica**. 2. ed. Rio de Janeiro: Forense Universitária; 1963.

FREIRE, P. **Pedagogia da esperança**: um reencontro com a Pedagogia do Oprimido. Rio de Janeiro: Paz e Terra; 1992.

GARCÍA, J. C. **La educación médica en la America Latina**. Washington: OPS, 1972.

12 • Trabalho e qualificação dos agentes das práticas de saúde

GIRARDI, S.N. "Aspectos do(s) mercado(s) de trabalho em saúde no Brasil: estrutura, dinâmica, conexões". In: SANTANA, J.P.; CASTRO, J.L. (Org.). **Capacitação em desenvolvimento de recursos humanos de saúde**: CADRH. Natal: EDUFRN; 1999. p. 125-150.

INSTITUTO NACIONAL DE ESTUDOS E PESQUISAS EDUCACIONAIS ANÍSIO TEIXEIRA (INEP). **Censo da Educação Superior**. Brasília: MEC/INEP; 2017. Disponível em: http://inep.gov.br/censo-da-educacao-superior

JAEGER, M.L.; CECCIM, R.B.; MACHADO, M.H. Gestão do trabalho e da educação na saúde. **Revista Brasileira de Medicina de Família e Comunidade**, v. 3, p. 86-103, 2004.

LUZ, M.T. **As instituições médicas no Brasil**: instituição e estratégia de hegemonia. Rio de Janeiro: Graal; 1979.

MAAS, L.; et al. **Relatório final**: Estudo de levantamento de aspectos demográficos, de formação e de mercado de trabalho das profissões de saúde nível superior no Brasil entre 1991 e 2010. Belo Horizonte: Estação de Pesquisa de Sinais de Mercado; 2014. Disponível em: http://epsm.nescon.medicina.ufmg.br/epsm/Estudos_Pesquisa/Mercado%20%20de%20trabalho%20das%20profissoes%20de%20nivel%20superior%20no%20Brasil%20(Rel.Final).pdf

MACHADO, M.H.; OLIVEIRA, E.S.; MOYSÉS; N.M.N. "Tendências do mercado de trabalho em saúde no Brasil". In: PIERANTONI, C.; DAL POZ, M.R.; FRANÇA, T. (Org.). **O trabalho em saúde**: abordagens quantitativas e qualitativas. Rio de Janeiro: CEPESC/UERJ, 2011. p. 103-116.

MENDES-GONÇALVES, R.B. "Trabalho em saúde e pesquisa: reflexão a propósito das possibilidades e limites da prática de enfermagem". In: MENDES-GONÇALVES, R.B.; AYRES, J.R.C.M.; SANTOS, L. (org.). **Saúde, sociedade e história**. São Paulo/Porto Alegre: Hucitec/Rede Unida; 2017. p. 257-281.

_____. **Medicina e história**. Raízes sociais do trabalho médico [dissertação]. São Paulo: USP; 1979.

OCKÉ-REIS, C.O. Desafios da reforma sanitária na atual conjuntura histórica. **Saúde em Debate**, v. 41, n. 113, p. 365-371, 2017.

PAIM, J.S. **Desafios para a Saúde Coletiva no Século XXI**. Salvador: EDUFBA; 2006.

PIERANTONI, C.R. As reformas do Estado, da saúde e recursos humanos: limites e possibilidades. **Ciência & Saúde Coletiva**, v. 6, n. 2, p. 341-360, 2001.

SÁ-CHAVES, I (org.). **Educar, investigar e formar**: novos saberes. Aveiro: UA Editora; 2014.

SCHRAIBER, L.B. **Educação médica e capitalismo**. São Paulo: Hucitec; 1989.

TESTA, M. **Pensar em saúde**. Porto Alegre: Artes Médicas; 1992.

VIEIRA, M.; CHINELLI, F.; LOPES, M.R. "O trabalho e a educação na saúde: a 'questão dos recursos humanos'". In: VIEIRA, M.; DURÃO, A.V.; LOPES, M.R. (org). **Para além da comunidade:** trabalho e qualificação dos agentes comunitários de saúde. Rio de Janeiro: EPSJV; 2011. p. 79-118.

Perfil epidemiológico da população brasileira

Maria da Conceição Nascimento Costa
Enny Santos da Paixão
Juarez Pereira Dias
Florisneide Rodrigues Barreto
Maria da Glória Lima Cruz Teixeira

Introdução

A partir dos anos de 1960, o perfil de saúde da população brasileira passou a apresentar expressivas e rápidas mudanças, em função de relevantes transformações demográficas, socioeconômicas e no estilo de vida, dentre outras. Na segunda metade dos anos de 1970, com a criação do Sistema Nacional de Vigilância Epidemiológica (SNVE), foram implementados vários programas especiais de saúde voltados para prevenção e controle de doenças transmissíveis (DT). Dentre eles, destacam-se o Programa Nacional de Imunizações (PNI), cujo impacto na redução das doenças imunopreveníveis da primeira infância no Brasil é reconhecido mundialmente, o Programa Nacional de Incentivo ao Aleitamento Materno e a Terapia de Reidratação Oral, implantados nos anos seguintes, ao lado da ampliação do sistema de abastecimento de água e da cobertura da assistência médica, que contribuíram para o acentuado decréscimo da mortalidade infantil, em consequência da redução da mortalidade por diarreia, principal causa de óbitos entre os menores de 1 ano, antes do final da década de 1980.

Neste contexto, passaram a ocorrer o declínio dos indicadores de morbimortalidade por várias Doenças Infecciosas e Parasitárias (DIP) e o aumento das doenças crônicas degenerativas (BARRETO et al., 2011; MALTA et al., 2017). Novo perfil da morbimortalidade no Brasil foi delineado, com a emergência e reemergência de doenças infecciosas, e com o aumento da violência, especialmente de homicídios e acidentes de trânsito, conforme observado nos dias atuais (MALTA et al., 2017). Programas sociais e de transferência de renda passaram a ser oferecidos para a população em situação de pobreza e extrema pobreza, visando contribuir para melhorar sua condição de vida, sobretudo a partir do início dos anos 2000.

Parte IX • Temas especiais

De acordo com o Instituto Brasileiro de Geografia e Estatística (IBGE, 2016), no período 2000-2015, houve queda das taxas de desemprego (6,8%) e de analfabetismo (39,8%), e da desigualdade social (19%). Tais políticas públicas contribuíram para a redução da mortalidade de crianças menores de 5 anos, especialmente das mortes por causas relacionadas à pobreza (RASELLA *et al.*, 2013).

Este capítulo apresenta o perfil de saúde da população brasileira, nos dias atuais, destacando a magnitude, a evolução e as perspectivas dos principais problemas de saúde e seus determinantes, bem como as limitações dos sistemas de informação.

Principais sistemas de informações em saúde

O Brasil possui importantes bases de dados bastante úteis para a análise e o acompanhamento do estado de saúde da população, sob a responsabilidade do Ministério da Saúde. Estas bases conformam os Sistemas de Informações em Saúde, nos quais são armazenados dados coletados por meio de instrumentos padronizados, gerados nos serviços de saúde de forma contínua e, em sua maioria, têm abrangência nacional. Os dados de acesso livre estão disponibilizados no Departamento de Informática do Sistema Único de Saúde (DATASUS), agregados segundo algumas características de pessoa, tempo e lugar, sem possibilitar a identificação do indivíduo.

O Sistema de Informações sobre Mortalidade (SIM) é alimentado pelas Declarações de Óbito (DO). Entre os dados disponibilizados no DATASUS encontram-se idade, sexo, ocupação, local e endereço da ocorrência do óbito, endereço de residência e escolaridade do falecido, diagnóstico da causa básica e causas associadas ao óbito, entre outros. No Sistema de Informações de Nascidos Vivos (SINASC), estão dispostos dados registrados na Declaração de Nascido Vivo (DN), formulário quase sempre preenchido nas maternidades, referentes à mãe (idade, raça/cor, estado civil, escolaridade, ocupação, município de residência, número de filhos vivos e mortos etc.); à gestação (semanas de gestação, tipo de gravidez, número de consultas de pré-natal; data do nascimento etc.); à criança (Apgar, peso e estatura ao nascer, raça/cor da pele e presença de malformação congênita); e ao estabelecimento de saúde onde foi realizado o parto. O Sistema de Informações de Agravos de Notificação (SINAN) coleta dados das doenças de notificação compulsória, enquanto aqueles do Sistema de Informações Hospitalares (SIH) referem-se apenas às internações em hospitais públicos e privados conveniados ao SUS e dizem respeito à doença que gerou o internamento; às características dos pacientes (sexo, faixa etária, ocupação etc.); ao local de residência e do internamento; aos procedimentos realizados, entre outros. Os dados do Sistema de Informação do Programa Nacional de Imunizações (SI-PNI) são procedentes do registro dos imunobiológicos

13 • Perfil epidemiológico da população brasileira

especiais aplicados e quantitativo da população vacinada, sendo agregados por período de tempo, área geográfica e faixa etária. Por sua vez, o SisPrograma Nacional de Hipertensão e *Diabetes Mellitus* (HIPERDIA) do SUS disponibiliza dados pessoais (idade e sexo), ano de cadastramento e atendimento, município de residência, fatores de risco e complicações das duas condições mórbidas etc.

É importante salientar que o SIM e o SINASC são os sistemas de informação que apresentam coberturas mais elevadas e menores proporções de sub-registro e subnotificação. Todavia, apesar das melhorias ocorridas no preenchimento dos respectivos formulários para registro dos dados, ainda se observam alguns problemas, especialmente no que diz respeito à completitude da informação sobre algumas variáveis, a erros no preenchimento, e à codificação e digitação dos dados. Por outro lado, a significativa redução da proporção de óbitos classificados como devidos a causas mal definidas evidencia a melhoria no acesso a serviços de saúde e da qualidade do diagnóstico da causa básica. Quanto aos sistemas de informação de morbidade anteriormente referidos, além dos problemas apresentados pelo SIM, as limitações qualitativas e quantitativas são maiores, devido aos frequentes sub-registros e à subnotificação, além de a maioria dos dados referir-se aos atendimentos realizados pela rede de serviços do SUS, ou seja, poucos são os registros da rede privada, excluindo-se os casos que não buscam ou não têm acesso aos serviços de saúde. Vale referir ainda que, embora não constitua um sistema de informação de saúde, o IBGE é a principal fonte de dados demográficos (utilizados no cálculo dos indicadores epidemiológicos) e socioeconômicos empregados nas análises da situação de saúde da população brasileira.

Situação atual e tendência da mortalidade

Entre 1960 e 2010, a taxa de mortalidade no Brasil decresceu (55,4%) de forma constante, passando de 13,0 para 5,8/1.000 habitantes. A partir de então, aumentou gradativamente, atingindo 6,1/1.000, em 2015. Outros países da América do Sul, como Colômbia, Chile e Venezuela, também vinham apresentando padrão semelhante, mas o leve crescimento já vinha sendo observado desde 2000. Caso este crescimento seja real, mudanças na estrutura etária que esses países vêm apresentando com o aumento na proporção de pessoas idosas são possíveis causas. No Brasil, por exemplo, a expectativa de vida era de 54 anos em 1960 e, atualmente, é de 75 anos (THE WORLD BANK, 2017). Ademais, não se pode deixar de considerar a contribuição da melhoria dos registros de notificação de óbitos, visto que o SIM, no Brasil, em 2011, apresentava cobertura de 96,1% e, na maioria dos estados das Regiões Sul e Sudeste, já tinha alcançado 100% (BRASIL, 2013). Ambos os sexos

255

Parte IX • Temas especiais

vêm mostrando queda da mortalidade, mas em 2015 o risco de morte foi duas vezes maior entre adultos do sexo masculino (194/1.000) que no feminino (95/1.000) (THE WORLD BANK, 2017). Na Figura 13.1, apresenta-se a proporção de óbitos pelos principais grupos de causas no Brasil, em 2000 e 2015. Neste último ano, as doenças do aparelho circulatório/doença arterial coronariana representaram as principais causas de óbito, sendo responsáveis por 28% do total de mortes ocorridas neste ano (MALTA *et al.*, 2017). Apesar do aumento observado na frequência de óbitos por esse grupo de causas, a taxa de mortalidade padronizada por idade apresentou decréscimo de 40% entre 1990 e 2015, passando de 429/100 mil para 256/100 mil habitantes, respectivamente (BRANT *et al.*, 2017). A redução desta taxa, quando padronizada por idade, tem sido observada em todo o mundo. Entretanto, nos países de baixa e média renda, este declínio foi de 13% (de 381/100 mil, em 1990, para 332/100 mil, em 2013) – muito menor do que os 43% alcançado pelos países de alta renda (de 283/100 mil para 160/100 mil), no mesmo período (ROTH *et al.*, 2015). No Brasil, a redução na taxa de mortalidade por doenças cardiovasculares padronizada por idade não ocorreu de forma homogênea entre sexos, tendo sido maior para as mulheres (RIBEIRO *et al.*, 2016). As doenças coronárias lideraram as causas de óbito por este grupo de causas (31% do total), seguidas pelas cerebrovasculares (30%) e cardíacas hipertensivas (14%). As doenças circulatórias também são predominantes nas cinco regiões brasileiras e, em 2015, variou de 191/100 mil, na Região Sudeste, a 102/100 mil habitantes, na Região Norte. As neoplasias, segunda maior causa de óbito no Brasil, responderam por 16% do total de mortes ocorridas no país, em 2015 (BRASIL, 2013). Diferente do que tem sido observado em outros países da América Latina, onde as taxas de mortalidade por câncer têm declinado (CARIOLI *et al.*, 2017), quando padronizadas por idade, essas taxas mantiveram-se relativamente estáveis, no Brasil, de 1990 (142/100 mil) a 2015 (133/100 mil) (MALTA *et al.*, 2017). Entre homens, houve aumento na taxa de mortalidade por câncer de próstata e colorretal, enquanto houve redução para câncer de pulmão. Para mulheres, a taxa de mortalidade por câncer de mama, pulmão e colorretal aumentou, e as taxas do câncer cervical e de estômago diminuíram (SCHMIDT *et al.*, 2011). Entre as regiões, a mortalidade por neoplasias variou de 137/100 mil no Sul a 60/100 mil, no Norte (BRASIL, 2013).

Vale destacar que, em 1990, no Brasil, 59,6% dos óbitos foram devidos às Doenças Crônicas Não Transmissíveis (DCNT) e, em 2015, esta proporção aumentou para 75%. A elevada mortalidade por este grupo de causas é um problema de saúde global. Estima-se que 17,7 milhões de óbitos sejam devidos à doença arterial coronariana, representando 31% dos óbitos em todo o mundo, e três quartos destes ocorrem em países de baixa e média renda (WHO, 2017).

13 • Perfil epidemiológico da população brasileira

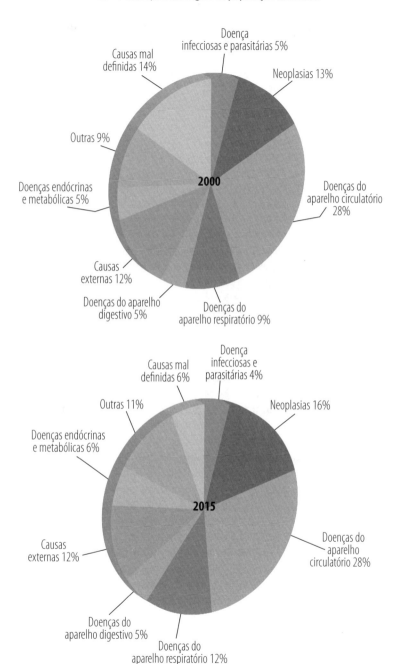

FIGURA 13.1. Proporção dos principais grupos de causas de óbito (capítulos da Classificação Internacional de Doenças e Problemas Relacionados à Saúde – CID-10) no Brasil, 2000 e 2015.

Parte IX • Temas especiais

As causas externas também têm sido importante grupo de causas de mortalidade no Brasil, desde a década de 1980 (REICHENHEIM *et al.*, 2011) e, em 2015, representaram 12% das mortes ocorridas nesse país. Os homicídios, com 36%, foram as causas mais frequentes, seguidas pelos acidentes de trânsito (29%) (REICHENHEIM *et al.*, 2011). Este padrão difere do observado em outros países membros da Organização Mundial da Saúde (OMS), na qual 51% dos óbitos por causas externas são devidos a suicídios. Entretanto, assemelha-se ao apresentado por vários países da América Latina, como o México, onde as taxas de homicídio são superiores às do Brasil. O risco de morte por causas externas é quatro vezes maior entre os homens, sendo o homicídio dez vezes superior (OMS e OPAS, 2015). As taxas por este grupo de causas entre regiões é variável. Em 2015, foi maior (85/100 mil habitantes) no Centro-Oeste e menor (63/100 mil habitantes) no Sudeste – diferença de quase 26%.

As DIP eram o principal grupo de causa de mortes no Brasil até a década de 1970 (20%), quando passou a apresentar expressiva redução e mudança na sua distribuição, exibindo atualmente padrão semelhante ao encontrado em países desenvolvidos, onde observa-se predomínio de pneumonia em adultos e idosos (BARRETO *et al.*, 2013). Em 2015, representaram apenas 4% dos óbitos no Brasil. Essa redução, como já referido, ocorreu devido a complexos fatores ligados ao desenvolvimento, como melhorias sanitárias, migração da população para áreas urbanas, desenvolvimento de vacinas e antibióticos. A variação nas taxas de mortalidade por DIP entre as regiões, em 2015, foi de 24,1%, sendo a maior de 29/100 mil, no Sudeste, e a menor 22/100 mil habitantes, na Região Norte. Ainda com relação à mortalidade por grupo de causas, foi observada redução nos óbitos por causas não definidas, de 14%, em 2000, para 6%, em 2015, revelando melhoria da qualidade das informações sobre diagnóstico da causa de morte.

No que diz respeito à mortalidade de grupos populacionais específicos, observa-se que, entre 1960 a 2016, a Taxa de Mortalidade Infantil (TMI) no Brasil reduziu de 129/1.000 para 14/1.000 nascidos vivos (THE WORLD BANK, 2017), registrando redução de 89% e variando a velocidade de queda ao longo desse período (VICTORA *et al.*, 2011). Apesar desta importante redução, este país possui uma das maiores TMI da América do Sul, sendo quase duas vezes maior que a encontrada no Chile e no Uruguai (OMS e OPAS, 2015), e 3,5 vezes maior que a de países desenvolvidos como Canadá, Dinamarca e Reino Unido (THE WORLD BANK, 2017). Os óbitos neonatais precoces concentram a maior proporção daqueles que ocorrem no primeiro ano de vida, e esta proporção segue aumentando devido à queda na mortalidade pós-neonatal, apesar do risco na mortalidade neonatal precoce ter diminuído em 38% entre 1997 e 2012 (SANTOS *et al.*, 2014). Em 1996, 46,9% dos óbitos infantis ocorriam nos primeiros 7 dias de vida; em 2015, esta proporção aumentou

13 • Perfil epidemiológico da população brasileira

para 53,8%. Já os óbitos pós-neonatais, que em 1996 concentravam 41%, em 2015 decresceu para 29,3%; os óbitos neonatais tardios aumentaram de 12%, em 1996, para 16,8%, em 2015. Estas modificações evidenciam que ocorre melhoria nas condições de vida e saúde da população infantil.

O avanço dos indicadores de mortalidade no Brasil aqui apresentados tem resultado de inúmeras intervenções sociais e busca de aperfeiçoamento da estrutura do SUS. Todavia, iniquidades relacionadas aos indicadores sociais permanecem e estão fortemente associados aos óbitos ocorridos no primeiro ano de vida (SANTOS *et al.*, 2014). Isto pode ser observado na análise por regiões, na quais as maiores TMI têm sido registradas no Norte e Nordeste, 15,1/1.000 e 13,9/1.000 nascidos vivos, respectivamente – regiões que concentram os piores indicadores sociais, e nas quais os serviços de saúde são mais escassos.

Apesar da atenção prestada ao segmento infantil, os óbitos ocorridos no período fetal muitas vezes não são reconhecidos como problema a ser enfrentado, não apenas no Brasil, mas em nível mundial. A taxa de mortalidade fetal neste país diminuiu de 13,5/1.000, em 1996, para 10,8/1.000 nascimentos em 2015. Estima-se que, em países desenvolvidos, esta taxa seja de 3/1.000 nascimentos (70% menor que a brasileira), enquanto em países de baixa renda atinge 29/1.000 nascimentos. Entretanto, esta comparação é complexa, visto que o limite que separa o óbito fetal e o aborto pode variar entre países, além da baixa qualidade dos dados disponíveis, principalmente, em países pobres (LAWN *et al.*, 2011). Entre as regiões brasileiras, em 2015, a maior taxa de mortalidade fetal foi observada no Nordeste e a menor no Sul, 13,2/1.000 e 8,2/1.000 nascimentos, respectivamente.

A taxa de mortalidade em menores de 5 anos no Brasil vem decrescendo ao longo dos anos. Entre 1960 a 2016, este indicador passou de 171/1.000 para 15/1.000 nascidos vivos (redução de 91%) (THE WORLD BANK, 2017), mas ainda é alta se comparada a de outros países da América do Sul, sendo duas vezes maior que as encontradas no Chile e Uruguai (OMS e OPAS, 2015). Em 2013, o Brasil estava entre os 26 países responsáveis por 80% dos óbitos na infância, juntamente de Níger, Nigéria e Mali, mas também constava entre os nove países responsáveis por dois terços da redução global da mortalidade, nesta faixa etária (WANG *et al.*, 2014).

Nos países desenvolvidos, a razão de mortalidade materna é de 16/100 mil nascidos vivos, enquanto naqueles de baixa renda pode chegar a 240/100 mil nascidos vivos (RODRIGUES *et al.*, 2016). No Brasil, entre 1990 e 2011, este indicador decresceu de 143/100 mil para 67,5/100 mil nascidos vivos (redução média anual de 3,7%) (SZWARCWALD *et al.*, 2014). Em 2013, alcançou 61,6/100 mil nascidos vivos, valor 3,8 vezes maior que nos países desenvolvidos. Apesar das melhorias sociais obtidas nas últimas décadas e da queda da fertilidade, os indicadores de óbitos maternos

Parte IX • Temas especiais

ainda continuam elevados quando comparados com países desenvolvidos e mesmo aos de países da América do Sul, como a Argentina, Chile e Paraguai (OMS e OPAS, 2015). É possível ainda que a razão de mortalidade materna no Brasil seja ainda mais elevada devido a sub-registro de óbitos, principalmente nas áreas rurais e nas pequenas cidades. As principais causas de óbitos maternos registradas no país têm sido distúrbios hipertensivos (23%), sepse (10%), hemorragia e complicações após aborto (8%) (VICTORA *et al.*, 2011). As Regiões Sul (49,8/100 mil) e Sudeste (52,2/100 mil) apresentaram as menores razões de mortalidade materna, e as mais altas no Norte (63,8/100 mil) e Nordeste (69,6/100 mil) (RODRIGUES *et al.*, 2016). Fatores como qualidade dos serviços de saúde, falta de integração entre o pré-natal e maternidade, aumento de cesarianas desnecessárias podem contribuir para esses altos índices (SZWARCWALD *et al.*, 2014).

Perfil de morbidade

Para caracterizar o perfil de morbidade no Brasil, tem-se que superar uma série de obstáculos, pois, além da doença não ser um evento único e de registro obrigatório, como o óbito, existe grande variedade de doenças, possibilidade daquelas que não conferem imunidade afetar a mesma pessoa por mais de uma vez, diferentes níveis de percepção individual sobre se sentir doente e/ou buscar assistência médica, desigualdade no acesso aos serviços de saúde, sub-registro e subnotificação, entre outros que interferem na qualidade e na quantidade desse tipo de dados.

Para a análise da morbidade no Brasil, em geral, dispõe-se de dados sobre doenças de notificação compulsória (de abrangência nacional), doenças graves que tiveram acesso à hospitalização e sobre algumas DCNT mais prevalentes, para as quais existem bases de dados específicas, porém nem sempre representativas de toda população (BRASIL, 2019).

Doenças transmissíveis de notificação obrigatória

No Brasil, ocorreu considerável redução da mortalidade por DIP e da incidência daquelas para as quais se dispõe de instrumentos efetivos de prevenção e controle. Todavia, diversas DT, cujas medidas de controle estão centradas no indivíduo, a exemplo da tuberculose e da hanseníase, ainda permanecem como importantes problemas de saúde pública neste país. Além disso, a emergência e a reemergência de algumas doenças infeciosas, especialmente AIDS, dengue, chikungunya e Zika, aliadas ao aumento de outras, que se encontravam parcialmente controladas, como a sífilis, fazem com que a morbidade por este grupo de causas de doenças se mantenha com grande magnitude (BARRETO, 2013).

13 • Perfil epidemiológico da população brasileira

Os dados sobre as DIP de maior interesse para a saúde pública são registrados sistematicamente no SINAN e compõem a Lista de Doenças Notificação Compulsória (BRASIL, 2016). Dentre estas, estão descritas aqui algumas que apresentam potencial para produzir epidemias, sequelas ou evoluir para o óbito.

A emergência e a reemergência de doenças virais transmitidas por mosquitos (arboviroses) têm sido uma ameaça com sérias consequências para a saúde da população brasileira, além de ser considerada importante problema de saúde pública, com repercussões internacionais. No Brasil, desde 2015, circulam simultaneamente em espaços urbanos os vírus da dengue, do chikungunya e do Zika. Esta situação tem preocupado os organismos nacionais e internacionais responsáveis pela saúde pública, bem como a comunidade científica, devido aos possíveis efeitos que esta cocirculação pode acarretar à saúde das populações expostas (PAIXÃO, TEIXEIRA e RODRIGUES, 2018).

A dengue é a mais comum das três arboviroses e vem causando epidemias de grande magnitude há mais de 30 anos no país, que chegam a atingir quase 1,5 milhão de casos anuais, tal como ocorreu em 2013 (1.469.700 casos notificados), quando a incidência alcançou 731/100 mil habitantes. Em 2017, até a Semana Epidemiológica (SE) 45, foram notificados 239.076 casos prováveis no país (116,0/100 mil habitantes), que também confirmou 243 casos graves de dengue e 2.209 casos com sinais de alarme. As Regiões Nordeste e Centro-Oeste concentraram a maior proporção de casos (35% e 31%, respectivamente) e maiores incidências dessa arbovirose (147,7/100 mil habitantes e 476,9/100 mil habitantes, cada uma).

Naquele mesmo período, 184.458 casos prováveis de chikungunya foram notificados, dos quais 79% foram confirmados (89,5/100 mil habitantes) e, destes, 149 foram a óbito. A Região Nordeste foi responsável por 76,6% dos casos (248,4/100 mil habitantes), seguida pelas Regiões Sudeste e Norte (12,6% e 8,7%, respectivamente). Uma importante ameaça associada com as epidemias de chikungunya é a alta proporção de casos crônicos (em torno de 40%) com repercussões na qualidade de vida dos indivíduos afetados e impacto econômico para os sistemas de saúde locais (RODRÍGUEZ-MORALES et al., 2016).

No que se refere a Zika, até a SE 45, foram notificados no país 16.870 casos prováveis de Zika (8,2/100 mil habitantes), dos quais 50,1% foram confirmados, sendo as maiores incidências no Centro-Oeste e no Norte – 38,3/100 mil habitantes e 12,2/100 mil habitantes, respectivamente. Essa virose evolui com alguma frequência para a síndrome de Guillain-Barré. As infecções pelo Zika durante a gestação podem produzir efeitos adversos ao concepto, afetando principalmente o sistema nervoso central, sendo a malformação mais grave a microcefalia, embora existam outras

Parte IX • Temas especiais

manifestações, de modo que é denominada de síndrome congênita do Zika. Esses efeitos foram detectados pela primeira vez no Brasil, onde se apresentaram sob a forma de epidemia. Da SE 45 de 2015 até a SE 44 de 2017 foram notificados 14.916 casos e confirmados como síndrome congênita do Zika 3.014, sendo que 2.846 permanecem em investigação. Embora seja importante a redução observada na prevalência da malária na última década, esta doença ainda é considerada importante problema de saúde pública na região da Amazônia Legal, onde os casos são registrados em 67% dos municípios, responsáveis por mais de 99% dessas ocorrências no país. Na primeira década do século 21, a média de casos anuais estava em torno de 300 mil, enquanto, entre 2015 e 2017, essa média se manteve em torno de 110 mil. A letalidade por esta doença tem sido menor que 1%, evidenciando que as ações de prevenção e controle que vêm sendo implementadas têm se mostrado efetivas.

O coeficiente de incidência de tuberculose no Brasil decresceu de 42,7/100 mil habitantes, em 2001, para 34,2/100 mil habitantes, em 2014, e a mortalidade passou de 3,1/100 mil habitantes para 2,1/100 mil habitantes no mesmo período. Possivelmente, esta redução se deva ao decréscimo da incidência da AIDS, ao aumento da cobertura da Estratégia Saúde da Família e à realização do tratamento diretamente observado (TDO). Apesar da queda desses indicadores, existe grande variabilidade entre os estados. Por exemplo, Amazonas e Rio de Janeiro apresentaram maior risco para esta doença (67,2/100 mil habitantes) e o Distrito Federal o menor (10,5/100 mil habitantes). Dez outros estados apresentam coeficiente de incidência maior que 31,0/100 mil habitantes.

O número de casos novos de hanseníase notificados no Brasil decresceu de 51.837, em 2003, para 31.064, em 2015, quando o coeficiente de detecção foi de 14,2/100 mil habitantes. Os valores mais elevados foram encontrados nas Regiões Centro-Oeste (37,22/100 mil habitantes) e Norte (29,70/100 mil habitantes). Os estados de Tocantins, Mato Grosso e Maranhão são considerados hiperendêmicos para esta doença. O menor risco tem sido registrado na Região Sul, onde, em 2015, o coeficiente de detecção foi de 3,5/100 mil habitantes.

Em 2015, o número total de casos notificados de sífilis em gestantes no Brasil foi de 33.365, dos quais 44,8% eram de residentes na Região Sudeste, 18,7% no Nordeste, 18,0% no Sul, 10,5% no Norte e 7,9% no Centro-Oeste. A taxa de detecção no país, naquele ano, foi de 11,2/1.000 nascidos vivos. Nas Regiões Sul (15,1/1.000 nascidos vivos) e Sudeste (12,6/1.000 nascidos vivos), os valores da incidência ultrapassaram a média do país. Os estados do Mato Grosso do Sul (21,9/1.000 nascidos vivos) e Rio Grande do Norte (4,5/1.000 nascidos vivos) registraram, respectivamente, a mais alta e a menor taxa de detecção dessa doença. Em 2016, esse indicador foi de 12,4/1.000 nascidos vivos para o país como

13 • Perfil epidemiológico da população brasileira

um todo, e, assim como ocorreu em 2015, nas Regiões Sul (16,3/1.000 nascidos vivos) e Sudeste (14,7/1.000 nascidos vivos), os valores desta taxa foram superiores ao da média brasileira. No Brasil, a taxa de incidência da sífilis congênita vem aumentando progressivamente. Entre 2006 e 2016, passou de 2,0/1.000 nascidos vivos para 6,8/1.000 nascidos vivos – ou seja, três vezes maior. Neste último ano, foram notificados 20.474 casos; as regiões que apresentaram maiores incidências foram Sul (7,7/1.000), Sudeste (7,1/1.000) e Nordeste (7,0/1.000), enquanto na Norte (5,4/1.000) e no Centro-Oeste (4,8/1.000) foram observadas taxas inferiores à média do país.

A taxa de detecção da AIDS no Brasil foi de 18,0/100 mil habitantes, em 2015. Nos últimos 10 anos, este indicador vem se mantendo estável, com incidência média de 20,7/100 mil habitantes. Essa tendência de estabilidade também vem sendo observada na Região Centro-Oeste, com média de 18,5 casos/100.000 habitantes. Já na Região Sudeste, a tendência foi de queda, visto que, em 2006, a taxa de detecção foi de 26,2/100.000 e passou para 18,0/100 mil, em 2015, correspondendo a uma redução de 31,2%. Ao contrário, nas Regiões Norte e Nordeste, observou-se tendência linear de crescimento, visto que, em 2006, a taxa registrada no Norte foi de 15,0/100 mil e de 11,1/100 mil no Nordeste, enquanto em 2015 foi de 24,0/100 mil (Norte) e 15,3/100 mil (Nordeste), ou seja, ocorreu aumento de 61,4% e 37,2%, respectivamente. No Sul, observou--se discreta tendência de queda (7,4%), passando de 30,1/100 mil, em 2006, para 27,9/100 mil, em 2015. No período de 2007 a 2015, verificou-se que entre os homens com mais de 13 anos de idade, 50,4% dos casos tiveram exposição homossexual, 36,8% heterossexual e 9,0% bissexual; entre as mulheres, nessa mesma faixa etária, 96,4% dos casos tiveram exposição heterossexual. Entre gestantes, a taxa de detecção do HIV no Brasil aumentou 28,6% de 2006 para 2015, quando passou de 2,1/1.000 nascidos vivos para 2,7/1.000 nascidos vivos. Tendência de crescimento também foi observada em todas as regiões do Brasil, exceto na Sudeste, que permaneceu estável, com taxa de 2,2/1.000 e de 2,1/1.000 nascidos vivos naquele mesmo período. Nas Regiões Norte e Nordeste, ocorreram os maiores incrementos nessa taxa; em ambas era de 1,2/1.000 nascidos vivos em 2006, passando para 2,9 (Norte) e 2,0/1.000 nascidos vivos (Nordeste), em 2015. Neste ano, a Região Sul foi a que apresentou a taxa mais elevada (5,9/1.000 nascidos vivos), sendo cerca de 2,2 vezes maior que a do Brasil.

Violências

Em 2013, foram notificados ao SINAN 189.783 casos de violência. Apesar de vir aumentando desde 2009, este valor deve estar bastante subestimado, considerando o elevado risco de morte que a violência apresenta no Brasil. Estudo de revisão da literatura realizado por Nunes e Sales (2016) sobre violência contra crianças neste país indicou predomínio do sexo masculino (41,7%); negligência (50%) e violência física (33,3%) foram os tipos de violência mais frequentes, e membro da família como o agressor mais comum (75%).

Morbidade hospitalar

Os dados disponíveis no SIH, entre janeiro de 2015 a outubro de 2017, ainda estão sujeitos a retificações. O último ano com dados definitivos é 2014, contudo os valores de 2015 estavam próximos aos daquele ano e, por esta razão, foram utilizados neste item. Assim, excluindo-se as hospitalizações por gravidez, parto e puerpério, as doenças do aparelho respiratório, com taxa de 595,6/100 mil habitantes (1.217.636 casos), constituíram as principais causas de internamentos hospitalares no Brasil. Esta posição vem se mantendo desde 1998, embora observe-se discreto declínio na magnitude dessas hospitalizações, tanto em termo absoluto quanto relativo, ainda que de forma irregular. Os homens apresentaram maior risco (632,6/100 mil) que as mulheres (559,6/100 mil), e a taxa de hospitalização entre aqueles com idade ≥20 anos foi de 489,4/100 mil habitantes. Entre as regiões, as taxas mais elevadas para esse grupo de causas de internações ocorreram no Sul (863,5/100 mil) e no Centro-Oeste (625,0/100 mil), e as mais baixas no Norte (594,7/100 mil), Nordeste (573,1/100 mil) e Sudeste (513,9/100 mil). Neste grupo, destacaram-se as pneumonias (52,3%) no país como um todo, com maior proporção entre os menores de 5 anos e idosos.

As hospitalizações por DAC ocuparam o segundo lugar (552,0/100 mil), variando de 827,8/100 mil na Região Sul a 316,9/100 mil no Norte. O sexo masculino apresentou risco mais elevado (565,6/100 mil) que o feminino (538,7/100 mil); na faixa etária de 20 anos, e mais o valor deste indicador foi de 789,0/100 mil. As causas específicas de internações mais frequentes nesse grupo foram insuficiência cardíaca (19,0%), outras doenças isquêmicas do coração (13,5%) e acidente vascular cerebral não especificado (12,9%).

Na terceira posição, encontravam-se lesões, envenenamentos e algumas outras consequências de causas externas com taxa de internação de 544,8/100 mil habitantes, sendo de 768,7/100 mil para o sexo masculino, 326,4/100 mil para o feminino e de 631,2/100 mil para os indivíduos de idade ≥20 anos. As Regiões Centro-Oeste (682,8/100 mil) e Sul (649,0/100 mil) exibiram as maiores taxas, e Norte (566,3/100 mil), Sudeste (517,2/100 mil), e Nordeste (488,4/100 mil), as mais baixas.

13 • Perfil epidemiológico da população brasileira

Fraturas de fêmur (8,4%) somadas a de outros ossos de membros (35,0%) representaram 43,5% do total desse grupo de causas de hospitalização no país.

As doenças do aparelho digestivo (525,2/100 mil) e algumas DIP (395,9/100 mil) ocuparam as quarta e quinta posições, respectivamente, entre os capítulos da Classificação Internacional de Doenças e Problemas Relacionados à Saúde (CID 10). No que diz respeito às DIP, em 2015, a dengue e a febre hemorrágica da dengue constituíram apenas 8,7% das internações por este grupo de causas, porém, em 2014, este porcentual foi de 45,1%. Em 2015, destacaram-se a diarreia e a gastrenterite de origem infecciosa presumível (16,8%) e outras doenças infecciosas intestinais (16,0%), representando 32,8% do total de internações por algumas DIP.

As doenças do aparelho geniturinário e as neoplasias, com taxas de hospitalização de 386,8/100 mil e 369,5/100 mil habitantes, ocuparam a sexta e a sétima posições, respectivamente. Dentre as neoplasias, destacaram-se as internações por neoplasias malignas do cólon (5,6%), outras neoplasias malignas da pele (4,2%), neoplasia maligna da próstata e o leiomioma do útero (9,7%), que é uma neoplasia benigna.

Morbidade por Doenças Crônicas Não Transmissíveis (DCNT)

As DCNT são responsáveis por aproximadamente 80% das consultas na Atenção Primária e 60% das internações hospitalares (DUNCAN *et al.*, 2012). Entre elas, em 2015, as que mais se destacaram como causas de hospitalizações no Brasil foram insuficiência cardíaca (218.903 casos), bronquites, enfisemas e outras doenças pulmonares obstrutivas crônicas (123.309 casos), asma (113.730 casos), artroses (19.713 casos), e artrite reumatoide e outras poliartropatias inflamatórias (16.071 casos).

No ano de 2010, o HIPERDIA registrou 370.299 casos de hipertensão, sendo as maiores proporções no Sudeste (36,5%) e no Nordeste (29,2%). Na primeira, Minas Gerais (62.796) e São Paulo (38.077) foram os estados com maior número de casos, enquanto no Nordeste foram a Bahia (37.485) e o Ceará (16.142). Para diabetes, foram registrados 34.070 casos, dos quais o maior número foi também nas Regiões Sudeste (11.563 casos), especialmente nos estados de São Paulo (4.967) e Minas Gerais (3.828), e, no Nordeste (9.222), a Bahia (2.933) e o Ceará (1.243).

Estimativas do Instituto Nacional de Câncer (INCA) indicaram, para o ano de 2016, a ocorrência de 596.070 casos novos de neoplasias (296.200 e 300.870, respectivamente, para homens e mulheres), sendo 291.090 na Região Sudeste e 131.880 na Sul. Maior número de casos novos de câncer de próstata, cólon, reto e mama feminina era esperado nas Regiões Sudeste, Nordeste e Sul.

Determinantes sociais da saúde

É evidente que a doença e a morte não se distribuem aleatoriamente nas populações, e a produção e a distribuição da saúde e da doença nas populações apresentam forte relação com determinantes sociais, econômicos, culturais e ambientais, ainda que o reconhecimento sobre a importância destes neste processo não seja totalmente consensual.

Os determinantes sociais da saúde (DSS) são entendidos como condições mais gerais de uma sociedade (socioeconômicas culturais e ambientais) e têm relação com as condições de vida e trabalho (habitação, saneamento, ambiente de trabalho, serviços de saúde e educação) de seus membros, e com a trama de redes sociais e comunitárias (BUSS e PELLEGRINI, 2007).

Uma demonstração inconteste dessa contribuição, no Brasil, foi a redução acentuada de vários indicadores nutricionais e de saúde das crianças brasileiras, em consequência do decréscimo das desigualdades regionais e socioeconômicas, e de atenção à saúde implementada, a partir dos anos de 1980 (WANG *et al.*, 2014). Outros exemplos fortalecem essa relação, como a forte associação entre os determinantes sociais e econômicos, e a ocorrência da tuberculose (MAGALHÃES e MEDONHO, 2017) e homicídios (LIMA *et al.*, 2005). Também é bastante conhecida a relação entre baixos níveis educacionais e piores indicadores de saúde, em todos os grupos populacionais, principalmente quando se trata de saúde materna, saúde infantil e prevalência de doenças crônicas (NUNES *et al.*, 2017). A renda familiar e raça/cor da pele também estão associadas a desfechos desfavoráveis em saúde, como, por exemplo, mulheres de raça não branca e com baixo nível socioeconômico têm maior chance de morrer devido a complicações obstétricas e de serem vítimas de violência física (ROSENDO *et al.*, 2017; LEAL, GAMA e CUNHA, 2005). Do mesmo modo, a prevalência de atendimentos em emergências hospitalares devidas a violências é maior entre homens negros com baixos níveis de escolaridade (SOUTO *et al.*, 2014).

Apesar dos avanços na oferta de serviços de saúde e dos princípios de universalidade e integralidade que regem o SUS, ainda se observam importantes iniquidades no acesso, utilização e qualidade desses serviços, em consequência da situação social dos indivíduos (IBGE, 2008). Por exemplo, mulheres brancas, casadas, com maior escolaridade apresentam maior chance de serem submetidas ao exame de câncer cervical uterino (BARBOSA, 2017). Essas diferenças também podem ser observadas no acesso às consultas pré-natais, pois mulheres com maior escolaridade, moradoras das Regiões Sul e Sudeste do Brasil, têm maiores chances de terem realizado pelo menos as sete consultas preconizadas pelo Ministério da Saúde (ANJOS *et al.*, 2016).

13 • Perfil epidemiológico da população brasileira

Constata-se, portanto, que as desigualdades sociais representam o elemento-chave na determinação do maior ou do menor risco de adoecer de uma população.

Certamente não está se desconsiderando a participação dos fatores biológicos individuais, como características genéticas dos indivíduos e a importância do agente etiológico no caso de DIP, pois, sem sua presença, estas doenças não ocorreriam. Contudo, o protagonismo dos determinantes sociais fica patente na medida em que, mesmo na presença destes fatores, as chances de a doença ocorrer, de apresentar-se com maior ou menor gravidade e levar ao óbito variam entre os diferentes níveis socioeconômicos dos diversos grupos populacionais.

Importante salientar a necessidade de interpretar essa relação com cautela, considerando que baixa cobertura e baixa qualidade das informações em áreas menos desenvolvidas podem modificar este padrão de distribuição das doenças, agravos e mortes nas populações e, consequentemente, mascarar sua relação com os determinantes sociais.

Perspectivas

Os principais indicadores de saúde da população brasileira, nas últimas décadas, mostram importantes melhorias, a exemplo da redução da mortalidade infantil até o ano de 2015, do aumento na expectativa de vida ao nascer, e da eliminação e controle de várias doenças infecciosas, especialmente as imunopreveníveis, dentre outros. A emergência e a reemergência de agentes infecciosos, como AIDS, dengue e Zika, modificam a tendência de redução das DIP, o que indica a importância da manutenção e do fortalecimento do Sistema Nacional de Vigilância em Saúde do SUS, para responder adequada e oportunamente às ameaças de novas emergências de saúde pública.

Ao lado dos avanços alcançados, o quadro nosológico decorrente do envelhecimento da população, evidenciado pelo aumento da prevalência e da mortalidade por DCNT, aponta para a necessidade da sociedade brasileira desenvolver estratégias de promoção da saúde, visando melhorar a qualidade de vida de todos, particularmente dos idosos, assim como ampliar os serviços de saúde para oferecer adequada atenção à saúde. Por sua vez, doenças e agravos decorrentes do processo acelerado de urbanização, principalmente as violências, passaram a ocupar importante lugar nas estatísticas de morbimortalidade do país indicando que a sociedade brasileira precisa desenvolver esforços para que sejam desenvolvidas estratégias e políticas públicas voltadas para a redução destes problemas, especialmente dos homicídios, que vitimam com maior frequência os jovens negros e pobres.

Portanto, ainda é fundamental aprimorar as políticas sociais visando à melhoria das condições de vida e saúde das populações e,

Parte IX • Temas especiais

consequentemente, à redução das profundas desigualdades sociais, que ainda estão presentes. Infelizmente, o atual cenário político e econômico do país não sinaliza para esta perspectiva.

Referências

ANJOS, J.C., *et al.* Diferenças regionais e fatores associados ao número de consultas de pré-natal no Brasil: análise do Sistema de Informações sobre Nascidos Vivos em 2013. **Revista Brasileira de Epidemiologia**, v. 19, n. 4, p. 835-850, 2016. Disponível em: https://doi.org/10.1590/1980-5497201600040013

BARBOSA, I. Regional and Socioeconomic Differences in the Coverage of the Papanicolau Test in Brazil: Data from the Brazilian Health Survey 2013. **Revista Brasileira de Ginecologia e Obstetrícia**, v. 39, n. 9, p. 480-487, 2017. Disponível em: https://doi.org/10.1055/s-0037-1604481

BARRETO, M.L., *et al.* Successes and failures in the control of infectious diseases in Brazil: Social and environmental context, policies, interventions, and research needs. **The Lancet**, v. 377, n. 9780, p. 1877-1889, 2011.

BRANT, L.C.C., *et al.* Variações e diferenciais da mortalidade por doença cardiovascular no Brasil e em seus estados, em 1990 e 2015: estimativas do Estudo Carga Global de Doença. **Revista Brasileira de Epidemiologia**, v. *20,* suppl 1, p. 116-128, 2017. Disponível em: https://doi.org/10.1590/1980-5497201700050010

BRASIL. Ministério da Saúde. **Boletins epidemiológicos**. Brasília, DF: Ministério da Saúde; 2019. Disponível em: http://www.saude.gov.br/boletins-epidemiologicos

_____. Ministério da Saúde. Gabinete do Ministro. **Portaria nº 204, de 17 de fevereiro de 2016**. Define a Lista Nacional Compulsória de doenças e agravos e eventos de saúde pública nos serviços de saúde públicos e privados em todo o território nacional, nos termos do anexo e dá outras providências. Brasília, DF: Ministério da Saúde; 2016. Disponível em: http://bvsms.saude.gov.br/bvs/saudelegis/gm/2016/prt0204_17_02_2016.html

_____. Sistema de Informações sobre Mortalidade – SIM. **Consolidação da base de dados de 2011**. Brasília, DF: Ministério da Saúde; 2013. Disponível em: http://tabnet.datasus.gov.br/cgi/sim/Consolida_Sim_2011.pdf

BUSS, P. M., PELLEGRINI FILHO, A. A saúde e seus determinantes sociais. **Physis: Revista de Saúde Coletiva**, v. 17, n. 1, 2007. Disponível em: http://www.scielo.br/scielo.php?script=sci_arttext&pid=S0103-73312007000100006&lng=pt&tlng=pt

INSTITUTO BRASILEIRO DE GEOGRAFIA E ESTATÍSTICA (IBGE). **Síntese de indicadores sociais**: uma análise das condições de vida da população brasileira. Rio de Janeiro: IBGE; 2016.

_____. **Pesquisa Nacional por Amostra de Domicílios**: Um panorama da saúde no Brasil. Rio de Janeiro: IBGE; 2010. Disponível em: http://bvsms.saude.gov.br/bvs/publicacoes/pnad_panorama_saude_brasil.pdf

13 • Perfil epidemiológico da população brasileira

CARIOLI, G., *et al*. Cancer mortality predictions for 2017 in Latin America. **Annals of Oncology**. v. 28, n. 9, p. 2286-2297, 2017. Dsponível em: https://academic. oup.com/annonc/article/28/9/2286/3884596

DUNCAN, B.B., *et al*. Doenças Crônicas Não Transmissíveis no Brasil: prioridade para enfrentamento e investigação. **Revista de Saúde Pública**, v. 46, Supl, p. 126-134, 2012.

LAWN, J.E., *et al*. Stillbirths: Where? When? Why? How to make the data count? **The Lancet**, v. 377, n. 9775, p. 1448-1463, 2011.

LEAL, M.D.C.; DA GAMA, S.G.N.; DA CUNHA, C.B. Racial, sociodemographic, and prenatal and childbirth care inequalities in Brazil, 1999-2001. **Revista de Saúde Pública**, v. 39, n. 1, p. 100-107, 2005. Disponível em: http://www. scielo.br/pdf/rsp/v39n1/13.pdf

LIMA, M.L.C.; *et al*. Análise espacial dos determinantes socioeconômicos dos homicídios no Estado de Pernambuco. **Revista Saúde Pública**, v. 39, n. 2, p. 176-182, 2005.

MAGALHÃES, M.A.F.M.; MEDRONHO R.A. Análise espacial da Tuberculose no Rio de Janeiro no período de 2005 a 2008 e fatores socioeconômicos associados utilizando microdados e modelos de regressão espaciais globais. **Ciência & Saúde Coletiva**, v. 22, n. 3, p. 831-840, 2017.

MALTA, D.C., *et al*. Mortality due to noncommunicable diseases in Brazil, 1990 to 2015, according to estimates from the Global Burden of Disease study. **Sao Paulo Medical Journal**, v. 135, n. 3, p. 213-221, 2017.

NUNES, A.J.; SALES, N.C.V. Violência contra crianças no cenário brasileiro. **Ciência & Saúde Coletiva**, v. 21, n. 3, p. 871-880, 2016.

NUNES, B.P., *et al*. Contextual and individual inequalities of multimorbidity in Brazilian adults: a cross-sectional national-based study. **BMJ Open**, v. 7, n. 6, p. e015885, 2017.

ORGANIZACIÓN MUNDIAL DE LA SALUD; ORGANIZACIÓN PANAMERICANA DE LA SALUD. **Indicadores Básicos 2015**. Situación de Salud en las Américas. 2015. Disponível em: http://www.paho. org/uru/index.php?option=com_docman&view=download&category_slug=publications&alias=492-indicadores-basicos-2015-2&Itemid=3071

PAIXÃO, E.S.; TEIXEIRA, M.G.; RODRIGUES, L.C. Zika, chikungunya and dengue: the causes and threats of new and re-emerging arboviral diseases. **BMJ Global Health**, v. 3, Suppl. 1, p. e000530, 2018.

RASELLA, D., *et al*. Effect of a conditional cash transfer programme on childhood mortality: A nationwide analysis of Brazilian municipalities. **The Lancet**, v. 382, n. 9886, p. 57-64, 2013.

REICHENHEIM, M.E., *et al*. Violence and injuries in Brazil: The effect, progress made, and challenges ahead. **The Lancet**, v. 377, n. 9781, p. 1962-1975, 2011. Disponível em: https://doi.org/10.1016/S0140-6736(11)60053-6

RIBEIRO, A.L.P., *et al*. Cardiovascular Health in Brazil Trends and Perspectives. **Circulation**. v. 133, n. 4, p. 422-433, 2016. Disponível em: https://doi. org/10.1161/CIRCULATIONAHA.114.008727

Parte IX • Temas especiais

RODRIGUES, N.C.P., *et al*. Temporal and spatial evolution of maternal and neonatal mortality rates in Brazil, 1997-2012. **Jornal de Pediatria**, v. 92, n. 6, p. 567-573, 2016. Disponível em: https://www.sciencedirect.com/science/article/pii/S0021755716300390?via%3Dihub

RODRÍGUEZ-MORALES, A.J., *et al*. Prevalence of Post-Chikungunya Infection Chronic Inflammatory Arthritis: A Systematic Review and Meta-Analysis. **Arthritis Care & Research**, v. 68, n. 12, p. 1849-1858, 2016.

ROSENDO, T.; RONCALLI, A.; AZEVEDO, G. Prevalence of Maternal Morbidity and Its Association with Socioeconomic Factors: A Population-based Survey of a City in Northeastern Brazil. **Revista Brasileira de Ginecologia e Obstetrícia**, v. 39, n. 11, p. 587-595, 2017. Disponível em: https://doi.org/10.1055/s-0037-1606246

ROTH, G.A., *et al*. Global and regional patterns in cardiovascular mortality from 1990 to 2013. **Circulation**, v. 132, n. 17, p. 1667-1678, 2015. Disponível em: https://doi.org/10.1161/CIRCULATIONAHA.114.008720

SANTOS, I.S., *et al*. Óbitos infantis evitáveis nas coortes de nascimentos de Pelotas, Rio Grandedo Sul, Brasil, de 1993 e 2004. **Cadernos de Saúde Pública**, v. 30, n. 11, p. 2331-2343, 2014. Disponível em: http://www.scielo.br/scielo.php?script=sci_arttext&pid=S0102-311X2014001102331&lng=pt&tlng=pt

SCHMIDT, M.I., *et al*. Chronic non-communicable diseases in Brazil: Burden and current challenges. **The Lancet**, v. 377, n. 9781, p. 1949-1961, 2011. Disponível em: https://doi.org/10.1016/S0140-6736(11)60135-9

SOUTO, R. M. C. V., *et al*. Perfil epidemiológico do atendimento por violência nos serviços públicos de urgência e emergência em capitais brasileiras, Viva 2014. **Ciência & Saúde Coletiva**, v. 22, n. 9, p. 2811-2823, 2017. Disponível em: https://doi.org/10.1590/1413-81232017229.13342017

SZWARCWALD, C.L., *et al*. Estimation of maternal mortality rates in Brazil, 2008-2011. **Cadernos de Saúde Pública**, v. 30, Suppl 1, 2014. Disponível em: http://www.scielo.br/scielo.php?script=sci_arttext&pid=S0102-311X2014001300015&lng=pt&tlng=pt

THE WORLD BANK. **Mortality rate, adult, male (per 1,000 male adults)**. The World Bank Data; 2017. Disponível em: https://data.worldbank.org/indicator/SP.DYN.AMRT.MA?locations=BR-CL-VE-CO

VICTORA, C.G., *et al*. Maternal and child health in Brazil: progress and challenges. **The Lancet**, 2011, v. 377, n. 9780, p. 1863-1876. Disponível em: https://www.thelancet.com/journals/lancet/article/PIIS0140-6736(11)60138-4/fulltext

WANG, H., *et al*. Global, regional, and national levels of neonatal, infant, and under-5 mortality during 1990-2013: a systematic analysis for the Global Burden of Disease Study 2013. **The Lancet**, v. 384, n. 9947, p. 957-979, 2014. Disponível em: https://www.thelancet.com/journals/lancet/article/PIIS0140-6736(14)60497-9/fulltext

WORLD HEALTH ORGANIZATION (WHO). **Cardiovascular diseases (CVDs)**. Geneve: WHO; 2017. Disponível em: http://www.who.int/mediacentre/factsheets/fs317/en/

Vigilância em saúde

Maria da Glória Lima Cruz Teixeira

Martha Suely Itaparica de Carvalho Santiago

Florisneide Rodrigues Barreto

Enny Santos da Paixão

Maria da Conceição Nascimento Costa

Vigilância Epidemiológica e Vigilância Sanitária antes do SUS

O Sistema Nacional de Vigilância Epidemiológica (SNVE), no Brasil, foi instituído de modo mais estruturado na segunda metade da década de 1970 com a promulgação da lei 6.259, de 1975 (BRASIL, 1975), e do decreto 78.231, de 1976 (BRASIL, 1976a), sob a coordenação do Ministério da Saúde. Esses instrumentos legais tornaram obrigatória a notificação das doenças que compunham uma lista nacional e, embora determinassem que o SNVE fosse constituído por cinco níveis hierárquicos (nacional, central estadual, regional, central local e periférico), os municípios praticamente não desempenhavam qualquer função, dado que, em sua maioria, não possuíam serviços de saúde. O financiamento governamental permanecia quase integralmente no Ministério da Saúde, e poucas atribuições e recursos eram repassados para as Secretarias Estaduais. Estas desenvolviam algumas ações, visando ao controle de casos e contatos das principais doenças infecciosas, exceto as denominadas endemias (doença de Chagas, malária, esquistossomose, tracoma, dentre outras) que eram da responsabilidade da Superintendência de Campanhas (SUCAM), autarquia vinculada diretamente ao Ministério da Saúde. Neste mesmo período, a lei 6.360 de 1976 (BRASIL, 1976b) dispôs sobre as atribuições da Vigilância Sanitária, que tinha como responsabilidade atuar sobre ambientes, produtos e serviços da perspectiva de proteção à saúde da população.

Apesar do reconhecimento das diferenças entre objetos e práticas destas vigilâncias, desde o início do movimento da Reforma Sanitária Brasileira (RSB), no final daquela década, questionava-se esta divisão, na medida em que se propunha a criação de um sistema de saúde que fosse universal e descentralizado, para desenvolver ações integradas e compartilhadas. Este modelo da RSB possibilitaria a união da Vigilância Epidemiológica com

Parte IX • Temas especiais

a Vigilância Sanitária, dado que os problemas e riscos à saúde ocorrem em cada território. Na medida em que o sistema fosse descentralizado, as estratégias e as ações poderiam ser abordadas de modo integral, sem fragmentação, nos territórios dos municípios.

O Sistema Único de Saúde (SUS), ao ser criado por meio da Lei Orgânica da Saúde, em 1990 (BRASIL, 1990), definiu Vigilância Epidemiológica como

> conjunto de ações que proporciona o conhecimento, a detecção ou prevenção de qualquer mudança nos fatores determinantes e condicionantes de saúde individual ou coletiva, com a finalidade de recomendar e adotar as medidas de prevenção e controle das doenças ou agravos.

Vigilância Sanitária, por sua vez, foi definida, no mesmo documento, como:

> conjunto de ações capaz de eliminar, diminuir ou prevenir riscos à saúde e de intervir nos problemas sanitários decorrentes do meio ambiente , da produção e circulação de bens e da proteção de serviços de interesse da saúde.

A Vigilância Sanitária se manteve como uma das secretarias da estrutura central do Ministério da Saúde, mas, em 1999, foi redefinido o Sistema Nacional de Vigilância Sanitária, tendo sido criada a Agência Nacional de Vigilância Sanitária (Anvisa), por meio de lei 9.782 (BRASIL, 1999), estabelecendo que esta agência é a promotora da proteção da saúde da população, por intermédio do controle sanitário da produção e da comercialização de produtos e serviços submetidos à Vigilância Sanitária, inclusive dos ambientes, dos processos, dos insumos e das tecnologias a eles relacionadas, bem como o controle de portos, aeroportos e fronteiras.

Este capítulo versa especificamente sobre o processo de modificações que ocorreram na Vigilância Epidemiológica, desde o início dos anos de 1990, que resultaram na construção da Vigilância em Saúde no SUS, apresentando a estrutura, as principais ações, as atividades e as estratégias, bem como principais avanços e limites.

Processo de construção da vigilância em saúde no SUS

Após a promulgação da Lei do SUS, o governo federal conduziu uma reforma na estrutura e no organograma do Ministério da Saúde, que, dentre outras iniciativas, criou a Fundação Nacional de Saúde (FUNASA) (BRASIL, 1991). Esta fundação foi formada a partir da incorporação

14 • Vigilância em saúde

da SUCAM, da Fundação de Serviços Especiais (FSESP), da Secretaria Nacional de Ações Básicas de Saúde (SNABS) e da Secretaria Nacional de Programas Especiais (SNEPS). Anteriormente, estes órgãos, dispersos na estrutura do Ministério da Saúde, eram responsáveis pela execução, direta ou indireta (por meio das Secretarias Estaduais de Saúde – SES), das ações de vigilância e controle de doenças transmissíveis de interesse para a saúde pública. Por exemplo, a SNABS coordenava o SNVE junto às SES, enquanto a SUCAM executava diretamente as ações de controle de endemias em todo o território nacional, sem qualquer participação ou interferência dos municípios e estados.

Na estrutura da FUNASA, o Centro Nacional de Epidemiologia (CENEPI) (BRASIL, 1993) foi o órgão que desencadeou discussões e iniciativas para cumprir as determinações da Lei Orgânica do SUS, especialmente no que se referia à descentralização de recursos, responsabilidades e atribuições para estados e municípios. Este processo durou mais de uma década, produzindo paulatinamente mudanças e avanços, que resultaram no aprimoramento das ações que já vinham sendo desenvolvidas pelo Ministério da Saúde e pelas SES, e ampliou o escopo de atuação da Vigilância Epidemiológica, a exemplo da incorporação do monitoramento de agravos não transmissíveis, vigilância ambiental e da saúde do trabalhador (BRASIL, 1999).

Assim, foram propostas novas formas de organização do trabalho, redistribuição de competências, modificações nos fluxos de informações, dentre outras mudanças. Os principais limites e óbices para que se estabelecesse um real processo de descentralização, conforme estabelecia a Lei Orgânica da Saúde (BRASIL, 1990), eram a resistência dos profissionais de saúde da antiga SUCAM, por não aceitarem o repasse das ações e das atividades de controle das endemias para estados e municípios, e a falta de instrumentos ágeis para transferência de recursos financeiros do SUS para estas esferas de gestão (SILVA, 2006). Durante toda a década de 1990, o repasse de recursos para vigilância e controle de doenças era feito mediante convênios específicos, com cada SES e SMS, com prazos limitados que, no mais das vezes, não garantiam a execução contínua de ações de promoção da saúde, vigilância, e controle de riscos e doenças de interesse para a saúde pública.

O marco da descentralização do sistema de Vigilância Epidemiológica e vigilância ambiental foi a publicação da portaria 1.399/GM, em 1999 (BRASIL, 1999), que estabeleceu o Teto Financeiro de Epidemiologia e Controle de Doenças (TFECD) e as regras para repasse de recursos fundo a fundo para municípios e estados (negociadas nas Comissões Bipartites e Tripartites) (BRASIL, 2011); definiu competências para as três esferas de gestão; e determinou que as atribuições e responsabilidades das Secretarias

Parte IX • Temas especiais

Municipais e Estaduais de Saúde só poderiam ser executadas pelo governo federal em caráter suplementar, e apenas nas situações em que o problema de saúde extrapolasse as capacidades técnico-administrativas destes órgãos gestores. Deste modo, ficou institucionalizado o papel das três esferas de governo, no que se referia à gestão do Sistema Nacional de Vigilância Epidemiológica e Ambiental em Saúde, com a real participação dos municípios e, evidentemente, com apoio, coordenação e muitas outras atribuições da União e dos estados, conforme estabelecido naquela portaria.

No processo de aperfeiçoamento e ampliação do escopo das atribuições, responsabilidades e ações de epidemiologia e controle de doenças e agravos, notava-se que esta área não deveria permanecer na estrutura da FUNASA, razão pela qual foi criada a Secretaria de Vigilância em Saúde (SVS), em junho de 2003, como órgão da estrutura central do Ministério da Saúde (BRASIL, 2013). Esta secretaria incorporou as atividades que vinham sendo desempenhadas pelo extinto CENEPI/FUNASA e passou a agregar importantes programas nacionais de combate a doenças que estavam em outras áreas do Ministério da Saúde, como doenças sexualmente transmissíveis e AIDS, além de expandir suas ações, passando a coordenar a Vigilância Ambiental, a Vigilância em Agravos e Doenças não Transmissíveis e seus fatores de risco, e a Rede de Laboratório de Saúde Pública, nos aspectos pertinentes à Vigilância Epidemiológica e Ambiental (BRASIL, 2013).

Assim, a SVS passou a realizar, de modo mais sistemático, análises da situação de saúde e monitoramento de indicadores sanitários do país, na perspectiva de subsidiar o processo de escolha de prioridades e da avaliação do impacto dos programas de saúde, tornando-se, oficialmente, o órgão de definição de políticas para o SUS nas áreas de vigilâncias, inclusive responsabilizando-se pela regulação e pelo acompanhamento do contrato de gestão da Anvisa (BRASIL, 1999), e da formulação da política de Vigilância Sanitária em nome do Ministério da Saúde. Assim, a criação da SVS, ao lado da implantação da modalidade de repasse fundo a fundo de recursos do TFECD da União para estados e municípios, tornou possível maior integração, agilidade e regularidade entre as diversas atividades que já vinham sendo implementadas pelo CENEPI e que foram expandidas após a criação da SVS. Esta nova arquitetura organizacional produziu importantes reflexos positivos em todas as três esferas de gestão do SUS, além de permitir maior articulação com as demais secretarias do Ministério da Saúde, especialmente as que coordenam o desenvolvimento científico e tecnológico, a gestão do trabalho e educação em saúde, a atenção à saúde em todos os níveis e o controle social do SUS.

Na SVS, o SNVE passou a ser denominado Sistema Nacional de Vigilância em Saúde (SNVS), compreendendo o conjunto interarticulado de serviços públicos e privados, componentes do SUS, que, direta ou

14 • Vigilância em saúde

indiretamente, notificam doenças e agravos, prestam serviços a grupos populacionais e/ou orientam a conduta a ser tomada no controle ou na prevenção de problemas de saúde (BRASIL, 2003).

Sistema Nacional de Vigilância em Saúde

Assim como toda a rede de serviços do SUS, o SNVS é compartilhado e operado pelas suas três esferas de gestão. O Ministério da Saúde regulamenta, por meio de portarias, as responsabilidades, diretrizes e formas de financiamento das ações e atividades da União, estados, Distrito Federal e municípios. Considerando toda a legislação vigente sobre as vigilâncias, especialmente a Lei Orgânica da Saúde, a portaria 1.378, de 2013 (BRASIL, 2013), manteve o Ministério da Saúde, por meio da SVS, como responsável pela gestão das ações de vigilância em saúde, no âmbito da União, cabendo a esta secretaria a coordenação do SNVS e, à Anvisa a coordenação do Sistema Nacional de Vigilância Sanitária. Este instrumento legal definiu Vigilância em Saúde como

> um processo contínuo e sistemático de coleta, consolidação, análise e disseminação de dados sobre eventos relacionados à saúde, visando o planejamento e a implementação de medidas de saúde pública para a proteção da saúde da população, a prevenção e controle de riscos, agravos e doenças, bem como para a promoção da saúde.

Pode-se observar que esta definição incorporou os avanços impressos ao SNVE no decorrer das duas primeiras décadas de implantação do SUS, incluindo, nesta oportunidade, ações de promoção da saúde ao escopo de responsabilidades do SNVS. Assim, ficou estabelecido que este sistema teria a incumbência de acompanhar a situação de saúde da população; monitorar e avaliar ações de saúde pública; detectar e responder às Emergências em Saúde Pública (ESP); realizar a vigilância, a prevenção e o controle das doenças transmissíveis, das doenças crônicas não transmissíveis, dos acidentes e violências, das populações expostas a riscos ambientais em saúde, da vigilância da saúde do trabalhador, a Vigilância Sanitária dos riscos decorrentes da produção e do uso de produtos, serviços e tecnologias de interesse, além de outras ações de vigilância.

Estrutura e organização do Sistema Nacional de Vigilância em Saúde

A coordenação do sistema de vigilância em saúde no nível nacional é de responsabilidade do Ministério da Saúde, por meio da SVS, enquanto nos

Parte IX • Temas especiais

níveis estadual e municipal é atribuição das SES e SMS, respectivamente. De acordo com a portaria 1.378 (BRASIL, 2013), a primeira competência destes três níveis de governo é desenvolver

ações de vigilância, prevenção e controle das doenças transmissíveis, a vigilância e prevenção das doenças e agravos não transmissíveis e dos seus fatores de risco, a vigilância de populações expostas a riscos ambientais em saúde, gestão de sistemas de informação de vigilância em saúde de âmbito nacional e que possibilitam análises de situação de saúde, as ações de vigilância da saúde do trabalhador e ações de promoção em saúde.

Nos Quadros 14.1 a 14.3, apresentam-se as principais competências de cada uma das esferas de gestão.

QUADRO 14.1. Sistema Nacional de Vigilância em Saúde.

União
Secretaria de Vigilância em Saúde do Ministério da Saúde
Desenvolver ações de vigilância, prevenção, controle e promoção em saúde das doenças transmissíveis; vigilância e prevenção das doenças e agravos não transmissíveis e dos seus fatores de risco; vigilância de populações expostas a riscos ambientais em saúde e da saúde do trabalhador; gestão de sistemas de informação de vigilância em saúde de âmbito nacional e que possibilitam análises de situação de saúde; vigilância da saúde do trabalhador e ações de promoção em saúde
Participação na formulação e coordenação de políticas, diretrizes e ações prioritárias em vigilância em saúde no âmbito nacional inclusive dos sistemas nacionais de informação de interesse da vigilância em saúde; normalização técnica dos programas de prevenção e controle de doenças
Coordenação nacional das ações de vigilância em saúde, com ênfase nas que exigem simultaneidade nacional ou regional
Apoio e cooperação técnica e execução das ações de vigilância junto aos estados, ao Distrito Federal e aos municípios
Participação no financiamento das ações de vigilância em saúde
Coordenação e cooperação na preparação e resposta das ações nas Emergências em Saúde Pública de importância nacional e internacional
Coordenação, monitoramento e avaliação da estratégia de vigilância em saúde sentinela em âmbito hospitalar, em articulação com os estados e Distrito Federal
Monitoramento e avaliação das ações
Desenvolvimento de estratégias e implementação de ações de educação, comunicação e mobilização social (nacionais e/ou regional)
Participação ou execução da educação permanente; promoção e implementação de estudos, pesquisas e transferência de tecnologias e fomento à participação social
Cooperação e intercâmbio técnico-científico com organismos governamentais e não governamentais (nacional e internacional)
Gestão dos estoques nacionais de insumos estratégicos de interesse à vigilância em saúde, como também provimento de imunobiológicos, seringas e agulhas para campanhas de vacinação, medicamentos específicos para agravos e doenças de interesse; reagentes específicos; insumos para controle de vetores; Equipamentos de Proteção Individual e declarações de nascidos vivos e de óbitos
Coordenação e normalização técnica do Programa Nacional (calendário vacinal nacional, técnica de utilização e destino dos insumos vencidos e obsoletos) incluindo definição das vacinas do calendário nacional, estratégias e normalizações técnicas de utilização, destino adequado dos insumos vencidos ou obsoletos

* À Secretaria de Saúde do Distrito Federal cabe a gestão simultânea das atribuições e competências referentes a estados e municípios. Fonte: adaptado de Brasil, 2013.

276

14 • Vigilância em saúde

QUADRO 14.2. Sistema Estadual de Vigilância em Saúde.

Estados Secretarias Estaduais de Saúde*
Implementação das políticas, diretrizes e prioridades na área de vigilância, no âmbito de seus limites territoriais; e normalização técnica complementar à disciplina nacional
Coordenação das ações de vigilância em saúde, com ênfase naquelas que exigem simultaneidade estadual, regional e municipal
Desenvolvimento, monitoramento e avaliação das ações de vigilância em saúde em seu âmbito territorial
Apoio, cooperação técnica, financiamento e fortalecimento da gestão e execução das ações de vigilância dos municípios de forma complementar
Coordenação, alimentação (quando couber), retroalimentação dos sistemas de informação de interesse da vigilância em seu âmbito
Preparação e resposta das ações nas Emergências em Saúde Pública de importância estadual; e cooperação com municípios em Emergências em Saúde Pública
Coordenação, monitoramento e avaliação das ações de vigilância em saúde sentinela hospitalar, em articulação com os municípios
Desenvolvimento de estratégias, implementação e fomento de ações de educação, comunicação e mobilização social
Promoção de cooperação e intercâmbio técnico-científico com organismos governamentais e não governamentais (nacionais e internacionais)
Gestão e provimento dos estoques estaduais de insumos estratégicos de interesse da vigilância em saúde; armazenamento e abastecimento aos municípios (seringas, agulhas, medicamentos específicos, reagentes, inseticidas, Equipamentos de Proteção Individual etc.) nos termos pactuados
Coordenação, acompanhamento e avaliação da rede estadual de laboratórios públicos e privados de interesse em saúde pública
Realização de exames laboratoriais de interesse da vigilância em saúde; armazenamento e transporte adequado de amostras para laboratórios de referência
Coordenação e operacionalização do componente estadual do Programa Nacional de Imunizações, de acordo com as normas técnicas
Colaboração com a União na execução das ações sob Vigilância Sanitária de portos, aeroportos e fronteiras, conforme pactuado
Estabelecimento de incentivos que contribuam para o aperfeiçoamento e a melhoria da qualidade das ações de Vigilância em Saúde e Vigilância Sanitária

* À Secretaria de Saúde do Distrito Federal cabe a gestão simultânea das atribuições e competências referentes a estados e municípios. Fonte: adaptado de Brasil, 2013.

QUADRO 14.3. Sistema Municipal de Vigilância em Saúde.

Municípios Secretaria Municipal de Saúde
Coordenação, execução, monitoramento e avaliação das ações de vigilância em saúde; normalização técnica complementar ao âmbito nacional e estadual e participação no financiamento
Coordenação, alimentação, no âmbito municipal, dos sistemas de informação de interesse da vigilância em saúde, incluindo coleta, processamento, retroalimentação, consolidação e avaliação da qualidade dos dados provenientes das unidades notificantes dos sistemas de base nacional
Preparação e resposta das ações de vigilância em saúde, nas Emergências em Saúde Pública de importância municipal
Coordenação, monitoramento e avaliação da estratégia de vigilância em saúde sentinela em âmbito hospitalar
Desenvolvimento de estratégias e implementação de ações de educação, comunicação e mobilização social
Promoção de cooperação e intercâmbio técnico-científico com organismos governamentais e não governamentais, de âmbito municipal, intermunicipal, estadual, nacional e internacional
Gestão, provimento, armazenamento e transporte de estoque de insumos municipal de interesse da vigilância em saúde, conforme pactuação: medicamentos específicos pactuados; meios de diagnóstico laboratorial; insumos de prevenção, diagnóstico e tratamento de doenças sexualmente transmissíveis; Equipamentos de Proteção Individual
Coordenação, acompanhamento e avaliação de laboratórios públicos e privados que realizam análises para vigilância em saúde
Realização de análises laboratoriais de interesse da vigilância, conforme organização da rede estadual de laboratórios
Coordenação e execução das ações de vacinação integrantes do Programa Nacional de Imunizações
Colaboração com a União na execução das ações sob Vigilância Sanitária de portos, aeroportos e fronteiras, conforme pactuação tripartite
Estabelecer incentivos que contribuam para o aperfeiçoamento e melhoria da qualidade das ações de vigilância em saúde

Fonte: adaptado de Brasil, 2013.

Parte IX • Temas especiais

Destaque-se que as ações de Vigilância em Saúde são desenvolvidas tanto diretamente no ambiente em que ocorrem os problemas, o que exige estreita relação com as populações e os indivíduos, como também no interior dos serviços de saúde, em todos seus níveis de complexidade.

Desse modo, a integração da Vigilância em Saúde com a rede de Atenção Primária, principalmente com as Equipes Saúde da Família (eSF), é estratégica para o melhor desempenho e efetividade da Vigilância em Saúde, pois a maioria dos problemas de interesse para a saúde pública pode ser primeiramente detectada e notificada por este nível de atenção. Ademais, muitas das medidas de prevenção e controle de doenças, principalmente aquelas de base populacional, a exemplo de vacinação e controle vetorial, alcançam maior cobertura em populações informadas, sensibilizadas, mobilizadas e estimuladas a terem participação ativa na promoção da saúde – uma das principais atribuições do escopo de atividades das equipes da ESF.

Por sua vez, as unidades hospitalares, mesmo aquelas não especializadas em doenças infecciosas, atendem e internam rotineiramente casos de interesse para a saúde pública, especialmente os mais graves. Então é da maior importância que estas unidades notifiquem estes casos e de modo articulado aos serviços de Vigilância em Saúde do município. Neste sentido, a partir de 2004, foi instituído, de modo mais formal, o Subsistema Nacional de Vigilância Epidemiológica em âmbito hospitalar (SNVEH) como parte integrante do SNVS (sem isentar toda a rede de hospitais da obrigação de notificar doenças e agravos da lista de notificação compulsória), quando foram criados Núcleos Hospitalares de Epidemiologia (NHE) em hospitais de referências (especializados em doenças infecciosas, universitários ou de ensino, dentre outros), selecionados dentre aqueles com maior número de atendimentos de casos de doenças ou agravos de interesse em saúde pública (BRASIL, 2004). Esses NHE são responsáveis por realizar sistematicamente busca ativa e investigação (em articulação com as SMS) de casos de doenças e agravos de notificação, e óbitos maternos, infantis e fetais, entre os pacientes internados e atendidos em pronto-socorro e ambulatório da unidade. Além disso, deve incentivar a realização de necrópsias ou a coleta de material e fragmentos de órgãos para exames microbiológicos e anatomopatológicos, de óbitos por causa mal definida na unidade; desenvolver processo de trabalho para implementar ações que possibilitem gerenciar os riscos sanitários no ambiente hospitalar; e viabilizar o acesso às informações necessárias à detecção, ao monitoramento e ao encerramento de casos ou surtos sob investigação.

Financiamento

A portaria 1.399, de 15 de dezembro de 1999 (BRASIL, 1999), definiu o TFECD a ser transferido fundo a fundo, garantindo que os recursos

14 • Vigilância em saúde

deveriam ser aplicados exclusivamente no financiamento das ações estabelecidas relativas à vigilância em saúde. Em 2009, esta modalidade foi modificada, passando os recursos federais a serem repassados por meio de bloco financeiro de vigilância constituído por dois componentes: Vigilância e Promoção da Saúde e Componente da Vigilância Sanitária (BRASIL, 2009).

Importante mencionar que existia flexibilidade de recursos de um componente poder ser aplicado em ações de outro componente, dado que fossem cumpridas as pactuações da Comissão Intergestora Tripartite (CIT), desde que fossem nesta área de atuação do SUS. Os recursos federais do primeiro componente, destinados às ações de vigilância, promoção, prevenção e controle de doenças, eram constituídos pelo Piso Fixo de Vigilância e Promoção da Saúde (PFVPS) e pelo Piso Variável de Vigilância e Promoção da Saúde (PVVPS), que eram ajustados anualmente, compondo valor *per capita* estabelecido com base na estratificação, na população e na área territorial de cada unidade federativa. Esta modalidade foi mantida com poucas alterações na portaria de 2013 (BRASIL, 2013). Contudo, em dezembro de 2017 (BRASIL, 2017h), foi instituída mudança no modelo de financiamento do SUS, que passa a vigorar em 31 de janeiro de 2018, segundo a qual não mais haveria financiamento por blocos temáticos, sendo duas as modalidades de transferência, custeio e investimento. Esta profunda alteração possivelmente compromete a execução das ações de vigilância em saúde, na medida em que a demanda por assistência médica, principalmente os serviços de alta complexidade, é muito expressiva e tem grande poder de pressão da população. Esta situação pode fazer com que os gestores não priorizem as ações de promoção, prevenção e controle de riscos, doenças e agravos, e levar ao agravamento do quadro sanitário do país.

Sistemas de informações de interesse para a vigilância em saúde

Uma das principais atividades da vigilância em saúde é coletar informações que viabilizem conhecer e acompanhar os problemas de saúde de interesse, que, na maioria das vezes, são obtidas dos Sistemas de Informações em Saúde (SIS). Esses sistemas são unidades de produção, análise e divulgação de dados, voltados para atender às necessidades de informações de instituições, programas e serviços do SUS.

Para a área da saúde também são utilizados dados produzidos em outros setores, como os demográficos, de saneamento, documentais, administrativos, estudos e pesquisas. Este item apresenta, de modo sintético, os principais sistemas de informações utilizados com maior frequência pela vigilância em saúde.

Parte IX • Temas especiais

Sistema de Informação de Agravos de Notificação

As informações sobre morbidade, especialmente das doenças e dos agravos de maior interesse para a saúde pública, que compõem a lista de notificação compulsória (BRASIL, 2016), são fundamentais para a condução das ações e atividades de vigilância em saúde. Esta lista é atualizada de acordo com as modificações do perfil epidemiológico do país, e a necessidade de monitoramento e vigilância dos problemas de saúde. O Sistema de Informação de Agravos de Notificação (SINAN) (BRASIL, 2017b) é a plataforma digital de registro de dados sobre estas doenças e agravos de notificação. Esta plataforma dispõe de formulários que são preenchidos, na maioria dos casos, pelo nível local do SUS, sendo o primeiro bloco a Ficha Individual de Notificação (FIN) das doenças que compõem a referida lista. O segundo bloco refere-se à Ficha Individual de Investigação (FII), específica para cada doença ou agravo, que só é preenchida para problemas de saúde que exigem investigação obrigatória e/ou situações de surtos/epidemias, e outros eventos de interesse para a saúde pública, em acordo com a definição da portaria 204 de 17 de fevereiro de 2016 (BRASIL, 2016). A periodicidade de notificação (imediata ou semanal) e o fluxo de compartilhamento entre as três esferas de gestão do SUS são estabelecidos pela SVS/MS, que considera as características epidemiológicas do evento e das medidas de controle e prevenção a serem adotadas. O SINAN gera alguns indicadores, sendo os principais taxa ou coeficiente de incidência, coeficiente de prevalência e coeficiente de letalidade. Os dados das FII permitem obter informações sobre proporção de sequelas, impacto das medidas de controle e porcentual de casos suspeitos e confirmados, entre outras.

Sistema de Informações sobre Mortalidade

O Sistema de Informações sobre Mortalidade (SIM) (BRASIL, 2017c) é alimentado pelos dados da Declaração de Óbito (DO), formulário preenchido por médicos que registram a causa básica e as causas associadas aos óbitos. Nos locais onde não existam esses profissionais, as DO podem ser preenchidas por oficiais de cartório de registro civil e assinadas por duas testemunhas do óbito. Os dados da DO e, inclusive, o código da Classificação Estatística Internacional de Doenças e Problemas Relacionados com a Saúde (CID) da causa básica e das associadas são digitados no SIM, possibilitando o cálculo da taxa ou coeficiente de mortalidade, da mortalidade proporcional por grandes grupos de causas, por causas específicas, faixa etária, sexo, escolaridade, ocupação dentre outras características, que permitem o delineamento do perfil de mortalidade.

Sistema de Informações de Nascidos Vivos

Semelhante ao SIM, o Sistema de Informações de Nascidos Vivos (SINASC) (BRASIL, 2017c) é alimentado a partir de um documento

14 • Vigilância em saúde

básico padronizado – Declaração de Nascido Vivo (DN) –, que é preenchido para todos os nascidos vivos, por qualquer profissional de saúde. A partir dos dados do SINASC obtêm-se indicadores como proporção de nascidos vivos de baixo peso, proporção de prematuridade, proporção de partos hospitalares, proporção de nascidos vivos por faixa etária da mãe, taxa bruta de natalidade e taxa de fecundidade.

Sistema de Informações Hospitalares

O SIH/SUS (BRASIL, 2017f) atualmente registra em torno de 80% das internações hospitalares do país e, embora criado para fins de pagamento de procedimentos realizados em hospitais, gera indicadores epidemiológicos, como taxa de mortalidade hospitalar geral, proporção desta mortalidade por causa ou procedimento específico; taxa de utilização por faixa etária e sexo, geral ou por causa; proporção de hospitalização por faixa etária e sexo, geral ou por causa; índice de gasto com hospitalização por faixa etária e sexo, geral ou por causa; tempo médio de permanência geral ou por causa específica; custo médio da internação, geral ou por causa; proporção de internação por causa ou procedimento selecionado; utilização de unidade de terapia intensiva e outros. A Autorização de Internação Hospitalar (AIH) é o formulário no qual são registrados os dados de atendimento, com diagnóstico de internamento e da alta (codificado de acordo com a CID), informações relativas às características de pessoa (idade e sexo), tempo e lugar (procedência do paciente) das internações, procedimentos realizados, entre outros, que permitem sua utilização para fins epidemiológicos.

Outras fontes de dados

O SUS ainda dispõe de muitos outros sistemas de informações, que, a depender da análise que se quer realizar, podem se constituir em fontes importantes para a vigilância em saúde, muito embora nem sempre possibilitem gerar indicadores de base epidemiológica, por não incluírem os CID. São exemplos: o Sistema de Vigilância Alimentar e Nutricional (SISVAN) (BRASIL, 2017a); o Sistema de Informações do Programa Nacional de Imunização (SI-PNI) (BRASIL, 2017e), que aporta dados relativos à cobertura vacinal de rotina, atualmente implantado em todos os municípios brasileiros; o Sistema de Informação do Câncer do Colo do Útero e o Sistema de Informação do Câncer de Mama (SISCOLO/SISMAMA) (BRASIL, 2017i), que fazem parte do programa Viva Mulher, fornecem informações referentes aos exames realizados nesse grupo, assim como a frequência das lesões pré-cancerosas e do câncer invasivo, além de produzir dados para o monitoramento externo da qualidade dos exames citopatológicos realizados; o Programa Nacional de Hipertensão e *Diabetes*

Parte IX • Temas especiais

Mellitus (HIPERDIA) (BRASIL, 2017e) cadastra e acompanha os pacientes portadores de hipertensão arterial e *diabetes mellitus*; e o Sistema de Informações da Anvisa, que atende aos programas de vigilância sanitária com bancos de dados das áreas de medicamentos, cosméticos, alimentos, saneantes e correlatos, agrotóxicos.

Outras grandes bases de dados de interesse para o setor saúde são disponibilizadas pelo Instituto Brasileiro de Geografia e Estatística (IBGE), particularmente no que se refere ao Censo Demográfico, à Pesquisa Brasileira por Amostragem de Domicílios (PNAD) e à Pesquisa de Assistência Médico-Sanitária (AMS).

Investigação epidemiológica de casos e epidemias

A suspeita e/ou confirmação da existência de um evento sanitário que possa ser de interesse para a saúde pública, principalmente se houver indícios de ser causado por agente infeccioso, deve desencadear uma investigação epidemiológica de campo, que visa, dentre outros objetivos, determinar a causa e os riscos presentes ou potenciais para outros indivíduos, e verificar a magnitude e a área geográfica de abrangência do evento. Muitas vezes, ao se dar início a estas investigações, ainda não se dispõe de hipóteses causal, sendo importante buscar responder algumas perguntas, a exemplo de:

- Trata-se realmente de caso da doença que se suspeita?
- Quais são as características dos indivíduos acometidos?
- A partir do quê ou de quem foi contraída a doença?
- Como o agente da infecção foi transmitido ao doente?
- Outras pessoas podem ter sido infectadas/afetadas a partir da mesma fonte de infecção?
- A quem o caso investigado pode ter transmitido a doença?
- Que fatores determinaram a ocorrência da doença ou podem contribuir para que o caso possa transmitir a doença a outras pessoas?
- Durante quanto tempo o doente pode transmitir a doença?
- Como o caso encontra-se distribuído no espaço e no tempo?
- Como evitar que a doença atinja outras pessoas ou se dissemine na população (TEIXEIRA *et al.*, 2011)?

As respostas obtidas para estas indagações permitem determinar as características epidemiológicas da doença, confirmar o diagnóstico por laboratório e/ou por critério clínico epidemiológico, identificar os modos e vias de transmissão e, deste modo, trarão subsídios para a adoção das medidas de controle adequadas, tanto para evitar novos casos, como para impedir a ocorrência de eventos futuros.

14 • Vigilância em saúde

Desde a década de 1970, as SES realizavam estas atividades, que foram intensificadas e aprimoradas após a criação do SUS, nos três níveis de gestão. A detecção precoce de surtos e epidemias depende da organização e da sensibilidade do sistema de vigilância de cada sistema local de saúde, que é da responsabilidade das SMS. A condução de uma investigação epidemiológica contempla uma sequência de etapas, dentre as quais se destacam a consolidação e a interpretação das informações disponíveis logo após a notificação do problema que está sob investigação; a busca de pistas; e a busca ativa de casos. A análise deste conjunto de informações irá subsidiar o processo de tomada de decisão acerca das ações (decisão-ação) de prevenção e controle a serem desencadeadas e, assim, atender aos principais objetivos da Vigilância Epidemiológica, quais sejam: controle, eliminação ou erradicação do problema, além de impedir óbitos e sequelas. As informações e as medidas de controle adotadas devem ser divulgadas tanto para a população como para os profissionais que notificaram a doença ou agravo (TEIXEIRA *et al.*, 2011).

Emergências em Saúde Pública

O aumento da circulação de pessoas e mercadorias decorrente da intensificação do processo de globalização tem sido responsável pela introdução de doenças produzidas por novos e velhos agentes infeciosos em regiões anteriormente indenes, a exemplo da expansão do vírus da influenza H1N1, da dengue, do coronavírus (SARS-CoV) – que produziu a pandemia da síndrome respiratória aguda grave (CARMO, PENNA e OLIVEIRA, 2008). Estas doenças têm sido denominadas emergentes ou reemergentes, e algumas já atingiram o Brasil, a exemplo da AIDS, da dengue, da cólera, do chikungunya e do Zika. Este novo contexto epidemiológico exigiu que organismos nacionais e internacionais, responsáveis pela saúde pública, adotassem iniciativas para a fortalecer e aprimorar os serviços de vigilância em saúde e também influenciou na revisão do Regulamento Sanitário Internacional (RSI) de 1969, que só incluía duas doenças como de notificação internacional (cólera e febre amarela). O novo RSI (2005) tornou obrigatória a notificação à Organização Mundial da Saúde (OMS) de qualquer Emergência em Saúde Pública de Interesse Internacional (ESPIN) definida como

> evento extraordinário que, nos termos do presente Regulamento, é determinado como: i) constituindo um risco para a saúde pública para outros Estados, devido à propagação internacional de doença e ii) potencialmente exigindo uma resposta internacional coordenada. (CARMO, PENNA e OLIVEIRA, 2008, p. 14-15)

Parte IX • Temas especiais

Para fazer frente às ESP de interesse nacional e internacional, além das ações que já vinham sendo desenvolvidas pelo SUS, foi implementado um curso em epidemiologia de campo (EPI-SUS), sob a forma de residência, visando capacitar uma massa crítica de recursos humanos para atuar na área de investigação e controle das ESP. Em 2005, foi criado o Centro Nacional de Informações Estratégicas em Vigilância em Saúde (CIEVS) na estrutura da SVS, com a reponsabilidade de monitorar 'rumores' relevantes para a saúde pública, visando à detecção oportuna de emergências epidemiológicas, a adoção de ações estratégicas, a institucionalização de canais permanentes, oficiais e não oficiais, para recebimento e processamento de notificações.

Tais atividades estão voltadas para detecção e realização de avaliações contínuas das notificações e rumores relativos a possíveis problemas de saúde, visando identificar as que podem vir a ser relevantes para a saúde de indivíduos ou populações. O processo de detecção inclui toda a rede de serviços que notifica sistematicamente por meio do SINAN, bem como notificação telefônica (Disque Notifica), eletrônica (E-notifica) e mineração de informações nos principais meios de comunicação (Clipping CIEVS). Paulatinamente, SES e SMS implantaram seus próprios CIEVS, de modo que, hoje, o SUS já dispõe de 57 destes centros, distribuídos nas 26 SES e no Distrito Federal, em todas as 26 capitais e em 4 municípios estratégicos, que formam a Rede Nacional de Alerta e Resposta às Emergências em Saúde Pública (Rede-CIEVS) (BRASIL, 2017g).

Um dos exemplos da capacidade técnica do Brasil para dar respostas às emergências epidemiológicas de interesse nacional e internacional foi a rápida identificação da epidemia de microcefalia/síndrome congênita do Zika, com pronta emissão do alerta para a Organização Pan-Americana da Saúde (OPAS/OMS), e as medidas adotadas frente a este grave evento inusitado (TEIXEIRA *et al.*, 2016).

Comentários finais

Após a promulgação da Lei Orgânica da Saúde, foi instaurado, no Brasil, um grande movimento para implantação do novo sistema de saúde, o SUS, que foi além do aperfeiçoamento e da ampliação da produção de prestação de serviços de prevenção e assistência. São visíveis a expansão, o desenvolvimento técnico e a organização do SNVS, que hoje abrange todo o território nacional. Mesmo considerando que as ações deste sistema nem sempre sejam implementadas de modo homogêneo e com a universalidade e qualidade desejadas em todos os territórios, os esforços desenvolvidos ao longo destas três últimas décadas imprimiram grandes avanços no campo da promoção da saúde, da vigilância e do controle de riscos e doenças de

14 • Vigilância em saúde

interesse para a saúde pública, conforme constatado quando se analisam vários indicadores de saúde da população brasileira.

Entretanto, com a redução orçamentária do SUS e o estímulo à ampliação da assistência privada, inclusive para a população mais carente, já se observam importantes retrocessos nesta área social, especialmente no campo da saúde coletiva. Esta situação vem ameaçando o direito constitucional à saúde, entendida como um dever do estado brasileiro.

Referências

AGÊNCIA NACIONAL DE VIGILÂNCIA SANITÁRIA (ANVISA). **Regulamento Sanitário Internacional.** RSI - 2005. Brasília, DF: Anvisa; 2005. Disponível em: http://portal.anvisa.gov.br/documents/375992/4011173/ Regulamento+Sanitário+Internacional.pdf/42356bf1-8b68-424f-b043-ffe0da5fb7e5

BRASIL. Departamento de Informática do Sistema Único de Saúde (DATASUS). **Assistência à Saúde.** Vigilância Alimentar e Nutricional. Brasília, DF: DATASUS; 2017a. Disponível em: http://www2.datasus.gov.br/DATASUS/index. php?area=0202&id=11643&VObj=http://tabnet.datasus.gov.br/cgi/ deftohtm.exe?sisvan/cnv/acom_http://www2.datasus.gov.br/DATASUS/ index.php?area=0202&id=11643

_____. Departamento de Informática do Sistema Único de Saúde (DATASUS). **Epidemiologia e Morbidade.** Brasília, DF: DATASUS; 2017b. Disponível em: http://datasus.saude.gov.br/informacoes-de-saude/tabnet/ epidemiologicas-e-morbidade

_____. Departamento de Informática do Sistema Único de Saúde (DATASUS). **Estatísticas Vitais.** Brasília, DF: DATASUS; 2017c. Disponível em: http:// www2.datasus.gov.br/DATASUS/index.php?area=0205

_____. Departamento de Informática do Sistema Único de Saúde (DATASUS). **Estatísticas Vitais.** Nascidos vivos – 1994 a 2017. Brasília, DF: DATASUS; 2017d. Disponível em: http://www2.datasus.gov.br/DATASUS/index. php?area=0205&id=6936

_____. Departamento de Informática do Sistema Único de Saúde (DATASUS). **Informações de Saúde.** Brasília, DF: DATASUS; 2017e. Disponível em: http:// www2.datasus.gov.br/DATASUS/index.php?area=02

_____. Departamento de Informática do Sistema Único de Saúde (DATASUS). **SIHSUS – Sistema de Informações Hospitalares do SUS.** Brasília, DF: DATASUS; 2017f. Disponível em: http://datasus.saude.gov.br/sistemas-e-aplicativos/hospitalares/sihsus

_____. Ministério da Saúde. **Centro de Informações Estratégicas em Vigilância em Saúde (CIEVS).** Brasília, DF: Ministério da Saúde; 2017g. Disponível em: http://portalms.saude.gov.br/vigilancia-em-saude/emergencia-em-saude-publica/cievs

_____. Ministério da Saúde. Gabinete do Ministro. **Portaria nº 3.992, de 28 de dezembro de 2017.** Altera a Portaria de Consolidação Nº 6/GM/MS, de 28 de setembro de 2017, para dispor sobre o financiamento e a transferência dos recursos federais para as ações e os serviços públicos de saúde do Sistema Único de Saúde. Brasília, DF: Ministério da Saúde; 2017h. Disponível em: http://bvsms.saude.gov.br/bvs/saudelegis/gm/2017/prt3992_28_12_2017.html

_____. Ministério da Saúde. **Sistema de Informação do Câncer do Colo do Útero e Sistema de Informação do Câncer de Mama.** Brasília, DF: Ministério da Saúde; 2017i. Disponível em: http://w3.datasus.gov.br/siscam/index.php?area=01SIS-Cam

_____. Ministério da Saúde. Gabinete do Ministro. **Portaria nº -204, de 17 de fevereiro de 2016.** Define a Lista Nacional de Notificação Compulsória de doenças, agravos e eventos de saúde pública nos serviços de saúde públicos e privados em todo o território nacional, nos termos do anexo, e dá outras providências. Brasília, DF: Ministério da Saúde; 2016. Disponível em: http://bvsms.saude.gov.br/bvs/saudelegis/gm/2016/prt0204_17_02_2016.html

_____. Ministério da Saúde. Gabinete do Ministro. **Portaria Nº 1.378, de 9 de julho de 2013.** Regulamenta as responsabilidades e define diretrizes para execução e financiamento das ações de Vigilância em Saúde pela União, Estados, Distrito Federal e Municípios, relativos ao Sistema Nacional de Vigilância em Saúde e Sistema Nacional de Vigilância Sanitária. Brasília, DF: Ministério da Saúde; 2013. Disponível em: http://bvsms.saude.gov.br/bvs/saudelegis/gm/2013/prt1378_09_07_2013.html

_____. Presidência da República. Casa Civil. Subchefia para Assuntos Jurídicos. **Lei nº 12.466, de 24 de agosto de 2011.** Acrescenta arts. 14-A e 14-B à Lei nº 8.080, de 19 de setembro de 1990, para dispor sobre as comissões intergestores do Sistema Único de Saúde (SUS), o Conselho Nacional Secretários de Saúde (Conass), o Conselho Nacional de Secretarias Municipais de Saúde (Conasems) e suas respectivas composições, e dar outras providências. Brasília, DF: Diário Oficial da União; 2011. Disponível em: http://www.planalto.gov.br/ccivil_03/_Ato2011-2014/2011/Lei/L12466.htm

_____. Ministério da Saúde. **Portaria nº 3252/GM de 22 de dezembro de 2009.** Aprova as diretrizes para execução e financiamento das ações de Vigilância em Saúde pela União, Estados, Distrito Federal e Municípios e dá outras providências. Brasília, DF: Ministério da Saúde; 2009. Disponível em: https://www.paho.org/bra/index.php?option=com_docman&view=download&alias=1013-conass-portaria-no-3252-gm-22-dezembro-2009-3&category_slug=dengue-964&Itemid=965

_____. Ministério da Saúde. **Portaria n. 2.529/GM.** Institui o Subsistema Nacional de Vigilância Epidemiológica em Âmbito Hospitalar, define competências para os estabelecimentos hospitalares, a União, os estados, o Distrito Federal e os municípios, cria a Rede Nacional de Hospitais de Referência para o referido Subsistema e define critérios para qualificação de estabelecimentos. Brasília, DF: Ministério da Saúde; 2004. Disponível em : http://www.dive.sc.gov.br/conteudos/agravos/publicacoes/PORTARIA_2529.pdf

_____. Presidência da República. Casa Civil. Subchefia para Assuntos Jurídicos. **Decreto Nº 4.726, de 9 de junho de 2003**. Aprova a Estrutura Regimental e o Quadro Demonstrativo dos cargos em Funções Gratificadas do Ministério da Saúde, e dá outras providência. Brasília, DF: Diário Oficial da União; 2003. Disponível em: http://www.planalto.gov.br/ccivil_03/decreto/2003/d4726.htm

_____. Ministério da Saúde. Gabinete do Ministro. **Portaria nº 1.399, de 15 de dezembro de 1999**. Brasília, DF: Ministério da Saúde; 1999a. Disponível em: http://www.funasa.gov.br/site/wp-content/files_mf/Pm_1399_1999.pdf

_____. Presidência da República. Casa Civil. Subchefia para Assuntos Jurídicos. **Lei nº 9.782, de 28 de janeiro de 1999**. Define o Sistema Nacional de Vigilância Sanitária, cria a Agência Nacional de Vigilância Sanitária, e dá outras providências. Brasília, DF: Diário Oficial da União; 1999b. Disponível em: http://www.planalto.gov.br/ccivil_03/Leis/L9782.htm

_____. Ministério da Saúde. **Anais**. Seminário Nacional de Vigilância Epidemiológica. Objetivos, estrutura e atribuições do Centro Nacional de Epidemiologia – CENEPI. Brasília; FNS, CENEPI; 1993.

_____. Câmara dos Deputados. **Decreto nº 100, de 16 de abril de 1991**. Institui a Fundação Nacional de Saúde e dá outras providências. Brasília, DF: Diário Oficial da União; 1991. Disponível em: https://www2.camara.leg.br/legin/fed/decret/1991/decreto-100-16-abril-1991-342868-publicacaooriginal-1-pe.html

_____. Presidência da República. Casa Civil. Subchefia para Assuntos Jurídicos. **Lei nº 8.080, de 19 de setembro de 1990**. Dispõe sobre as condições para a promoção, proteção e recuperação da saúde, a organização e o funcionamento dos serviços correspondentes e dá outras providências. Brasília, DF: Ministério da Justiça; 1990. Disponível em: http://www.planalto.gov.br/ccivil_03/leis/l8080.htm

_____. Presidência da República. Casa Civil. Subchefia para Assuntos Jurídicos. **Decreto nº. 78.231, de 12 de agosto de 1976**. Regulamenta a Lei nº 6.259, de 30 e outubro de 1975, que dispõe sobre organização das ações de Vigilância Epidemiológica, sobre o Programa Nacional de Imunizações, estabelece normas relativas à notificação compulsória de doenças, e dá outras providências. Brasília, DF: Diário Oficial da União; 1976a. Disponível em: http://www.planalto.gov.br/ccivil_03/decreto/1970-1979/d78231.htm

_____. Presidência da República. Casa Civil. Subchefia para Assuntos Jurídicos. **Lei n.º 6.360, de 23 de setembro de 1976**. Dispõe **sobre a vigilância sanitária a que ficam sujeitos os medicamentos, as drogas, os insumos farmacêuticos e correlatos, cosméticos, saneantes e outros produtos, e dá outras providências**. Brasília, DF: Diário Oficial da União; 1976b. Disponível em: http://www.cff.org.br/userfiles/file/leis/6360.pdf

_____. Presidência da República. Casa Civil. Subchefia para Assuntos Jurídicos. **Lei nº 6.259, de 30 de outubro de 1975**. Dispõe sobre organização das ações de Vigilância Epidemiológica, sobre o Programa Nacional de Imunizações, estabelece normas relativas a notificação compulsória de doenças, e dá outras providências. Brasília, DF: Diário Oficial da União; 1975. Disponível em: http://www.planalto.gov.br/ccIVIL_03/leis/L6259.htm

Parte IX • Temas especiais

CARMO, E.H.; PENNA, G.; OLIVEIRA, W.K. Emergências de saúde pública: conceito, caracterização, preparação e resposta. **Estudos Avançados**, v. 22, n. 64, p. 19-32, 2008.

SILVA, G.A.F. **Vigilância e a reorganização das práticas de saúde**. Tese (Doutorado em Saúde Pública). Salvador: Universidade Federal da Bahia; 2006.

TEIXEIRA, M.G., *et al*. The Epidemic of Zika Virus–Related Microcephaly in Brazil: detection, control, etiology, and future scenarios. **American Journal of Public Health**, v. 106, n. 4, p. 601-605, 2016.

TEIXEIRA, M.G, *et al*. "Vigilância e monitoramento de eventos epidemiológicos". In: ALMEIDA FILHO, N.; BARRETO, M.L. **Epidemiologia & saúde: fundamentos, métodos, aplicações**. Rio de Janeiro: Guanabara Koogan; 2011. p. 643-658.

ORGANIZAÇÃO MUNDIAL DE SAÚDE. OMS. **Revisão do Regulamento Sanitário Internacional RSI**, 2005. Disponível em: http://www.anvisa.gov. br/hotsite/viajante/Regulamento_Sanitario_Internacional_vers%C3%A3o%20 para%20impress%C3%A3o.pdf

15

Saúde bucal

Catharina Leite Matos Soares

Sônia Cristina de Lima Chaves

Thais Regis Aranha Rossi

Introdução

As políticas de saúde são entendidas como ação ou omissão de uma instituição, como o estado ou outra organização, frente aos problemas e às necessidades de saúde de uma população e seus determinantes sociais, ambientais e culturais, bem como em relação à produção, distribuição, gestão e regulação de bens e serviços que afetam a saúde dos indivíduos e da coletividade, inclusive o ambiente. Nessa concepção, sempre existe uma política de saúde, seja por ação, seja por omissão dos agentes públicos na ação estatal (PAIM, 2003; TEIXEIRA *et al.*, 2014).

Neste capítulo trataremos do enfretamento dos problemas de saúde bucal na população brasileira ou da situação encontrada, que correspondem à Política Nacional de Saúde Bucal (PNSB). Ao longo do tempo, essas respostas sociais se modificam, tendo em vista as relações estabelecidas entre o estado e a sociedade em cada momento histórico. Elas nascem da necessidade de equacionar as demandas sociais e a oferta de bens e serviços financiados com recursos públicos (MOYSÉS e GOES, 2012).

Alguns autores costumam mencionar que as políticas públicas de saúde e de saúde bucal dizem respeito ao estado em ação. São ações governamentais, que visam resolver determinadas necessidades sociais de saúde (BAPTISTA, AZEVEDO e MACHADO, 2015) e, neste capítulo, as necessidades em saúde bucal.

Iniciaremos conhecendo as condições de saúde bucal da população brasileira para, na sequência, observar as respostas sociais para o enfretamento dessa situação ao longo do tempo, até o momento atual da política de saúde bucal, denominada Brasil Sorridente.

Parte IX • Temas especiais

Análise da situação de saúde bucal da população brasileira: tendências para as políticas nacionais

A epidemiologia é a ciência que estuda os problemas de saúde em populações com foco na distribuição, na frequência e na magnitude. Consideramos que essa distribuição não é ao acaso, ou seja, ela estaria relacionada a fatores determinantes políticos, econômicos e sociais. A epidemiologia produz um diagnóstico situacional, bem como aponta prováveis tendências, que podem orientar políticas, enquanto intervenções organizadas visando ao planejamento de ações para enfrentamento de condicionantes e determinantes desses agravos. A saúde bucal, por sua vez, também apresenta diferentes perfis de distribuição e frequência, como a cárie dentária, a doença periodontal, a má oclusão ou o câncer de boca. Focaremos, neste capítulo, na análise das tendências da cárie dentária e da doença periodontal.

O Brasil tem grande tradição na realização de inquéritos nacionais, a partir da indução do Ministério da Saúde, desde os anos 1980. O primeiro foi o de 1986, que apontou o Brasil como o 'país dos desdentados', e somente recentemente isso foi revisado, em função das tendências observadas nos últimos levantamentos epidemiológicos. Houve um inquérito em 1996 apenas entre escolares nas capitais e, mais recentemente, os inquéritos publicados nos relatórios SB2003 e SB2010, com provável realização do próximo inquérito epidemiológico de saúde bucal em 2020, tendo em vista a proposta de realização a cada 10 anos (PUCCA *et al.*, 2009).

É bom lembrar que esses inquéritos são focados nos ciclos de vida com as idades-índice de 5 anos, 12 anos, 15 a 19 anos, 35 a 44 anos e 65 a 74 anos, tendo em vista se referirem, de algum modo, aos pré-escolares, escolares, adolescentes, adultos jovens e idosos.

O principal problema bucal ainda hoje é a cárie dentária, e o maior indicador, para a análise de situação de saúde bucal, ainda é o índice de Dentes Cariados, Perdidos e Obturados (CPO-D), tendo como unidade de análise o dente. Cabe destacar que o CPO-D mede a severidade da cárie dentária, sendo apresentado, em média, por grupo etário, muitas vezes a partir das idades-índices.

No Brasil, observamos que não alcançamos a meta da porcentagem de crianças aos 5 anos, ou seja, com o índice de cárie para a dentição decídua (CEO-D) = 0 com apenas 44% livres de cárie no SB2010, ainda que tenhamos melhorado em relação ao SB2003, quando essa proporção era de 40,6%. No que se refere aos 12 anos, observou-se CPO-D de 2,1 em 2010, melhor que o encontrado em 2003, de 2,78. Há controvérsias sobre as metas, enquanto objetivos quantificáveis. Reconhece-se meta de CPO-D aos 12 anos da Organização Mundial da Saúde/Federação

15 • Saúde bucal

Dentária Internacional (OMS-FDI) para valor menor que 1. Nesta faixa etária, estudo de Cangussu *et al.* (2016) apontou que a porcentagem de cárie não tratada no CPO-D no inquérito de 2017 foi de 54,1% e, aos 15 a 19, esta foi de 35,8%. Chama atenção, no entanto, que a Região Norte apresentou tendência de aumento do CPO-D entre 2010 e 2013, de 3,1 para 3,2. Esta tendência foi discordante das demais regiões do país, onde também se expõe a relevância da perspectiva ainda não hegemônica dos determinantes sociais dos problemas bucais. O relatório SB Brasil 2010 inclusive apresenta uma figura reveladora de nossas desigualdades, e observamos que o CPO-D aos 12 anos teve seu maior índice em Porto Velho/ Roraima, seguido pelo interior das Regiões Nordeste, Norte e Centro-Oeste, e o menor em Florianópolis, capital do estado de Santa Catarina (BAPTISTA, AZEVEDO e MACHADO, 2015).

ATENÇÃO!!
O CPO-D é a expressão da gravidade da cárie dentária, e não da sua prevalência.
Representa a média do número total de dentes permanentes cariados, perdidos e obturados em um grupo populacional.
Em um único indivíduo, o CPO-D será a soma das condições encontradas em cada dente (indica a experiência de cárie passada e atual)
Forma de cálculo: CPOD = C + P + O/total de indivíduos examinados por faixa etária.

Por outro lado, é bastante grave a severidade da perda dental aos 65 a 74 anos, idade em que o último inquérito revelou que o CPO-D era de 27,5, sendo que 26% necessitam de prótese em ambas as arcadas – um verdadeiro flagelo nacional. É preciso revelar que a porcentagem de indivíduos na faixa etária dos 65 a 74 com 20 dentes ou mais chega a apenas 10,4%. O componente Perdido do CPO-D chega a 91,9% da composição do índice CPO-D na faixa etária dos 64 a 75 anos, revelando o perfil do modelo de atenção mutilador ainda hoje. O quadro 15.1 sistematiza esse conjunto de dados nacionais.

A doença periodontal, ou seja, relacionada aos tecidos que suportam o dente, é medida pelo Índice Periodontal Comunitário (IPC), complementado pela Perda de Inserção Periodontal (PIP) para adultos e idosos. O IPC foca na presença de sangramento, cálculo e bolsa periodontal, enquanto o PIP foca na perda de inserção de tecido ósseo, que sustenta o dente, considerando que pode haver bolsa periodontal sem perda de inserção.

A análise do último inquérito de 2010 apontou que, aos 12 anos, por exemplo, a porcentagem de indivíduos com periodonto sadio foi de 69,2%

Parte IX • Temas especiais

na média nacional, sendo que a menor porcentagem foi na Região Norte (41,6%) e a melhor condição com maior número de indivíduos sadios foi na Sudeste, com 67,9%, revelando as desigualdades regionais e de desenvolvimento humano também mostradas na saúde bucal das populações. Não houve caso de bolsa rasa ou profunda. No caso da presença de cálculo dental, observou-se o mesmo padrão com menor proporção no Sudeste (19,9% dos indivíduos aos 12 anos) e maior no Norte (44,1% os indivíduos aos 12 anos) (BRASIL, 2010). De qualquer modo, a figura 15.1 revela uma melhoria na saúde dental de forma global entre os três inquéritos nacionais, sendo possível observar, por exemplo, que, aos 15 a 19 anos, a porcentagem de indivíduos com periodonto sadio passou de 28,8%, em 1986, para 50,9%, em 2010. De alguma maneira, o acesso a bens de consumo preventivo e a melhoria da escolaridade podem ter contribuído para essa melhoria global. Cabe destacar que as questões de desenvolvimento humano local não podem ser desprezadas.

Como síntese, destaca-se a situação ainda grave da cárie dentária em adultos e idosos decorrente da alta perda dentária. O Brasil está distante das metas propostas pela OMS/FDI para esses grupos etários. É preciso compreender melhor o fenômeno social que leva ao grande aumento da perda dental a partir da vida adulta, cuja explicação está além dos mecanismos biológicos já conhecidos, sendo necessário investigar os processos sociológicos e antropológicos relacionados às atitudes dos indivíduos em busca de cuidado e de resolução dos problemas que levam à mutilação dental.

QUADRO 15.1. Comparação entre as metas propostas pela Organização Mundial da Saúde/Federação Dentária Internacional (OMS/FDI) para o ano 2000 e as tendências nacionais de cárie dentária no SB2003 e SB2010.

Indicador por faixa etária	Metas da OMS/FDI	SB2003	SB2010
Porcentagem de crianças livres de cárie (CEO-D = 0) aos 5 anos	50,0%	40,6%	44%
Índice CPO-D aos 12 anos	CPO-D ≤ 3	CPO-D = 2,78	CPO-D = 2,1
Porcentagem de indivíduos com todos os dentes presentes aos 18 anos (p = 0)	80,0%	55,1% CPO-D 15-19 anos = 6,2	Sem informação CPO-D 15-19 anos = 4,7
Porcentagem de indivíduos com 20 ou mais dentes aos 35 a 44 anos (p≤12)	75,0%	54,0% CPO-D = 20,1	Sem informação CPO-D = 17,2
Porcentagem de indivíduos com 20 ou mais dentes aos 65 a 74 anos (p≤12)	50,0%	10,2% CPO-D = 27,8 24% necessitam prótese em ambas arcadas	Sem informação CPO-D = 27,5 23% necessitam prótese em ambas arcadas

CEO-D: índice de cárie para a dentição decídua; CPO-D: Dentes Cariados, Perdidos e Obturados. Fonte: Brasil (2010).

15 • Saúde bucal

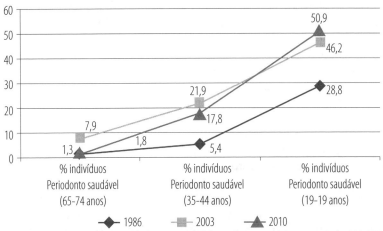

FIGURA 15.1. Porcentagem de indivíduos com periodonto sadio nos inquéritos nacionais de 1986, 2003 e 2010 nas idades-índice de 15 a 19, 35 a 44 e 65 a 74 anos a partir do Índice Periodontal Comunitário. Fonte: BRASIL, 1986; 2004; 2010).

Respostas sociais aos problemas de saúde bucal no Brasil: as políticas de saúde bucal

Você observou, neste capítulo, como se encontra a situação de saúde bucal no Brasil, e agora vai analisar as respostas sociais dadas pelo estado a esses problemas, em diferentes momentos históricos.

No Brasil, a PNSB passou por um longo período de omissão. No início do século 20, a odontologia e seus problemas relacionados eram pouco reconhecidos pelo estado como necessários para intervenção. Até a década de 1950, praticamente as ações de saúde bucal eram realizadas pelos prestadores dentistas, quer seja pelo pagamento direto, quer seja pela previdência social (SERRA, 1998). As práticas de saúde bucal resumiam-se a ações restauradoras e mutiladoras, realizadas por meio da compra direta de serviços odontológicos a cirurgiões-dentistas de consultórios particulares, ou, então, para ter acesso a ação de saúde bucal, por acesso público, era necessário ser contribuinte da previdência social. Em outras palavras, precisava ter vínculo empregatício ou pagar diretamente pelos serviços prestados (ASSIS, PAIM e SOARES, 2016; VIANA e PAIM, 2016).

A partir da década de 1950, por ocasião da emergência de uma corrente teórica denominada 'Odontologia Sanitária' – para alguns autores, o marco da Odontologia em Saúde Pública, as ações de saúde bucal voltaram-se para a atenção às crianças como público-alvo e, particularmente, os escolares (CHAVES, 1986). Para intervenção nesse grupo, instituiu-se o Sistema Incremental (SI).

Parte IX • Temas especiais

O SI caracterizava-se por um método de trabalho que visava a um completo atendimento dental de uma dada população, eliminando suas necessidades acumuladas e, posteriormente, mantendo-as sob controle, segundo critérios de prioridade quanto à idade e aos problemas (NARVAI *et al.*, 2006). O SI adotou como público escolares de 7 a 12 anos.

Acreditava-se, à época, que o tratamento dessas crianças o mais precoce possível evitaria que a geração fosse perdida, e toda a política pública de saúde bucal voltou-se para esse grupo etário (NARVAI, 1994). Em várias capitais do Brasil, organizaram-se seções de Odontologia Sanitária. Em São Paulo, por exemplo, esse departamento governamental chegou a organizar o Programa de Odontologia voltada ao escolar (SOARES, 2014). Quanto à ação governamental mais ampla, em 1951, foi criada a Seção da Odontologia Sanitária nos Serviços Especiais de Saúde Pública (SESP).

Paralelamente ao desenvolvimento do SI, foi experimentada, em Aymorés, cidade de Minas Gerais, a implantação da fluoretação das águas de abastecimento público como medida de massa ou de saúde pública mais geral, tendo em vistas a redução dos altos índices da cárie dental. Somente no bojo da odontologia preventiva, essa ação vem a ser transformada em Política Pública de estado, no ano de 1974 (NARVAI, 1994).

Nos anos 1970, discutem-se programas de extensão de cobertura e, nesse contexto, abordam-se os serviços odontológicos. Com essa finalidade, na América Latina, por meio da Organização Pan-Americana de Saúde (OPAS), desenvolveu-se uma corrente teórica denominada Odontologia Simplificada, que propõe o processo de simplificação da prática odontológica, incluindo mudanças na arquitetura do ambiente de consultório dentário, com vistas a ampliar a cobertura da assistência odontológica e otimizar os processos de trabalho dos cirurgiões-dentistas, inserindo, nesse caso, o trabalho dos auxiliares de consultório dentário (ACD) como agentes mobilizadores. Como expressão dessa experiência no Brasil, em Brasília, desenvolveu-se o Programa Integral de Saúde do Escolar (PISE) e, na Pontifícia Universidade Católica de Minas Gerais (PUC-Minas), houve a Odontologia Integral dentro do Programa de Inversão da Atenção. Ambas as experiências adotaram a simplificação como operacionalização da prática odontológica, sendo que, em Minas Gerais, já existia a incorporação da prevenção como mais um elemento organizador (SOARES, 2014).

Nos anos 1980, ideias de odontologia preventiva, oriundas dos países escandinavos, onde existiam os menores índices de CPOD, chegaram ao Brasil, difundidas por uma associação denominada Associação Brasileira de Odontologia de Promoção da Saúde (ABOPREV). Essas ideias trouxeram inovações para as políticas e as práticas de saúde bucal. Foram responsáveis pela inclusão de um arsenal de medidas preventivas aplicadas tanto às populações, como no nível individual, a exemplo da inclusão do uso dos dentifrícios fluoretados, do flúor gel, dos selantes para fissuras, entre

15 • Saúde bucal

outras. Cabe ressaltar que, embora as medidas não fossem restritivas a determinadas faixas etárias, historicamente o grupo-alvo privilegiado sempre foi crianças em idade escolar.

Nessa mesma década, outras ideias oriundas do movimento de Reforma Sanitária Brasileira e do processo de democratização do Brasil e da saúde, em curso na década de 1980, traziam ao debate das políticas públicas a criação de um Sistema Único de Saúde (SUS), integrando ações de saúde pública e de assistência, e o aumento de acesso da população, além da democratização dos serviços de saúde, entre outras premissas. Ao interior dessa discussão, a odontologia reivindicava sua inserção nesse movimento e no sistema de saúde, ao lado das outras políticas.

Nesse contexto, foi publicada, em 1989, a portaria 613/GM, de 13 de junho de 1989, reconhecida como a primeira política de saúde bucal no Brasil. Essa PNSB tinha como prioridade enfrentar o problema cárie, em virtude de sua alta prevalência na população brasileira naquele período (BRASIL, 1988), constatada por meio do primeiro inquérito nacional de saúde bucal realizado em 1986 (BRASIL, 1986).

O objetivo geral do documento era proporcionar melhores níveis de saúde bucal à população brasileira e ampliar o acesso aos serviços odontológicos disponíveis (BRASIL, 1989). Os objetivos específicos da política priorizavam o enfrentamento da cárie dentária e seus problemas decorrentes, assim como doenças periodontais e a organização dos serviços: reduzir em 50% a prevalência de cárie dental em crianças e adolescentes no prazo de 10 anos; combater as doenças periodontais, aumentando os índices de higidez em todas as faixas etárias; reduzir, significativamente, os índices de edentulismo e o número de extrações na população jovem e adulta; democratizar o acesso aos serviços odontológicos, por meio do aumento da oferta, da atenção a grupos prioritários e da ampla participação da comunidade; estruturar uma rede nacional de serviços básicos em saúde bucal; promover ações continuada de educação para a saúde bucal, de forma a nortear todas as atividades do setor; e apoiar a formação de recursos humanos de nível superior, técnico e auxiliar, compatíveis com o quadro epidemiológico, com a situação econômico-social e com os padrões de crescimento populacional do país (BRASIL, 1989).

Também os serviços emergenciais eram prioritários e deveriam abranger toda a população. Em um segundo nível de prioridade, estavam as ações preventivas e de educação em saúde; em terceiro lugar, "serviços recuperadores básicos", como atenção à cárie e doença periodontal, para o grupo de 6 a 12 anos; em quarta escala, citam-se a atenção endodôntica, a periodôntica, a protética, a cirúrgica e a ortodôntica para os grupos de 6 a 12 anos e 13 a 19 anos participantes de um sistema organizado; e, na quinta posição, estão os serviços especializados de maior complexidade (BRASIL, 1988; ROSSI, 2016). Essa proposta não foi implementada.

Parte IX • Temas especiais

Observe que, mesmo no contexto de universalização do acesso aos serviços de saúde bucal no contexto de criação e implantação do SUS, o grupo privilegiado para ações e políticas de saúde bucal continuava sendo as crianças.

Como o desdobramento desta política e planos mais detalhados de como combater a cárie dentária, foi publicado, no mesmo ano, o Programa Nacional de Prevenção da Cárie Dental (Precad), que tinha como objetivo geral reduzir, em 10 anos, 50% da cárie dentária na população brasileira. A proposta era atingir o máximo de pessoas possíveis. Os subprogramas eram: fluoretação de água de consumo público; uso tópico de fluoretos; opção pela adoção de géis fluoretados aplicados em moldeiras na época das campanhas de vacinação, para atingir o máximo de pessoas; vigilância e controle, na forma de normas para controle e registro de produtos; formação de recursos humanos; e estudos epidemiológicos e biológicos (ROSSI, 2016).

Este programa recebeu muitas críticas devido à ausência de evidências científicas, naquela época, sobre as melhorias da utilização do flúor em gel em crianças em detrimento das soluções fluoradas.

A política, publicada em 1989, e o Precad sofreram mudanças organizacionais promovidas no Ministério da Saúde à época, considerando a assunção de um novo grupo gestor, que assumiu a Divisão Nacional de Saúde Bucal no início da década de 1990, com a eleição de Fernando Collor para a presidência da república. O Precad era a expressão do conhecimento da odontologia sanitária; já o novo grupo gestor seguia os estudos escandinavos sobre prevenção, baseados em uma nova concepção do processo de lesão cariosa como multifatorial, oriunda de um processo de desmineralização e remineralização, fundamentados na microbiologia e na bioquímica (ROSSI, 2016).

O grupo recém-assumido publicou, em 9 de outubro de 1991, a portaria 184, que criava três tipos de procedimentos coletivos (PC) em saúde bucal. Esta foi substituída pela portaria 198, de 23 de dezembro de 1991, que apresentava ajustes quanto ao código de procedimentos e às especialidades cirurgia e prótese bucomaxilofacial.

A tabela publicada tratava de procedimentos individuais e coletivos. O subgrupo dos PC foi dividido em três componentes. O PC I era constituído pelo "conjunto de procedimentos de promoção e prevenção em saúde bucal, de baixa complexidade, dispensando equipamentos odontológicos, desenvolvidos integralmente em grupos populacionais previamente identificados", sendo composto por exame epidemiológico, educação em saúde, bochechos fluorados e higiene bucal supervisionada. Este foi o primeiro registro em política de cunho nacional da utilização da escovação supervisionada (ROSSI, 2016). Já a fluoretação tópica era utilizada desde o SI.

15 • Saúde bucal

O PC II consistia em todos os procedimentos do PC I acrescidos de exame clínico para diagnóstico e terapia intensiva com flúor. O PC III contemplava todos os procedimentos do PC I e do PC II acrescidos de remoção de cálculo e polimento dentário, escariação e selamento de cavidade com cimento provisório, aplicação de selantes, remoção de raízes residuais e aplicação de cariostático. Houve também reajuste nos valores de procedimentos, com aumento dos valores dos procedimentos preventivos. Ainda na década de 1990, cita-se a tentativa de fluoretação do sal. Em 1990, criou-se o Programa Nacional de Controle da Cárie Dentária. A portaria 1.437, de 14 de dezembro de 1990, apontava como justificativa que o "método coletivo de prevenção presentemente adotado de abastecimento de água fluoretada não oferece uma cobertura populacional com a abrangência requerida para reverter a prevalência dessa doença" (BRASIL, 1990, p. 2.434). Esse método seria utilizado no Norte e Nordeste do país, entretanto, após uma análise técnica sobre as condições de qualidade para sua produção, não foi recomendado. Ademais, a portaria 851, de 4 de agosto de 1992, publicada em 7 de agosto, citava o parecer da Consultoria Jurídica do Ministério da Saúde, que resolveu cancelar a portaria que regulamentava o Programa Nacional de Controle da Cárie pelo método de fluoretação do sal em virtude de lei preexistente, que estabelecia a fluoretação das águas no território nacional (BRASIL, 1992).

Em outubro de 1997, foi lançado um documento voltado para as práticas de saúde bucal no Programa Saúde da Família (PSF), desta vez direcionado para o Agente Comunitário de Saúde (ACS) (BRASIL, 1997). O PSF foi implantado no Brasil em 1994, mas ainda não contava com os profissionais de saúde bucal, que foram incluídos apenas no ano 2000. O manual seguia a política praticada no ministério desenvolvida pela Diretoria da Atenção Básica (DAB) e buscava orientar o ACS em algumas situações específicas relacionadas a doenças bucais, mas, também, era direcionado a ações educativas e preventivas.

O documento listava dois grupos de atividades a serem desenvolvidas pelos ACS: educação/prevenção em saúde bucal (educação em saúde bucal sobre as causas das principais doenças que afligem a cavidade bucal, escovações supervisionadas e bochechos fluorados com orientação de equipes odontológicas, consumo inteligente de açúcar, higiene bucal e autoexame; escovação supervisionada e bochechos fluorados); e detecção de problemas e encaminhamento adequado. O primeiro grupo foi constituído por três atividades (educação em saúde bucal, escovação supervisionada e bochechos fluorados), tendo o segundo grupo, relativo aos encaminhamentos, abordado as odontoalgias, hemorragias, abscessos, fraturas dentárias e ósseas, cavidades de cárie, sangramento gengival, lesões de mucosa, fendas palatinas e lábio leporino (BRASIL, 1997).

Parte IX • Temas especiais

No contexto de implantação do PSF, houve a inclusão da Equipe de Saúde Bucal (esB) nos anos 2000, resultado de um processo de articulação de gestores do Ministério da Saúde, professores universitários, associações de luta e de classe da saúde bucal, que envolveu deputados e senadores. O primeiro documento que formaliza esta política é a portaria 1.444, de 28 de dezembro de 2000, que estabelecia o incentivo financeiro para a reorganização da atenção à saúde bucal por meio do PSF (BRASIL, 2000). A publicação oficial estabelecia os repasses anuais e fixava um incentivo para aquisição de equipamentos odontológicos. Cada esB deveria atender a 6.900 habitantes, e sua implantação deveria obedecer à proporção de duas equipe Saúde da Família (esF) para uma esB, sendo que os municípios com menos de 6.900 habitantes poderiam implantar uma esB para uma ou duas esF. A segunda portaria, a 267, de 6 de março de 2001, regulamentava o ato anterior e traçava as estratégias para a mudança no modelo de atenção pretendida (BRASIL, 2001).

A política mais recente e ainda vigente foi formalizada por meio da PNSB, em 2004, conhecida como Brasil Sorridente. O documento tratava das diretrizes para a reorganização da atenção em saúde bucal em todos os níveis, baseada em uma concepção de saúde ampliada e tendo o cuidado com o "eixo de reorientação do modelo" (BRASIL, 2004, p. 3).

FIQUE ATENTO!

Existiram muitas políticas de saúde bucal no Brasil, antes do Brasil Sorridente, em distintas conjunturas políticas.

A política Brasil Sorridente foi publicada em 2004 e trouxe uma perspectiva abrangente voltada para distintas ações, nos distintos níveis de Atenção (Primária, Secundária e Terciária); Leia atentamente os objetivos e o que propõe cada documento que formaliza cada política de saúde bucal. Observe que as políticas são distintas, entretanto, existem semelhanças que embasam os documentos de formalização posteriores.

Organização da atenção à saúde bucal na atualidade

A partir de 1990, com a implantação do SUS e a organização da atenção, segue-se a lógica do sistema descentralizado, hierarquizado e com participação social. O processo de municipalização dos anos 1990 inseriu procedimentos da saúde bucal no âmbito do SUS. A partir de 2000, com a inserção das esB na esF, ampliou-se paulatinamente a atenção à saúde bucal no SUS e mudou-se o foco da atenção à saúde bucal, historicamente destinada as crianças e aos escolares, para a família em seu contexto social.

15 • Saúde bucal

A PNSB Brasil Sorridente, a partir de sua publicação, objetiva organizar a Rede de Atenção à Saúde Bucal e define um conjunto de ações, tendo em vista a ampliação do acesso a ações e serviços de saúde bucal, tanto na Atenção Primária e quanto na Secundária e Terciária.

Os princípios norteadores do documento são gestão participativa, ética, acesso, acolhimento, vínculo e responsabilidade profissional, com processo de trabalho baseado em interdisciplinaridade e multiprofissionalismo, integralidade da atenção, intersetorialidade, ampliação e qualificação da assistência, condições de trabalho e parâmetros discutidos entre as coordenações de saúde bucal nacional e estaduais (BRASIL, 2001).

Para a Atenção Primária, a política propõe a expansão no número de esB na esF, bem como a qualificação da Atenção Primária. A esB seria a porta de entrada prioritária para a Rede de Atenção à Saúde Bucal, por reconhecer a sua importância na reorganização do modelo de atenção à saúde bucal, bem como para garantir a integralidade do cuidado em saúde bucal. Prioriza-se o território como expressão dos problemas e intervenções em saúde bucal. A epidemiologia e as informações do território subsidiam as ações.

Ressalta-se que o monitoramento de indicadores, a vigilância à saúde, a definição de política de educação permanente para os trabalhadores, financiamento e agenda de pesquisa foram os pressupostos estabelecidos para essa política nacional (BRASIL, 2004).

As esB da esF desenvolvem ações de promoção e proteção da saúde, e de recuperação, prevenção e controle das doenças bucais.Existem hoje três modalidades de esB na esF:

- Modalidade I: composta por cirurgião-dentista e ASB.
- Modalidade II: composta por cirurgião-dentista, auxiliar de saúde bucal e técnico de saúde bucal.
- Modalidade III: unidade odontológica móvel

Para a Atenção Primária, ainda se incrementam a resolução da urgência e a inclusão de procedimentos mais complexos. Assim, as ações propostas abarcam a fluoretação das águas de abastecimento público; a educação em saúde considerando diferenças sociais, peculiaridades culturais, integrando as ações educativas com as demais áreas, com sua realização pela esB; a higiene bucal supervisionada; a aplicação tópica de flúor; e as ações de recuperação e de reabilitação. O documento situa, ainda, na ampliação e na qualificação da Atenção Primária, a prevenção e o controle do câncer bucal; a implantação e o aumento da resolutividade do pronto atendimento; a inclusão de procedimentos mais complexos, como pulpotomias, restaurações em cavidades mais complexas, pequenas fraturas dentárias e instalação de próteses elementares, assim como a inclusão da reabilitação protética na Atenção Primária. Foi proposto o modelo baseado nas linhas

299

Parte IX • Temas especiais

de cuidado, em faixas etárias e por condições de vida, como em gestantes, na tentativa de superar o modelo biomédico de atenção às doenças.

Na Atenção Secundária e Atenção Terciária, a política trata da ampliação e qualificação da Atenção Secundária, por meio dos Centros de Especialidades Odontológicas (CEO), terciária em saúde bucal e referenda a eSF (BRASIL, 2004). Os CEO são unidades de referência para os procedimentos mais complexos em saúde bucal. Existem diferentes tipos de CEO, cujas especialidades devem tomar como referência as necessidades regionais e a base populacional. São estabelecimentos especializados, que atuam como referência para procedimentos mais complexos em saúde bucal. Devem oferecer os seguintes serviços diagnóstico bucal, com ênfase no diagnóstico e na detecção do câncer da boca; periodontia especializada, cirurgia oral menor, endodontia e atendimento a portadores de necessidades especiais.

A implantação dos CEO obedece a critérios populacionais e pode ser do tipo I, com três cadeiras odontológicas; tipo II, com quatro a seis cadeiras odontológicas; e do tipo III, com mais de sete cadeiras odontológicas. A definição das especialidades obedece aos critérios epidemiológicos.

A resolutividade do pronto atendimento também é uma proposição da PNSB. Nesse caso, propõe-se organizar o pronto atendimento, de acordo com a realidade local, avaliando a situação de risco à saúde bucal na consulta à urgência e no sentido de orientar o usuário para retornar ao serviço e dar continuidade ao tratamento.

Não menos importante, a PNSB Brasil Sorridente contempla o processo de reabilitação. Para isso, propõe a implantação dos laboratórios de prótese dentária, para sua confecção na modalidade prótese total para a população.

Essas ações se constituem em esforços para compor uma rede de atenção integral à saúde bucal, articulando ações e serviços de Atenção Primária, Secundária e Terciária – todas coordenadas pela Atenção Primária, ou seja, pela eSF e as eSB.

A constituição da Rede de Atenção à Saúde Bucal possibilita a integração de ações preventivas e promocionais, e de estabilização das patologias, notadamente a cárie e a doença periodontal, com o desenvolvimento de ações extramuros, sobre o território, que podem revelar as contradições existentes na sociedade e definir prioridades para intervenção sobre as famílias de maior risco epidemiológico e vulnerabilidade social. Observe que a atenção à saúde bucal, antes voltada para os escolares, a partir da inserção da eSB na eSF, volta-se para as famílias em sua totalidade e integralidade, conforme princípios previstos no arcabouço legal do SUS. Pode-se acrescentar que a PNSB incorpora a fluoretação das águas de abastecimento público como uma política pública importante para prevenção da cárie.

15 • Saúde bucal

Métodos preventivos de abordagem populacional no controle das principais doenças bucais

Para o enfrentamento da cárie dental, já há relativo consenso em torno do uso do flúor nas mais distintas formas para sua prevenção e controle. Muitos estudos, desde os anos 1980, já apontaram que a redução da cárie é mais decorrente do uso de fluoretos do que da remoção de placa ou controle da dieta. É considerado no mundo inteiro o principal fator responsável pela redução da prevalência da cárie dental em adultos jovens. Assim, é necessário conhecer os mecanismos de ação do flúor e os distintos métodos de prevenção, para reconhecer os próprios limites de seu uso para redução desse agravo.

Uma das principais teorias na área da cariologia é a da resistência do esmalte, que dominou por longo período e defende que a assimilação do flúor pelo esmalte aumenta sua resistência. Essa teoria não permaneceu dominante, já que estudos, desde os anos 1990, apontam para outra dinâmica, que se refere à teoria da interferência na dissolução do esmalte, que se refere à capacidade do flúor na inibição da lesão de cárie por meio da assimilação de flúor pelo esmalte, a partir de um determinado pH na saliva. Assim, atualmente, o mecanismo redesmineralização é o que explica a inibição na ocorrência de cárie. Considera-se que em pH até 4,5 com presença de flúor é possível haver remineralização do esmalte. Logo, a presença desse flúor na saliva, mesmo em pH muito baixos, reduz a ocorrência de novas lesões cariosas.

Sabe-se hoje que o flúor aumenta de duas a quatro vezes a capacidade da saliva de repor minerais perdidos, bem como que doses menores, mas constantes no meio oral, são as mais efetivas. Mesmo o uso sistêmico pela ingestão de água fluoretada garante a presença constante nos fluidos orais de flúor, mantendo sua ação tópica como a mais relevante.

Há muitas classificações para os métodos de utilização de fluoretos. Adotaremos aqui o proposto pelo Ministério da Saúde, que os classifica em métodos de (a) uso coletivo em comunidade, no qual se enquadram a fluoretação das águas de abastecimento público, a fluoretação do leite ou do sal, a escovação dentária supervisionada com dentifrícios fluoretados, o uso periódico de gel fluoretado (trimestralmente, por exemplo) ou bochechos semanais com fluoreto de sódio a 0,2%; (b) uso individual, como a escovação dentária no domicílio com dentifrício fluoretado, os enxaguatórios bucais (fluoreto de sódio a 0,05%) e (c) uso profissional, com a aplicação de verniz ou gel fluoretado no consultório odontológico pelo profissional cirurgião-dentista. Focaremos nos métodos de uso coletivo, que estão relacionados às intervenções do estado, como sua resposta social nessa área aos problemas identificados.

Parte IX • Temas especiais

A fluoretação das águas ocorre nos Estados Unidos e no Canadá desde os anos 1940. Tal método tem grande efetividade, já que reduz em cerca de 50% a prevalência de cáries, chegando a 60% de redução em área de alta prevalência. O método foi recomendado pela OMS e pelas principais instituições mundiais da área da saúde, expandindo-se para várias regiões e, no início do século 21, passou a beneficiar cerca de 400 milhões de pessoas em 53 países. Além disso, a eficiência da tecnologia de fluoretação das águas é uma das principais razões que justificam seu emprego em todo o mundo e também no Brasil, ainda que os custos para implantar e manter a medida variem bastante em todo o país, em decorrência dos contrastes regionais que marcam o Brasil (CHAVES, 2016). As temperaturas nas capitais brasileiras indicam que o fluoreto deveria variar de 0,6 a 0,9mg/L para prevenir cárie dentária.

A ingestão diária de água com fluoreto em concentração >0,9mg/L representa risco à dentição em menores de 8 anos de idade, e os consumidores deveriam ser expressamente informados disso (FRAZÃO, PERES e CURY, 2011).

O uso do flúor sistêmico impossibilita o uso de outro método sistêmico concomitante. Contudo, é possível o uso concomitante de método sistêmico e tópico. No Brasil, a associação de métodos de fluoretação da água com os dentifrícios fluoretados tem sido considerado pelos especialistas como o que produz maior efeito e promove a universalização do acesso regular a esses meios.

Atualmente, o uso de métodos tópicos (bochechos, géis ou vernizes) em conjunto ao uso regular de dentifrício fluoretado tem pouco efeito adicional na redução de cáries na abordagem populacional, mas é indicado nas abordagens focadas nos grupos de polarização (BRASIL, 2009). Ou seja, o uso concomitante em uma abordagem voltada para grupos de risco de maior vulnerabilidade é indicado. O Brasil optou pelo incentivo e pelo controle da fluoretação dos dentifrícios fluoretados, denominado vigilância em saúde bucal, bem como pela inclusão, dentro dos procedimentos do SUS, das denominadas ações coletivas de escovação dental supervisionada, grande indutora da expansão das práticas educativo-preventivas na rede de serviços de saúde em todo o país, com elevada capilaridade em todo território nacional, fazendo parte do cotidiano das mais de 25 mil eSB na eSF atualmente. As ações coletivas de aplicação tópica de flúor gel na concentração de 1,23% realizada em grupos populacionais sob supervisão, utilizando-se escova dental, são registradas por pessoa no mês que são realizadas e se constituíram nos atuais procedimentos denominados Ações Coletivas de Aplicação Tópica de flúor em gel.

Para o enfrentamento da doença periodontal, o foco na prevenção de abordagem populacional, por meio das ações coletivas de escovação dental supervisionada, tem sido o mais indicado. A remoção de cálculo dental

15 • Saúde bucal

sub ou supragengival também tem sido estimulado, com código específico para essas ações no Sistema de Informações Ambulatoriais do SUS (SIA-SUS). Ações voltadas para a redução do tabagismo e prevenção do diabetes, por exemplo, podem ser estimuladas, no sentido de enfrentamento de fatores de risco comuns. A abordagem de risco também pode incluir ações de controle da doença periodontal para esses grupos mais vulneráveis. Contudo, cabe destacar que a abordagem dos determinantes sociais da saúde apresenta grande potencial de impacto sobre os problemas bucais, tendo em vista o reconhecimento da forte determinação social da cárie dentária, e já há evidências para edentulismo e câncer de boca.

SAIBA MAIS!
A Ação Coletiva de Escovação Dental Supervisionada (código SIA-SUS 01.01.02.003-1) é descrita como

escovação dental com ou sem evidenciação de placas bacterianas. Realizada com grupos populacionais sob orientação e supervisão de um ou mais profissionais de saúde. Ação registrada por usuário por mês, independente da frequência com que é realizada (diária, semanal, quinzenal, mensal, ou duas, três ou quatro vezes por ano) ou da frequência com que o usuário participou da ação. (BRASIL, s/d)

Importante compreender também os principais documentos com recomendações para os distintos usos de métodos com flúor a partir da perspectiva do risco. Leia o documento Guia de Recomendações para Uso de Fluoretos! Excelente dica!

Avanços e perspectivas das políticas de saúde bucal no Brasil

Importantes avanços foram observados nas PNSB entre 2001 e 2016. Segundo dados da Sala de Apoio a Gestão Estratégica do Ministério da Saúde, houve ampliação do número de eSB na eSF. As 627 equipes, de 2003, passaram a 26.862, em 2017, presentes em quase 5.000 municípios brasileiros, ou seja, na maioria das cidades.

Com relação a atenção especializada, após sua criação pela política Brasil Sorridente, em 2017, chega-se a 1.100 CEO, implantados em quase 1.000 municípios naquele ano. Assim como os CEO, os laboratórios de prótese também tiveram aumento, com 1.770 implantados no ano de 2015 em todo o Brasil.

Vale destacar também que os critérios epidemiológicos para implantação da PNSB vêm sendo aos poucos institucionalizados, por meio dos

Parte IX • Temas especiais

inquéritos nacionais (BRASIL, 2001). Os dois últimos inquéritos foram importantes para subsidiar as decisões políticas para a saúde bucal, destacando o inquérito de 2003, que fundamentou a elaboração da política Brasil Sorridente. O inquérito epidemiológico de 2020 também será muito importante. No período de 2003 a 2016, os repasses financeiros foram crescentes, com maior repasse para a Atenção Primária. Entretanto, os repasses para a atenção especializada vem aumentando progressivamente. Já os investimentos apresentam redução significativa. O custeio da alta complexidade também apresenta redução quando se analisa o ano de 2017, em relação ao ano de 2016. Entretanto, quando se analisa cada período, observa-se que o maior aumento na implantação da política ocorreu de 2003 a 2010. De 2011 a 2017, aponta-se pequeno aumento em ritmo mais lento.

Dados da literatura têm mostrado avanços nas PNSB a partir da inserção da esB na esF, de modo que se observa a ampliação da oferta tanto de ações de Atenção Primária (BRASIL, 1997) como de atenção especializada. Entretanto, outras questões podem ser problematizadas, pois assim como a literatura aponta avanços na referida política, ela também evidencia questões das práticas hegemônicas, como permanência da lógica de atenção a escolares e práticas higienistas (ROSSI, 2016; SOARES, 2014).

No âmbito do controle social, há questionamentos acerca da ausência de convocação das conferências de saúde bucal. Esses silêncios podem demonstrar certa omissão do estado quanto às políticas de saúde bucal e, mesmo nas experiências de planejamento ascendente, a legitimidade da atenção à saúde bucal nos municípios brasileiros.

A instabilidade política no governo federal e na gestão nacional das políticas de saúde bucal, assim como a desagregação das organizações de luta pela saúde bucal, pode explicar a mudança no financiamento e na implantação da política, bem como uma saída da política de saúde bucal como prioridade na agenda de governo.

Considerações finais

As políticas de saúde bucal no Brasil sofreram grandes transformações ao longo do tempo. A partir da década de 1950, elas destinaram-se aos escolares e, durante longo tempo, as práticas nos serviços de saúde voltaram-se para essa população. Pode-se afirmar que a PNSB se caracterizou por avanços e recuos ao longo da história recente da república brasileira.

A implantação do SUS gerou esforços de organização da atenção à saúde bucal baseada nos princípios de universalidade, integralidade, descentralização e hierarquização, cuja concretização se deu com a implantação da PNSB.

15 • Saúde bucal

Com essa política, houve aumento dos números de eSB na eSF e implantação de CEO, aumentando a produção na atenção especializada em saúde bucal; entre outros avanços.

Esses avanços encontram-se ameaçados no cenário atual pela desregulamentação dessa lógica, tendo em vista que a nova política de Atenção Primária oferece flexibilidade para suas equipes e, por sua vez, coloca a saúde bucal como opção para os gestores do SUS, podendo levá-la a uma posição de secundarização, ainda que tenham sido criadas novas instituições (CEOS e eSB, por exemplo). As perspectivas dependem de nova correlação de forças políticas no Brasil, tendo em vista ou não a compreensão da saúde como um direito de cidadania.

Referências

ASSIS, L.A.; PAIM, J.S.; SOARES, C.L.M. «Políticas de Saúde Bucal pós-constituinte. Governos FNC e Lula". In: CHAVES, S.C.L. (org.). **Política de Saúde Bucal no Brasil** – teoria e prática. Salvador: Edufba. p. 117-136.

BAPTISTA, T.W.F.; AZEVEDO, C.S.; MACHADO, C.V. **Políticas, planejamento e gestão em saúde** – abordagens e métodos de pesquisa. Rio de Janeiro: Fiocruz; 2015.

BRASIL. Ministério da Saúde. **Sistema de Gerenciamento da Tabela de Procedimentos, Medicamentos e OPM do SUS**. s/d. Disponível em http://sigtap.datasus.gov.br

_____. Ministério da Saúde. Secretaria de Atenção à Saúde. **Projeto SB Brasil 2010**: resultados principais. Brasília, DF: Ministério da Saúde; 2010.

_____. Ministério da Saúde. **Guia de recomendações para o uso de flouretos no Brasil**. Brasília, DF: Ministério da Saúde; 2009. Série A. Normas e Manuais Técnicos.

_____. **Ministério da Saúde. Secretaria de Atenção à Saúde. Portaria N° 95 de 14 de fevereiro de 2006**. Brasília, DF: Ministério da Saúde; 2006

_____. **Portaria N.° 267, de 6 de março de 2001**. Brasília, DF: Ministério da Saúde; 2001.

_____. **Portaria N.° 1444, de 28 de dezembro de 2000**. Brasília, DF: Ministério da Saúde; 2000.

_____. **Diretrizes da Política Nacional de Saúde Bucal**. Brasília, DF: Ministério da Saúde; 2004.

_____. **Diretrizes para a atuação dos Agentes Comunitários de Saúde na área de saúde Bucal**. Brasília, DF: Ministério da Saúde; 1997.

_____. **Portaria N.° 851, de 4 de agosto de 1992, publicada no Diário Oficial de 7 de agosto de 1992**. Brasília, DF: Ministério da Saúde; 1992.

_____. **Portaria N.° 184, de 09 de outubro de 1991**. Brasília, DF: Ministério da Saúde; 1991a.

Parte IX • Temas especiais

_____. **Portaria N.º 198, de 23 de dezembro de 1991.** Brasília, DF: Ministério da Saúde; 1991b.

_____. **Portaria no 1.437, de 14 de dezembro de 1990, publicada no Diário Oficial da União de 17 de dezembro de 1990.** Brasília, DF: Ministério da Saúde; 1990.

_____. **Política Nacional de Saúde Bucal.** Brasília, DF: Ministério da Saúde; 1989a. Serie A: Documentos Técnicos DNSB.

_____. **Portaria N.º 613, de 13 de junho de 1989.** Brasília, DF: Ministério da Saúde; 1989b.

_____. **Política Nacional de Saúde Bucal.** Brasília, DF: Ministério da Saúde; 1988.

_____. **Levantamento epidemiológico em saúde bucal: Brasil, zona urbana.** Brasília, DF: Ministério da Saúde; 1986.

CANGUSSU, M.C.T.; PASSO, J.S.; CABRAL, M.B.B.S. "Necessidades e problemas de saúde bucal no Brasil e tendências para as políticas de saúde". In: CHAVES, S.C.L. (org.). **Política de Saúde Bucal no Brasil** – teoria e prática. Salvador: Edufba; 2016. p. 47-78.

CHAVES, M.M. **Odontologia social.** 3. ed. Rio de Janeiro: Artes Médicas; 1986.

CHAVES, S.C.L., et al. "Análise de políticas de saúde bucal no Brasil: estado da arte e possíveis contribuições teórico-metodológicas". In: TEIXEIRA, C.F. (org.). **Observatório de Análise Política em Saúde:** abordagens, objetos e investigações. Salvador, BA: Editora da Universidade Federal da Bahia; 2016. p. 267-303.

FRAZÃO, P.; PERES, M.A.; CURY, J.A. Qualidade da água para consumo humano e concentração de fluoreto. **Revista de Saúde Pública,** v. 45, 964-973, 2011.

MOYSÉS, S.J.; GOES, P.S.A. "A formulação das políticas de saúde bucal". In: GOES, P.S.A. ; MOYSES, S.J. (org). **Planejamento, gestão e avaliação em saúde bucal.** São Paulo: Artes Médicas; 2012. p. 15-32.

NARVAI, P.C., et al.. Cárie dentária no Brasil: declínio, polarização, iniquidade e exclusão social. Pan American Journal Public Health, v. 6, p. 385-393, 2006.

NARVAI, P.C. **Odontologia e saúde bucal coletiva.** Rio de Janeiro: Hucitec; 1994.

PAIM, J. "Políticas de saúde no Brasil". In: ROUQUAYROL, M.Z.; ALMEIDA FILHO, N. (org). **Epidemiologia e Saúde.** 6. ed. Rio de Janeiro: Medsi; 2003. p. 587-603.

PUCCA JÚNIOR, G.A. et al. Oral Health Policies in Brazil. **Brazilian Oral Research,** v. 23, p. 9-16, 2009.

RONCALLI, A.G. Projeto SB Brasil 2010 – Pesquisa Nacional de Saúde Bucal revela importante redução da cárie dentária no país. **Cadernos de Saúde Pública,** v. 27, n. 1, p. 4-5, 2011.

ROSSI, T.R.A. **Produção social das políticas de saúde bucal no Brasil.** Salvador. Tese [Doutorado]. Bahia: Instituto de Saúde Coletiva da UFBA; 2016.

SERRA, C.G. **A saúde Bucal como Política de Saúde.** Análise de três experiências recentes: Niterói, Campinas e Curitiba. Dissertação [Mestrado]. Rio de Janeiro: Instituto de Medicina Social da UERJ; 1998.

SOARES, C.L.M. **A constituição da Saúde Bucal Coletiva no Brasil.** 180f. Tese [Doutorado]. Bahia: Instituto de Saúde da UFBA; 2014.

15 • Saúde bucal

TEIXEIRA, C.F., *et al.* "Produção científica sobre política, planejamento e gestão no campo da saúde coletiva: visão panorâmica". In: PAIM, J.S.; ALMEIDA FILHO, N. **Saúde coletiva**: teoria e prática. Rio de Janeiro: Medbook; 2014. p. 585-594.

VIANA, M.I.; PAIM, J.S. "Estado e atenção à saúde bucal no período pré constituinte". In: CHAVES, S.C.L. (org.). **Política de Saúde Bucal no Brasil** – teoria e prática. Salvador: Edufba; 2016. p. 117-136.

16

Saúde mental, atenção psicossocial e reforma psiquiátrica no contexto do SUS

Paulo Amarante

Introdução e fundamentos históricos e epistemológicos

Este capítulo tem como escopo refletir sobre a constituição das políticas de saúde mental, atenção psicossocial e reforma psiquiátrica no âmbito do Sistema Único de Saúde (SUS). Para tanto, é realizada uma reconstituição histórica do processo de construção destas políticas, dos modelos conceituais e de seus principais cenários.

O campo das políticas de saúde mental, atenção psicossocial e reforma psiquiátrica no Brasil foi constituído, originalmente, segundo o modelo do alienismo, base inicial da psiquiatria. O alienismo, denominado por Robert Castel (1979) como tecnologia pineliana, está relacionado a Philippe Pinel, considerado o pai da psiquiatria, que consolidou o conceito de alienação mental e plantou as bases do alienismo.

A alienação mental foi conceituada como um distúrbio no âmbito da razão que, impossibilitando-a de forma plena, tornava a pessoa 'alienada', isto é, incapaz de discernimento e de juízo, e de exercer a cidadania exigida pelo contrato social que se instaurava no contexto da Revolução Francesa.

Pinel escreveu o *Tratado Médico-Filosófico sobre a Alienação Mental ou a Mania* (Pinel, 2007), cuja primeira edição data de 1801, que é considerado como obra pioneira neste terreno. Em seu entendimento, para poder conhecer a alienação em seu estado puro, seguindo os princípios de sua principal fonte teórica, a história natural, seria necessário proceder ao isolamento do alienado em instituições que fossem destinadas exclusivamente a este fim. A partir de então, o recolhimento dos loucos passaria a ser preconizado como norma inquestionável e, de certa forma, ainda nos dias de hoje, é um princípio defendido por muitos. No entanto, é importante ressaltar que, para além de seus objetivos epistemológicos (isolar para conhecer), o isolamento teria uma outra função. A exemplo dos institutos pedagógicos e correcionais, citados por Pinel como instituições análogas,

Parte IX • Temas especiais

o isolamento na instituição psiquiátrica também teria efeitos terapêuticos. Tal pressuposto fundamenta as bases do que Pinel denominou 'tratamento moral', que traduz a imposição do regime institucional disciplinar e de uma relação de poder da vontade do alienista sobre o alienado.

O conceito de alienação como distúrbio da razão, o princípio do isolamento e a proposição de um tratamento moral conformaram as bases da síntese alienista que, revolucionárias em sua época, passaram a ser adotadas não apenas na maior parte dos países ocidentais, mas também em grande parte do mundo.

A história da assistência psiquiátrica no Brasil começa por este viés, com a criação, em 1841, do Hospício de Pedro II. O hospício foi criado por decreto do próprio Imperador, na data de sua sagração (decreto 82, de 18 de julho de 1841). Com o advento da República, passou a denominar-se Hospício Nacional de Alienados para, alguns anos depois, voltar a homenagear seu fundador, até os primeiros anos do século 20 (como Centro Psiquiátrico Pedro II).

O Pedro II serviu de referência para a política nacional por muitos anos. A partir dele, passaram a ser criados outros em vários estados do país e, depois da década de 1960, com a política de privatização promovida pela Previdência Social, a rede de hospitais particulares conveniados teve um crescimento assombroso.

No final da Monarquia, o Pedro II foi objeto de muitas críticas por parte dos alienistas, especialmente os vinculados aos ideais republicanos, a exemplo de João Carlos Teixeira Brandão, que era conhecido como o 'Pinel brasileiro'. Todavia, as críticas eram destinadas mais ao modelo administrativo, dependente do estado absolutista, do que propriamente ao modelo institucional e terapêutico. A partir de tais críticas, passou-se a priorizar a construção de uma modalidade de instituição psiquiátrica centrada no trabalho terapêutico, um componente do tratamento moral mormente aplicável em instituições de caráter predominantemente rural, onde os alienados pudessem dedicar-se, fiel e arduamente, ao trabalho – especialmente ao trabalho agrícola. Assim, passaram a surgir muitas colônias de alienados, ou colônias agrícolas ou, ainda, hospitais-colônias em grandes extensões de terra, onde o trabalho terapêutico pudesse ser amplamente adotado. Algumas destas colônias ficaram verdadeiramente conhecidas por suas dimensões e desdobramentos. É o caso da Colônia de Juquery, atualmente Colônia Franco da Rocha[1], que chegou à assombrosa marca de mais de 15 mil internos! Outras colônias 'famosas' são a de Barbacena (3 mil internos), retratada no premiado curta metragem *Em Nome da Razão*, de Helvécio Ratton, e no também premiado livro *Nos Porões da Loucura*,

---

[1]   Franco da Rocha foi o alienista que primeiro dirigiu a colônia que fora criada nas terras do Juquery. Atualmente, o município recebe seu nome e a colônia, o nome do lugar.

16 • Saúde mental, atenção psicossocial e reforma psiquiátrica no contexto do SUS

de Hiran Firmino (1982). Na Colônia de Jacarepaguá (8 mil internos), viveu Bispo do Rosário, e na do Engenho de Dentro, a psiquiatra Nise da Silveira desenvolveu seu trabalho inovador e criou o Museu de Imagens do Inconsciente.[2]

Com a quase completa hegemonia deste modelo asilar centrado nos princípios do isolamento e do tratamento moral, a situação encontrada no Brasil na virada dos anos 1970 para 1980 – quando, com o processo de redemocratização, teve início o SUS – era de uma oferta de 78.273 leitos psiquiátricos. A partir do Plano de Pronta Ação (PPA), o setor privado pulou de 3.054 leitos para 55.670 (CERQUEIRA, 1984). O mesmo autor observa que, no final do período, 97% de todos os recursos aplicados na assistência psiquiátrica eram destinados ao pagamento de diárias hospitalares.

No contexto do processo de redemocratização nacional, na virada da década de 1970 para 1980, a denúncia das condições violentas e precárias da assistência psiquiátrica é recebida com grande repercussão nacional. É neste contexto que os primeiros movimentos de reforma psiquiátrica, de questionamento da situação de violência e abandono dos 'pacientes' psiquiátricos ocorrem no país. O movimento reflete um desejo de mudança, de democratização e participação social inerentes ao período histórico do final do período autocrático. Desta forma, jovens profissionais recém-formados passam a reivindicar mudanças e, para tanto, buscam inspiração em alguns processos internacionais de reforma psiquiátrica ocorridos em outros países.

Experiências e referências do processo brasileiro de reforma psiquiátrica no âmbito do SUS

Após a Segunda Guerra Mundial, vários países serviram de palco para processos de transformação do modelo psiquiátrico dominante, predominantemente asilar, e, invariavelmente violento e segregador.

No Reino Unido, nasceram as Comunidades Terapêuticas (CT), cujos princípios eram pautados na democratização das relações entre os membros da equipe e os internos. Estas foram, certamente, uma das primeiras experiências de protagonismo e participação dos internos em instituições psiquiátricas. Dentre os expoentes pioneiros destas experiências estavam T.H. Main, que propôs a denominação, e Maxwell Jones, inspirados nos trabalhos de Simon, Sullivan, Bion, Reichman e Menninger. O objetivo

---

[2] Há uma vasta bibliografia sobre Nise da Silveira. Ver especialmente o filme *Nise, no Coração da Loucura*, de Roberto Berliner. No início deste século, o Centro Psiquiátrico Pedro II passou a denominar-se Instituto Municipal de Saúde Nise da Silveira.

Parte IX • Temas especiais

fundamental era o de transformar a instituição psiquiátrica em um espaço terapêutico, participativo e colaborativo – ao contrário do que era: um lugar de segregação, isolamento, abandono e violência.

Cumpre observar que estas experiências não tinham qualquer aproximação com o que atualmente tem sido denominado de "comunidades terapêuticas" no Brasil, que, pelo contrário, destacam-se por condições de desrespeito aos sujeitos internados involuntaria ou compulsoriamente.

As limitações das CT, apesar de muitos bons resultados, desdobramentos e influências nas experiências internacionais que lhes sucederam, ficaram nítidas quando se pôde perceber que não bastava transformar os processos internos destas instituições totalitárias (CASTEL, 1979). Estas prosseguiam produzindo violência institucional, além do fato de que as práticas sociais, externas aos espaços manicomiais, não eram transformadas e continuavam ocorrendo formas de exclusão e discriminação em relação às pessoas identificadas por diagnósticos psiquiátricos.

Experiência muito similar e contemporânea às CT foi a desenvolvida sob a liderança do psiquiatra catalão François Tosquelles, que, apesar de tê-la denominado "coletivo terapêutico", ficou mais conhecida como psicoterapia institucional (PI). Apesar de serem experiências muito próximas, inclusive nas denominações (comunidade e coletivo, ambas com a adjetivação terapêutica), a inovação francesa teve forte inspiração e referência da psicanálise e do surrealismo. Para Tosquelles, o hospital psiquiátrico não cumpria seu objetivo e deveria ser transformado em uma verdadeira casa de cura. Apesar da força política dos protagonistas, a experiência não se voltou para a transformação das relações entre a sociedade e as pessoas com diagnósticos psiquiátricos, ficando muito restritas ainda às mudanças no âmbito interno da instituição.

Após estas experiências, que ficaram conhecidas como "reformas predominantemente asilares" (AMARANTE, 2016), os esforços se voltaram para as iniciativas 'extra-hospitalares'. Na França, surgiu a psiquiatria de setor, cuja principal expressão foi Lucien Bonnafé e que buscava desmontar o modelo asilar a partir da construção de centros de saúde mental para o tratamento após a alta hospitalar, que era por ele denominado de serviços de 'pós-cura'. Tais serviços estariam distribuídos nos vários setores da cidade ou região, e as equipes do hospital deveriam acompanhar os internos que saíssem de alta em serviços disponíveis em seu setor de residência. O caminho inverso seria orientado pela mesma lógica: ao se reinternarem os pacientes seriam acompanhados em pavilhões ou enfermarias destinadas ao seu setor de origem. De uma certa forma, este princípio organizativo inovador ainda prevalece na política de saúde mental da França.

Já nos Estados Unidos, teve lugar a proposta da saúde mental comunitária construída a partir dos "princípios de psiquiatria preventiva", de Gerald Caplan (1980), que foi defendida no congresso pelo próprio

312

16 • Saúde mental, atenção psicossocial e reforma psiquiátrica no contexto do SUS

presidente John F. Kennedy. Em decorrência da incontestável hegemonia política estadunidense no período denominado Guerra Fria, esta proposta serviu de base para muitos projetos nacionais em várias partes do mundo, sendo inclusive defendida e difundida por organizações internacionais, como a Organização Mundial da Saúde (OMS) e a Organização Pan-Americana da Saúde (OPAS).

No Brasil, a proposta também exerceu forte influência, em especial, com a implantação do Programa de Interiorização de Ações de Saúde Mental (PISAM), que teve presença marcante na passagem das décadas de 1970 para 1980 (SANTANA *et al.*, 2016).

Contudo, tanto as reformas predominantemente asilares, como estas últimas, que ficaram conhecidas como predominantemente comunitárias, esbarraram em fortes obstáculos. O modelo asilar, manicomial, característico das instituições totais (GOFFMAN, 1974), não se deixou dobrar docilmente. Sua função social, para além daquela médica, de depositária de questões e conflitos sociais, mostrou-se mais forte que as tentativas de desmonte.

Por outro lado, o lugar social da loucura, isto é, as representações sociais, ou o imaginário social construído em torno da percepção da loucura/doença/transtorno mental, relacionado às ideias de periculosidade, desrazão, irresponsabilidade, incapacidade, risco etc., encarregava-se de rejeitar tais condições e clamar por sua exclusão. Porém, de qualquer forma, todas estas iniciativas foram muito importantes na medida em que apontaram caminhos alternativos para um enorme contingente de pacientes que, por meio delas, tiveram outras possibilidades de tratamento e de vida, além de levantarem novas questões no âmbito das inovações nas experiências de reformas psiquiátricas.

Foi a partir de então que uma terceira linha de reformas encontrou suas condições de possibilidades. São elas a experiência inglesa de antipsiquiatria (COPPER, 1973; LAING, 1963), que operou uma transformação das CT, com inspiração, ao mesmo tempo, psicanalítica e marxista, e a experiência italiana, na tradição basagliana, da qual a psiquiatria democrática ainda é sua maior expressão.

Franco Basaglia conheceu praticamente todas estas experiências de reformas. Esteve no Reino Unido, na França e nos Estados Unidos. Conheceu Maxwell Jones, François Tosquelles, Lucien Bonnafé, Ronald Laing, David Cooper e Gerald Caplan, além de muitos outros autores e atores das reformas psiquiátricas, e aprendeu com os acertos e erros de cada um deles, procurando superá-los.

Todas as experiências aqui listadas foram e continuam sendo muito importantes para a construção da política nacional de saúde mental e o processo brasileiro de reforma psiquiátrica. No entanto, o projeto italiano é o que merece mais destaque, por ser o que mais nos influenciou. Em

Parte IX • Temas especiais

parte, porque os brasileiros tiveram acesso a ele a partir do contato direto com Franco Basaglia, que esteve no Brasil em 1978, ano em que foi aprovada a lei 180 (a lei da reforma psiquiátrica italiana, que ficou conhecida como a Lei Basaglia).

Nesse mesmo ano, foi criado o Movimento dos Trabalhadores em Saúde Mental (MTSM), principal ator do processo da reforma psiquiátrica brasileira, que, posteriormente, viria a se transformar em Movimento Nacional da Luta Antimanicomial (MNLA).

A relação de Basaglia e da experiência liderada por ele em Trieste com o processo brasileiro será bastante estreita e colaborativa e pode ser melhor conhecida em *Franco Basaglia em Terras Brasileiras: Caminhantes e Itinerários* (NICÁCIO, AMARANTE & BARROS, 2005).

A reforma psiquiátrica no Brasil e a saúde mental e atenção psicossocial no SUS

Com a constituição do MTSM no Brasil, em 1978, em decorrência da crise da Divisão Nacional de Saúde Mental (DINSAM) e das condições históricas de possibilidade conjuntural (surgimento de novos movimentos sociais, luta pela redemocratização, lutas por direitos humanos etc.), o MTSM se organizou em vários estados do país, muitos dos quais em torno do Centro Brasileiro de Estudos de Saúde (CEBES) (AMARANTE, 2016).

Neste mesmo ano, foram promovidos vários acontecimentos, sendo incluída aí a ocupação do Congresso Brasileiro de Psiquiatria, em Camboriú (SC), na qual participantes do movimento redirecionaram os objetivos do congresso, que era quase exclusivamente clínico. A partir de então, este evento ficou conhecido como o 'Congresso da Abertura' (em referência ao período político), pelo fato de ter sido a primeira manifestação da sociedade civil – senão uma das primeiras – pela anistia política.

Outro acontecimento de 1978 foi o I Simpósio sobre Políticas, Grupos e Instituições, promovido pelo Instituto Brasileiro de Psicanálise, Grupos e Instituições (IBRAPSI), em outubro, no Rio de Janeiro. Deste evento, participaram Franco Basaglia, Robert Castel, Felix Guattari, Erving Goffman, Howard Becker, Ronald Laing, David Cooper, Thomas Szasz, dentre outros, e significou um marco importante, por propiciar o diálogo dos principais autores críticos internacionais com os profissionais brasileiros.

Logo no ano seguinte, no mês de janeiro, foi realizado o I Congresso Brasileiro do Movimento dos Trabalhadores em Saúde Mental, no Instituto Sedes Sapiaentia, em São Paulo, indicando que o movimento tendia a crescer e a nacionalizar-se ainda mais.

Nos anos 1980, o debate em torno da constituição das políticas de saúde, em termos mais gerais, tomou conta das agendas dos principais atores, especialmente do CEBES e da Associação Brasileira de Saúde Coletiva

16 • Saúde mental, atenção psicossocial e reforma psiquiátrica no contexto do SUS

(ABRASCO), e a pauta se voltou para as lutas mais gerais pela redemo-cratização, pelas eleições diretas, pela reorganização político-partidária e pela participação social nas políticas públicas, a partir dos sindicatos, das associações e dos novos movimentos sociais (CAMARGO *et al.*, 2016).

Apesar do insucesso da luta pelas Diretas Já, a eleição de Tancredo Neves, o primeiro presidente civil após a ditadura, com seu projeto da Nova República, possibilitou a constituição de uma frente ampla de cen-tro-esquerda. Tal cenário permitiu que ativistas do campo da saúde coleti-va fossem convocados a participar de um novo projeto social para o setor saúde no país.

Sergio Arouca, ex-presidente do CEBES, foi nomeado presidente da Fundação Oswaldo Cruz (FIOCRUZ) e, assim, propôs a convocação de uma conferência nacional de saúde, para definir os rumos do setor a partir de um amplo processo de participação social. Desta forma, foi convocada a 8ª Conferência Nacional de Saúde, realizada de forma bastante diver-sa das anteriores, que se resumiam em colóquios relativamente fechados de autoridades e dirigentes de poucas instituições. Um detalhe que pode simbolizar muito neste caso é o fato de que a numeração de identificação das conferências anteriores era por algarismos romanos, e Arouca insistia em utilizar o arábico e falar na 'Oitava', para expressar uma forma mais comum e popular de se referir a ela.

No processo de organização da 'Oitava', um documento merece ser destacado. Trata-se de A Questão Democrática na Área da Saúde, que, originalmente elaborado por professores e ativistas da saúde coletiva, foi aperfeiçoado pelo CEBES para ser apresentado ao I Simpósio de Políticas de Saúde da Câmara dos Deputados, em outubro de 1979, em Brasília. Foi a primeira referência à proposta de um sistema único de saúde, com todos seus princípios fundamentais, como universalização, democratiza-ção, participação, unificação e descentralização do sistema, inclusive com a utilização da sigla que viria consagrá-lo: 'SUS' (CAMARGO *et al.*, 2016; PAIM, 2013; 2016).

Esse documento, ao incorporar em seu título a referência à democracia naquele contexto de transição política, reflete o espírito de transformação que o campo da saúde passava a simbolizar na reconstrução do projeto nacional. Por outro lado, aponta para uma transição paradigmática, além daquela política da saúde pensada para superar a referência a doenças, tra-tamentos, modelo assistencial, mas como expressão da vida, de qualidade e defesa da vida ou, como referido por Arouca, como processo civilizatório (SERGIO Arouca, 2002).

Referência da 8ª Conferência Nacional de Saúde, o documento serviu de base para a elaboração do projeto de emenda popular para o capítulo da saúde como direito do cidadão e dever do estado da Constituição de

Parte IX • Temas especiais

1988 e, consequentemente, da lei 8.080, de 1990, que regulamentou o SUS (BRASIL, 1990).

A partir desta conferência, que teve caráter mais geral, foram convocadas conferências temáticas, dentre as quais a de saúde mental, que viria a ser realizada no ano seguinte, no Rio de Janeiro. Foi uma oportunidade para o reencontro e a retomada do MTSM, que estava disperso neste contexto e voltado para questões gerais da redemocratização.

Além da participação vigorosa no processo de organização da I Conferência Nacional de Saúde Mental, em 1987, o MTSM elaborou um diagnóstico da situação e convocou os participantes para um congresso nacional naquele mesmo ano, em Bauru.[3] Assim, foi organizado o II Congresso Nacional do Movimento dos Trabalhadores de Saúde Mental, em dezembro de 1987, que teve como desdobramento a criação do Dia Nacional da Luta Antimanicomial, o dia 18 de maio.

A definição do caráter antimanicomial do MTSM teve como resultado duas transformações principais. Uma foi o fato de que o movimento deixou de ser restrito de trabalhadores para ser social, envolvendo usuários, familiares, ativistas de direitos humanos e outras causas sociais e políticas. Outra transformação disse respeito ao objetivo do movimento, que deixou de ser voltado para a transformação ou humanização do modelo psiquiátrico, para propor sua superação e substituição por outros princípios e práticas de cuidado e inserção social.

Nesse mesmo ano surgem as primeiras práticas efetivamente alternativas e/ou substitutivas ao modelo psiquiátrico tradicional. Uma primeira experiência, neste sentido, foi a do Centro de Atenção Psicossocial (CAPS), no município de São Paulo, porém, vinculado à Secretaria de Estado da Saúde. A proposta do CAPS era a de constituir-se como estrutura intermediária entre a alta hospitalar e o retorno completo à sociedade, se o usuário necessitasse de um acompanhamento mais intensivo, cotidiano, e não apenas de uma eventual consulta ambulatorial periódica. Propunha-se a ser intermediário também no sentido oposto, isto é, no sentido de ser uma alternativa à internação hospitalar, no momento de uma crise, na qual o usuário não pudesse ser mantido em casa ou apenas em tratamento ambulatorial.

No entanto, é em 1989 que emerge uma experiência que abrirá perspectiva inédita para o campo da saúde mental. Trata-se do processo iniciado em Santos (SP), a partir da intervenção da prefeitura em um hospital psiquiátrico conveniado com o Sistema Unificado e Descentralizado de Saúde (SUDS). O SUS tinha sido aprovado no ano anterior e, desta forma, a Secretaria Municipal de Saúde decide por iniciar o SUS na prática,

---

[3] A escolha de Bauru foi devido ao fato de David Capistrano ser secretário de Saúde do Município.

316

16 • Saúde mental, atenção psicossocial e reforma psiquiátrica no contexto do SUS

intervindo na instituição e iniciando um processo de desconstrução e consequente montagem de um sistema substitutivo.[4] Ao mesmo tempo em que foi iniciado um processo de desmontagem do modelo manicomial, passou a ser criada uma rede de serviços e dispositivos que, a partir de então, passaram a ser denominados de "substitutivos". Além dos Núcleos de Atenção Psicossocial (NAPS), foram construídos outros dispositivos, tanto culturais (Projeto TAM TAM, por exemplo), quanto residenciais (República Manequinho) e econômicos-sociais (Cooperativa Paratodos) e outros mais.

No entanto, na esteira das duas experiências pioneiras (CAPS e NAPS), começaram a surgir muitas outras, que passaram a ser definidas como Serviços de Atenção Psicossocial. Merecem destaque os Centros de Referência em Saúde Mental (CERSAM), em Minas Gerais, inspirados nos NAPS santistas, e, consequentemente, no sistema de saúde mental triestino (Trieste/Itália).

Em 1991, essas novas experiências passam a ser incorporadas ao SUS e regulamentadas por meio das portarias 189/91 e 224/92 (BRASIL, 1991; 1992). Por um lado, tais portarias propiciaram e estimularam a institucionalização das novas experiências, possibilitando novas formas de cuidado, já que, no contexto anterior, a atenção estava restrita às consultas ambulatoriais e à internação hospitalar. Porém, visto por outro ângulo, a padronização imposta pelas portarias impôs limitação e redução às novas experiências que vinham se constituindo de forma bastante criativa e diversificada. Outra consequência da regulamentação foi a definição destes serviços como de natureza ambulatorial, possibilitando definição ambígua aos mesmos. As portarias utilizaram as siglas NAPS e CAPS como sinônimos e base genérica para a proposição de Serviços de Atenção Psicossocial, fazendo desaparecer as características de cada um deles.

De 1° a 4 de dezembro de 1992, no final do governo e no processo de impedimento de Fernando Collor, foi realizada a II Conferência Nacional de Saúde Mental. Era um cenário de grande participação social, em decorrência, em parte, da regulamentação do 'controle social' pelos 'usuários' do SUS, em parte pelo sucesso e pela mobilização da IX Conferência Nacional de Saúde, realizada 4 meses antes e, finalmente, pela própria ebulição do contexto do movimento 'fora Collor'.

Nesta década de 1980 assistiu-se a uma proliferação muito expressiva de novos Serviços de Atenção Psicossocial nos moldes de NAPS/CAPS, muito embora a sigla e, consequentemente, o conceito de CAPS passou a ser dominante. A tendência histórica, até então, do predomínio do modelo hospitalar psiquiátrico, ou manicomial, começou a ceder lugar aos

---

[4]   O secretário de saúde de Santos era David Capistrano.

Parte IX • Temas especiais

Serviços de Atenção Psicossocial, com equipes multidisciplinares e uma intervenção de características territoriais.

Os anos 2000 chegam com muita força e inovações no SUS no campo da saúde mental, que passou a ser mais identificada pelo termo 'atenção psicossocial', em decorrência da noção adotada para os novos serviços.

Uma destas inovações diz respeito ao aumento substancial na oferta de Serviços de Atenção Psicossocial no SUS que, somado a um trabalho de desmontagem do modelo manicomial, fez ver a necessidade de construção de estruturas residenciais para as pessoas que estavam sendo desospitalizadas. Eram pessoas que, internadas há muitos anos em manicômios, precisavam de moradia na medida em que não tinham família ou suas famílias não as aceitavam mais, ou que não eram localizadas – até mesmo, para pessoas que não queriam retornar para as casas de seus familiares. Desta forma, pela portaria GM 106, de 11 de fevereiro de 2000, foi instituído, no âmbito do SUS, um programa específico para a construção de residências para internos há mais de 2 anos em hospitais psiquiátricos, que foram denominados "serviços residenciais terapêuticos" (SRT) (BRASIL, 2000).

Outro acontecimento importante foi a aprovação da lei 10.216, sancionada em 6 de abril de 2001, que ficou conhecida como a Lei da Reforma Psiquiátrica Brasileira (BRASIL, 2001). Muito embora a proposta do movimento social fosse a favor da aprovação do PL 3.657/89 (BRASIL, 1989), que ficou vários anos em tramitação no Congresso Nacional e acabou rejeitado, o substitutivo aprovado avançava em relação à legislação em vigor, por limitar o modelo manicomial, estimular a construção de serviços e dispositivos substitutivos, e regular a internação involuntária e os direitos da pessoa com transtorno mental.

De 11 a 15 de dezembro deste mesmo ano, foi realizada a III Conferência Nacional de Saúde Mental, a maior e mais participativa de todas até então, em um clima de muito otimismo, na medida em que existia a égide de uma lei nacional, que abria muitas novas perspectivas. Assim, com o clima favorável, 2 meses após, foram promulgadas duas portarias muito importantes. A primeira foi a 251/GM, em 31 de janeiro de 2002 (BRASIL, 2002b), que estabeleceu diretrizes e normas para a assistência hospitalar em psiquiatria, com proposta e metodologia de reclassificação dos hospitais psiquiátricos, definindo a estrutura e a porta de entrada para as internações psiquiátricas na rede do SUS.

Com a aprovação da Lei da Reforma Psiquiátrica e a realização da III Conferência, ocorreu um cenário de grande otimismo e inovações. Uma destas inovações veio com a portaria/GM 336, de 19 de fevereiro de 2002 (BRASIL, 2002a), que redefiniu as diretrizes, o funcionamento e o financiamento dos CAPS, que passaram a ser categorizados por porte e clientela, como CAPS I, CAPS II, CAPS III, infanto-juvenil (CAPSi) e voltado ao uso de álcool e outras drogas (CAPSad) (Quadro 16.1).

16 • Saúde mental, atenção psicossocial e reforma psiquiátrica no contexto do SUS

QUADRO 16.1. Tipos e modalidades de Centros de Atenção Psicossocial (CAPS).

Tipo de modalidade	População do município (habitantes)	Horário de funcionamento	Dias de funcionamento na semana	Clientela
CAPS I	20.000-70.000	8h-18h	Segunda à sexta	Adulto
CAPS II	70.000-2.000.00	8h-18h Pode ter um terceiro período até às 21h	Segunda à sexta	Adulto
CAPS II-i	Acima de 200.000	8h-18h Pode ter um terceiro período até às 21h	Segunda à sexta	Crianças e adolescentes
CAPS II-ad	Acima de 100.000	8h-18h Pode ter um terceiro período até às 21h	Segunda à sexta	Pessoas com uso abusivo de álcool e outras drogas
CAPS III	Acima de 200.000	24 horas	Diariamente, inclusive nos feriados e finais de semana	Adulto

Fonte: BRASIL, 2002a.

Outra inovação ocorreu a partir do advento do Programa Nacional de Avaliação dos Serviços Hospitalares (PNASH)/Psiquiatria. Pautado no cumprimento da porataria 251 de 2002 (BRASIL, 2002b), o PNASH passou a realizar um processo avaliativo periódico em todos os hospitais psiquiátricos públicos e conveniados ao SUS. Milhares de hospitais e de leitos hospitalares psiquiátricos foram fechados a partir deste processo, que identificou instituições absolutamente inadequadas para prestarem assistência médica aos usuários do SUS.

Outro desdobramento importante no processo de desinstitucionalização foi realizado com a promulgação da lei 10.708, de 31 de julho de 2003 (BRASIL, 2003), que instituiu o Programa de Volta para Casa, por meio do qual os internos de longa permanência em hospitais psiquiátricos passaram a contar com subsídio mensal, que favorecia o programa de suporte social, potencializando o processo de alta hospitalar e de reintegração social. Com a criação das residências e a concessão do recurso financeiro do De Volta para Casa, milhares de pessoas saíram das instituições hospitalares manicomiais e passaram a reconstruir suas vidas em sociedade, em um processo extremamente rico e exemplar dos pressupostos da reforma psiquiátrica.

Um outro mecanismo posteriormente iniciado, o Programa Anual de Reestruturação da Assistência Hospitalar no SUS (PRH), estabelecido pela PT GM/MS 52/04, passou a promover a redução progressiva e pactuada de leitos hospitalares psiquiátricos. Um dos componentes fundamentais do programa foi a redução de leitos nos hospitais psiquiátricos de grande porte, o que implicava em precariedades na assistência oferecida.

Finalmente, nesse contexto, merece destaque a consolidação de políticas de articulação entre as ações de saúde mental e a Estratégia Saúde

Parte IX • Temas especiais

da Família (ESF) (ARANTES, 2016). A ESF é o dispositivo estratégico, como o nome já diz, para expandir, qualificar, consolidar, ampliar a resolutividade das ações de saúde (BRASIL, 2012a).

Na III Conferência, fora definido que, para além da criação de serviços e dispositivos territoriais específicos (CAPS, SRT, hospitais-dia, centros de convivência etc.), deveriam ser adotadas outras estratégias para a reversão do modelo assistencial, ainda predominantemente hospitalar e manicomial. Neste sentido, a inclusão das ações de saúde mental na ESF surgiu como aspecto oportuno e fundamental. Em março de 2003, o Ministério da Saúde elaborou um conjunto provisório de normas e princípios da articulação entre as ações de saúde mental com as ações da Atenção Primária, que passou orientar a proposta de integração dos campos, com base no princípio da integralidade da atenção, que produziu excelentes resultados. Até que, por intermédio da portaria 154 de 2008, foi criado o Núcleo de Apoio à Saúde da Família (NASF) (BRASIL, 2008). Trata-se de uma equipe de profissionais com formação específica em saúde mental, que tem por objetivo propiciar ou fornecer supervisão, consultoria, formação, enfim, apoio matricial, aos profissionais da Equipe da Saúde da Família, de forma a instrumentalizá-los a atender com maior segurança e habilidade os casos de saúde mental. Esta foi uma medida muito importante, pois os profissionais da Atenção Primária sempre argumentam falta de conhecimento especializado ou até mesmo determinado receio em atender situações da área *psi* (HIRDES e SILVA, 2014; PINTO, 2017).

A construção da Rede de Atenção Psicossocial e as mudanças no SUS

Na passagem de junho para julho de 2010, ocorreu a IV Conferência Nacional de Saúde Mental – Intersetorial, assim denominada por ter sido a primeira que buscou um diálogo mais potente e objetivo com as áreas relacionadas ao campo da saúde mental (cultura, educação, direitos humanos, trabalho, moradia etc).

Desta conferência, surgiram desdobramentos muito importantes, como promulgação da Rede de Atenção Psicossocial (RAPS), na qual o conjunto de serviços, dispositivos e estratégias é articulado entre si, compondo sistema em rede e propiciando um salto significativo no campo da saúde mental e atenção psicossocial. A noção de 'psicossocial', antes praticamente restrita a uma modalidade de serviço de base territorial, passa a ter nova compreensão e utilidade, no sentido de trazer à luz a questão da integralidade e da complexidade do campo da saúde mental. De rede de saúde mental passa a falar-se em RAPS, o que representou nova concepção.

16 • Saúde mental, atenção psicossocial e reforma psiquiátrica no contexto do SUS

A RAPS foi instituída por meio da portaria GM/MS 3.088, de 23 de dezembro de 2011, sendo republicada em 21 de maio de 2013, que, em decorrência do decreto presidencial 7.508/2011 (BRASIL, 2011a; 2011b), passou a compor a concepção das redes fundamentais e indispensáveis nas regiões de saúde. Um destaque importante diz respeito à incorporação da questão do uso de substâncias (álcool e outras drogas), antes prioritariamente a cargo do Ministério da Justiça. Orientada pelas diretrizes desse novo modelo assistencial, seus principais objetivos são:

- Ampliar o acesso à atenção psicossocial da população, em seus diferentes níveis de complexidade.

- Promover o acesso das pessoas com transtornos mentais e com necessidades decorrentes do uso do *crack*, álcool e outras drogas e suas famílias aos pontos de atenção.

- Garantir a articulação e a integração dos pontos de atenção das redes de saúde no território, qualificando o cuidado por meio do acolhimento, do acompanhamento contínuo e da atenção às urgências.

Os componentes da RAPS são:

- Atenção Primária em Saúde: Unidade Básica de Saúde (UBS), NASF, Consultório na Rua, apoio aos serviços do componente Atenção Residencial de Caráter Transitório e Centros de Convivência e Cultura.

- Atenção Psicossocial Estratégica: CAPS nas modalidades I, II, III, álcool e outras drogas, infanto-juvenil e álcool e outras drogas III.

- Atenção de Urgência e Emergência: Serviço de Atendimento Móvel de Urgência (SAMU), Sala de Estabilização, Unidade de Pronto Atendimento (UPA) 24 horas, portas hospitalares de atenção à urgência e emergência e UBS.

- Atenção Residencial de Caráter Transitório: Unidade de Acolhimento adulto (UAa) ou infantil (Uai), Serviço de Atenção em Regime Residencial (entre os quais CT).

- Atenção hospitalar: enfermaria especializada em hospital geral e serviço hospitalar de referência em saúde mental.

- Estratégias de desinstitucionalização: SRT e Programa de Volta para Casa.

- Estratégias de reabilitação psicossocial: iniciativas de geração de trabalho e renda, empreendimentos solidários e cooperativismo social.

Desdobramentos da Rede de Atenção Psicossocial e da reforma psiquiátrica: situação atual e perspectivas

O processo de reforma psiquiátrica no Brasil é considerado como um dos mais importantes de toda a história, conforme afirmado por vários autores e pela OPAS e OMS (DESVIAT, 2015).

Parte IX • Temas especiais

A última edição do informativo Saúde Mental em Dados, da Coordenação Geral de Saúde Mental, Álcool e Outras Drogas foi apresentada em 2015 (BRASIL, 2015). Devido às mudanças na política em geral, no SUS e na área da saúde mental, a publicação não foi elaborada a partir de então, e os dados sobre a área não puderam ser oficialmente atualizados. No entanto, alguns dados podem representar com nitidez a tendência do percurso que a política de saúde mental e atenção psicossocial trilhavam. Vejamos alguns destes dados de acordo com o informativo em questão:

• Com o princípio de substituir o modelo manicomial, asilar, 'hospitalocêntrico', que é cronificador, e produtor de violências, desassistência e abandono, passou a existir um expressivo (porém ainda insuficiente) investimento nas ações territoriais, também denominadas de comunitárias ou extra-hospitalares. Se em 2002 eram gastos R$75,24 milhões na rede hospitalar (fundamentalmente para pagamento de diárias), em 2013 este montante havia caído para R$20,61 milhões. Ao mesmo tempo em que, no mesmo período, os gastos com recursos e ações não hospitalares passariam de R$24,76 milhões para R$79,39 milhões. Os leitos psiquiátricos passaram de 51.393, em 2002, para 25.988, em 2014. Uma diminuição importante, porém, tímida, se for considerado o propósito da substituição mais efetiva do modelo manicomial.

• O número de CAPS passou de 148, em 1998, para 2.209, em 2014, com uma cobertura por 100 mil habitantes, que crescia de 0,21 para 0,86, de 2002 para 2014.

• As residências de ex-internos de hospitais psiquiátricos alcançavam a cifra de 610 unidades, nas quais residiam 2.031 pessoas egressas de manicômios ao mesmo tempo em que o Programa de Volta para Casa passava de 206 beneficiários, em 2003, para 4.349, em 2014. O crescimento esperado para as SRT e o Programa de Volta para Casa deveria ser muito maior, considerando o expressivo número de hospitais, leitos hospitalares e pessoas aí institucionalizadas por longo tempo.

• Tímidos também foram os investimentos nos centros de convivência e cultura e nas estratégias de geração de renda, embora estas últimas chegassem a um total de 1.008. O processo de desinstitucionalização não deve ser entendido apenas por seu lado de mudança do modelo assistencial, de hospitalar-manicomial para territorial. Deve contemplar também estratégias de construção de novas possibilidades sociais para os sujeitos em condição de vulnerabilidade ou desvantagem social e, nesse sentido, as inciativas de cultura, trabalho, residência e outras são muito importantes e produzem resultados impressionantes. No entanto, a RAPS não

322

16 • Saúde mental, atenção psicossocial e reforma psiquiátrica no contexto do SUS

designou recursos exatamente para seu último componente e muito pouco também para estas outras iniciativas referidas. Muitos outros dados são indicadores importantes, relacionados ao número de Consultórios na Rua, Equipes de Núcleos de Apoio à Saúde Família (NASPF), e tantos outros que podem ser encontrados no informativo e que não seria necessário relacioná-los um a um.

Já no último ano do governo de Dilma Rousseff, em decorrência das medidas no sentido de barrar o *impeachment* da presidenta e, especialmente após o mesmo, as políticas de saúde, aí incluídas as de saúde mental, atenção psicossocial e reforma psiquiátrica, passaram a fazer parte da pauta de negociações. Ao assumir a pasta da saúde um ex-deputado conservador, aliado da presidenta, este nomeou para a Coordenação de Saúde Mental, Álcool e Outras Drogas, foi nomeado um ex-dirigente de um conhecido manicômio de grande porte, fechado por uma ação conjunta iniciada pelo Ministério Público do Estado do Rio de Janeiro.

A nomeação desencadeou um processo de denúncias e de resistência, inclusive uma ocupação da sede da coordenação, por parte de ativistas da Luta Antimanicomial, que durou 4 meses. No entanto, o posterior afastamento do coordenador não resolveu a questão, na medida em que, após o *impeachment*, teve início um processo de redirecionamento conservador não apenas das políticas de saúde, mas de todas as políticas públicas, tanto no âmbito social quanto no econômico, revertendo os direitos políticos, sociais e humanos alcançados com a Constituição de 1988.

Várias portarias e ações ministeriais deram início a mudanças significativas no âmbito do SUS. De modo geral, mudanças que retrocederam em relação a todo o processo construído durante todo este período.

No final de 2017, a Comissão Intergestores Tripartite, composta pelo Ministério da Saúde, e os Conselhos Nacionais de Secretários Estaduais (CONASS) e Municipais de Saúde (CONASEMS) promulgaram uma resolução que, de forma oposta à toda experiência de participação social coletiva da história da reforma psiquiátrica, introduziu mudanças na RAPS. Paradoxalmente, a resolução, que diz estabelecer formas de fortalecimento da RAPS, retoma e fortalece o modelo manicomial como estratégia assistencial e as CT (no entendimento absolutamente contrário ao projeto original de tais instituições), que passaram a receber a maior parte dos recursos financeiros (BRASIL, 2017).

As transformações introduzidas no SUS pelo campo da saúde mental, atenção psicossocial e reforma psiquiátrica foram muito expressivas e significativas, tanto em termos quantitativos quanto qualitativos. A possibilidade de protagonismo dos usuários dos serviços e dispositivos, mas também dos familiares e profissionais da rede, que passaram a participar de todo o processo de construção das políticas e dos serviços; a transformação das relações entre os atores sociais; o diálogo estabelecido com a sociedade, e

Parte IX • Temas especiais

muitos outros aspectos, são elementos que revelam mudança não apenas de forma, mas de cultura e de relações humanas. Este aspecto pode representar uma forte estratégia de resistência e avanço.

REFERÊNCIAS

AMARANTE, P. **Loucos pela vida**: a trajetória da Reforma Psiquiátrica no Brasil. 2. ed. Rio de Janeiro: Fiocruz; 2016.

ARANTES, L.J., *et al.* Contribuições e desafios da Estratégia Saúde da Família na Atenção Primária à Saúde no Brasil: revisão da literatura. **Ciência & Saúde Coletiva**, v. 21, n. 5, p. 1499-1509, 2016.

BRASIL. Comissão Intergestores Tripartite. **Resolução N.º 32, de 14 de dezembro de 2017**. Estabeleceu as Diretrizes para o fortalecimento da Rede de Atenção Psicossocial (RAPS). Brasília, DF: Diário Oficial da União; 2017. Disponível em: http://www.lex.com.br/legis_27593248_resolucao_n_32_de_14_de_dezembro_de_2017.aspx

_____. Ministério da Saúde. Secretaria de Atenção à Saúde. Departamento de Atenção Básica. **Política Nacional de Atenção Básica**. Brasília, DF:, Ministério da Saúde; 2012a.

_____. Ministério da Saúde. Secretaria de Atenção à Saúde. Departamento de Ações Programáticas Estratégicas/Coordenação Geral de Saúde Mental, Álcool e Outras Drogas. **Saúde Mental em Dados**. Brasília, DF: Ministério da Saúde; 2012b.

_____. Ministério da Saúde. Gabinete do Ministro. **Portaria N.º 3.088, de 23 de dezembro de 2011**. Institui a Rede de Atenção Psicossocial para pessoas com sofrimento ou transtorno mental e com necessidades decorrentes do uso de crack, álcool e outras drogas, no âmbito do Sistema Único de Saúde (SUS). Brasília, DF: Diário Oficial da União; 2011a. Disponível em: http://bvsms.saude.gov.br/bvs/saudelegis/gm/2011/prt3088_23_12_2011_rep.html

_____. Ministério da Saúde. Secretaria de Gestão Estratégica e Participativa. **Decreto nº 7.508, de 28 de junho de 2011**. Regulamenta a Lei nº 8.080/90. Brasília, DF: Ministério da Saúde; 2011b. Disponível em: http://bvsms.saude.gov.br/bvs/publicacoes/decreto_7508.pdf

_____. Ministério da Saúde. Gabinete do Ministro. **Portaria N.º 154, de 24 de janeiro de 2008**. Cria os Núcleos de Apoio à Saúde da Família – NASF. Brasília, DF: Ministério da Saúde; 2008. Disponível em: http://bvsms.saude.gov.br/bvs/saudelegis/gm/2008/prt0154_24_01_2008.html

_____. Ministério da Saúde. **Portaria Nº 52,de 20 de janeiro de 2004**. Institui o Programa Anual de Reestruturação da Assistência Psiquiátrica Hospitalar no SUS. Brasília, DF: Ministéri da Saúde; 2004.

_____. Presidência da República. Casa Civil. Subchefia para Assuntos Jurídicos. **Lei N.º 10.708, de 31 de julho de 2003**. Institui o auxílio-reabilitação psicossocial para pacientes acometidos de transtornos mentais egressos de internações. Brasília,

16 • Saúde mental, atenção psicossocial e reforma psiquiátrica no contexto do SUS

DF: Diário Oficial da União; 2003. Disponível em: http://www.planalto.gov.br/ ccivil_03/leis/2003/l10.708.htm

_____. Ministério da Saúde. Gabinete do Ministro. **Portaria N.° 336, de 19 de fevereiro de 2002.** Brasília, DF: Ministério da Saúde; 2002a. Disponível em: http://bvsms.saude.gov.br/bvs/saudelegis/gm/2002/prt0336_19_02_2002. html

_____. Ministério da Saúde. **Portaria N.° 251/GM, em 31 de janeiro de 2002.** Estabelece diretrizes e normas para a assistência hospitalar em psiquiatria, reclassifica os hospitais psiquiátricos, define e estrutura a porta de entrada para as internações psiquiátricas na rede do SUS e dá outras providências. Brasília, DF: Ministério da Saúde; 2002b. Disponível em: http://portalarquivos2.saude.gov. br/images/pdf/2015/marco/10/PORTARIA-251-31-JANEIRO-2002.pdf

_____. Coordenação de estudos Legislativos (CEDIS). **Lei n.° 10.216, de 6 de abril de 2001.** Brasília, DF: CEDIS; 2001. Disponível em: https://hpm.org.br/wp-content/uploads/2014/09/lei-no-10.216-de-6-de-abril-de-2001.pdf

_____. Ministério da Saúde. Gabinete do Ministro. **Portaria n. 106 de 11 de fevereiro de 2000.** Brasília, DF: Diário Oficial da União; 2010. Disponível em: http:// portalarquivos.saude.gov.br/images/pdf/2015/marco/10/PORTARIA-106-11-FEVEREIRO-2000.pdf

_____. **Portaria SAS/MS n° 224 de 29 de janeiro de 1992.** Brasília, DF: Ministério da Saúde; 1992. Disponível em: http://www.saude.mg.gov.br/index. php?option=com_gmg&controller=document&id=836

_____. Ministério da Saúde. Secretaria Nacional de Assistência à Saúde. **Portaria no 189, de 19 de novembro de 1991.** Brasília, DF: Ministério da Saúde; 1991.

_____. Presidência da República. Casa Civil. Subchefia para Assuntos Jurídicos. **Lei n° 8.080, de 19 de setembro de 1990.** Dispõe sobre as condições para a promoção, proteção e recuperação da saúde, a organização e o funcionamento dos serviços correspondentes e dá outras providências. Brasília, DF: Ministério da Justiça; 1990c. Disponível em: http://www.planalto.gov.br/ccivil_03/leis/ l8080.htm

_____. Ministério da Saúde. **PL3.657/1989.** Projeto de Lei. Brasília, DF: Ministério da Saúde; 1989. Disponível em: https://www.camara.leg.br/proposicoesWeb/ fichadetramitacao?idProposicao=20004

CAMARGO, A.T.P.S., *et al.* **Cebes 40 anos**: memória do futuro. Rio de Janeiro, Centro Brasileiro de Estudos de Saúde; 2016.

CAPLAN, G. **Princípios de psiquiatria preventiva**. Rio de Janeiro: Zahar; 1980.

CASTEL, R. **A ordem psiquiátrica**. A idade de ouro do alienismo. Rio de Janeiro: Graal; 1979.

CERQUEIRA, L. **Psiquiatria social**. Problemas brasileiros de saúde mental. Porto Alegre: Atheneu; 1984.

COOPER, D. **Psiquiatria e antipsiquiatria**. São Paulo: Perspectiva; 1973.

DESVIAT, M. **A reforma psiquiátrica**. Rio de Janeiro: Fiocruz; 2015.

EM nome da Razão. Direção de Helvécio Ratton. Belo Horizonte; 1980.

Parte IX • Temas especiais

FIRMINO, H. **Nos porões da loucura.** Rio de Janeiro: Codecri; 1982.

GOFFMAN, E. **Manicômios, prisões e conventos.** São Paulo: Perspectiva; 1974.

HIRDES, A.; SILVA, M.K.R. **Apoio matricial:** um caminho para a integração saúde mental e atenção primária. Saúde em Debate, 2014, v. 38, n.102, p.582-592.

LAING, R. **O eu dividido.** Rio de Janeiro: Zahar; 1963.

NICÁCIO, M.F.; AMARANTE, P.; BARROS, D.D. "Franco Basaglia em terras brasileiras: caminhantes e itinerários". In. AMARANTE, P. **Archivos Brasileiros de Saúde Mental e Atenção Psicossocial 2.** Rio de Janeiro: Nau; 2005. p. 195-214.

NISE, no coração da loucura. Direção de Roberto Berliner. Rio de Janeiro; 2015.

PAIM, J.S. **O que é o SUS.** Rio de Janeiro: Fiocruz; 2016.

_____. **Reforma Sanitária Brasileira.** Contribuição para a compreensão e crítica. Rio de Janeiro: Fiocruz; 2013.

PINEL, P. **Tratado médico-filosófico sobre a alienação mental ou a mania.** Porto Alegre: Editora da UFRGS; 2007.

PINTO, V.A.M. **Os sentidos atribuídos pelos Profissionais da Estratégia Saúde da Família aos 'casos' de Saúde Mental.** Tese [Doutorado]. Rio de Janeiro: ENSP/Fiocruz: 2017.

SANTANA, V.; CONCEIÇÃO, A.C.; AMARANTE, P. "O Programa de Interiorização de Ações de Saúde Mental (PISAM) na Bahia. Uma experiência de integração com a Atenção Primária à Saúde". In: NUNES, M.; LANDIM, F.L. (orgs.). **Saúde Mental na Atenção Básica:** Política & Cotidiano. Salvador: EDUFBA; 2016. p. 77-102.

SERGIO Arouca: o eterno guru da Reforma Sanitária. Radis. Comunicação em Saúde, v. 3, p. 18-21, 2002.

17

A construção do campo da saúde do trabalhador e sua institucionalização no SUS

Vilma Sousa Santana

Heleno Rodrigues Corrêa Filho

Jandira Maciel da Silva

Marco Antonio Gomes Pérez

Elizabeth Costa Dias

Introdução

O trabalho ocupa posição central na determinação do bem-estar e da saúde das pessoas e das coletividades, contribuindo para a constituição da subjetividade e da identidade social dos indivíduos, sua sobrevivência e realização pessoal. Entretanto, o trabalho também pode causar mal-estar, doenças, acidentes e incapacidade, determinando, além de sofrimento, grande impacto sobre os serviços de saúde e custos com tratamento e reabilitação e a vida social. O cuidado à saúde de trabalhadores se organiza em três pilares básicos: o referencial ético do agir humano baseado no valor (moral) atribuído à vida humana; o valor do trabalhador por sua força de trabalho para a economia de um dado sistema produtivo; e a capacidade de luta e resistência dos trabalhadores organizados. Estes determinam a conformação do ordenamento jurídico, os requerimentos e meios de proteção e seguridade, a definição do que é crime, as penalidades atribuíveis e a reparação ou compensação dos danos. Estes valores e práticas mudam ao longo do tempo por determinações históricas, em processos não lineares ou progressivos, traçando caminhos muitas vezes contraditórios, podendo até mesmo sofrer retrocessos expressivos, em relação às conquistas humanas e sociais dos trabalhadores (SANTANA, DIAS e SENNA-DA-SILVA, 2014).

O campo da saúde do trabalhador reúne conhecimento científico e saberes, bem como práticas sociais e técnicas, voltadas para os trabalhadores, sujeitos desse conhecimento e práticas. A saúde do trabalhador se organiza sob os princípios da saúde coletiva, fundada na concepção de que seu objeto são os sujeitos coletivos que se definem por suas relações sociais, culturais, interesses e necessidades materiais e também de significação

Parte IX • Temas especiais

humana em suas individualidades e subjetividade. Seu modelo de atuação respalda-se na estratégia da vigilância em saúde, na qual o conhecimento sistemático dos determinantes, fatores e situações de risco no processo de trabalho e de seus possíveis efeitos sobre a saúde, permite a elaboração e implementação de estratégias de controle, e a prevenção de agravos e, em especial, da promoção da saúde, do aprimoramento da condição de saúde na perspectiva do bem-estar e da plenitude existencial. Este modelo de atuação envolve o conhecimento não apenas dos ambientes de trabalho, mas das percepções e das representações de seus sujeitos, os trabalhadores, e de seu envolvimento na definição de seus destinos, na saúde e no bem-estar. A saúde do trabalhador se estrutura de modo interdisciplinar, requer equipes multiprofissionais, realiza o monitoramento das condições de trabalho e, em especial, dos agentes de risco conhecidos para a saúde, como os cancerígenos, garantindo ambientes livres desses componentes ou em situação controlada. As ações de prevenção pressupõem o conhecimento desses agentes, sua natureza, vias de contato (exposição) e penetração no organismo (rotas de exposição), órgãos-alvo (dose interna) e, assim, o comprometimento de tecidos, órgãos e sistemas, produzindo enfermidades. De outro modo, pode-se afirmar que a identificação precoce de exposição sinaliza falhas dos sistemas de controle, porém permite a adoção de ações de proteção e remediação. A negligência nas ações destinadas à correção de situações que podem afetar a saúde dos que trabalham nesses ambientes, uma vez conhecidas, conforma falha técnica, mas, sobretudo, ética. Atualmente, tendem-se a considerar, no escopo da saúde do trabalhador, também os agravos à saúde não diretamente relacionados com o trabalho, demarcando a denominada "saúde total" que incorpora o acesso à assistência à saúde, clínica integral e resolutiva (SANTANA, DIAS e SENNA-DA-SILVA, 2014).

Vale notar que a saúde do trabalhador compartilha princípios e diretrizes de atuação da saúde pública/saúde coletiva, na luta política pelo direito ao trabalho digno e seguro para todos os cidadãos. Busca garantir o conhecimento da presença de riscos nas condições de trabalho, e o direito de recusa ao trabalho perigoso e insalubre, com o protagonismo dos trabalhadores. No Brasil, o campo da saúde do trabalhador vem se construindo a partir da medicina do trabalho e da saúde ocupacional, com o protagonismo e a participação dos trabalhadores na formulação das políticas e estratégias de cuidado e institucionalização de práticas sanitárias, das quais a maior expressão é o Sistema Único de Saúde (SUS). Sua complexa tessitura, ao longo dos últimos 30 anos, fundamenta-se no princípio da saúde como direito do cidadão e dever do estado, o que pressupõe a oferta e a gestão do cuidado em saúde sob o controle da sociedade, ou controle social. A saúde do trabalhador integra complementarmente o

17 • A construção do campo da saúde do trabalhador e sua institucionalização no SUS

direito à proteção pela seguridade social de base contributivista e solidária e o acesso universal à atenção integral à saúde, segundo os princípios que norteiam o SUS.

Este capítulo apresenta breve histórico dos cenários de construção do movimento da saúde do trabalhador no Brasil e descreve os processos de implementação de ações e serviços no âmbito do SUS, com ênfase na criação da Rede Nacional de Atenção Integral a Saúde do Trabalhador (RENAST), em 2002 (DIAS e HOEFEL; 2005), e na Política Nacional de Saúde do Trabalhador e da Trabalhadora (PNSTT), publicada em 2012 (BRASIL, 2012a).

Aspectos históricos da construção da saúde do trabalhador no SUS

No Brasil, desde o período da colonização portuguesa, o cuidado à saúde dos trabalhadores foi marcado por relações predatórias e genocidas, especialmente para os indígenas, que recusavam submeter seus corpos e força de trabalho à exploração dos senhores. Foram, então, substituídos por africanos, subjugados em seus lugares de origem, escravizados e traficados para a exploração dos colonizadores, que os tomavam como propriedade. Apesar dos movimentos de resistência, como, por exemplo, os quilombos, locais de luta e sobrevivência física e cultural (SCHWARCZ e STARLING, 2015), apenas no início do século 20, trabalhadores passaram a se organizar e a reivindicar limites para as jornadas de trabalho, melhoria das condições de trabalho insalubres, assistência médica e suporte financeiro para os que se tornassem incapacitados por acidentes ou doenças. Essas foram pautas da primeira greve de trabalhadores no país, em 1917, que representou um marco histórico na luta sindical pela saúde no Brasil (GAZE, LEÃO e VASCONCELOS, 2011).

Entre as iniciativas dos empregadores, surgem no Brasil, no final do século 19, os primeiros serviços de medicina do trabalho, à semelhança dos que surgiram na Inglaterra, durante a Revolução Industrial, em meados do século 18, para atender a necessidade de mão de obra saudável e aliviar a insatisfação e pressões sociais, acompanhando a industrialização incipiente (MENDES e DIAS, 1991).

No início do século 20, aproximadamente 50% das fábricas do estado de São Paulo contavam com serviços médicos parcialmente custeados pelos trabalhadores (POSSAS, 1989). Esses serviços de medicina do trabalho, geralmente vinculados ao setor de administração de pessoal, desenvolviam ações preventivas concentradas na seleção, na admissão e na realização de exames médicos periódicos. Entre as ações do estado, nesse período, destaca-se a criação da inspetoria de fábricas, responsável pela

329

Parte IX • Temas especiais

verificação da situação de saúde dos trabalhadores e da proteção contra os riscos presentes no trabalho (NOGUEIRA, 1984). Gradualmente, o estado assumiu papel regulador das condições e das relações de trabalho, por meio de políticas de inspeção dos locais, e processos de trabalho e vigilância epidemiológica da saúde dos trabalhadores.

O movimento da saúde do trabalhador se organizou nos anos 1980, no século passado, a partir da aliança entre trabalhadores dos serviços de saúde, sindicatos de trabalhadores e grupos da academia, inspirada no ideário do Movimento pela Reforma Sanitária, buscando garantir condições de saúde e de trabalho apropriadas, e vida digna, incluindo o trabalho. Na época, o país vivia grande efervescência social, com o declínio da ditadura militar e a reorganização das forças políticas e sociais que, no âmbito do movimento dos trabalhadores, se expressou no Novo Sindicalismo. Neste contexto, surgiram os primeiros centros de atenção à saúde do trabalhador na rede pública de serviços de saúde, em municípios e em alguns estados, em hospitais universitários e sindicatos de trabalhadores, em parceria com o Ministério do Trabalho e da Previdência Social. Os Programas de Saúde do Trabalhador (PST) e seus sucessores, os Centros de Referência em Saúde do Trabalhador (CEREST), realizavam assistência clínica e ações de vigilância de saúde do trabalhador e formação/capacitação de pessoal, contribuindo para revelar as condições de trabalho e o adoecimento dos trabalhadores (DIAS e HOEFFEL, 2005).

Em 1986, antes da criação do SUS, em seguida à 8ª Conferência Nacional de Saúde, foi realizada a 1ª Conferência Nacional de Saúde do Trabalhador (CNST), com o apoio do Centro de Estudo em Saúde do Trabalhador e Ecologia Humana (CESTEH), da Fundação Oswaldo Cruz (Fiocruz). Representantes dos PST e CEREST, de instituições acadêmicas, técnicos do Ministérios da Previdência Social e do Trabalho, e de organizações de trabalhadores de 20 unidades da federação endossaram a necessidade de uma política para a área. A CNST foi um marco na adesão de sindicatos dos trabalhadores ao projeto de construção do SUS. A intensa participação de lideranças sindicais no processo que concebeu e desenhou a Constituição Federal de 1988 reafirmou os direitos históricos conquistados pelos trabalhadores e definiu a inclusão da saúde como um direito de todos e dever do Estado provê-la (BRASIL, 1986).

Foi instituído o SUS, norteado pelos princípios de universalidade de acesso, integralidade, com equidade, sob controle social. Assim, o Art. 200 da Constituição Federal estabelece:

> - Ao sistema único de saúde compete, além de outras atribuições, nos termos da lei: II - executar as ações de vigilância sanitária e epidemiológica, bem como as de saúde do trabalhador [...] e VIII - colaborar na proteção do meio ambiente, nele compreendido o do trabalho. (BRASIL, 1988)

17 • A construção do campo da saúde do trabalhador e sua institucionalização no SUS

A implementação do SUS, regulamentado pela Lei Orgânica da Saúde 8.080/90 de 1990, Art. 6°, § 3°, iniciou uma nova era no cuidado à saúde dos trabalhadores (BRASIL, 1990). A atribuição da atenção integral à saúde dos trabalhadores ao SUS representou mudança radical no tratamento dessa questão, uma vez que, até então, apenas trabalhadores com contrato formal de trabalho registrado ou "carteira de trabalho assinada" tinham direito à assistência à saúde e a benefícios da seguridade social, como a licença remunerada na vigência de incapacidade para o trabalho por motivo de doença, maternidade, aposentadorias, dentre outros.

É interessante registrar que essa separação social começou no período colonial e foi reforçada pela tardia abolição da escravatura e permanece indelével nas profundas desigualdades sociais, e nas relações de trabalho e emprego prevalentes no país, que divide trabalhadores formais dos informais, excluídos de muitos dos sistemas de proteção do emprego e da seguridade social.

Nos anos 1990, mais de 50% dos trabalhadores brasileiros estavam no mercado informal de trabalho, caindo para aproximadamente 42%, nos anos 2000 (BORJA-ABURTO e SANTANA, 2010). Em meados da segunda década do século 21, esta proporção voltou a crescer na esteira das mudanças no mundo do trabalho e de políticas neoliberais. A chamada 'reestruturação produtiva' retoma práticas de exploração do trabalhador e redução de direitos conquistados, mesmo entre aqueles com contratos formais, legitimadas pelas reformas ou contrarreformas nas políticas públicas, como a recente reforma trabalhista que alterou a Consolidação das Leis do Trabalho (CLT), com repercussões negativas sobre a vida e a saúde dos trabalhadores e perda de direitos instituídos ou validados pela Constituição Federal de 1988. Com a extinção do Ministério do Trabalho, as ações de normatização e fiscalização das condições de emprego e trabalho, bem como questões relativas à Previdência Social de interesse dos trabalhadores foram transferidas para o Ministério da Economia.

Essas mudanças acarretam repercussões para a saúde dos trabalhadores brasileiros ainda pouco dimensionadas.

Retomando aspectos da história, a 2ª CNST, realizada em 1994, coordenada conjuntamente pelos Ministérios da Saúde, do Trabalho e Previdência Social teve por tema central a construção da Política Nacional de Saúde do Trabalhador, incluindo as questões ambientais (BRASIL, 1994). Ela contou com a participação de representantes de todas as unidades da federação, e de entidades sindicais de trabalhadores e empregadores. A unificação das ações de saúde do trabalhador no SUS, a superação da dicotomia das ações preventivas-curativas, e a adoção de processos paritários, e não tripartites, na tomada de decisão douram pautas de intensos debates.

Parte IX • Temas especiais

O processo de implementação das ações de Saúde do Trabalhador no âmbito do SUS tem sido marcado por um conjunto de normas e orientações legais importantes, entre elas a publicação em 1998, da Instrução Normativa de Vigilância em Saúde do Trabalhador (VISAT), e a criação da Rede Nacional de Atenção Integral à Saúde do Trabalhador (RENAST), em 2002, que buscava articular as instâncias do cuidado em saúde a partir da Atenção Primária em Saúde (APS), tendo como epicentro a atuação dos CEREST. Apesar das críticas ao processo de criação da RENAST, por não ter envolvido todos os atores sociais em sua criação, ela significou uma oportunidade política estrategicamente aproveitada e impulsionou as ações de saúde do trabalhador no SUS.

A RENAST compreende uma rede nacional serviços e de práticas sanitárias de ações assistenciais e de reabilitação, vigilância, prevenção e promoção da saúde do trabalhador, organizada para garantir a integralidade da atenção. Ela se organiza a partir dos CEREST de nível municipal, regional ou estadual, e envolve a APS e a atenção especializada de média e alta complexidade; ambulatorial e hospitalar, e os serviços de urgência e emergência; os sistemas de informação em saúde; e a vigilância em saúde, com destaque para a VISAT (BRASIL, 2002).

A portaria 2.728 de 11 de novembro de 2009 define as atribuições do CEREST, na atualidade, abrangendo: suporte técnico às ações de educação permanente e coordenação de projetos de promoção, vigilância e assistência à saúde dos trabalhadores, no âmbito de sua área de abrangência; apoio matricial para o desenvolvimento das ações de saúde do trabalhador na APS, nos serviços especializados e de urgência e emergência, bem como na promoção e vigilância nos diversos pontos de atenção da RAS; e atuar como centro articulador e organizador das ações intra e intersetoriais de saúde do trabalhador, assumindo a retaguarda técnica especializada para o conjunto de ações e serviços da rede SUS e se tornando polo irradiador de ações e experiências de vigilância em saúde, de caráter sanitário e de base epidemiológica.

O país contava, em 2019, com 214 CEREST habilitados, sendo oito municipais, dois no Rio de Janeiro e seis na cidade de São Paulo; 26 CEREST estaduais, incluindo o Distrito Federal (o CEREST estadual de Sergipe se encontra em implantação) e 186 CEREST regionais, cuja distribuição é mostrada na Tabela 17.1 construída com dados cedidos diretamente pelo Ministério da Saúde.

A 3ª CNST, realizada em 2005, contou com ampla participação social envolvendo mais de 100 mil pessoas nas pré-conferências municipais, regionais e estaduais, em todas as unidades da federação. A grande repercussão mostrou o protagonismo da RENAST e se desdobrou na devolução das propostas aprovadas, em oficinas realizadas com lideranças das

17 • A construção do campo da saúde do trabalhador e sua institucionalização no SUS

instâncias de controle social em 22 unidades da federação (SANTANA e SILVA, 2009; BRASIL, 2015).

Em 2014, a 4ª Conferência Nacional de Saúde do Trabalhador e da Trabalhadora teve como tema central "Saúde do Trabalhador e da Trabalhadora, Direito de Todos e Todas e Dever do Estado" (BRASIL, 2014). A discussão de diretrizes para a implementação da PNSTT publicada em 2012 constituiu o principal eixo dos trabalhos, organizados em quatro subeixos: desenvolvimento socioeconômico e seus reflexos na saúde do trabalhador e da trabalhadora; fortalecimento da participação dos trabalhadores e das trabalhadoras, da comunidade e do controle social nas ações de saúde do trabalhador e da trabalhadora; a efetivação da PNSTT, considerando os princípios da integralidade e intersetorialidade nas três esferas de governo; e o financiamento da política nacional de saúde do trabalhador, nos municípios, estados e união. Entre os temas referendados pela 4ª Conferência Nacional de Saúde do Trabalhador e da Trabalhadora, destaca-se a proposta do matriciamento, ou de apoio técnico, pedagógico e institucional às equipes da APS e de outros níveis do cuidado no SUS, em especial, na vigilância em saúde, sob responsabilidade dos CEREST.

Este tema foi retomado na 1ª Conferência Nacional de Vigilância em Saúde, realizada em 2017, com o tema "Vigilância em Saúde: Direito, Conquista e Defesa de um SUS Público de Qualidade" (BRASIL, 2018). O atual contexto político brasileiro, caracterizado pelo desmonte das políticas sociais estruturadas e implementadas, a partir dos anos 2000, reforça a necessidade da construção de uma Política Nacional de Vigilância em Saúde para o fortalecimento do SUS. Nessa conferência, o tema do direito à proteção e à promoção da saúde dos brasileiros foi organizado em quatro subeixos: o lugar da vigilância em saúde no SUS; as responsabilidades do estado e dos governos com a vigilância em saúde; saberes, práticas, processos de trabalhos e tecnologias na vigilância em saúde; e vigilância em saúde participativa e democrática para enfrentamento das iniquidades sociais em saúde. A VISAT foi contemplada nos debates com representantes de instituições e organizações sociais comprometidas com a luta por melhores condições de trabalho e saúde.

A Política Nacional de Saúde do Trabalhador e da Trabalhadora e a Rede Nacional de Atenção Integral à Saúde do Trabalhador

A PNSTT, publicada na portaria 1.823, de 23 de agosto de 2012, foi construída ao longo processo de instituição do movimento da saúde do trabalhador, desde os anos 1980, aparecendo com destaque no temário das quatro CNST (BRASIL, 2011; 2012a). Ela orienta as ações de

Parte IX • Temas especiais

proteção e garantia da saúde dos trabalhadores e trabalhadoras brasileiros no SUS, no cumprimento de seu papel constitucional:

> (...) define os princípios, as diretrizes e as estratégias a serem observados pelas três esferas de gestão do Sistema Único de Saúde (SUS), para o desenvolvimento da atenção integral à saúde do trabalhador, com ênfase na vigilância, visando a promoção e a proteção da saúde dos trabalhadores e a redução da morbimortalidade decorrente dos modelos de desenvolvimento e dos processos produtivos. (Art. 2º)

Coerente com o princípio da universalidade do SUS, a PNSTT considera:

> Todos os trabalhadores, homens e mulheres, independentemente de sua localização, urbana ou rural, de sua forma de inserção no mercado de trabalho, formal ou informal, de seu vínculo empregatício, público ou privado, assalariado, autônomo, avulso, temporário, cooperativados, aprendiz, estagiário, doméstico, aposentado ou desempregado são sujeitos desta Política. (Art. 3º)

Os objetivos da PNSTT incluem a incorporação da categoria trabalho como determinante do processo saúde-doença dos indivíduos e da coletividade nas análises de situação de saúde e ações de promoção, proteção e assistência à saúde, em todas as instâncias e pontos da Rede de Atenção à Saúde (RAS) do SUS, visando à integralidade da atenção; o fortalecimento da VISAT e sua integração com os demais componentes da vigilância em saúde e com a APS, para a melhoria das condições e a prevenção dos riscos no trabalho, além da promoção da saúde, de ambientes e processos de trabalhos saudáveis; o entendimento de que a saúde do trabalhador deve ser uma ação transversal, e a identificação da situação de trabalho e suas possíveis consequências para a saúde dos usuários trabalhadores, em todas as ações e serviços da RAS, de modo a assegurar a qualidade da atenção.

A RENAST é considerada principal estratégia da organização das ações de saúde dos trabalhadores no SUS, e sua gestão nacional está sob responsabilidade da Coordenação de Saúde do Trabalhador do Coordenação do Departamento de Saúde Ambiental, do Trabalhador e Emergências em Saúde Pública (DIVAL) da Secretaria de Vigilância em Saúde (SVS) do Ministério da Saúde.

17 • A construção do campo da saúde do trabalhador e sua institucionalização no SUS

TABELA 17.1. Cobertura municipal e da população economicamente ativa (PEA) por Centros de Referência em Saúde do Trabalhador (CEREST) regionais, por unidade da federação (UF). Brasil, 2018

UF	Total de municípios	Cobertura municipal do CEREST			Cobertura da população economicamente ativa, PEA, pelos CEREST	
		Número de CEREST regionais	Número de municípios	%	Número de trabalhadores	Número de trabalhadores cobertos	%
Brasil	5.570	186	4.168	74,8	93.504.659	79.992.215	85,5
Distrito Federal	1	2	---	---	1.402.349	--	--
Goiás	246	6	241	98,0	3.158.254	3.136.876	99,3
Mato Grosso do Sul	79	3	30	38,0	1.258.710	788.007	62,6
Mato Grosso	141	4	50	35,5	1.545.518	925.564	59,9
Espírito Santo	78	3	63	80,8	1.827.434	852.223	46,6
Minas Gerais	853	19	470	55,1	9.939.731	7.036.141	70,8
Rio de Janeiro	92	15	92	100,0	7.814.727	7.814.729	100,0
São Paulo	645	41	644	99,8	21.639.776	21.556.695	99,6
Paraná	399	9	399	100,0	5.587.963	5.587.963	100,0
Rio Grande do Sul	497	12	480	96,6	5.818.585	5.761.197	99,0
Santa Catarina	295	6	228	77,3	3.543.218	3.094.823	87,3
Amazonas	62	3	21	33,9	1.465.911	1.060.244	72,3
Amapá	16	1	13	81,3	295.955	69.131	23,4
Pará	144	6	82	56,9	3.194.159	2.276.092	71,3
Rondônia	52	2	22	42,3	774.821	233.001	30,1
Roraima	15	2	15	100,0	196.509	196.508	100,0
Tocantins	139	2	17	12,2	630.425	118.048	18,7
Alagoas	102	3	75	73,5	1.256.913	1.053.747	83,8
Bahia	417	15	261	62,6	6.555.397	4.905.036	74,8
Ceará	184	8	184	100,0	3.642.506	3.642.509	100,0
Maranhão	217	4	217	100,0	2.585.063	2585052	100,0
Paraíba	223	3	181	81,2	1.617.710	1.429.787	88,4
Pernambuco	185	8	185	100,0	3.827.308	3.827.311	100,0
Piauí	224	4	118	52,7	1.319.221	544.329	41,3
Rio Grande do Norte	167	3	58	34,7	1.375.041	970.940	70,6
Sergipe	75	3	22	29,3	927.790	526.262	56,7
Acre	22	1	--	--	303.665	---	---

Fonte: Coordenação Geral de Saúde do Trabalhador, Diretoria de Saúde Ambiental e do Trabalhador, Secretaria de Vigilância em Saúde – Ministério da Saúde – Brasil. (dados preliminares cedidos, em revisão).

Parte IX • Temas especiais

Desde 2008, a CGST desenvolve avaliações da implantação da RENAST no país, realizando pesquisas com informantes-chave de cada CEREST, cujos resultados são divulgados nos relatórios Inventários de Saúde do Trabalhador da RENAST. O primeiro, de 2009, demonstrou que as ações de vigilância (VISAT) eram desenvolvidas apenas por 58,4% dos CEREST, apesar das respostas indicarem "adequação estrutural e das equipes" e relativa participação dos trabalhadores por meio das Comissões Intersetoriais de Saúde do Trabalhador (CIST) dos Conselhos de Saúde (MACHADO *et al.*, 2013). Foram considerados CEREST "com VISAT em funcionamento" aqueles que analisavam o perfil produtivo e a morbi-mortalidade, e realizavam inspeções de ambientes e processos de trabalho, apoio matricial a serviços da rede, ainda que parciais, e incorporavam lideranças dos trabalhadores no planejamento, na execução ou na avaliação das ações. No segundo inventário de 2014, dos 209 CEREST habilitados, 130 (67,35%) desenvolviam ações de VISAT. Em 2015, dos 208 habilitados, 187 CEREST (94,92%) o faziam, observando-se incremento de 27,7% nas ações de VISAT desenvolvidas pelos CEREST, em todas as macrorregiões do país (BRASIL, 2016). O inventário mais recente, relativo ao período de 2015 a 2016, demostrou a ampliação da VISAT nos CEREST, nos municípios-sede, e os aumento da notificação de doenças/agravos relacionados ao trabalho, além da participação dos trabalhadores na implementação da PNSTT e da RENAST. Em 2015, 102 (62,9%) municípios-sede de CEREST registraram o procedimento de Inspeção Sanitária em Saúde do Trabalhador (BRASIL, 2016). Para o registro desse procedimento no Sistema de Informações Ambulatoriais do SUS, SIA/SUS, os CEREST devem estar cadastrados no Sistema de Cadastro Nacional de Estabelecimentos de Saúde (SCNES).

A avaliação da proporção de municípios com notificação de doenças/agravos relacionados ao trabalho baseou-se em dados do Sistema de Informação de Agravos de Notificação (SINAN) e do Censo Demográfico do Instituto Brasileiro de Geografia e Estatística (IBGE). Foram considerados aqueles que tiveram pelo menos um caso de doença/agravo relacionado ao trabalho notificado no SINAN, considerando o município de residência do trabalhador. Assim, a proporção de municípios com notificação de doenças/agravos relacionados ao trabalho no período de 2008 a 2015 foi de 97,07%, e 163 municípios não registraram nenhuma notificação (Figura 17.1).

Estudo conduzido por Bastos-Ramos *et al.* (2015) mostrou que, entre 2007 e 2011, o número de municípios que notificavam acidentes de trabalho graves no SINAN cresceu em todas as regiões e unidades da federação brasileira. Todavia, se considerarmos apenas dados do ano de 2011, 5 anos após a implantação dessa notificação, a maioria dos municípios brasileiros ainda não a realizava. Ademais, esse estudo mostrou achados indicativos de que a extensão da implantação da Estratégia Saúde da Família (ESF) não impactava essa notificação, sugerindo que a matricialização na APS estava ainda por ser efetivada. Mais tarde, os dados do inventário da RENAST de 2015 a 2016 demonstram melhoria na notificação, apontada como resultado do esforço continuado da CGST e dos CEREST, não apenas da capacitação das equipes, mas também das devolutivas e do apoio institucional em geral.

Sobre a participação dos trabalhadores na implementação da PNSTT e da RENAST os dados do inventário mais recente mostram que, em 2014, existiam em funcionamento 126 CIST, 27 estaduais e 99 municipais, sendo que dentre estas últimas, 65 correspondiam a municípios-sede de CEREST. Em 2014, apenas 34 CEREST informaram haver participação dos trabalhadores nas ações da VISAT, número que cresceu para 85, mais do dobro, em 2015. Situação semelhante se observa na participação dos trabalhadores na elaboração da Programação Anual de Saúde – 74 CEREST em 2014, e 94 em 2015, representando aumento de 27,0% em um ano (BRASIL, 2016).

Ainda com resultados do inventário da RENAST de 2015 e 2016, verificou-se que, nas equipes dos CEREST, predominava o vínculo empregatício de servidor público, seja como estatutário ou celetista. Nas equipes, havia tendência de aumento do número de profissionais em todas as regiões do país, o que se refletiu no crescimento do número de equipes, em conformidade com os parâmetros recomendados. Especificamente, em 2016, 43,3% dos CEREST possuíam equipes com número mínimo dos profissionais previstos (BRASIL, 2016).

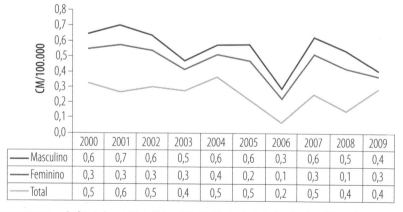

FIGURA 17.1. Coeficiente de mortalidade (CM) por 100 mil habitantes. Fonte: Instituto Brasileiro de Geografia e Eststística (IBGE). **Sistema de Contas Nacionais – SCN**. Brasília, DF: IBGE; s/d. Dispon;ivel em: https://www.ibge. gov.br/estatisticas/economicas/contas-nacionais/9052-sistema-de-contas-nacionais-brasil.html

Parte IX • Temas especiais

Diante desses resultados de avaliações várias, institucionais e de pesquisa, a implementação da PNSTT e da estratégia da RENAST se encontra ainda em andamento. Isso reflete seu processo de institucionalização em todas as macrorregiões e unidades federativas do país, apesar das desigualdades no território nacional, o que sinaliza a necessidade de atenção dos órgãos responsáveis e dos trabalhadores organizados para a garantia do pleno desenvolvimento desse cuidado em todos os níveis do SUS.

A produção de informação em saúde do trabalhador

A informação sobre a situação da saúde dos trabalhadores é essencial para a real institucionalização das ações na rede de cuidado, pois permite conhecer a extensão, a gravidade, os custos e o impacto das ações, possibilitando a realização de ajustes necessários no planejamento e na gestão, com vistas à maior eficiência e efetividade. Antes do SUS, os dados existentes sobre a ocorrência de agravos relacionados ou não ao trabalho eram limitados aos registros de concessão de benefícios de compensação da previdência em geral (Série 30) ou reconhecidos como ocupacionais pela perícia médica (Série 90). A Comunicação de Acidente de Trabalho (CAT) era o instrumento utilizado para as notificações, independentemente de ser acidente ou doença, e de sua gravidade, mesmo para os casos sem afastamento do trabalho. Todavia, a previdência e seu Seguro de Acidente de Trabalho, que requer a CAT e o estabelecimento do nexo ocupacional dos agravos pela perícia, cobre menos da metade dos brasileiros trabalhadores.

O SUS, de base universal, inaugurou um modelo de cuidado que alcança potencialmente todos os trabalhadores e, consequentemente, seus sistemas de informação possibilitam a congregação de dados de todos os trabalhadores, independentemente de serem registrados ou contribuintes da previdência e do Seguro de Acidentes de Trabalho. Entretanto, somente ao final dos anos 1990, a Declaração de Óbito passou a incluir um bloco sobre circunstâncias relacionadas à morte por causas externas, no qual se incluía um campo para registro da relação com o trabalho <acidtrab>. Notar que essa relação, também chamada de nexo causal ocupacional, restringe-se apenas a lesões traumáticas, envenenamentos e afogamentos, ficando excluídas as enfermidades ocupacionais como o câncer, atualmente a mais comum causa de morte por doenças relacionadas ao trabalho no mundo (TAKALA et al., 2014). Assim, o Sistema de Informações sobre Mortalidade (SIM), uma das bases de dados de estatísticas vitais de maior cobertura e qualidade do país, passou a incluir registros de acidentes relacionados ao trabalho. Juntamente do registro da ocupação, infelizmente ainda pouco realizado, os dados do SIM vêm se constituindo em fonte fundamental de informações universais desses agravos (SANTANA et al., 2018; GALDINO et al., 2017a; 2017b).

17 • A construção do campo da saúde do trabalhador e sua institucionalização no SUS

Outro marco importante do avanço do registro de agravos à saúde dos trabalhadores ocorreu no âmbito das informações sobre Autorizações de Internações Hospitalares (AIH). Semelhantemente ao SIM, o Sistema de Informações Hospitalares (SIH) do SUS incluiu em seus formulários um campo para registro de acidentes de trabalho e, em caso positivo, dados sobre a empresa, ramo de atividade e ocupação do paciente. De maior importância é que se registram casos não fatais, de agravos que cursaram com nível de gravidade que justificou o tratamento hospitalar. Consequentemente, esses casos deveriam também estar registrados no SINAN, o que sinaliza para uma melhor integração dos diversos sistemas de informação do SUS para uso pela VISAT. Novamente, as informações são limitadas a acidentes de trabalho, excluindo-se os demais agravos relacionados à ocupação. O SIH-SUS tem suas bases de dados anônimas disponíveis no portal do Departamento de Informática do SUS (DATASUS).

Outro marco valioso na produção de informação sobre a saúde do trabalhador foi o início, em 2007, da notificação compulsória no SINAN de 11 agravos relacionados com o trabalho: acidentes de trabalho graves com mutilações, e com menores de 18 anos; e acidentes de trabalho com o envolvimento de exposição potencial a material biológico; dermatoses; pneumoconioses; transtornos mentais; perda auditiva induzida pelo ruído; câncer; e enfermidades musculoesqueléticas. Registros inespecíficos de agravos ocupacionais no SINAN, mas cujos dados permitem a identificação de casos relacionados ao trabalho são os relativos a situações de violência, intoxicações exógenas e acidentes com animais peçonhentos. Os documentos legais referentes a esses registros foram recentemente revisados.

Assim, é possível contar, no âmbito do SUS, com dados sobre mortes por acidentes de trabalho registrados em campos específicos da declaração de óbito, disponíveis em bases de dados individuais anônimas, no SIM e no DATASUS. No SIM, podem ser identificadas algumas poucas, chamadas 'doenças relacionadas ao trabalho típicas', como a asbestose e o mesotelioma, associadas à exposição ao asbesto. Os dados do SINAN referentes à saúde do trabalhador são de extrema importância, mesmo com elevado sub-registro. Trazem informações apenas encontradas nesse sistema, e uma boa análise descritiva permite contribuições cruciais para a formulação de políticas e o planejamento de ações, notadamente no âmbito local ou regional e estadual. Especificamente, permitem definir prioridades e avaliar o impacto das ações a partir de evidências, reforçando a importância da produção da informação e sua disponibilização para a sociedade, como essencial à gestão participativa e à democracia no SUS.

Parte IX • Temas especiais

O sub-registro dos agravos à saúde relacionados ao trabalho

É importante destacar que a produção de informação confiável, útil para a gestão em saúde, requer boa cobertura e qualidade dos registros. Esses atributos dependem, para começar, do diagnóstico clínico e de sua codificação pela Classificação Internacional de Doenças e Problemas Relacionados à Saúde (CID), atualmente em sua 11ª revisão, ainda por ser finalizada e implantada. É também necessária a investigação da relação com o trabalho, o que raramente é realizado e de visitas aos locais de trabalho pelas equipes de saúde. Comumente, o nexo causal ocupacional é realizado por meio de informações prestadas durante a coleta da história laboral, os agentes de risco conhecidos pelo informante e, em especial, o conhecimento de parte da equipe dos determinantes ocupacionais dos agravos. Uma vez reconhecidas ambas as dimensões, realiza-se o registro ou notificação. Nesse contexto, é importante registrar o pioneirismo da Lista Brasileira de Doenças Relacionadas ao Trabalho publicada na portaria 1.339/1999, publicada pelo Ministério da Saúde, que mapeia os critérios diagnósticos, o perfil epidemiológico, os fatores de risco ocupacionais e de investigação da relação com o trabalho, os protocolos para o cuidado e a vigilância (VISAT), dentre outros aspectos (BRASIL, 1999). Essas iniciativas representam avanços únicos entre os países de média e baixa renda, para a elaboração de estatísticas universais sobre a saúde dos trabalhadores (SANTANA et al., 2016).

Apesar dos acidentes de trabalho serem os agravos à saúde ocupacionais mais registrados e notificados no Brasil, estudos recentes revelam que o sub-registro ainda é significativo tanto no SIM como no SINAN ou SIH-SUS. Para acidentes de trabalho fatais, no estudo conduzido em Palmas (TO), com a captura de registros de todas as fontes de dados possíveis entre 2007 e 2015, estimou-se que o maior sub-registro nos sistemas de informação do SUS ocorria no SIH-SUS, sendo o melhor o SIM, com apenas 28% dos casos não incluídos – cifra semelhante à de países de alta renda (RODRIGUES e SANTANA, 2019). Os registros no SINAN alcançaram a metade (44,7%) do total de casos identificados. Notar que esses achados revelam situação particular do Tocantins, que pode não estar ocorrendo em outras unidades da federação. Um estudo conduzido com dados do SIM demonstrou que acidentes de trabalho em agricultores foram sub-registrados em 44,8% (FERREIRA-SOUZA e SANTANA, 2016), embora o total de casos invisíveis pudesse ter sido ainda maior, considerando os limites da metodologia.

No entanto, há informações otimistas de evidências de melhoria da qualidade e cobertura. Por exemplo, entre 2007 e 2010, o número de notificações de acidentes de trabalho fatais no SIM aumentou expressivamente,

17 • A construção do campo da saúde do trabalhador e sua institucionalização no SUS

correspondendo a estimativas de coeficientes de mortalidade próximas às produzidas com dados da Previdência Social (BRASIL, 2012b). Todavia, essa melhoria se traduz apenas nos acidentes de trabalho fatais. No SINAN, vem aumentando significativamente o registro de acidentes com exposição a material biológico e acidentes de trabalho graves, que, conjuntamente, corresponderam a 87% do total de notificações dos agravos relacionados ao trabalho (BRASIL, 2015). Infelizmente, a riqueza dos dados do SIH-SUS ainda não pode ser amplamente explorada em decorrência dos limites do registro da ocupação ou ramo de atividade econômica do paciente, restrita aos casos de acidentes de trabalho.

A análise dos dados dos diversos sistemas de informação do SUS de interesse para a saúde do trabalhador vem sendo feita pelos CEREST estaduais e alguns poucos regionais ou municipais, como o de Piracicaba, São Paulo, Campinas, estadual da Bahia e Regional de Salvador, dentre outros. O portal do Centro Colaborador do Instituto de Saúde Coletiva (ISC) da Universidade Federal da Bahia (UFBA) para o Ministério da Saúde, CGST, apresenta, desde 2011, boletins epidemiológicos em saúde do trabalhador, empregando várias fontes de dados, não apenas as do SUS (www.ccvisat.ufba.br), com estimativas de indicadores de morbimortalidade, de prevalência e de distribuição de exposição ou outros. A RENAST Online, também vem contribuindo para a divulgação de dados do SINAN e do SIM, apesar de se limitar a descrições da casuística (PLATAFORMA RENAST ONLINE, 2018).

O portal do Painel de Informações de Vigilância em Saúde Ambiental e Saúde do Trabalhador (PISAST) é destinado a divulgação de indicadores epidemiológicos produzidos pelo Departamento de Vigilância Ambiental e Saúde do Trabalhador do Ministério da Saúde. O avanço na produção de dados sobre exposição ocupacional a cancerígenos, apoiado pela CGST, atendendo antiga demanda Programa Carex-Brasil, da Organização Mundial da Saúde/Organização Pan-Americana da Saúde (OMS/OPAS), recentemente instalado, pretende avançar no controle de cancerígenos, por meio de um sistema especial de vigilância de base computacional, começando por estimar o número trabalhadores expostos a benzeno, asbesto, radiação ionizante, sílica e alguns agrotóxicos selecionados.

Perspectivas para a saúde dos trabalhadores na conjuntura política em 2018

Nas últimas décadas, mudanças profundas no mundo do trabalho vêm afetando a natureza do trabalho, sua organização, seus produtos materiais e imateriais, resultando, em grande medida, na alienação do trabalhador. Embora se diferenciem nos distintos contextos e realidades, essas

Parte IX • Temas especiais

mudanças são determinadas, principalmente, pela disseminação das tecnologias de comunicação e produção do conhecimento globalizado. A tendência geral é de repercussões mais graves nos países pobres ou com acentuada desigualdade social como o Brasil. Por exemplo, a redução do trabalho a trabalho abstrato, mensurável por indicadores de produção, deixa a dimensão humana do trabalho em posição periférica, resultando em perdas significativas no seu papel de constituição da subjetividade e da socialização dos indivíduos e, portanto, da riqueza e da complexidade da construção da humanização. Outras consequências desses processos se expressam, por vezes, de modo dramático, na diminuição relativa e absoluta de postos de trabalho, traduzidos em desemprego, informalidade, dentre outras formas de precarização dos vínculos de trabalho e na exclusão social, comprometendo a saúde física e mental dos trabalhadores, de suas famílias e, por extensão, afetando toda a sociedade.

Nesse cenário de mudanças, é importante lembrar as características do trabalho humano, que devem orientar as práticas ou ações de saúde dos trabalhadores. Estudos demonstram que o trabalho real, ou atividade de trabalho (SCHWARTZ, 2005) nunca se reduz ao trabalho prescrito ou à tarefa em si. Em decorrência das variabilidades no trabalho, nada ou ninguém funciona exatamente da mesma forma o tempo todo. Assim, é impossível controlar todas as disfunções e anomalias que ocorrem no trabalho e que podem afetar a saúde e o bem-estar, exceto se o próprio trabalhador for o protagonista desse processo. Ninguém conhece mais a respeito do trabalho e suas consequências na saúde do que ele mesmo. Esse saber precisa ser reconhecido e valorizado por todos os envolvidos direta ou indiretamente com as ações de saúde do trabalhador.

Nesse sentido, a atividade de trabalho compreende, também, aquilo que deve ser ajustado, rearranjado, (re)inventado pelos trabalhadores para dar conta da tarefa e das surpresas, que exigem inventividade e inteligência. Os trabalhadores sempre tentam modificar, ainda que minimamente, o meio de trabalho, as regras, os modos operatórios impostos, pois sem essas mudanças não conseguiriam continuar trabalhando. Esta forma de lidar com as adversidades no cotidiano do trabalho, que inclui a forma como o trabalhador dispõe de si, de seu corpo e de suas competências, produz saberes e cria estratégias, que se transformam em experiência. Assim, mesmo o trabalho considerado mais simples, manual ou não qualificado, é complexo e envolve mobilização cognitiva, afetiva e social em sua realização. Wisner (1994) alertou sobre a importância desses aspectos, ao analisar qualquer situação de trabalho e seus impactos sobre a saúde dos trabalhadores. Ou seja, o trabalho é um enigma, pois nunca se sabe exatamente como cada trabalhador ou cada coletivo desenvolve o seu e as competências que se mobilizam para realizá-lo. Também não se sabe exatamente o

17 • A construção do campo da saúde do trabalhador e sua institucionalização no SUS

que mantém o trabalhador em seu trabalho, apesar de tantas vezes percebê-lo como nocivo, por sempre envolver algum nível de constrangimento, pressão, exigência, que a psicodinâmica do trabalho denomina sofrimento, que pode se transformar em adoecimento. Assim, tornam-se necessárias novas abordagens, combinando o conhecimento científico e a tecnologia, com diferentes olhares e saberes dos trabalhadores, para que se possa compreender e, assim, transformar as situações de trabalho e suas relações com a saúde, para o indivíduo e além dele, de seus espaços coletivos. Isto é particularmente importante no contexto de mudanças que atravessamos.

Esses aspectos se imbricam com as reformas ou contrarreformas, como têm sido nomeadas, implementadas ou em fase de implementação nas políticas públicas de proteção social do trabalho e dos trabalhadores no Brasil já apresentadas. Apesar do relativo consenso sobre a necessidade de ajustes da proteção social frente às mudanças demográficas e epidemiológicas, e do próprio mundo do trabalho, mesmo uma análise superficial evidencia o quanto as propostas da reforma trabalhista ou previdenciária são, escancaradamente, perda de direitos, aumento da extensão da exploração, alienação e, consequentemente, da saúde e do bem-estar do trabalhador. Isso é bem claro com a adoção da flexibilização das jornadas de trabalho e da introdução do conceito de trabalho intermitente, além da relativização do conceito de insalubridade para trabalhadoras gestantes. Alterações dessa magnitude e complexidade na legislação trabalhista não podem ser feitas no atropelo e sem ampla participação social, garantindo-se a transparência das informações e os argumentos. A Organização Internacional do Trabalho recentemente rejeitou várias das mudanças propostas nas reformas em curso no Brasil, por ferirem convenções já aprovadas no país.

Vale notar que essas mudanças vêm sendo propostas no Brasil desde os anos 1990, orientadas por um modelo ou projeto de sociedade baseado em princípios e valores neoliberais e estão em sintonia com o movimento que acontece em escala mundial. Entre as características comuns desse processo, destacam-se a precarização do trabalho, a terceirização desenfreada e seus desdobramentos: a flexibilização e a intensificação do trabalho decorrente do *downsizing*, em níveis que superam os limites humanos e levam à morte, à incapacidade e ao adoecimento. A questão-chave parece ser a retirada dos limites da exploração do trabalho, com nenhuma ou mínima regulação, não apenas na indústria, mas em todos os segmentos produtivos, no setor público e privado.

Druck (2017) aponta a precariedade do trabalho como intrínseca ao capitalismo, desde seus primórdios, que sofre metamorfose e se transforma, na atualidade, em precarização. Nesta, inclui-se o desmantelamento dos direitos sociais e trabalhistas traduzido, dentre outros, na preponderância do negociado sobre o legislado e no abandono da tese da hipossuficiência

343

Parte IX • Temas especiais

do trabalhador, que precisa ser protegido pelo estado. Como em um passe de mágica, a fragilidade ou maior vulnerabilidade do trabalhador frente ao empregador desaparece. A autora afirma que esse processo não pretende a abolição do estado, mas a construção de um outro tipo de estado, empresarial-gerencial, no qual os agentes públicos passam a desempenhar outros papeis e, crescentemente, aparece a terceirização das atividades de trabalho.

A condução desse processo e seus resultados são influenciados pela capacidade de organização e mobilização social, o modelo de estado efetivamente implantado e o estágio das políticas públicas de proteção social. Um exemplo dessa diferença aparece quando se comparam o processo e os resultados da reforma trabalhista na França e no Brasil, recentemente. Nesse cenário, as consequências sobre a saúde dos trabalhadores ganham novas expressões e, de modo geral, nem as instituições e nem os profissionais de saúde estão preparados para reconhecê-las e lidar com elas. Por exemplo, além dos acidentes, do sofrimento e do adoecimento relacionado ao trabalho, também importa identificar os efeitos do "não trabalho" sobre o desempregado e do trabalho sob extrema exploração, evidenciado pela condição de trabalho análogo ao de escravos. As relações entre desemprego e processo saúde-doença são desafiadoras, e os serviços de saúde devem se preparar para escutar e acolher o sofrimento gerado pelo desemprego prolongado, que também está contemplado na lista brasileira de doenças relacionadas ao trabalho (BRASIL, 1999).

Nesse sentido, coloca-se o desafio de organizar o SUS, para que se identifiquem e manejem adequadamente os efeitos dessa situação complexa. Em tempos de precarização do trabalho, com grande contingente de trabalhadores inseridos no setor informal e precarizado, e crescente transferência de atividades produtivas para o domicílio e ou peridomicílio do trabalhador, por vezes integrando cadeias produtivas de setores de ponta da economia, as ações desenvolvidas pelas equipes da APS do SUS ganham relevância, por sua capilaridade e possibilidade de acesso a esses ambientes de trabalho e a esses trabalhadores invisíveis. Assim, o fortalecimento do SUS e da sua rede de atenção, com destaque para o apoio às ações no âmbito da APS, configura-se como a principal frente de luta no campo da saúde dos trabalhadores.

Referências

BASTOS-RAMOS, T.P.; SANTANA, V.S.; FERRITE, S. Estratégia Saúde da Família e notificações de acidentes de trabalho. **Epidemiologia e Serviços de Saúde**, v. 24, p. 641-650, 2015.

17 • A construção do campo da saúde do trabalhador e sua institucionalização no SUS

BORJA-ABURTO, V.; SANTANA, V. "Trabajo y salud en la región de las Americas". In: Galvão, L.A.C; Finkelman, J.; Henao, S. **Determinantes ambientales y sociales de la salud.** México: McGraw-Hill Interamericana; 2010. p. 439-456.

_____. Ministério da Saúde. Secretaria de Vigilância em Saúde. Departamento de Vigilância em Saúde Ambiental e Saúde do Trabalhador. Coordenação Geral de Saúde do Trabalhador. **Relatório da Renast 2015-2016.** Implementação da Política Nacional de Saúde do Trabalhador e da Trabalhadora - Avaliação das ações desenvolvidas no período de janeiro de 2015 a março de 2016. Brasília, DF: Ministério da Saúde; 2016. Disponível em: https://renastonline.ensp.fiocruz. br/sites/default/files/arquivos/recursos/Relatório%20da%20RENAST%20 2016.pdf

_____. Ministério da Saúde. Conselho Nacional de Saúde. 4ª Conferência Nacional de Saúde do Trabalhador e da Trabalhadora: Relatório Final. In: 4ª CONFERÊNCIA NACIONAL DE SAÚDE DO TRABALHADOR E DA TRABALHADORA, 2014. Brasília, DF: Ministério da Saúde; 2015. p.344. Disponível em: http:// conselho.saude.gov.br/biblioteca/Relatorios/04Abr20_Relatorio_4cnstt_final. pdf

_____. Ministério da Saúde. Gabinete do Ministro. **Portaria nº 1.823, de 23 de agosto de 2012.** Institui a Política Nacional de Saúde do Trabalhador e da Trabalhadora. Brasília, DF: Ministério da Saúde; 2012a. Disponível em: http:// bvsms.saude.gov.br/bvs/saudelegis/gm/2012/prt1823_23_08_2012.html

_____. **Saúde Brasil 2012.** Saúde do Trabalhador: informações sobre acidentes, violências e intoxicações exógenas relacionadas ao trabalho, Brasil 2007 a 2012. Brasília, DF: Ministério da Saúde; 2012b. Disponível em: http://bvsms.saude. gov.br/bvs/publicacoes/saude_brasil_2012_resumo_executivo.pdf

_____. Presidência da República. **Decreto 7.602 de 7 de novembro de 2011.** Dispõe sobre a Política Nacional de Segurança e Saúde no Trabalho - PNSST. 7.602. Brasília, DF: Diário Oficial da União; 2011.

_____. Ministério da Saúde. Gabinete do Ministro. **Portaria 2.728 de 11 de novembro de 2009.** Dispõe sobre a Rede Nacional de Atenção Integral à Saúde do Trabalhador (RENAST) e dá outras providências. Brasília, DF: Ministério da Saúde; 2009.

_____. Ministério da Saúde. Departamento de Ações Programáticas Estratégicas, Área Técnica de Saúde do Trabalhador. **Cadernos de Saúde do Trabalhador:** Saúde do Trabalhador na Atenção Básica. Brasília, DF: Ministério da Saúde; 2002.

_____. Ministério da Saúde. Conselho Nacional de Saúde. **5ª Conferência de Nacional Saúde dos Trabalhadores.** Relatório Final. Brasília, DF: Biblioteca Virtual em Saúde (BVS); 2005. Disponível em: http://bvsms.saude.gov.br/bvs/ publicacoes/conferencia_nacional_saude_trabalhador_3cnst.pdf

_____. Ministério da Saúde. Secretaria de Atenção à Saúde. Departamento de Ações Programáticas Estratégicas. **Lista de doenças relacionadas ao trabalho.** Portaria n. 1.339/GM, de 18 de novembro de 1999. Brasília, DF: Ministério da Saúde; 1999. Disponível em: http://bvsms.saude.gov.br/bvs/publicacoes/doencas_ relacionadas_trabalho_2ed_p1.pdf

Parte IX • Temas especiais

_____. Ministério da Saúde. Conselho Nacional de Saúde. **2ª Conferência de Nacional Saúde dos Trabalhadores**. Relatório Final. Brasília, DF: Biblioteca Virtual em Saúde (BVS); 1994. Disponível em: http://bvsms.saude.gov.br/bvs/publicacoes/0207cnst_relat_final.pdf

_____. Presidência da República. Casa Civil. Subchefia para Assuntos Jurídicos. **Lei nº 8.080, de 19 de setembro de 1990**. Dispõe sobre as condições para a promoção, proteção e recuperação da saúde, a organização e o funcionamento dos serviços correspondentes e dá outras providências. Brasília, DF: Ministério da Justiça; 1990c. Disponível em: http://www.planalto.gov.br/ccivil_03/leis/l8080.htm

_____. **Constituição da República Federativa do Brasil**. Brasília, DF: Senado Federal; 1988.

_____. Ministério da Saúde. Conselho Nacional de Saúde. **1ª Conferência de Nacional Saúde dos Trabalhadores**. Relatório Final. Brasília, DF: Biblioteca Virtual em Saúde (BVS); 1986. Disponível em: http://bvsms.saude.gov.br/bvs/publicacoes/1a_conf_nac_saude_trabalhador.pdf

DIAS, E.C.; HOEFEL, M.G O desafio de implementar as ações de saúde do trabalhador no SUS: a estratégia da RENAST. **Ciência e Saúde Coletiva**, v. 10, n. 4, p. 817-827, 2005.

DRUCK, G. **Precarização e regressão social nas relações atuais do mundo do trabalho**. Aula inaugural do mestrado de vigilância em Saúde do Trabalhador. Rio de Janeiro: Escola Nacional de Saúde Pública Sérgio Arouca/Fundação Oswaldo Cruz; 2017.

FERREIRA-DE-SOUSA, F.N.; SANTANA, V.S. Mortalidade por acidentes de trabalho entre trabalhadores da agropecuária no Brasil, 2000-2010. **Cadernos de Saúde Pública (Online)**, v. 32, p. 45-54, 2016.

GALDINO, A.; SANTANA, V.S.; FERRITE, S. Qualidade do registro de dados sobre acidentes de trabalho fatais no Brasil. **Revista de Saúde Pública**, v. 51, p. 120, 2017a.

_____. Registro de dados sobre acidentes de trabalho fatais em sistemas de informação no Brasil. **Ciências e Saúde Coletiva**, v. 24, n. 3, 2017b.

GAZE, R.; LEÃO, L.H.C.; VASCONCELLOS, L.C.F. "Os movimentos de luta dos trabalhadores pela saúde". In: VASCONCELLOS, L.C.F.; OLIVEIRA, M.H.B. **Saúde, trabalho e direito**: uma trajetória crítica e a crítica de uma trajetória. Rio de Janeiro: Educam; 2011.

MACHADO, J.M.H, *et al*. Situação da Rede Nacional de Atenção Integral em Saúde do Trabalhador (RENAST) no Brasil, 2008-2009. **Revista Brasileira de Saúde Ocupacional**, v. 38, p. 243-256, 2013.

MENDES, R.; DIAS, E.C. Da Medicina do Trabalho à Saúde do Trabalhador. **Revista de Saúde Pública**, v. 25, n. 5, p. 341-9, 1991.

NOGUEIRA, D.P. Incorporação da saúde ocupacional na rede primária de saúde. **Revista de Saúde Pública**, v. 18, p. 495-509, 1984.

ORGANIZAÇÃO MUNDIAL DA SAÚDE (OMS). **CID-10** - Classificação Internacional de doenças: Manual da Classificação estatística internacional de

17 • A construção do campo da saúde do trabalhador e sua institucionalização no SUS

doenças, lesões e causas de óbitos. São Paulo: Centro da OMS para Classificação de Doenças em Português, 1985.

POSSAS, C. **Saúde e Trabalho** – a crise da Previdência Social. São Paulo: Hucitec; 1989.

PLATAFORMA RENAST ONLINE. **Informe de Saúde do Trabalhador**: Notificações de agravos relacionados ao trabalho de 2007 a 2014. Brasília, DF/ Rio de Janeiro: Ministério da Saúde/FIOCRUZ; 2018.

RODRIGUES, A.B.; SANTANA, V.S. Acidentes de trabalho fatais no estado do Tocantins, Brasil: oportunidades perdidas de informação. **Revista Brasileira de Saúde Ocupacional**, v. 44, p. e8, 2019.

SANTANA, V.S.; DIAS, E.C.; SENNA-DA-SILVA, J.F "Prevenção, atenção e controle em Saúde do Trabalhador". In: PAIM J.S. (org). **Saúde Coletiva** – teoria e prática. Rio de Janeiro: MedBooks; 2014. p. 513-539.

SANTANA, V.S.; SILVA, J.M. "Os 20 anos da saúde do trabalhador no Sistema Único de Saúde do Brasil: limites, avanços e desafios". In: BRASIL. Ministério da Saúde Secretaria de Vigilância em Saúde. Departamento de Análise de Situação em Saúde. **Saúde Brasil 2008**: 20 anos de Sistema Único de Saúde (SUS) no Brasil. Brasília, DF: Ministério da Saúde; 2009. p. 175-204.

SANTANA, V.S. *et al.* Recovering missing mesothelioma deaths in death certificates using hospital records. **American Journal of Industrial Medicine**, v. 61, n. 7, p. 547-555, 2018.

_____. Gathering Occupational Health Data from Informal Workers: The Brazilian Experience. **New Solutions**, v. 26, p. 173-189, 2016.

SCHWARCZ, L.M.; STARLING, H.M. **Brasil**: uma biografia. São Paulo: Companhia das Letras; 2015.

SCHWARTZ, Y. Actividade. **Revista Plur(e)al**, v. 1, n. 1, 2005.

TAKALA, J., et al. Global estimates of the burden of injury and illness at work in 2012. **Journal of Occupacional and Environmental Hygiene**, v. 11, n. 5, p. 326-337, 2014.

WISNER, A. **A inteligência no trabalho**: textos selecionados de ergonomia. São Paulo: Fundacentro; 1994.

18

Participação e controle social em saúde

Ana Maria Costa

Introdução

As diretrizes que a Constituição Federal de 1988 (BRASIL, 1988) definiu para a saúde buscaram saída para uma grave crise na assistência médica e sanitária, que se arrastou nos anos 1970 e 1980, então organizada em sistemas fragmentados e ineficientes que, além da corrupção, caracterizava-se pela exclusão de grande parcela do povo brasileiro da possibilidade de ter atenção à saúde.

O caminho para estas mudanças foi sistematizado no documento apresentado em 1979 pelo Centro Brasileiro de Estudos de Saúde (CEBES) chamado *A Questão Democrática na Área de Saúde* (CEBES, 2015). Esse documento é a base do Movimento da Reforma Sanitária (MRS) que se organiza, desde então, em torno da saúde como um direito de todos.

O MRS tem como apoio para sua ação política mudanças mais profundas e democráticas, certo de que, para a conquista de melhores níveis de saúde, não basta realizar reformas no setor da assistência. Propaga que uma sociedade tem saúde quando vigora a cidadania ativa, e a população tem qualidade de vida se contar com um conjunto de direitos e políticas sociais – previdência, moradia, segurança, educação, emprego, alimentação, entre outras necessidades humanas básicas.

A cidadania ativa é aquela praticada por cidadãos atuantes e movidos pelo espírito público, mobilizados pela busca de relações políticas igualitárias e assentados na base social da solidariedade e da colaboração. A situação da assistência à saúde é objeto da cidadania ativa ao ser continuadamente reclamada pela população e pelos movimentos sociais desde os anos 1960, por meio de diversos mecanismos e práticas de participação social.

O acesso universal às políticas sociais e, particularmente, de saúde depende do foco e da prioridade que o estado e os governos adotam, ao definirem suas políticas econômicas e sociais, para proporcionarem o

Parte IX • Temas especiais

bem-estar da população. Trata-se da característica central da democratização social e, na sua ausência, criam-se e aprofundam-se as desigualdades e as injustiças sociais.

A importância da participação social é influir nas políticas e nas decisões de gestão nas quais a sociedade e o estado estabeleçam uma corresponsabilidade, que favoreça o interesse público. É condição para uma decisão coletiva, em que são preservadas a igualdade e a liberdade de opinião entre os atores que dela participam e, preferencialmente, devem ser buscado os consensos que visam ao melhor para a coletividade.

Estas novas instâncias de participação, que têm a capacidade de provocar mudanças na configuração democrática do Estado, derivam da combinação entre os mecanismos da democracia representativa e da democracia participativa. Nessa perspectiva, trata-se de espaços não apenas de inclusão e de igualdade, mas de autonomia e cidadania.

Conceitos e bases legais para a participação social no SUS

O Conselho Nacional de Saúde (CNS) foi instituído pela lei 378, de 13 de janeiro de 1937, quando houve a reformulação do Ministério da Educação e Saúde Pública. Constituído por membros de notório saber, indicados pelo ministro de estado, sua atribuição se restringia ao debate das questões internas do ministério. Na separação, que cria os ministérios da Saúde e da Educação, o CNS foi regulamentado pelo decreto 34.347/54, com a função de assistir o ministro de Estado, na definição das bases gerais dos programas de proteção à saúde. Depois da Constituição de 1988 e da lei 8.142 de 1990 (BRASIL, 1988; 1990a), o CNS teve suas atribuições e o funcionamento modificados.

O arcabouço legal para a participação da sociedade está ancorado nas características e nos princípios da democracia representativa e da democracia participativa, tal como afirma o primeiro artigo de nossa Constituição: "Todo o poder emana do povo, que o exerce por meio de representantes eleitos ou diretamente"

A Constituição reafirma em diversas ocasiões a participação direta da sociedade, como ao definir os direitos individuais, sociais e políticos. No Art. 10°, fica garantida a participação de trabalhadores e empregadores nos colegiados dos órgãos públicos em seus interesses profissionais ou previdenciários. Em seu Art. 37, estabelece abertura para que a lei defina formas que garantam direitos aos usuários dos serviços públicos, para garantir acesso e qualidade dos mesmos.

O Art. 194 da Constituição garante a participação social no sistema da seguridade composto por previdência, assistência social e saúde, estabelecendo o "caráter democrático e descentralizado da administração

18 • Participação e controle social em saúde

mediante gestão quadripartite, com participação dos trabalhadores, dos empregadores, dos aposentados e dos Governos nos órgãos colegiados". O Art. 198 define o SUS como rede de serviços regionalizada e hierarquizada orientada por diretrizes organizacionais, entre as quais é reafirmada a participação da comunidade:

> Art. 198. As ações e serviços públicos de saúde integram uma rede regionalizada e hierarquizada e constituem um sistema único, organizado de acordo com as seguintes diretrizes: I - descentralização, com direção única em cada esfera de governo; II - atendimento integral, com prioridade para as atividades preventivas, sem prejuízo dos serviços assistenciais; III - participação da comunidade.

A Lei Orgânica da Saúde compreende as leis 8.080 e 8.142 de 1990 que, orientadas nas diretrizes constitucionais, regulamentam, detalham e definem o conjunto de estratégias para o setor (BRASIL, 1990a; 1990b). A participação da sociedade é mencionada na lei 8.080, mas sua regulamentação é objeto da lei 8.142, de 28 de dezembro de 1990, que "dispõe sobre a participação da comunidade na gestão do Sistema Único de Saúde (SUS) e sobre as transferências intergovernamentais de recursos financeiros na área da saúde e dá outras providências".

Lembre-se de que o Art. 198 da Constituição determina que a sociedade participe da gestão do SUS. A lei 8.080, de 19 de setembro de 1990, reforça tal participação, em seu capítulo II, incluindo entre seus princípios a participação da comunidade, mas é a lei 8.142, de 28 de dezembro de 1990, que regulamenta e dispõe sobre a participação social na gestão do SUS.

A regulamentação da participação social na gestão do SUS, definida pela lei 8.142, cria duas instâncias colegiadas: as conferências e os conselhos de saúde. Ao institucionalizar os mecanismos de participação da sociedade, estabelece-se que a participação social seja ampliada para todo o território nacional.

O Art. 1° da lei 8.142, em seu parágrafo 1°, afirma que:

> A Conferência de Saúde reunir-se-á a cada quatro anos com a representação dos vários segmentos sociais, para avaliar a situação de saúde e propor as diretrizes para a formulação da política de saúde nos níveis correspondentes, convocada pelo Poder Executivo ou, extraordinariamente, por esta ou pelo Conselho de Saúde.

> § 2°. – O Conselho de Saúde, em caráter permanente e deliberativo, órgão colegiado composto por representantes do governo, prestadores de serviço, profissionais de saúde e usuário, atua na formulação de estratégias e no controle da execução da política de saúde na instância correspondente,

351

Parte IX • Temas especiais

inclusive nos aspectos econômicos e financeiros, cujas decisões serão homologadas pelo chefe do poder legalmente constituído em cada esfera de governo.

Assim os conselhos e conferências de saúde se tornaram mecanismos legalmente instituídos de participação social e têm como objetivo introduzir, no estado, uma nova dinâmica de democratização da esfera pública, tornando-a mais permeável à presença e à ação da sociedade. Cria possibilidades para que a população defina diretrizes, e proponha e aprove políticas e planos de saúde, além de exercer o controle social sobre a execução deles.

A participação social, de fato, é bem mais ampla e pode ocorrer na relação dos indivíduos ou das coletividades com o sistema e os serviços de saúde. Sua dimensão deve ser compreendida como a capacidade que a sociedade civil tem de atuar na gestão pública, propondo e avaliando ações do estado e os gastos estatais, garantindo o interesse da coletividade.

A partir dos dispositivos legais, a atuação e a participação da sociedade no sistema de saúde ganharam nova dimensão. A participação social foi ampliada e democratizada, e a prática do controle social passa a ser entendida como o controle da sociedade sobre a execução da política de saúde, além da fiscalização do gasto público com a saúde.

Conselhos de saúde

São organismos colegiados presentes em todas as esferas de gestão do SUS – conselhos municipais, estaduais e nacional –, de caráter deliberativo e permanente. Têm composição tripartite e são constituídos de 50% de representantes da comunidade, 25% de trabalhadores da saúde e 25% de representantes dos prestadores de serviços de gestão pública, privada, filantrópica ou conveniada.

O CNS, órgão do Ministério da Saúde, reúne-se ordinariamente todos os meses e é formado por 48 conselheiros titulares e seus respectivos primeiro e segundos suplentes. São indivíduos eleitos que representam os usuários do SUS, e as entidades e movimentos sociais além dos trabalhadores, que são representados pelas entidades de profissionais de saúde, incluída a comunidade científica e os gestores, por meio das entidades de prestadores de serviço, as entidades empresariais da área da saúde e o governo federal.

As atribuições, assim como as orientações e recomendações para o funcionamento dos conselhos de saúde, foram objeto das resoluções 33/1992, 333/2003 e 453/2012 do CNS. Os conselhos de saúde se manifestam por atos deliberativos sob a forma de resoluções, recomendações, moções e outras modalidades da mesma natureza. As resoluções devem ser homologadas pelo chefe do poder constituído em cada esfera de governo.

18 • Participação e controle social em saúde

De forma sintética, estas resoluções voltadas ao funcionamento do CNS definem que os conselhos de saúde participem da formulação e da aprovação das políticas de saúde, fiscalizem as ações do governo, verifiquem o cumprimento das leis e diretrizes relacionadas ao SUS e suas respectivas políticas de saúde, e analisem e aprovem as aplicações de recursos, convênios, contratos e consórcios realizadas pelos órgãos de gestão ligados aos municípios, estado e no âmbito federal.

A lei complementar 141, de 13 de janeiro de 2012 (BRASIL, 2012), que regulamenta a Emenda Constitucional 29 (BRASIL, 2000), dispõe de alguns importantes artigos referentes aos conselhos nacional, estaduais e municipais de saúde. A partir desta lei em cada esfera de gestão do SUS, os respectivos conselhos são responsáveis pela aprovação dos relatórios de prestação de contas financeiro e da gestão. Isso implica, por parte dos órgãos colegiados, assumir uma constante atividade de avaliação e de fiscalização sobre o processo da gestão de saúde, podendo, inclusive, determinar suspensão dos repasses financeiros. Trata-se de uma ampliação de atribuições e das responsabilidades legais dos conselhos.

A legislação ordinária determina que o poder legislativo disponha de uma comissão de saúde e atue em articulação permanente com os conselhos de saúde, propondo mesmo que suas atribuições considerem as análises e as recomendações dos respectivos conselhos. Nessa perspectiva, a aprovação do orçamento da saúde pelo Legislativo local deve considerar o plano de saúde aprovado pelo conselho. Esta dinâmica pressupõe que o conselho seja capaz de trazer novas proposições e alternativas para a saúde, traduzindo as aspirações populares e aproximando o planejado das reais necessidades de saúde do território.

Além dos conselhos municipais, existem colegiados de participação direta da sociedade na gestão da saúde local, que são os conselhos gestores locais. Estes órgãos atuam juntos aos gestores de hospitais, ambulatórios e unidades de saúde, respeitando também a composição tripartite.

Para assegurar a representatividade no processo de participação social, devem ser criados mecanismos e oportunidades para que os representados possam escolher livremente o representante. Um representante de um grupo ou segmento da sociedade tem legitimidade quando, em suas ações e seus posicionamentos, expressa os interesses de seus representados. Isso requer conexão permanente entre representante e representados. A representatividade e a legitimidade são essenciais na garantia da democracia participativa e nos mecanismos instituídos de participação social .

Conferências de saúde

A realização de conferências nacionais não é um fenômeno novo na história política do país, e a saúde é pioneira nesta modalidade de participação

Parte IX • Temas especiais

da sociedade. A primeira Conferência Nacional de Saúde aconteceu em 1941 e, embora com participação limitada à especialistas, abriu um caminho para as diversas conferências que foram importantes na construção do setor.

Considerada como marco das mudanças da saúde no Brasil, a 8ª Conferencia Nacional de Saúde, ocorrida em 1986, foi a primeira com participação e representação popular, antecedida por ampla mobilização em todo o território nacional. Contou com mais de 4.000 participantes em Brasília e propôs não só uma reforma administrativa e financeira setorial, mas deliberou a saúde como direito universal.

As Conferências de Saúde são convocadas a cada 4 anos pelo poder executivo e estruturadas em etapas municipal, estadual e nacional, com participação paritária de delegados de representação popular, e de gestores públicos e prestadores de serviços de saúde. Esta modalidade de participação social segue as orientações da lei 8.142 de 1990, reunindo representação dos segmentos da sociedade, com o objetivo de avaliar a situação de saúde e propor diretrizes para a formulação de Planos de Saúde e políticas, nos respectivos níveis de gestão – municipal, estadual e federal.

Além das conferências nacionais que abordam os aspectos mais ampliados sobre a saúde e o SUS, na saúde ocorrem as conferências temáticas, para tratar e propor assuntos específicos. Entre estas conferências temáticas, situam-se, por exemplo, a saúde da mulher, a assistência farmacêutica, a gestão do trabalho, a ciência e tecnologia em saúde, a saúde indígena, entre outras.

O modelo das etapas adotado para a realização das conferências nacionais se inicia a partir das conferências municipais e agrega o produto das mesmas às conferencias estaduais, que desembocam na etapa nacional, envolvendo a sociedade civil, os trabalhadores e os governos e prestadores. O resultado de cada uma das etapas são relatórios contendo deliberações e diretrizes para políticas de saúde de cada ente federado. Cabe ao respectivo conselho monitorar a aplicação destas deliberações e diretrizes. Essa arquitetura participativa é característica do Brasil e não tem iniciativa similar em outros países.

Participação e controle social: problemas e perspectivas

A participação social na saúde fortalece a concepção de cidadania ativa com representantes politicamente iguais e capazes de trazer para o interior dos fóruns de participação as muitas expressões de diversidade presentes na sociedade. Esse formato diferenciado de organização, que não se funda em partidos políticos, mas em modelos de organização social diferenciados, como associações de bairro, entidades ou movimentos sociais,

18 • Participação e controle social em saúde

constituem espaços vivos e produtores de soluções de muitos problemas das coletividades. Uma expressiva população atua nos conselhos e participa das conferências. Existem cerca de 100 mil conselheiros de saúde no território nacional e, ao longo da realização das três etapas da Conferência Nacional de Saúde, são mobilizados, em média 1 milhão de pessoas, entre usuários, trabalhadores, gestores e prestadores de serviços de saúde.

De fato, existe uma mobilização social que se origina dos conselheiros existentes em todos os municípios e estados do país. Esta mobilização representa um ganho político importante para a sustentação do SUS. Por outro lado, a prática participativa e do controle social tem ainda muitos problemas e desafios a serem superados.

O descumprimento das deliberações dos conselhos e das conferências por parte dos gestores de saúde, ao lado da baixa efetividade deles, é problema frequentemente reclamado. Mesmo que a execução das políticas seja prerrogativa e responsabilidade do poder executivo, cabe ao conselho atuar, garantindo que as deliberações das instâncias de participação social – as conferencias e os conselhos – sejam consideradas nos planos de saúde e executadas pelos gestores.

Prevalece, ainda, na população e até mesmo entre os movimentos sociais, um baixo grau de mobilização e ação política, voltado para a defesa dos direitos sociais e da saúde, em particular. Esta situação pode ser responsável, em parte, pela baixa efetividade dos conselhos e conferências e pela manipulação dos governos, exercida pelos gestores da saúde.

Por outro lado, mesmo naquelas situações mais diferenciadas, a sobrecarga das funções de fiscalização e controle, aliadas a pouca transparência e ao despreparo dos conselheiros para o desempenho dessas tarefas, contribui para o baixo desempenho dos conselhos.

Sob a perspectiva da participação social, que tenha como objetivo provocar o aumento da eficiência e da efetividade das políticas públicas, observa-se um esforço de transformar a participação social em uma ferramenta de gestão pública, que passou a ser designada como gestão participativa, abrangendo diferentes formas de participação, ações, arranjos e articulações intra e intersetoriais.

O compartilhamento do processo decisório está na base do conceito da gestão participativa. A renovação e a criação de instâncias mais flexíveis, porosas e efetivas às complexas demandas sociais, coadunam-se com as evidências sobre as limitações e as fragilidades dos canais de articulação entre governo e sociedade no interior do Estado. Nesse sentido, vale lembrar das ouvidorias, das consultas públicas e das mesas de negociação, com destaque para os comitês de formulação de políticas específicas para grupos distintos em condição de desigualdade, que permitiram avançar

Parte IX • Temas especiais

na equidade em saúde. Estas inovações na participação social alargam a democracia e conferem cada vez mais maior importância ao seu papel na promoção do direito universal e na redução das iniquidades em saúde.

Referências

BRASIL. Presidência da República. Casa Civil. Subchefia para Assuntos Jurídicos. **Lei Complementar n° 141, de 13 de janeiro de 2012.** Regulamenta o § 3° do art. 198 da Constituição Federal para dispor sobre os valores mínimos a serem aplicados anualmente pela União, Estados, Distrito Federal e Municípios em ações e serviços públicos de saúde; estabelece os critérios de rateio dos recursos de transferências para a saúde e as normas de fiscalização, avaliação e controle das despesas com saúde nas 3 (três) esferas de governo; revoga dispositivos das Leis n° 8.080, de 19 de setembro de 1990, e 8.689, de 27 de julho de 1993; e dá outras providências. Brasília, DF: Ministério da Justiça; 2012. Disponível em: http://www.planalto.gov.br/ccivil_03/LEIS/LCP/Lcp141.htm

_____. Ministério da Saúde. **Emenda Constitucional n° 29, de 13 de setembro de 2000.** Altera os arts. 34, 35, 156, 160, 167 e 198 da Constituição Federal e acrescenta artigo ao Ato das Disposições Constitucionais Transitórias, para assegurar os recursos mínimos para o financiamento das ações e serviços públicos da saúde. Brasília, DF: Ministério da Saúde; 2000a. Disponível em: http://www.planalto.gov.br/ccivil_03/Constituicao/Emendas/Emc/emc29.htm

_____. **Lei n° 8.142, de 28 de dezembro de 1990.** Dispõe sobre a participação da comunidade na gestão do Sistema Único de Saúde (SUS) e sobre as transferências intergovernamentais de recursos financeiros na área da saúde e dá outras providências. Brasília, DF: Diário Oficial da União; 1990a. Disponível em: http://www.planalto.gov.br/ccivil_03/leis/l8142.htm

_____. Presidência da República. Casa Civil. Subchefia para Assuntos Jurídicos. **Lei n° 8.080, de 19 de setembro de 1990.** Dispõe sobre as condições para a promoção, proteção e recuperação da saúde, a organização e o funcionamento dos serviços correspondentes e dá outras providências. Brasília, DF: Ministério da Justiça; 1990b. Disponível em: http://www.planalto.gov.br/ccivil_03/leis/l8080.htm

_____. **Constituição da República Federativa do Brasil.** Brasília, DF: Senado Federal; 1988.

CENTRO BRASILEIRO DE ESTUDOS DA SAÚDE (CEBES). **A questão democrática na área de Saúde.** Rio de Janeiro: Cebes; 2015. Disponível em http://cebes.org.br/2015/10/a-questao-democratica-na-area-da-saude/

Parte X

SITUAÇÃO ATUAL
E PERSPECTIVAS
DO SUS

19

O futuro do SUS e a Reforma Sanitária Brasileira

Jairnilson Silva Paim

Introdução

Ao alcançar três décadas de existência, o SUS apresenta uma série de conquistas, reconhecidas até mesmo por personalidades distantes de sua implantação e seu cotidiano, mas capazes de realizar um balanço crítico. Conforme Drauzio Varella: "Nenhum país com mais de 100 milhões de habitantes ousou oferecer saúde gratuita a todos, sem exceção"; "No curto espaço de 30 anos implementamos o maior programa gratuito de vacinações, de transplantes de órgãos e de tratamento da infecção pelo HIV, do mundo inteiro"; "Nosso programa de saúde da família que cobre a maior parte do país é considerado pelos organismos internacionais um dos mais importantes"; "O SUS é um projeto em construção a ser aprimorado"; "O SUS é uma conquista definitiva. E um processo em andamento" (2017, p. B6-7). Tais afirmações são autoexplicativas, porém indicam uma avaliação positiva do SUS, ressaltando tratar-se de um projeto em construção, que precisa ser aprimorado em sua implementação.

Nos capítulos anteriores, foi possível sistematizar os aspectos históricos, conceituais e jurídico-normativos do SUS, assim como o que se conseguiu alcançar em termos de infraestrutura, organização, financiamento, gestão, prestação de serviços e cobertura. Do mesmo modo, ao contemplar temas especiais, como a situação de saúde da população brasileira, o trabalho em saúde, a saúde bucal, a vigilância em saúde, a saúde do trabalhador e o controle social, é possível constatar o quanto foi realizado nessas três décadas, especialmente se comparado ao período anterior à promulgação da Constituição de 1988 (PAIM, 2015; BRASIL, 1988).

Entretanto, ao se verificarem o subfinanciamento crônico do SUS e a complexa articulação público-privada, cuja subregulação desse setor não favorece o primado do interesse público, aparece o entendimento de que a construção do SUS precisa avançar, além de um alerta de que tal conquista talvez não seja definitiva.

Parte X • Situação Atual e Perspectivas do SUS

Nesse sentido, o presente capítulo tem como objetivo apresentar um panorama da situação atual do SUS e apontar algumas perspectivas para seu desenvolvimento nos próximos anos.

Panorama atual do SUS[1]

A situação atual do SUS pode ser sistematizada por meio de um balanço entre avanços (aspectos positivos) e obstáculos (aspectos negativos).

Avanços do SUS

Inspirado em valores como igualdade, democracia e emancipação, o SUS dispõe de um arcabouço legal inscrito na Constituição da República, na legislação ordinária e em normas técnicas e administrativas.

O movimento sanitário, ou Movimento da Reforma Sanitária Brasileira (MRSB), que lhe sustenta, é composto por entidades com mais de quatro décadas de história e de compromisso com a defesa do direito universal à saúde, a exemplo do Centro Brasileiro de Estudos de Saúde (Cebes), criado em 1976, e da atual Associação Brasileira de Saúde Coletiva (ABRASCO), organizada em 1979. Conta com o apoio e o protagonismo em diversas oportunidades de outras organizações como o Conselho Nacional de Secretários de Saúde (CONASS), o Conselho Nacional de Secretarias Municipais de Saúde (CONASEMS), a Associação Brasileira de Economia da Saúde (ABRES), a Rede-Unida, a Associação Nacional do Ministério Público em Defesa da Saúde (AMPASA), a Conferência Nacional dos Bispos do Brasil (CNBB), o movimento popular de saúde, entre outras.

Esses sujeitos coletivos, embora dispondo de formas organizativas e propósitos distintos, têm conseguido realizar alianças expressivas em torno de objetivos gerais e específicos, e obtido importantes conquistas em momentos diversos. Essa base de apoio ao SUS tem sido acionada desde suas origens, pois sindicatos e partidos não representaram sustentáculos para a defesa do direito à saúde inerente à condição de cidadania no Brasil, como ocorrera em países europeus que optaram pelo estado de bem-estar social (*Welfare State*).

O SUS conta, também, com o apoio de uma rede de instituições de ensino e de pesquisa, como universidades, faculdades, institutos, escolas técnicas e escolas de saúde pública. Essa rede interage de diversas formas com as secretarias municipais e estaduais de saúde, Ministério da Saúde, agências e fundações, contribuindo para a sustentabilidade institucional do SUS, uma vez que fornece formação para um conjunto de pessoas, que,

---

1. Este tópico apoia-se em artigo publicado pelo autor: PAIM, J.S. Sistema Único de Saúde (SUS) aos 30 anos. Ciência & Saúde Coletiva, v. 23, n. 6, p. 1723-1728, 2018.

19 • O futuro do SUS e a Reforma Sanitária Brasileira

além de possuírem habilidades técnicas, absorveram os valores que orientam os princípios e diretrizes do SUS. Muitas dessas pessoas, mesmo em conjunturas difíceis diante dos distintos propósitos dos governos, sustentam o funcionamento do SUS e se manifestam em sua defesa. A formação de sanitaristas e de outros agentes das práticas de saúde em universidades e escolas técnicas assegura a reprodução e a disseminação de informações e conhecimentos, bem como o estabelecimento de suas competências. Mesmo sendo o Brasil um país continental, com extensão territorial de 8.500.000km², empreendeu um processo radical de descentralização em saúde, seja de atribuições, seja de recursos, ampliando a oferta e o acesso a ações e serviços de saúde, e produzindo resultados significativos, inclusive impactos nos níveis de saúde. Essa diretriz constitucional de descentralização, com comando único em cada esfera de governo, foi implementada em menos de uma década para 27 Unidades da Federação e quase 5.600 municípios, assim como a garantia de participação da comunidade por meio de conferências e conselhos, além de instâncias de pactuação, a exemplo das comissões intergestoras tripartite e bipartite.

Este processo de construção do SUS tem gerado entusiasmo e compromisso de trabalhadores e equipes vinculados às secretarias e ao Ministério da Saúde, apesar das limitações impostas pela gestão do trabalho em saúde, nas esferas federal, estadual e municipal, que geram insatisfações e greves nos serviços públicos.

Experiências inovadoras e exitosas vinculadas a uma engenharia político-institucional criativa, como Normas Operacionais Básicas (NOBs), pactos, Programação Pactuada e Integrada (PPI), Plano Diretor da Regionalização (PDR), Plano Diretor de Investimento (PDI), também contribuíram para a sustentabilidade institucional do SUS, ao lado da materialidade expressa em estabelecimentos, equipes, equipamentos e tecnologias.

Daí o legado de avanços na vigilância epidemiológica, na secretaria de vigilância em saúde, na vigilância sanitária, na assistência farmacêutica, nos transplantes, no controle do tabagismo, do HIV/AIDS e da qualidade do sangue utilizado nas transfusões, bem como no Serviço de Atendimento Móvel de Urgência (SAMU) e em outras políticas públicas. O Programa Nacional de Imunizações (PNI) representa o maior programa de vacinação do mundo e favoreceu a autossuficiência de imunobiológicos no Brasil.

Merece destaque especial o avanço da Atenção Primária à Saúde, com crescente cobertura nas duas últimas décadas, mediante a Estratégia Saúde da Família (ESF), vinculando mais de 60% das população às suas equipes, em todo o território nacional.

O país avançou na implantação e no desenvolvimento de sistemas de informação em saúde de grande importância para o monitoramento e a avaliação de políticas, planos e programas, a exemplo do Sistema de Informações sobre Mortalidade (SIM), do Sistema de Informações

Parte X • Situação Atual e Perspectivas do SUS

Hospitalares do SUS (SIHSUS) e do Sistema de Informação de Agravos de Notificação (SINAN), entre outros. Desse modo, tem sido possível apresentar a melhora de muitos indicadores de saúde nos últimos 30 anos, inclusive apontando para a redução de desigualdades em saúde. Por meio da Pesquisa Nacional de Amostra em Domicílios (PNAD) e de inquéritos de caráter nacional ou local, tem sido possível estimar a utilização de atendimento ambulatorial no SUS, em comparação com a chamada saúde suplementar e outros serviços privados (Tabela 19.1). Do mesmo modo, têm-se realizado avaliações do atendimento com resultados muito positivos em relação à satisfação dos usuários, conforme a Tabela 19.2 (DILÉLIO *et al.*, 2014).

Para além desses fatos positivos de aferição mais objetiva, cabe destacar o reconhecimento formal do direito à saúde no Brasil, o que tem possibilitado a difusão dessa conquista na sociedade, inclusive nas manifestações da cidadania na mídia. Embora muitas dessas manifestações confundam direito à saúde com direito ao consumo de serviços e tecnologias médicas, especialmente nos processos de judicialização da saúde, elas não deixam de ser relevantes do ponto de vista cultural, pois podem evoluir para a formação de uma consciência sanitária crítica.

Esses aspectos positivos observados na construção do SUS, apesar de sua relevância, não têm sido suficientes para contrabalançar os aspectos negativos, que geram obstáculos e impasses para seu desenvolvimento.

TABELA 19.1. Utilização de atendimento médico-ambulatorial no Brasil

	SUS	Saúde suplementar	Serviços privados
PNDA 1998	49,3	35,8	15,8
PNDA 2003	56,5	26,0	14,8
PNDA 2008	57,2	26,2	18,7
Inquérito 2008-2009	53,6	34,0	12,4

Resultados expressos em %. SUS: Sistema Único de Saúde; PNAD: Pesquisa Nacional de Amostra em Domicílios. Fonte: DILÉLIO *et al.*, 2014.

TABELA 19.2. Avaliação do atendimento no Brasil

	Bom/ótimo/muito bom
PNAD 1998	86,2
PNAD 2003	86,0
PNAD 2008	86,4
Inquérito 2008-2009	88,1

Resultados expressos em %. PNAD: Pesquisa Nacional de Amostra em Domicílios. Fonte: DILÉLIO *et al.*, 2014.

19 • O futuro do SUS e a Reforma Sanitária Brasileira

Obstáculos do SUS

Do ponto de vista cultural, os valores dominantes na sociedade brasileira tendem mais para a diferenciação, o individualismo e a distinção, do que para a solidariedade, o coletivo e a igualdade. Parece predominar o menosprezo ao que é público, cabendo lembrar que o SUS é público, é de todas as pessoas que vivem no Brasil.

Esse aspecto negativo é agravado pelas limitadas bases sociais e políticas do SUS, que não conta com a força de partidos, nem o apoio da massa de trabalhadores organizados em sindicatos e centrais.

Além da crítica sistemática e da oposição de amplos setores da mídia, o SUS enfrenta grandes interesses econômicos e financeiros, dentro e fora do setor saúde, como os das operadoras de planos de saúde, das indústrias farmacêuticas e de equipamentos médico-hospitalares.

O SUS enfrenta resistências e, às vezes, boicotes de profissionais de saúde, cujos interesses corporativos não foram contemplados adequadamente pelas políticas de gestão do trabalho e da educação em saúde.

O predomínio da doutrina do neoliberalismo justamente no período de implantação do SUS, com o desmonte relativo do *Welfare State* nos países europeus, reforçado pela crise econômica de 2008, representa um sério obstáculo para a reforma solidária inscrita nos sistemas de saúde universais. Assim, a condução de organismos internacionais para a proposta político-ideológica da 'cobertura universal de saúde' só faz reforçar tal doutrina e fragilizar os valores civilizatórios do SUS.

Apesar de a Constituição proclamar a saúde como direito de todos e dever do estado, o estado brasileiro, por meio dos Poderes Executivo, Legislativo e Judiciário, não tem assegurado as condições objetivas para sua sustentabilidade econômica e científico-tecnológica. Prevalece um boicote passivo, por meio do subfinanciamento público, e ganha força um boicote ativo, quando o estado premia, reconhece e privilegia o setor privado com subsídios, desonerações e subregulação.

O executivo assegura um padrão de financiamento para o setor privado, com o apoio do Banco Nacional de Desenvolvimento Econômico e Social (BNDES) e da Caixa Econômica Federal (CEF), bastante distinto em relação às instituições públicas do SUS. Esta ação estatal, por meio dos boicotes ativo e passivo pelas vias do executivo, do legislativo e do judiciário, comprometeu a vigência da concepção de seguridade social, além de facilitar a privatização da saúde. Assim, o dever do estado, na garantia do direito universal à saúde, apresenta-se mais como retórica do que como realidade.

Enquanto certos segmentos alimentam a polêmica entre os problemas de financiamento e de gestão, eles deixam de questionar a gestão partidarizada e os excessivos cargos de confiança no SUS que reforçam o clientelismo político e a desvalorização dos trabalhadores de saúde, por meio da

Parte X • Situação Atual e Perspectivas do SUS

terceirização e da precarização do trabalho, levando à descrença no futuro. Mesmo a participação cidadã no controle social fica constrangida diante do predomínio do partidarismo e do corporativismo nos conselhos de saúde.

Podem ser acrescidos outros aspectos negativos na construção do SUS, como os problemas identificados nas políticas de medicamentos e de assistência farmacêutica, no controle do *Aedes* (dengue, febre amarela, Zika e chikungunya), e na segurança e qualidade do cuidado. Do mesmo modo, a insuficiência da infraestrutura pública, a falta de planejamento ascendente, as dificuldades com a montagem de redes na regionalização e os impasses para a mudança dos modelos de atenção e das práticas de saúde terminam por comprometer o acesso universal e igualitário às ações e aos serviços de saúde. Assim, verifica-se a reprodução do modelo médico hegemônico, centrado mais na doença que na saúde, no tratamento que na prevenção ou promoção, no hospital e nos serviços especializados, e menos na comunidade, no território e na Atenção Primária (Quadro 19.1).

Balanço e perspectivas do SUS

O balanço empreendido sobre o SUS no tópico anterior (Quadro 19.1) indica o quanto se avançou em seu desenvolvimento, apesar da persistência dos obstáculos assinalados. O maior desafio do SUS é político (PAIM *et al.*, 2011) não só pela existência de diversos interesses e projetos em disputa, mas especialmente diante das estreitas bases sociais de apoio e de sustentação política para a consolidação de um sistema de saúde universal nos tempos atuais.

O SUS, nos últimos anos, tem sido atacado por diferentes modos:

- **Via ideológica**: quando mídia, políticos, gestores, economistas, profissionais de saúde e segmentos da classe média defendem o SUS pobre (subfinanciado) para pobres.

- **Via política**: quando os poderes Legislativo e Executivo aprovaram a entrada do capital estrangeiro na saúde, terceirizações, planos privados de saúde, além das propostas recentes de modificação na lei 9.656 de 1998 (BRASIL, 1998).

- **Via econômica**: por meio do subfinanciamento crônico, da desvinculação de receitas (DRU, DRE, DRM), desonerações, subsídios e empréstimos de bancos públicos ao setor privado, além da fixação do teto dos gastos públicos, conforme exposto na Emenda Constitucional 95 (BRASIL, 2016).

Desde a deposição da ex-presidente Dilma, o gestor nacional que ocupou o Ministério da Saúde não escondeu suas restrições aos princípios e diretrizes que sustentam o SUS, além de defender a ampliação dos planos

19 • O futuro do SUS e a Reforma Sanitária Brasileira

e seguros privados de saúde com a proposição dos chamados "planos acessíveis" ou populares (BAHIA *et al.*, 2016).

Desse modo, o SUS encontra-se constrangido pelas crises econômica, política e social, pela correlação de forças desfavorável, pelas limitadas bases de sustentação política e, não menos importante, pelas políticas de austeridade fiscal (VIEIRA *et al.*, 2017).

QUADRO 19.1. Breve balanço de três décadas do Sistema Único de Saúde (SUS)

Avanços	Obstáculos
Valores civilizatórios como igualdade, democracia e emancipação	Valores culturais dominantes voltados para a diferenciação e distinção, em vez de igualdade e solidariedade: menosprezo ao que é público
Reconhecimento formal do direito à saúde	
Arcabouço legal robusto (Constituição, legislação ordinária e normas)	
Movimento da Reforma Sanitária Brasileira	Limitadas bases sociais (sindicatos e centrais) e políticas (partidos)
Entidades com história de 40 anos em defesa do direito universal à saúde (Cebes e ABRASCO)	Interesses econômicos dentro e fora do setor
	Oposição sistemática da mídia
Apoio de outros sujeitos coletivos (CONASS, CONASEMS, ABRES, Rede-Unida, AMPASA, CNBB, Movimento Popular de Saúde etc.)	Resistência de profissionais de saúde, especialmente médicos
	Predomínio do neoliberalismo
Instituições de ensino e institutos de pesquisa (FIOCRUZ, universidades, escolas técnicas e de saúde pública etc.)	Desmonte do *Welfare State* em países europeus, reforçado com a crise de 2008
Descentralização (atribuições e recursos), com ampliação da oferta, acesso e impacto nos níveis de saúde	Proposta político-ideológica da cobertura universal em saúde por organismos internacionais
Institucionalidade construída: 5.570 SMS, 27 SES (incluindo o Distrito Federal), Ministério da Saúde, fundações, agências etc.	Boicote passivo do estado (Executivo, Legislativo e Judiciário), por meio do subfinanciamento público, e boicote ativo, mediante subregulação e incentivos fiscais ao setor privado
Participação social (conselhos e conferências de saúde)	Padrão de financiamento para o setor privado, com apoio do BNDES, CEF etc.
Comissões intergestoras (CIT, CIB, e CIR)	
Entusiasmo e compromisso de trabalhadores de saúde	Gestão partidarizada e excessivos cargos de confiança
Experiências inovadoras e exitosas; engenharia político-institucional (NOBs, pactos, PPI, PDR, PDI etc.)	Desvalorização dos trabalhadores de saúde (terceirização e precarização)
Materialidade: estabelecimentos, equipes, equipamentos e tecnologias	Problemas nas políticas de medicamentos e assistência farmacêutica
Avanços na APS, PNI, controle do tabagismo, qualidade do sangue, HIV/AIDS, Vigilância Epidemiológica, VISA, assistência farmacêutica, transplantes, SAMU etc.	Problemas no controle da dengue
	Problemas na segurança e qualidade do cuidado
	Insuficiente infraestrutura pública
Desenvolvimento de sistemas de informação em saúde (SIM, SIHSUS, SINAN etc.)	Falta de planejamento ascendente
	Retardo na implantação das redes regionalizadas
	Impasses para a mudança dos modelos de atenção
	Comprometimento do acesso universal e igualitário às ações e serviços de saúde
	Reprodução do modelo médico hegemônico.

Parte do conteúdo do quadro inspira-se nas palestras de Nelson Rodrigues do Santos *Caminhos do SUS até hoje e a proposta do fim dos blocos: compreendendo a história para antever ameaças e oportunidades*, de 14 de julho de 2017, do XXXIII Congresso Nacional de Secretarias Municipais de Saúde, e de José Gomes Temporão, no simpósio *30 anos do SUS: o que deu e o que não deu certo*, realizado na Assembleia Legislativa da Bahia, em 30 de novembro de 2017. CEBES: Centro Brasileiro de Estudos de Saúde; ABRASCO: Associação Brasileira de Saúde Coletiva; CONASS: Conselho Nacional de Secretários de Saúde; CONASEMS: Conselho Nacional de Secretarias Municipais de Saúde; ABRES: Associação Brasileira de Economia da Saúde; AMPASA: Associação Nacional do Ministério Público em Defesa da Saúde; CNBB: Conferência Nacional dos Bispos do Brasil; Fiocruz: Fundação Oswald Cruz; SMS: Secretaria Municipal de Saúde; SES: Secretraria Estadual de Saúde; CIT: Comissão Intergestores Tripartite; CIB: Comissão Intergestores Bipartite; CIR: Comissão Intergestores Regional; NOBs: Normas Operacionais Básicas; PPI: Programação Pactuada e Integrada; PDR: Plano Diretor da Regionalização; PDI: Plano Diretor de Investimento; VISA: Vigilância Sanitária; SIM: Sistema de Informações sobre Mortalidade; SIHSUS: Sistema de Informações Hospitalares do Sistema Único de Saúde; SINAN: Sistema de Informação de Agravos de Notificação; BNDES: Banco Nacional de Desenvolvimento Econômico e Social; CEF: Caixa Econômica Federal.

Parte X • Situação Atual e Perspectivas do SUS

Comentários finais

Mais de cem emendas à Constituição desde 1988, muitas delas radicalizadas a partir de 2016, implicam a ruptura do pacto social da Nova República centrado na democracia, na redução da pobreza e das desigualdades sociais e regionais, no desenvolvimento e na garantia dos direitos sociais, configurando um rebaixamento de proposições e agendas.

Já a Emenda Constitucional 95 congela os gastos públicos por 20 anos e expressa a mais radical das intervenções para a redução do SUS e do próprio estado brasileiro, coerente com interesses de organismos internacionais (THE WORLD BANK, 2017). Outras medidas governamentais adotadas recentemente, embora não específicas em relação à saúde, tendem a comprometer, também, o desenvolvimento do SUS, como as terceirizações mediante a aprovação em tempo célere do PL 4.302 de 1998, a aprovação da chamada Reforma Trabalhista e a proposta da Reforma da Previdência. (OBSERVATÓRIO DE ANÁLISE POLÍTICA EM SAÚDE, s/d)

Mesmo com um cenário sombrio para os próximos anos, algum SUS deve persistir, ainda que seja um simulacro do SUS constitucional. Todavia, se o estado sabota o SUS e limita os direitos sociais, resta à sociedade civil atuar na mobilização e na organização da cidadania, desenvolvendo uma aptidão crítica e constituindo novos sujeitos sociais, para defender a Constituição Cidadã, a democracia e o SUS democrático projetado pela Reforma Sanitária Brasileira (PAIM, 2013a; 2013b).

Referências

BAHIA, L., *et al.* Planos privados de saúde com coberturas restritas : atualização da agenda privatizante no contexto da crise política e econômica no Brasil. **Cadernos de Saúde Pública**, v. 32, n. 12, p. e00185616, 2016.

BRASIL. Presidência da República. Casa Civil. Subchefia para Assuntos Jurídicos. **Emenda Constitucional nº 95, de 15 de dezembro de 2016.** Altera o Ato das Disposições Constitucionais Transitórias, para instituir o Novo Regime Fiscal, e dá outras providências. Brasília, DF: Ministério da Justiça; 2016. Disponível em: http://www.planalto.gov.br/ccivil_03/constituicao/emendas/emc/emc95.htm

_____. Presidência da República. Casa Civil. Subchefia para Assuntos Jurídicos. **Lei nº 9.656, de 3 de junho de 1998.** Dispõe sobre os planos e seguros privados de assistência à saúde. Brasília, DF: Diário Oficial da União; 1998. Disponível em: http://www.planalto.gov.br/ccivil_03/leis/l9656.htm

_____. **Constituição da República Federativa do Brasil**. Brasília, DF: Senado Federal; 1988.

DILÉLIO, A.T., *et. al.* Padrões de utilização de atendimento médico-ambulatorial no Brasil entre usuários do Sistema Único de Saúde, da saúde suplementar e de serviços privados. **Cadernos de Saúde Pública**, v. 30, n. 12, p. 2594-2606, 2014.

19 • O futuro do SUS e a Reforma Sanitária Brasileira

OBSERVATÓRIO DE ANÁLISE POLÍTICA EM SAÚDE. **Análise de políticas de saúde no Brasil (2013-2017).** Bahia: Universidade Federal da Bahia; s/d. Disponível em: http://www.analisepoliticaemsaude.org/#

PAIM. J.S. **O que é o SUS:** e-book interativo. Rio de Janeiro: Fiocruz; 2015. Disponível em: http://portal.fiocruz.br/pt-br/content/o-que-e-o-sus-e-book-interativo

_____. A Constituição Cidadã e os 25 anos do Sistema Único de Saúde. **Cadernos de Saúde Pública,** v. 29, n. 10, p. 1927-1953, 2013a.

_____. Reforma Sanitária Brasileira: eppur si muove. **Cadernos de Saúde Pública,** v. 29, n. 10, p. 1952-1953, 2013b.

PAIM, J.S. *et al.* The Brazilian health system: history, advances, and challenges. **The Lancet,** v. 377, p. 1778-1797, 2011.

THE WORLD BANK. **Um ajuste justo.** Análise da eficiência e equidade do gasto público no Brasil. 2017. p.109-119. Disponível em: https://www.worldbank.org/pt/country/brazil/publication/brazil-expenditure-review-report

VARELLA, Drauzio. *Folha de S.Paulo,* São Paulo, p. B6-7, 2017.

VIEIRA, F.S. *et al.* **Políticas Sociais e Austeridade Fiscal.** Como as políticas sociais são afetadas pelo austericídio da agenda neoliberal no Brasil e no mundo. Rio de Janeiro: Centro Brasileiro de Estudos da Saúde; 2017. Disponível em: https://www.arca.fiocruz.br/handle/icict/26808.

ÍNDICE REMISSIVO

Índice remissivo

A

Ambulatórios, unidades de apoio diagnóstico e hospitais públicos e privados vinculados ao Sistema Único de Saúde por região do Brasil, em 2017, 87

Aspectos conceituais, 19
determinação social e conceito ampliado de saúde, 22
equidade, 22
igualdade, 20
integralidade, 21
introdução, 19
práticas de saúde, 23
promoção e proteção da saúde: prevenção de doenças, agravos e riscos no SUS, 25
público e privado no sistema de saúde, 24
universalidade, 19

Aspectos históricos, 3
8ª Conferência Nacional de Saúde e o processo constituinte, 8
antecedentes do SUS, 3
desenvolvimento da medicina previdenciária e os sanitarismos, 4
golpe de 1964, centralização e privatização da saúde, 6
movimento sanitário e a transição democrática, 7
introdução, 3
período pós-constituinte, 10
período Collor-Itamar, 10
período Dilma, 12
período FHC, 10
período Lula, 11
período Temer, 14

Índice remissivo

Aspectos jurídico-normativos, 29
anos 2000 e desdobramentos recentes, 35
introdução, 29
legislação ordinária, 37
normas operacionais básicas e norma operacional da assistência
à saúde, 39
outros dispositivos legais, 44
lei 10.205/2001, 49
lei 10.741/2003 – Estatuto do idoso, 50
lei 8.069/90: Estatuto da Criança e do Adolescente, 44
lei 8.078/90 – Código de Defesa do Consumidor, 45
lei 9.313/96 – lei Sarney, 46
lei 9.656/1998 – lei dos Planos de Saúde, 46
lei 9.787/99 – sobre medicamentos genéricos, 47
lei 9.836/99 – lei Arouca, 48
lei 9.961/2000 – criação da Agência Nacional de Saúde Suplementar, 49
lei 9782/99 – criação da Agência Nacional de Vigilância Sanitária, 47
relações entre a 8ª Conferência Nacional de Saúde e a Constituição
Federal de 1988, 30
Avaliação do atendimento no Brasil, 362

B

Breve balanço de três décadas do Sistema Único de Saúde (SUS), 365

C

Características gerais dos cursos presenciais de graduação em saúde, 243
Categorias profissionais que prestam serviços ao Sistema Único de Saúde
por região, 63
Cobertura, 187
municipal e da população economicamente ativa (PEA), 335
Coeficiente de mortalidade (CM) por 100 mil habitantes, 337
Comparação
da quantidade de profissionais, 63
entre as metas propostas pela Organização Mundial da Saúde, 292
Competências da Agência Nacional de Saúde Suplementar (ANS), 227
Construção do campo da saúde do trabalhador e sua institucionalização
no SUS, 327

Índice remissivo

Crescimento real, 141-142
gasto tributário em saúde no período entre 2003 e 2015, 142
Produto Interno Bruto (PIB), 141

D

Distribuição
das equipes de Estratégia Saúde da Família (ESF), 65
de equipamentos de saúde, 96
dos estabelecimentos de saúde, 75

E

Equipamentos
disponíveis ao Sistema Único de Saúde (SUS), 68
selecionados, 67
Estabelecimentos
ambulatoriais de média e alta complexidade, por esfera estadual
ou municipal, entre 2012 e 2017, 204
de média e alta complexidade hospitalar, por esfera estadual
ou municipal, entre 2012 e 2017, 208
de saúde por natureza jurídica, 84
Evolução da infraestrutura do sistema de saúde brasileiro: 2008-2017, 73
equipamentos, 94
complexo econômico-industrial da saúde, 100
estabelecimentos de saúde no Brasil, 73
assistenciais, 75
de vigilância em saúde, 79
gerenciais, 79
onde se desenvolvem outras atividades relacionadas à saúde humana, 81
tipos de estabelecimentos, 74
vínculo dos estabelecimentos com o SUS, 85
introdução, 73
quantidade e distribuição dos leitos hospitalares, 90
Evolução do número de estabelecimentos
assistenciais, 78
de vigilância em saúde, 82
gerenciais, 80
Evolução
do número de leitos existentes, 91, 93

373

Índice remissivo

dos equipamentos de saúde, 98
proporcional
de equipamentos existentes e no Sistema Único de Saúde (SUS), 100
dos estabelecimentos de saúde, 85
Financiamento do SUS: a renúncia de arrecadação fiscal em saúde, 135
debate inconcluso, 136
introdução, 135
magnitude dos gastos tributários em saúde: 2003-2015, 138
qual é o papel do Ministério da Saúde?, 140

F

Financiamento, 133
Futuro do SUS e a Reforma Sanitária Brasileira, 359
balanço e perspectivas do SUS, 364
via econômica, 364
via ideológica, 364
via política, 364
introdução, 359
panorama atual do SUS, 360
avanços do SUS, 360
obstáculos do SUS, 363

G

Gestão do Sistema Único de Saúde, 151
descentralização, municipalização e regionalização, 162
elementos teórico-conceituais para o exercício da gestão, 152
gestão do SUS: configuração organizacional, 157
introdução, 151
participação e controle social na gestão do SUS, 161
regulação da atenção à saúde e auditoria do SUS, 165
Gestão, 149

I

Imposto de renda – pessoa física, 142
Incremento ou redução de leitos existentes e no Sistema Único de Saúde
(SUS), 94

374

Índice remissivo

Infraestrutura do SUS, 59
  como se distribuem os recursos financeiros do SUS pelos
    estabelecimentos de saúde, 67
  equipamentos, 65
  estabelecimentos de saúde e leitos hospitalares, 59
  infraestrutura do SUS é suficiente, 69
  introdução, 59
  recursos humanos: os profissionais de saúde e as equipes saúde
    da família, 62
Infraestrutura, 57
Introdução, 1

L

Leitos existentes e do Sistema Único de Saúde (SUS), 91
Leitos por habitante por região geográfica, 62
Linha do tempo
  da normatização administrativa do Sistema Único de Saúde, 158
  referente a fatos relevantes para o desenvolvimento do Sistema Único de
    Saúde (SUS), 15
Lista de equipamentos segundo grupo, 95

M

Marcos legais, objetivos, componentes e desafios das Rede de Atenção à
Saúde, 115
Modelos de atenção, 173
  ações programáticas de saúde, 180
  breve histórico e principais características dos modelos de atenção
    hegemônicos no Brasil, 175
    modelo médico assistencial privatista, 175
    modelo sanitarista, 177
  estratégia saúde da família e os modelos de atenção à saúde, 183
  introdução, 173
  propostas alternativas aos modelos hegemônicos, 180
  vigilância da saúde, 181
    acolhimento, 182

N

Níveis de atenção, produção de serviços e cobertura do SUS, 189

Índice remissivo

atenção primária à saúde, 194
  acessibilidade, 194
  atenção primária no Brasil, 195
  cobertura da atenção primária no SUS, 197
  coordenação, 194
  integralidade, 194
  longitudinalidade, 194
  primeiro contato, 194
atenção secundária ou ambulatorial especializada no SUS, 198
  produção e rede ambulatorial no SUS, 198
atenção terciária, 205
conceitos e definições, 190
  classificação dos serviços segundo o grau de complexidade
    tecnológica e organizacional das unidades de produção de
    serviços de saúde, 192
  classificação dos serviços/ações de saúde de acordo com sua
    finalidade, 191
  introdução, 189
Número de estabelecimentos de saúde do grupo
  assistência à saúde, 77
  gestão da saúde, 80
  vigilância em saúde, 82

O

Organização do Sistema Único de Saúde, 109
  atributos da regionalização, 123
  breve histórico da organização do SUS, 110
    linhas de cuidado e redes temáticas de atenção à saúde, 114
    regiões e redes de saúde, 110
  estratégias para conformação de redes regionalizadas e hierarquizadas, 117
    planejamento regional, 117
    regulação e contratualização, 118
  que é organização?, 109
Organização, 107

P

Panorama da regionalização em diversos países, 124

Índice remissivo

Participação

dos estabelecimentos nos gastos do Sistema Único de Saúde, 68

e controle social em saúde, 349

conceitos e bases legais para a participação social no SUS, 350

conferências de saúde, 353

conselhos de saúde, 352

introdução, 349

participação e controle social: problemas e perspectivas, 354

Participação porcentual, gasto tributário total e em saúde no período entre 2003 e 2015, 139

Perfil epidemiológico da população brasileira, 253

determinantes sociais da saúde, 266

doenças transmissíveis de notificação obrigatória, 260

introdução, 253

morbidade hospitalar, 264

morbidade por doenças crônicas não transmissíveis, 265

perfil de morbidade, 260

perspectivas, 267

principais sistemas de informações em saúde, 254

situação atual e tendência da mortalidade, 255

violências, 263

Perfil epidemiológico da população brasileira, 257

População brasileira ocupada no macrossetor saúde, 241

Porcentagem de indivíduos com periodonto sadio nos inquéritos nacionais de 1986, 293

Prestação de serviços, 171

Principais tipos de estabelecimentos prestadores de serviços ao Sistema Único de Saúde por região em 2016, 60

Processo de trabalho em saúde, 237

Produção

ambulatorial do Sistema Único de Saúde por gestor, 201-203

hospitalar do Sistema Único de Saúde por gestor, 209, 210

Profissionais de saúde credenciados, 242

Proporção

de hospitais, segundo natureza jurídica e região, em 2017, 89

de policlínicas e clínicas/centros de especialidade, unidades de apoio diagnóstico e hospitais segundo natureza jurídica em 2017, 87

do gasto tributário em saúde sobre a despesa do Ministério da Saúde no período entre 2003 e 2015, 140

dos principais grupos de causas de óbito, 257

Índice remissivo

Público e privado na saúde, 219
  características do mercado de planos de saúde no Brasil, 228
  introdução, 219
  planos e seguros de saúde: antecedentes, 223
  público e privado no sistema de saúde do Brasil, 221
  regulamentação da saúde suplementar, 224

Q

Quantidade de Equipes Saúde da Família (ESF), 64

R

Relação público-privado, 217

S

Saúde bucal, 289
  análise da situação de saúde bucal da população brasileira: tendências
    para as políticas nacionais, 290
  avanços e perspectivas das políticas de saúde bucal no Brasil, 303
  introdução, 289
  métodos preventivos de abordagem populacional no controle das
    principais doenças bucais, 301
  organização da atenção à saúde bucal na atualidade, 298
  respostas sociais aos problemas de saúde bucal no Brasil: as políticas
    de saúde bucal, 293
Saúde mental, atenção psicossocial e reforma psiquiátrica no contexto
  do SUS, 309
  aspectos históricos da construção da saúde do trabalhador no SUS, 329
  construção da Rede de Atenção Psicossocial e as mudanças no SUS, 320
  desdobramentos da rede de atenção psicossocial e da reforma
    psiquiátrica: situação atual e perspectivas, 321
  experiências e referências do processo brasileiro de reforma psiquiátrica
    no âmbito do SUS, 311
  introdução, 327
  introdução e fundamentos históricos e epistemológicos, 309
  perspectivas para a saúde dos trabalhadores na conjuntura política em
    2018, 341

Índice remissivo

política nacional de saúde do trabalhador e da trabalhadora e a rede
nacional de atenção integral a saúde do trabalhador, 333
produção de informação em saúde do trabalhador, 338
reforma psiquiátrica no Brasil e a saúde mental e atenção psicossocial
no SUS, 314
sub-registro dos agravos à saúde relacionados ao trabalho, 340
Secretaria
de Vigilância em Saúde do Ministério da Saúde, 276
Municipal de Saúde, 277
Secretarias Estaduais de Saúde, 277
Série histórica da cobertura e quantitativo de estabelecimentos de
Atenção Primária à Saúde entre 2000 e 2016, 200
Síntese da lei 9.656, de 1998, 226
Sistema
Estadual de Vigilância em Saúde, 277
Municipal de Vigilância em Saúde., 277
Nacional de Vigilância em Saúde, 276
Situação atual e perspectivas do sus, 357

T

Temas especiais, 233
Tipos e modalidades de Centros de Atenção Psicossocial (CAPS), 319
Trabalho e qualificação dos agentes das práticas de saúde, 235
  desafios aos trabalhadores, gestores e comunidade acadêmica diante
    das necessidades de saúde dos usuários do SUS na atual conjuntura, 247
  formação, educação permanente e qualificação das práticas, 245
  introdução, 235
  mercado, profissões e formação graduada em saúde no Brasil, 239
  organização das práticas e qualificação dos processos de trabalho em
    saúde, 236

U

Utilização de atendimento médico-ambulatorial no Brasil, 362

V

Variação do crescimento proporcional de estabelecimentos de saúde, 84

Índice remissivo

Vigilância em saúde, 271
  estrutura e organização do Sistema Nacional de Vigilância em Saúde, 275
  financiamento, 278
  outras fontes de dados, 281
  sistema de informação
    de agravos de notificação, 280
    de nascidos vivos, 280
    hospitalares, 281
    sobre mortalidade, 280
  de interesse para a vigilância em saúde, 279
  investigação epidemiológica de casos e epidemias, 282
    emergências em saúde pública, 283
  processo de construção da vigilância em saúde no SUS, 272
  Sistema Nacional de Vigilância em Saúde, 275
  vigilância epidemiológica e vigilância sanitária antes do SUS, 271